Ophthalmochirurgie für Einsteiger

Frank Wilhelm
Hrsg.

Ophthalmochirurgie für Einsteiger

Operationsplanung und -techniken Schritt für Schritt

Springer

Hrsg.
Frank Wilhelm
Greifswald, Deutschland

ISBN 978-3-662-64335-8 ISBN 978-3-662-64336-5 (eBook)
https://doi.org/10.1007/978-3-662-64336-5

Die Deutsche Nationalbibliothek verzeichnet diese Publikation in der Deutschen Nationalbibliografie; detaillierte bibliografische Daten sind im Internet über http://dnb.d-nb.de abrufbar.

Springer ist ein Imprint der eingetragenen Gesellschaft Springer-Verlag GmbH, DE und ist ein Teil von Springer Nature.
Die Anschrift der Gesellschaft ist: Heidelberger Platz 3, 14197 Berlin, Germany

Ich möchte dieses Buch zwei Menschen widmen, ohne die nichts so geworden wäre, wie es für mich heute ist: Meinem Lehrer Günther Franke, der mich für die Augenheilkunde begeisterte und meiner Frau Antje, die immer für mich da ist.

Geleitwort

Das vorliegende Buch verdient eigentlich eine ophthalmologische Verdienstmedaille: Es schließt eine seit vielen Jahren bestehende Lücke in der augenheilkundlichen Lehrbuch-Liste.

Seit Georg Eisners Lehrbuch über die Augenchirurgie gibt es keine systematische Darstellung mehr, die sich so grundlegend mit den Prinzipien der Augenchirurgie einerseits und ihrer detaillierten Anwendung andererseits auseinandersetzt.

Das ist aber extrem wichtig: Chirurgie ist eben nicht nur Χειρ-ουργια – Hand-Werk: Sie ist vor allem Κεφαλ-ουργια – Kopfwerk: Man muss analysieren, verstehen, begreifen, was man tun will – dann kriegt man die Hand schon dahin zu tun, was sie soll. Als grundlegend manuell nicht übermäßig Begabter weiß ich sehr genau, wovon ich rede …

Für exzellente Chirurgie – gerade in unserem Fach – braucht es intellektuelle Durchdringung und Analyse, praktische Anleitung – und Übung! – und Weitergabe von „Tricks“: Dieses Dreigestirn macht es aus

Dieses Buch von Herrn Wilhelm geht genau diesen Weg. Es analysiert und erklärt, geht systematisch vor, aber eben auch praktisch sehr detailliert. So ist es nicht nur für den künftigen, sondern auch für den schon tätigen Chirurgen wertvoll – und es ist auch wertvoll für den nicht chirurgisch tätigen Augenarzt: Es ermöglich eine rationale Analyse operativer Aspekte auch für alle, die das nicht selbst aktiv ausführen, aber ihre Patienten kompetent beraten sollen und wollen.

Ich wünsche diesem Buch, dass es in seiner Systematik, seiner praktischen Klarheit und seiner Ehrlichkeit die „Bibel“ wird, die es verdient zu werden.

Thomas Neuhann

Geleitwort

Das vorliegende Buch ist notwendig und wichtig.

Es schließt eine seit Jahrzehnten bestehende Lücke in der augenchirurgischen Fort- und Weiterbildungsliteratur.

Augenchirurgie gewinnt im gesamtmedizinischen Spektrum eine immer größere Bedeutung.

Drei der häufigsten Operationen, die auf diesem Planeten durchgeführt werden, sind augenchirurgische Eingriffe. Es muss unser aller Interesse sein, gute Augenchirurgen/-chirurginnen auszubilden und diese dabei zu unterstützen, noch besser zu werden.

Dieses Buch leistet dazu einen wertvollen Beitrag.

Was ist wichtig für einen jungen Menschen, der die Ophthalmochirurgie erlernen möchte?

Gibt es dafür notwendige Voraussetzungen?

a) *das Handwerk:*

   Manuelle Geschicklichkeit, eine ruhige Hand und gutes Sehvermögen sind wichtige Voraussetzungen, um hochqualitative Mikrochirurgie durchzuführen.

b) *der Verstand:*

   Um gut und reproduzierbar zu operieren, ist ein klares theoretisches Konzept notwendig. Die Operation muss in viele Einzelschritte unterteilt werden.

   Zu jedem Zeitpunkt während einer Operation kann ein Umstand auftreten, der es notwendig macht, den ursprünglich geplanten Operationsablauf zu ändern. Also muss klar festgelegt sein, was mache ich, wenn etwas anders läuft, als geplant.

   Das theoretische Konzept der Operation, der optimale Ablauf muss perfekt verstanden sein. Die Analyse beinhaltet auch das Wissen über alle möglichen Risiken (Komplikationen) und das Know-how des Managements dieser Komplikationen.

c) *Charakter – Persönlichkeitsstruktur:*

   Vielleicht der wichtigste Faktor in dieser Trias.

Ein guter Operateur/Operateurin sollte bescheiden sein – wenn er/sie sich zu viel zutraut, kann er/sie Verheerendes anrichten – aber zum anderen auch gesundes Selbstbewusstsein entwickeln mit der Fähigkeit, Erlerntes sicher abzuspeichern und sich darauf zu verlassen.

Ein Operateur, der an Selbstüberschätzung leidet, stellt eine große Gefahr für den Patienten dar und ist der Albtraum eines jeden ophthalmochirurgischen Ausbilders. Ein Operateur, der, obwohl er viel gelernt hat, kein gesundes Selbstbewusstsein entwickelt, wird nie ein guter Operateur werden. Bei den vielen Augenchirurgen/-chirurginnen, die ich operativ ausgebildet habe, habe ich beides erlebt, erfreulicherweise nicht zu oft.

Die Fähigkeit sich über einen längeren Zeitraum optimal konzentrieren zu können, d. h. extrem fokussiert zu sein, ist eine wichtige Voraussetzung für einen guten Operateur.

Um ein guter Augenchirurg zu werden, ist es unabdingbar, dass der Schüler seine persönliche Verantwortung wahrnimmt. Er sollte nicht nur Lehrvideos studieren, sondern kontinuierlich langfristig auch seine eigenen Operationen und Operationsschritte per Video aufnehmen und kritisch hinterfragen.

Der technologische Fortschritt ermöglicht, dass über perfektes Reporting (erstklassige Videoaufnahmen aller Operationsschritte und -details) hohe Transparenz geschaffen wird, die ein perfektes Controlling ermöglicht, auch durch den Schüler selbst. Wenn dies mit dem nötigen Nachdruck umgesetzt wird, resultiert eine hohe Ergebnisqualität.

Es muss das Ziel eines jeden Operateurs sein, optimale Ergebnisse in einem sehr hohen Prozentsatz bei den von ihm durchgeführten Operationen zu erreichen.

Augenchirurgie ist eine grandiose Disziplin.

Ob jemand ein guter Augenchirurg/-chirurgin wird, hängt zum einen von der Qualität der Ausbildung, aber ganz entscheidend auch von ihm/ihr selbst ab (Handwerk/Verstand/Persönlichkeitsstruktur).

Die Qualität der Ausbildung kann durch das vorliegende Werk entscheidend verbessert werden.

Dieses Buch verdient es, ein Standardwerk der Augenchirurgie zu werden.

Armin Scharrer

Inhaltsverzeichnis

Autorenverzeichnis

Univ.-Prof. Dr. med. Gerd U. Auffarth Augenklinik, Universitätsklinikum Heidelberg, Heidelberg, Deutschland

Dr. med. Erik Chankiewitz Augenklinik, Städtisches Klinikum Braunschweig gGmbH, Braunschweig, Deutschland

Dr. med. Dirk Ehrich Augenklinik, Helios Vogtland-Klinikum Plauen, Plauen, Deutschland

Prof. Dr. med. Jochen Fanghänel Universitätsmedizin Greifswald, Poliklinik für Kieferorthopädie, Greifswald, Deutschland

Dr. med. Anke Habermann Augenzentrum „Frohe Zukunft", Halle/Saale, Deutschland

apl. Prof. Dr. med. habil. Thomas Hammer Klinik und Poliklinik für Augenheilkunde, Universitätsklinikum Halle/Saale, Martin-Luther-Universität Halle-Wittenberg, Halle/Saale, Deutschland

Augenarztpraxis, Augenzentrum „Frohe Zukunft", Halle/Saale, Deutschland

Karlheinz Hannig MTS-the wetlab company GmbH, Mötz, Österreich

Privatdozent Dr. med. Jens Heichel Klinik und Poliklinik für Augenheilkunde, Universitätsklinikum Halle/Saale, Halle/Saale, Deutschland

Dr. med. Karin Knoll Christoffel-Blindenmission Deutschland e. V., Bensheim, Deutschland

Dr. med. Martin Knorrn Augenzentrum am Johannisplatz, Leipzig, Deutschland

Prof. Dr. med. Thomas Koppe Institut für Anatomie und Zellbiologie, Universitätsmedizin Greifswald, Greifswald, Deutschland

Prof. em. Dr. med. habil. Axel Kramer Institut für Hygiene und Umweltmedizin, Universitätsmedizin Greifswald, Greifswald, Deutschland

Dr. rer. nat. Christine F. Kreiner KreCo, Consulting-Gesellschaft f. wiss.-techn. Projektmanagement, München, Deutschland

Dr. med. Klaus Mayer Augenpraxisklinik im Alleecenter, Remscheid, Deutschland

Dr. med. Martin Miertsch Greifswald, Deutschland

Prof. Dr. Martin Nentwich Augenklinik, Universitätsklinikum Würzburg, Würzburg, Deutschland

Prof. Dr. Thomas Neuhann München, Deutschland

Dr. med. Alexander Petzold Augenzentrum am Johannisplatz, Leipzig, Deutschland

Dr. med. Heiko Philippin Klinik für Augenheilkunde, Universitätsklinikum Freiburg, Freiburg, Deutschland

International Centre for Eye Health, London School of Hygiene & Tropical Medicine, London, Großbritannien

CBM e. V., Bensheim, Deutschland

Prof. Dr. med. Siegfried Priglinger LMU Klinikum, München, Deutschland

Dr. med. Christian Schäferhoff Augenpraxisklinik Vogelsang, Augenzentren Neckar-Rems-Murr, Esslingen, Deutschland

Dr. med. Armin Scharrer DOC - Deutsche Gesellschaft für Ophthalmochirurgie e.V. Neuwieder Straße 9, Nürnberg, Deutschland

Christoph Schmidt Augenärztliche Gemeinschaftspraxis „Augen im Zentrum", Greifswald, Deutschland

Dr. med. Susan Schmitz-Gießler Augenzentrum Leiterstraße, Magdeburg, Deutschland

Prof. Dr. Wolfgang Schrader Augenzentrum Würzburg, Würzburg, Deutschland

Dr. med. Hyeck-Soo Son Augenklinik, Universitätsklinikum Heidelberg, Heidelberg, Deutschland

Alexandra Stein Pampow, Deutschland

Dr. med. Anke Steinmann Coesfeld, Deutschland

Dr. med. Anja Viestenz Klinik und Poliklinik für Augenheilkunde, Universitätsklinikum Halle/Saale, Halle/Saale, Deutschland

Prof. Dr. med. Arne Viestenz Klinik und Poliklinik für Augenheilkunde, Universitätsklinikum Halle/Saale, Halle/Saale, Deutschland

Dr. med. Christiane Wiederhold Augezentrum Sangerhausen, Augenärztliche Gemeinschaftspraxis, Sangerhausen, Deutschland

Prof. Dr. Frank Wilhelm Greifswald, Deutschland

Dr. med. Uwe Wilhelm MVZ Roswitha und Daniel Krause, Dortmund, Deutschland

Dr. med. Peter Wölfelschneider Praxisklinik, Bergkamen, Deutschland

Dr. med. Frank Zimmermann Greifswald, Deutschland

Einführung

1

Frank Wilhelm und Siegfried Priglinger

Inhaltsverzeichnis

Das vorliegende Buch wendet sich in gleichem Maße an Ärztinnen und Ärzte und ebenso an weibliches und männliches Assistenzpersonal. Es wurde besonderer Wert darauf gelegt, alle Kapitel möglichst einfach und verständlich zu verfassen. Um dies bei den oft ohnehin schwierigen Formulierungen vieler Details und Abläufe im Augen-OP-Bereich zu realisieren, wurde entschieden, im Text von der Differenzierung in „weiblich/männlich/divers" Abstand zu nehmen. Der Herausgeber hofft hierfür auf Verständnis.

Die Augenheilkunde ist erst in der zweiten Hälfte des 19. Jahrhunderts als eigenständige Fachrichtung aus der Chirurgie hervorgegangen. Seitdem hat sich das Fach mit der Einführung sensibler und leistungsfähiger Diagnostiken, evidenzbasierter Therapiemöglichkeiten und nicht zuletzt durch die gerätetechnische Perfektionierung operativer Verfahren rasant entwickelt. Geblieben ist, dass die operative Tätigkeit einen wesentlichen Anteil der augenärztlichen Arbeit ausmacht.

Nicht selten äußern Kollegen, die später in der Niederlassung ausschließlich konservativ augenärztlich tätig sind, ihr Bedauern darüber, dass sich ihnen nie die Möglichkeit geboten hat, herauszufinden, ob sie sich überhaupt für die Ophthalmochirurgie eignen. Nicht nur daraus resultiert für die etablierten Operateure und hier insbesondere für die in den Kliniken Tätigen die Verpflichtung, unseren jungen Kollegen ein gutes operatives Rüstzeug mitzugeben. Dabei sollten wir eine Frage niemals vergessen: Wer soll denn eigentlich einmal unsere Katarakt operieren, wenn die Zeit gekommen ist?

> Jeder operativ tätige Augenarzt, der Kandidaten in der Ausbildung zum Ophthalmologen betreut, wird früher oder später gefragt werden: „Wie kann ich operieren lernen?" Spätestens hier sollte geklärt werden, dass es eigentlich heißen muss: „Wie werde ich ein guter Ophthalmochirurg?!"

F. Wilhelm (✉)
Greifswald, Deutschland

S. Priglinger
LMU Klinikum, München, Deutschland
e-mail: s.priglinger@med.uni-muenchen.de

F. Wilhelm (Hrsg.), *Ophthalmochirurgie für Einsteiger*,
https://doi.org/10.1007/978-3-662-64336-5_1

Junge Kollegen, die ihre Bereitschaft zum Ausdruck bringen, dass sie ein hohes Maß an Kraft und Zeit investieren wollen, um als Operateur tätig zu werden, sollten auf ihrem Weg unbedingt unterstützt werden! In einer Zeit, in der die „Work-Life-Balance" einen hohen Stellenwert einnimmt, ist erhöhtes persönliches Engagement für den ärztlichen Beruf ein sehr wertvolles Gut. Die Patienten vertrauen ihre Augen dem Operateur an! Er sollte sich immer bewusst sein, dass er dieses Vertrauen zu rechtfertigen hat und ihn so manche schlaflose Nacht vor oder auch nach einem schwierigen Eingriff erwartet.

Ein Augenarzt, der chirurgisch tätig werden will, muss sich darüber im Klaren sein, dass er eine besondere Verantwortung auf sich nimmt, die einen Mehraufwand an Zeit mit sich bringt, bei dem nicht der finanzielle Erlös im Vordergrund stehen darf!

Das Vorgehen, unvorbereitet mit der Einstellung „Da bin ich, nun bringt mir mal das Operieren bei! (Das wird ja in der FA-Ausbildung gefordert.)" wird zum Scheitern verurteilt sein. Von jedem „Einsteiger" in die operative Tätigkeit ist vor allem sehr viel persönliches Engagement zu erwarten!

Hier müssen Einschränkungen im Tagesablauf in Kauf genommen werden. Es ist ein hohes Maß an Disziplin vonnöten. Bereits im Jahr 1583 hatte Georg Bartisch einmal seine Anforderungen an einen Kataraktoperateur aufgelistet [1]. Diese haben – zumindest teilweise – auch noch heute ihre Berechtigung: So sollte *„dieser nicht geldgierig und hoffärtig, nicht Trunkenbold, nicht vermessen und ruhmselig … sein."* Weiter heißt es in den Ausführungen von Bartisch, er sollte *„feine subtile gesunde Hände und Finger haben und auf beiden Händen hurtig sein …"* Und: *„Welche nicht links können, und den Star von hinterwärts wirken müssen, machen den Kranken eher blind … er muss zeichnen können, um Instrumente zu erhalten."*

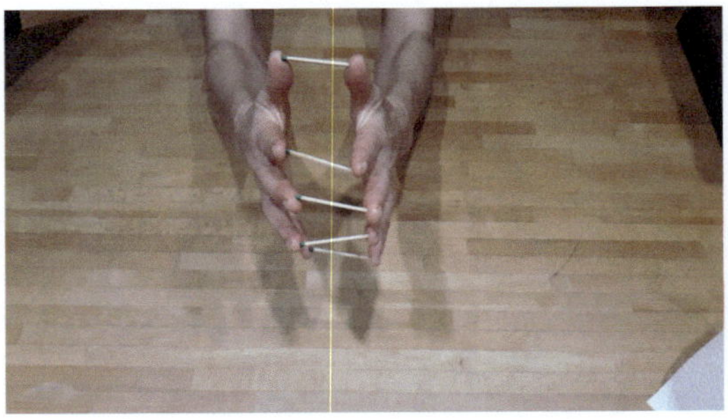

Abb. 1.1 Die Zehnfingerprobe zur Prüfung der manuellen Geschicklichkeit. Es werden fünf auf dem Tisch liegende Streichhölzer mit den zehn Fingern nacheinander aufgenommen und in der Luft gehalten, ohne inzwischen ein einziges zu verlieren. Führt sie jemand sofort oder nach einigen Versuchen tadellos aus, so lässt er betreffs der Hände kaum etwas zu wünschen übrig. [2]

Es steht ganz außer Frage, dass zum schonenden und somit erfolgreichen Operieren (nicht nur in der Augenheilkunde) manuelles Geschick eine Grundvoraussetzung ist. Zur Testung derselben wurde von Blakovics [2] für den angehenden Operateur die „Streichholzprobe" empfohlen (Abb. 1.1).

Der Anfänger sollte bitte nicht verzweifeln, wenn das nicht beim ersten Mal funktioniert! Die Menschen sind unterschiedlich veranlagt, aber auch feinmotorisches Arbeiten kann man trainieren. Oftmals wird davon ausgegangen, dass Kollegen, die beispielsweise Klavier spielen, eine bevorzugte Eignung zum Operieren aufweisen. Nur sehr wenige Menschen sind wegen mangelnder Vorübung für die operative Tätigkeit absolut ungeeignet. Es gibt viele exzellente Ophthalmochirurgen, die nie selbst ein Musikinstrument gespielt haben. Einen bedeutend höheren Stellenwert hat da das umsichtige und verantwortungsvolle Herangehen im OP!

Bewährt hat es sich, das Geschick der Finger beispielsweise durch regelmäßige Übungen mit Quigong-Kugeln zu trainieren (Abb. 1.2).

Ein besonderes Problem an den ersten OP-Tagen ist für einen jungen Operateur, wie er damit umgeht, wenn seine Hände während einer Operation zu zittern beginnen. Das ist nicht ungewöhnlich! Jeder Operateur hat seine eigenen Erfahrungen und Empfehlungen mit dem Tremor,

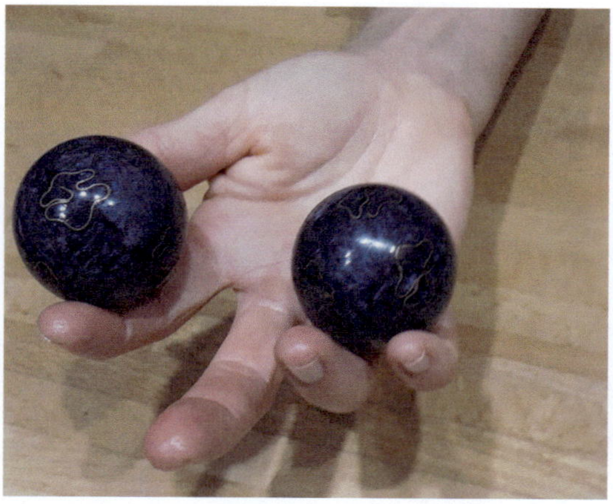

Abb. 1.2 Das Prinzip besteht darin, die Kugeln im Uhrzeigersinn und entgegen dem Uhrzeigersinn kreisen zu lasse, wechselweise mit der linken und mit der rechten Hand

sowohl als Anfänger als auch aus Ausbilder. Dem Anfänger soll an dieser Stelle Mut gemacht werden, dass dieses Phänomen mit zunehmender Erfahrung verschwindet – aber oft nicht vollständig [6]. Wenn auch seltener, so kann es in komplizierten Situationen auch bei einem etablierten Chirurgen dazu kommen, dass kurzzeitig die Hand zittert. Wichtig ist es dann, auch hier die Ruhe zu bewahren und zu wissen, wie man damit umgeht. In der Anfangszeit kann es hilfreich sein, zur Beruhigung und Unterstützung beim Agieren die Instrumentierende auf die zweite Hand (Abb. 1.3) oder bei Bedarf auch auf die des Mentors zu legen [7].

Hans Goldmann soll von sich einmal gesagt haben „… von Natur aus war ich manuell nicht geschickt. Beim Operieren musste ich mir deshalb jeden Schritt genau überlegen und rational zu verstehen suchen …" [4]. Diese ehrliche Aussage enthält sehr viel Wahres und unterstreicht, welche Bedeutung das umsichtige Vorgehen und eine subtile Vorbereitung bei jedem operativen Eingriff hat.

Der Operateur muss vor Beginn des Eingriffes eine klare Strategie haben. Eine Handlung, die vollzogen ist, kann in den wenigsten Situationen rückgängig gemacht werden. Es muss auch immer ein Konzept vorhanden sein, wie vorgegangen wird, wenn der Verlauf der Operation vom Plan abweicht (Abschn. 21.1). In solchen Momenten ist es wichtig, die Ruhe zu bewahren und keinen zeitlichen Druck aufkommen zu lassen, unabhängig von der Länge des noch geplanten OP-Programms.

Ist im Vorfeld abzusehen, dass eine Operation ohnehin aufwändiger ist und mehr Zeit in Anspruch nimmt, dann sollte das sowohl in der Dauer als auch in der Positionierung im OP-Programm von vornherein entsprechend berücksichtigt werden. Derartige Situationen stellen für alle, auch das Assistenzpersonal, eine besondere Herausforderung dar und bleiben dem Chirurgen lange in Erinnerung. A. Scharrer hat hierzu treffend zusammengefasst: *„Ich erinnere mich kaum an Details von Kataraktoperationen, die 10 Minuten dauern, aber sehr gut an Eingriffe, die eine Stunde und länger in Anspruch genommen haben."*

Der Schüler sollte sich deshalb eine Grundeigenschaft zu eigen machen: Geduld! Dies gilt primär für jeden Eingriff. Eile zahlt sich nicht aus, sie erhöht das Komplikationsrisiko, verlängert damit die OP und führt zu einem schlechterem OP-Ergebnis! Diese Anforderung lässt sich auf die gesamte Ausbildung übertragen. Ungeduld ist hier ein schlechter Ratgeber! Die Empfehlung der DOG zur Qualitätssicherung operativer Eingriffe in der Augenheilkunde enthält einen Katalog, den ein Ophthalmologe absolviert haben sollte, wenn er selbständig operativ tätig sein will. Dieser Katalog dient nur als Orientierung,

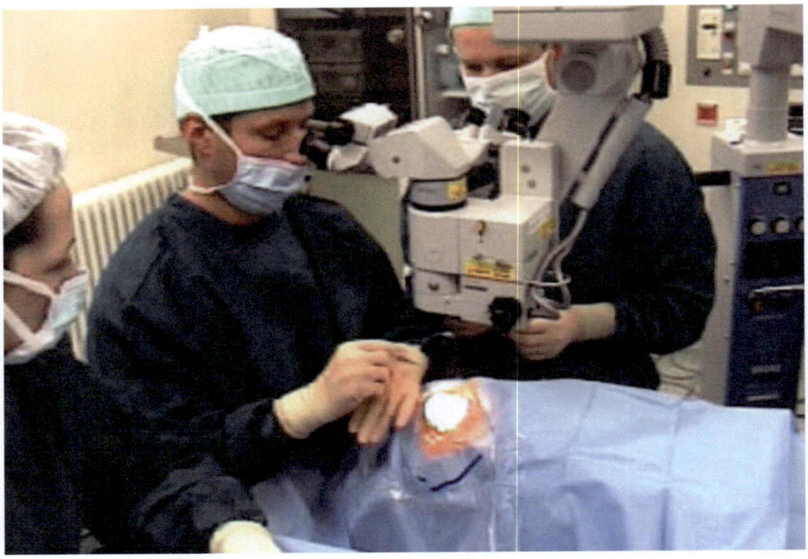

Abb. 1.3 Das Abstützen der Instrumentierenden auf der eigenen, zweiten Hand beruhigt diese und reduziert den Tremor deutlich!

denn es ist klar, dass jeder einen individuellen Weg in seiner Ausbildung absolviert und verantwortungsvoll über seine operative Tätigkeit entscheiden muss, denn „Die Patientensicherheit steht für die DOG an erster Stelle. Dies gilt für Patienten, die sich einer operativen Tätigkeit unterziehen müssen, in ganz besonderem Maße." [3]. Thomas Neuhann fasst treffend zusammen, dass ein Augenarzt, der eine chirurgische Berufslaufbahn anstrebt, sich gut überlegen sollte, ob man eine genügend hohe Anzahl (wie hoch man die immer ansetzen mag) von Eingriffen realistisch erwarten darf, um gut zu werden, zu sein und zu bleiben … oder, wie die Amerikaner so schön sagen „An occasional surgeon will never be a really good surgeon".

> In der Ophthalmochirurgie lernen wir täglich dazu! Wir werden nur besser, wenn wir ständig unser eigenes Vorgehen analysieren und uns fragen „Was kann ich beim nächsten Mal besser machen, um meine Patienten optimal zu versorgen?"

Daraus lässt sich ein sehr wichtiger Leitsatz ableiten: Nach dem Eingriff ist immer auch vor dem Eingriff! Hierzu gehört eine selbstkritische Fehlerkultur. Das heißt, im Falle von Problemen oder Komplikationen muss der Operateur zuallererst die Ursache bei sich und nicht beim Team suchen. Der Arzt trägt immer für alles, einschließlich der Logistik und der präoperativen Vorbereitung, die Verantwortung! Für die postoperative Analyse hat sich gerade in der Anfangszeit bewährt, die Eingriffe per Video aufzuzeichnen und dann in Ruhe – auch gemeinsam mit dem Mentor – auszuwerten. Dabei bestätigt sich die Grundvoraussetzung für eine erfolgreiche chirurgische Ausbildung in der Augenheilkunde: eine faire Partnerschaft zwischen dem Lernenden und dem Ausbilder. Diese beinhaltet, dass der Mentor seinen Schüler kontinuierlich auf seinem Weg begleitet, d. h. ihn nicht nur anleitet, sondern auch vor Fehlern bewahrt und Komplikationen mit ihm gemeinsam meistert. Dabei gilt es, den Anfänger zu motivieren, manchmal auch zu bremsen, sodass er nicht durch die zu hoch erscheinenden Hürden frustriert wird und aufgibt. Wenn es intraoperativ zu Problemen kommt oder Komplikationen auftreten, dann übernimmt abhängig von der Situation der Mentor den Eingriff oder leitet den Unerfahrenen bei der Fortführung an. Das erfordert einen respektvollen Umgang miteinander, der sich nicht auf die Zeit der Ausbildung beschränken sollte. Auch in der Zukunft kann der kollegiale Austausch bei der Planung von Eingriffen oder zur Einführung von Innovationen in beide Richtungen sehr hilfreich sein. Eine operative Ausbildung bedeutet auch für den Lehrer eine zusätzliche Belastung an Zeit, Kraft und Logistik. Deshalb sollte jeder Schüler seinem Mentor auch in der Zukunft mit Anstand begegnen, so wie es bereits im „Eid des Hippokrates" geschrieben steht.

Das Arbeiten im Operationssaal ist immer eine Teamarbeit. Dabei ist die Abstimmung mit dem Anästhesisten unverzichtbar, was auch einen Bestandteil der Ausbildung darstellt. Deshalb wurde dieses Anliegen entsprechend berücksichtigt (Kap. 9).

Das Gleiche gilt für die Abstimmung mit dem Assistenzpersonal. Hier muss sich jeder auf den anderen verlassen und dessen Handeln während eines Eingriffes einschätzen können. In der Regel werden die ersten „Schritte" eines Opthalmochirurgen von routiniertem OP-Personal begleitet und wichtige Ratschläge gegeben. Einen besonderen Stellenwert nimmt für den Anfänger die Einweisung in das sterile Arbeiten im Augen-OP ein (Kap. 3). Hier ist jeder Hinweis wichtig und sollte unbedingt beachtet werden. Auch trägt beispielsweise nach der theoretischen Auseinandersetzung mit der Instrumentenkunde (Kap. 5) eine praktische Einweisung durch eine in vielen Eingriffen erfahrene Assistenz dazu bei, das Verständnis zu erleichtern (Abb. 1.4).

Gemeinsam sollte das ganze Team auf den verantwortungsvollen Einsatz von Verbrauchsmaterialien achten. Der Einsteiger im OP kann so frühzeitig mit dem Kostenbewusstsein und der Schonung der Umwelt im OP-Ablauf vertraut gemacht werden.

Sinnvoll ist es für den angehenden Operateur auch, einmal bei Eingriffen unter Anleitung die Position des Assistenzpersonals einzunehmen. Das trägt zum besseren Verständnis für die Prozessabläufe und der Tätigkeit des OP-Teams bei. So kann sich der angehende Operateur einen guten Überblick über die bei der jeweiligen Operation eingesetzten Instrumente und Medizinprodukte verschaffen (Abb. 1.5).

Auch beim „Kennenlernen" der Technik im Augen-OP insbesondere des OP-Mikroskops, des Phako-Gerätes sowie des Operateur-Stuhls und der OP-Liege (Kap. 4) kann das Assistenzpersonal wertvolle Hinweise geben.

Prinzipiell sollte jeder Anfänger durch einen kompetenten Vertreter der Herstellerfirma des Gerätes in die Benutzung desselben eingewiesen werden. Diese Einweisung ist zu dokumentieren. Die Servicetechniker sind hierfür extra geschult. An dieser Stelle soll an die Partnerschaft zwischen Chirurgen und Industrie erinnert werden, durch die die Entwicklung

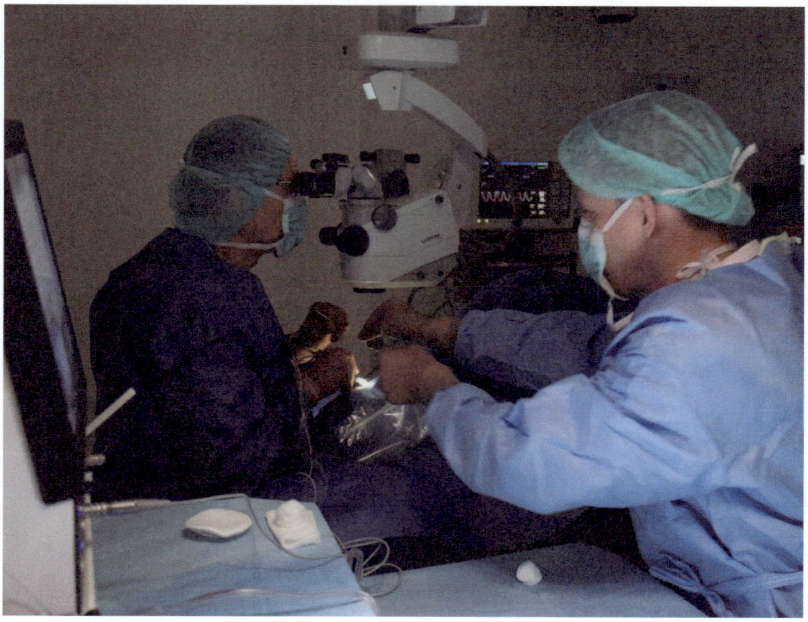

Abb. 1.4 Praktische Anleitung – eine erfahrene OP-Assistenz erläutert den angehenden Operateuren die Instrumente

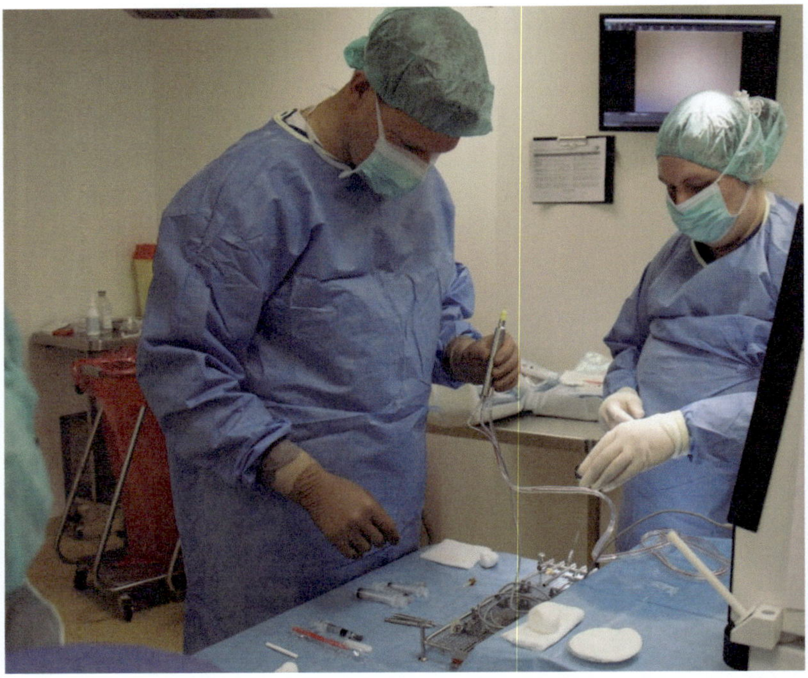

Abb. 1.5 Durch die Einnahme der Position des Assistenzpersonals kann sich der angehende Operateur einen guten Überblick über eingesetzte Instrumente und Medizinprodukte verschaffen

und gerätetechnischen Grundlagen vieler neuer Operationsverfahren überhaupt erst möglich wurden. Nur dadurch hat sich die Versorgung unserer Patienten in den letzten Jahrzehnten kontinuierlich verbessert. Bei konsequenter Einhaltung der Kodex- Richtlinien hat diese Partnerschaft auch heute noch Bestand. Jeder Anfänger, der dies pflegt, wird ihren besonderen Wert erkennen!

In den Beiträgen haben die einzelnen Autoren der jeweiligen Kapitel versucht Richtlinien aufzustellen, deren Einhaltung sich vielfach bewährt hat. Es ist nicht auszuschließen, dass es Abweichungen im Vorgehen gibt, d. h., dass der Mentor anders vorgeht, so wie es seine persönlichen Erfahrungen gezeigt haben, und dass es in der ausbildenden Einrichtung anders vorgegeben wird.

Für die im Detail zu behandelnden Operationen wurden sowohl die traditionellen „Anfänger-Operationen" wie kleine lidchirurgische Eingriffe, Pterygium und Enukleation als auch die nach der neuen Facharztausbildungsordnung geforderte intravitreale Injektion und die Kataraktoperation als Domäne der Ophthalmochirurgie ausgewählt.

Literatur und weiterführende Literatur

1. Bartisch G (1908) Das ist Augendienst. Dresden 1583. In: Graefe-Saemisch, Handbuch der gesamten Augenheilkunde. Bd. 13: Julius Hirschberg, Geschichte der Augenheilkunde im Mittelalter und in der Neuzeit, Lpz., W. Engelmann, 2. Aufl. 546 S., S 338
2. Blaskovics-Kettesy A (1970) Eingriffe am Auge. Enke, Stuttgart, S 2–3
3. Deutsche Ophthalmologische Gesellschaft (2012) Empfehlungen zur Qualitätssicherung operativer Eingriffe in der Augenheilkunde
4. Eisner G (1978) Augenchirurgie. Einführung in die operative Technik. Springer, Berlin
5. Höting H (1993) Aktiv und gesund durch die magischen Quigong-Kugeln aus China. Dt. Spurbuchverl., S 46 S
6. Kuhn F (2016) Vitreoretinal surgery: strategies and tactics. Springer, Berlin
7. Velhagen K (1964) Propädeutische augenärztliche Operationslehre. VEB Georg Thieme, Leipzig, S 3–7

Topografische und klinische Anatomie für Ophthalmochirurgen

2

Jochen Fanghänel und Thomas Koppe

Inhaltsverzeichnis

2.1 Einleitung

Der Anatom Tiedemann resümierte 1754 „Ärzte ohne Anatomie gleichen Maulwürfen. Sie arbeiten im Dunkeln und ihrer Hände Tagwerk sind Erdhügel". Dieser Ausspruch zeigt die Bedeutung der Anatomie! Sie ist eine Wissenschaft zur Erforschung von Aufbau und Struktur des Organismus und ist vor allem die Grundlage allen ärztlichen Handelns. Ein gesichertes Wissen und Kenntnisse über die Struktur des menschlichen Körpers schafft Voraussetzung, die durch verschiedene Umstände und Ursachen entstandenen Veränderungen zu erkennen, zu verstehen und letztlich zu behandeln. Dabei ist der operierende Augenarzt besonders gefordert, die komplizierten und spezifischen Strukturen des Auges zu erfassen, um eine optimale Behandlung zu gewährleisten. Es geht letztlich um die Erhaltung bzw. Wiederherstellung der Funktion. Aber auch die Erhaltung der Ästhetik im Gesicht stellt den Ophthalmochirurgen vor große Herausforderun-

J. Fanghänel (✉)
Universitätsmedizin Greifswald, Poliklinik für Kieferorthopädie, Greifswald, Deutschland
e-mail: jochen.fanghaenel@klinik.uni-regensburg.de

T. Koppe
Institut für Anatomie und Zellbiologie, Universitätsmedizin Greifswald, Greifswald, Deutschland
e-mail: thokoppe@uni-greifswald.de

F. Wilhelm (Hrsg.), *Ophthalmochirurgie für Einsteiger*,
https://doi.org/10.1007/978-3-662-64336-5_2

gen. Schauen wir uns beispielsweise nur den Kopf der altägyptischen Königin Nofretete an, welche bedeutende Anteile die Augen an der Gesichtsmorphologie haben!

Das vorliegende Kapitel soll dem Operateur als Orientierungshilfe bei der Planung und Durchführung der Eingriffe dienen, um unerwarteten Verläufen und Komplikationen vorzubeugen. Strukturen, welche für den operierenden Augenarzt dabei weniger im Blickpunkt stehen, wurden nicht berücksichtigt.

Regio orbitalis: Sie gehört zur vorderen Gesichtsregion und wird durch den Aditus orbitae und die Augenlider mit ihrer muskulären Grundlage, dem M. orbicularis oculi geprägt. Sie weist eine reichhaltige sensible Versorgung durch Äste des N. ophthalmicus und N. maxillaris auf (Abb. 2.1). Am medialen Drittel des oberen Orbitarandes finden sich die Hautäste des N. supraorbitalis, am inneren Augenwinkel die Nn. supra- und infratrochlearis und am lateralen Orbitalrand die Hautäste des N. lacrimalis, alles Anteile des N. ophthalmicus. Der untere Orbitarand wird schließlich durch Äste des N. infraorbitalis (N. maxillaris) innerviert.

Die arterielle und venöse Versorgung der Regio orbitalis erfolgt über die A./V. temporalis superficialis (lateraler Orbitarand und seitliche Abschnitte des oberen Orbitarandes), Äste der A./V. frontalis (zentrales und mediales Drittel des oberen Orbitarandes), die A./V. supratrochlearis (nasaler Orbitarand), die A./V. infraorbitalis und die A./V. transversa faciei (unterer Orbitarand).

Der oberflächliche Lymphabfluss aus der Regio orbitalis erfolgt zweigeteilt. Die nasalen Anteile des Orbitarandes drainieren zu den Nll. submandibulares und die lateralen Anteile zu den Nll. parotidei superficiales et profundi.

▶ Am nasalen Orbitarand besteht eine Anatomose zwischen Ästen der A./V. facialis und Ästen der A./V. angularis. Die venöse Verbindung stellt eine potenzielle Infektionspforte für aufsteigende Infektionen über die V. ophthalmica superior bis hin zum Sinus cavernosus dar.

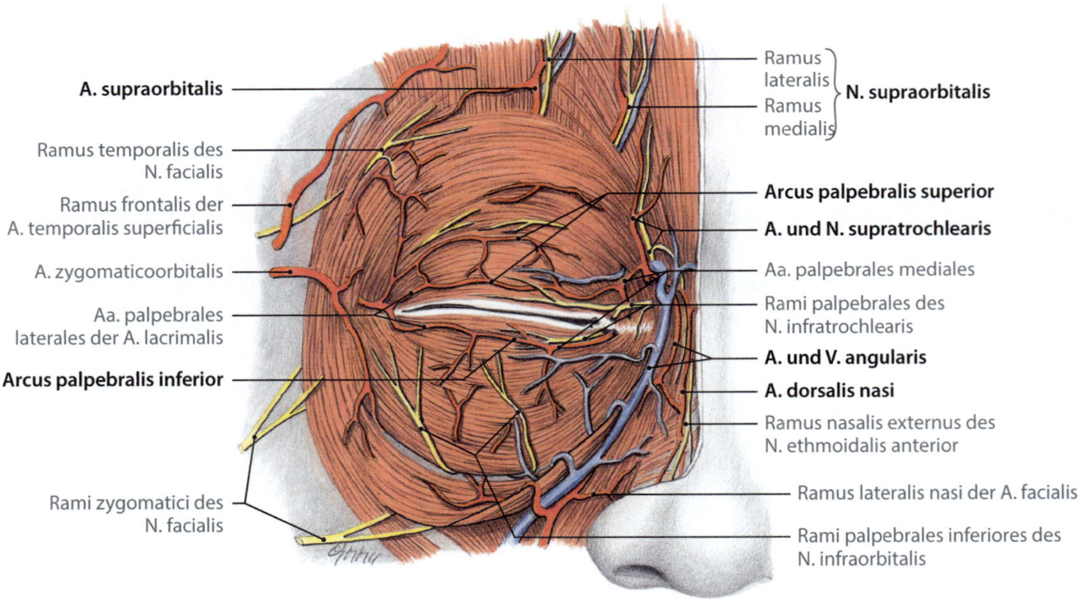

Abb. 2.1 Rechte Regio orbitalis mit Muskeln und Leitungsbahnen. (Aus [23])

2.2 Knöcherne Augenhöhle (Orbita)

Die Orbita weist eine Grundform auf, die einer vierseitigen Pyramide gleicht. Während die Spitze dieser Pyramide im Canalis opticus liegt, stellt ihre Basis den Aditus orbitae dar (Abb. 2.2a). Ihr Gesamtvolumen beträgt 24 bis 27 cm³.

Aditus orbitae: Die Knochenränder des Aditus orbitae werden durch das Os frontale, Os lacrimale, die Maxilla und das Os zygomaticum gebildet. Der Aditus orbitae ist ca. 32–35 mm hoch und etwa 40 mm breit, seine Gesamtfläche misst 1178 mm². Bei Erwachsenen bestehen z. T. ausgeprägte Geschlechtsunterschiede in Form und Größe des Aditus orbitae. Während die Grund-

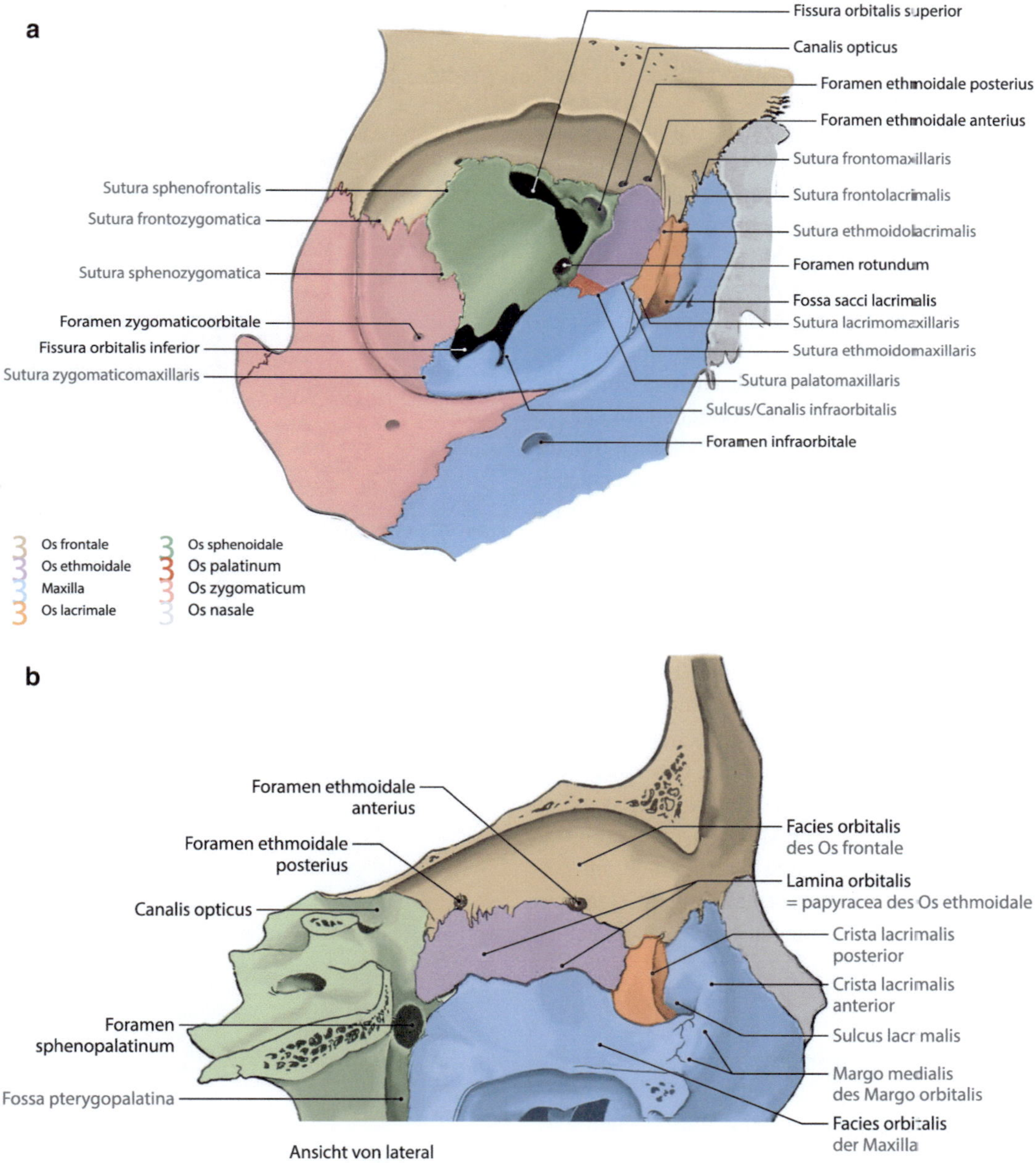

Abb. 2.2 Wände der Orbita. **a** Ansicht von vorn. **b** Ansicht von lateral. (Aus [23])

form bei Männern eher viereckig ist, erscheint sie bei Frauen als kreisförmig bis queroval. Die Form des Aditus orbitae ist größtenteils genetisch determiniert und eignet sich für Verwandtschaftsuntersuchungen. In den meisten Fällen steht der (linke) untere Orbitarand tiefer als der rechte. Mit Ausnahme des nasalen Randes des Aditus orbitae sind die Ränder des Aditus orbitae scharfkantig. Oberhalb des scharfkantigen Margo supraorbitalis findet sich insbesondere bei Männern ein mehr oder weniger ausgeprägter Arcus supraciliaris.

An der Bildung des medialen, eher seichten Orbitarandes beteiligen sich der Proc. frontalis maxillae, das Os frontale, sowie mit variabler Beteiligung das Os lacrimale. Der Proc. frontalis maxillae weist am Eingang in den Tränennasenkanal eine Knochenleiste, die Crista lacrimalis anterior, auf. Im medialen Drittel der Margo supraorbitalis befindet sich das Foramen supraorbitale, das mitunter geteilt sein kann. In vielen Fällen lässt sich anstelle des Foramen supraorbitale eine tastbare Incisura supraorbitalis beobachten (Durchtrittstelle für N. und A., V. supraorbitalis). In einigen Fällen (2–4 %) tritt ein isoliertes Foramen frontale als Durchtrittsstelle für den N. supratrochlearis auf. Der Abstand des Foramen supraorbitale bis zum Mittelpunkt der Fissura orbitalis superior beträgt in der Regel 45,7 mm [16].

Unterhalb der Margo infraorbitalis liegt das Foramen infraorbitale (Abb. 2.2a) als faziale Öffnung des Canalis infraorbitalis. Es kann oval, halbmondförmig oder rund sein. Mitunter wird es von einer knöchernen Lingula überlappt. Das Foramen infraorbitale liegt etwa 6 mm kaudal des unteren Orbitarandes. Die Distanz zwischen dem F. infraorbitale und der Medianebene beträgt 25 bis 27 mm. Die Foramina supraorbitale, infraorbitale und mentale repräsentieren die Trigeminusdruckpunkte. Sie liegen auf einer gedachten vertikalen Linie.

Tab. 2.1 Wände und Nachbarschaftsbeziehungen der Orbita

Wände	Nachbarschaftsbeziehungen
Orbitadach	Fossa cranii anterior Lobus frontalis
Orbitaboden	Sinus maxillaris
Laterale Orbitawand	Fossa pterygopalatina
Mediale Orbitawand	Cavitas nasi Cellulae ethmoidales
Apex der Orbita	Fossa cranii media Lobus temporalis

Tab. 2.2 Foramina, Fissuren und Verbindungen der Orbita

Verbindungen der Orbita	
Fossa cranii media	
Canalis opticus	N. opticus (I) A. ophthalmica
Fissura orbitalis superior	N. oculomotorius (III) N. trochlearis (IV) N. abducens (VI) N. ophthalmicus (V1) V. ophthalmica superior
Fossa pterygopalatina, Fossa infratemporalis	
Fissura orbitalis inferior	N. zygomaticus (V2) N. infraorbitalis (V2) A. infraorbitalis V. ophthalmica inferior
Gesicht	
Canalis infraorbitalis – Foramen infraorbitale	N. infraorbitalis (V2) A. infraorbitalis
Foramen supraorbitale/ Inciusura supraorbitalis	N. supraorbitalis, R. lateralis (V1) A. supraorbitalis V. supraorbitalis
Incisura frontalis	N. supraorbitalis, R. medialis (V1) A. supratrochelaris
Cellule ethmoidales – Cavitas nasi – Fossa cranii anterior	
Foramen ethmoidale anterius	N. ethmoidalis anterior (V1) A., V. ethmoidalis anterior
Foramen ethmoidale anterius	N. ethmoidalis posterior (V1) A./V. ethmoidalis posterior
Meatus nasi inferior	
Canalis nasolacrimalis	Ductus nasolacrimalis

2.2.1 Wände der Orbita

Orbitadach, Paries superior (Tab. 2.1 und 2.2): Das Orbitadach wird größtenteils durch das Os frontale und zu einem kleinen Teil durch Anteile der Ala minor des Os sphenoidale gebildet. Es ist vergleichsweise dünn, im Bereich der Ala minor ist es ca. 3 mm dick. Je nach Ausdehnung des Sinus frontalis ist es mehr oder weniger vollständig pneumatisiert. Das Orbitadach grenzt direkt an die vordere Schädelgrube. Es ist nach lateral leicht abfallend und weist im lateralen Drittel eine seichte Grube (Abschn. 5.1) für die Aufnahme der Glandula lacrimalis auf. Im medialen vorderen Orbitarand befindet sich etwa 5 mm hinter der Margo supraorbitalis die Fovea trochlearis, welche die Trochlea enthält.

Seitenwand der Orbita, Paries lateralis: Sie ist vergleichsweise dick und setzt sich vorn aus dem Os frontale und dem Os zygomaticum zusammen und im hinteren Bereich aus Anteilen der Ala major ossis sphenoidalis. Die Seitenwand grenzt an die Fossa temporalis und an die Fossa cranii media. An der Grenze zwischen oberer und seitlicher Orbitawand befindet sich die Fissura orbitalis superior (Länge 20 mm) (Abb. 2.2a). Sie kommuniziert mit der mittleren Schädelgrube. Im orbitalen Anteil des Os zygomaticum liegt das Foramen zygomaticoorbitale, das Äste des N. zygomaticus zum Gesicht führt. An der Grenze zwischen der seitlichen und unteren Wand der Orbita befindet sich die Fissura orbitalis inferior (Länge 29 mm) mit Verbindungen zur Fossa infratemporalis und Fossa pterygopalatina.

Boden der Orbita, Paries inferior: Der Boden (Abb. 2.2a) wird durch die Lamina orbitalis der Maxilla, einer äußerst dünnen Knochenlamelle gebildet (Dicke etwa 0,5 mm), welche bei stumpfen Traumen als „Locus minoris resistenciae" nachgibt und so eine „Blow-out-Fraktur" zur Folge haben kann.

▶ Jegliche Patienten mit Orbitafrakturen sollten ein Schneuzverbot einhalten.

Der Boden ist nach lateral leicht abfallend und grenzt unmittelbar an die Kieferhöhle (Sinus maxillaris). Dabei wird die Bezeichnung Blow-out-Fraktur im Allgemeinen auf den Orbitaboden bezogen. Sie ist deshalb so häufig, weil das Dach der Kieferhöhle eine ungünstige Statik aufweist. Obwohl die mediale Wand (Lamina papyracea) viel dünner ist, werden hier aufkommende Drücke durch das bienenwabenartige Siebbein viel besser abgeleitet und abgefedert, sodass Frakturen hier etwas weniger häufig anzutreffen sind!

Die Paries inferior der Orbita enthält eine Knochenrinne, den Sulcus infraorbitalis welcher in den Canalis infraorbitalis übergeht und im Foramen infraorbitale mündet. In seltenen Fällen beginnt der Canalis infraorbitalis unmittelbar an der Fissura orbitalis inferior. Die Gesamtlänge von Sulcus und Canalis infraorbitalis beträgt ca. 27 bis 29 mm.

Mediale Wand der Orbita, Paries medialis: Die mediale Orbitawand (Abb. 2.2b) wird von anterior nach posterior durch Anteile der Maxilla, des Os lacrimale, Os ethmoidale und der Ala minor ossis sphenoidalis gebildet und grenzt hinten auch an den Keilbeinkörper. Sie weist eine Länge von ca. 45 bis 50 mm auf und ist stellenweise ausgesprochen dünn. Die Ala minor enthält den Canalis opticus. An der Grenze zwischen Lamina orbitalis des Os ethmoidale und dem Os frontale befinden sich die Foramina ethmoidalia. Die papierdünne Lamina orbitalis des Os ethmoidale ist auch als Lamina papyracea bekannt (Länge 14,7 mm, Dicke 0,3 mm), weshalb sie für die Eröffnung im Rahmen von Eingriffen an den Tränennasenwegen besonders prädestiniert ist. Der Abstand zwischen den beiden Foramina ethmoidalia wird mit 13 mm angegeben. Mitunter tritt ein Foramen ethmoidale accessorius auf. Das größere Foramen ethmoidale anterius (Durchmesser 1,5–2 mm) befindet sich etwa 14–18 mm hinter dem vorderen Orbitarand und 23 mm hinter dem sog. Nasomaxillofrontale. Ca. 4–7 mm hinter dem Foramen ethmoidale posterius befindet sich der Canalis opticus (Abb. 2.2b), während sich der Mittelpunkt der Fissura orbitalis superior in einer Entfernung von ca. 15 mm hinter dem Foramen ethmoidale posterius befindet. Im vorderen unteren Bereich der medialen Wand der Orbita liegt die Tränengrube zwischen der Crista lacrimalis anterior (Maxilla) und Crista lacrimalis posterior (Os lacrimale). Sie öffnet sich nach unten in die nasale Öffnung des Tränennasenkanals (Abb. 2.3).

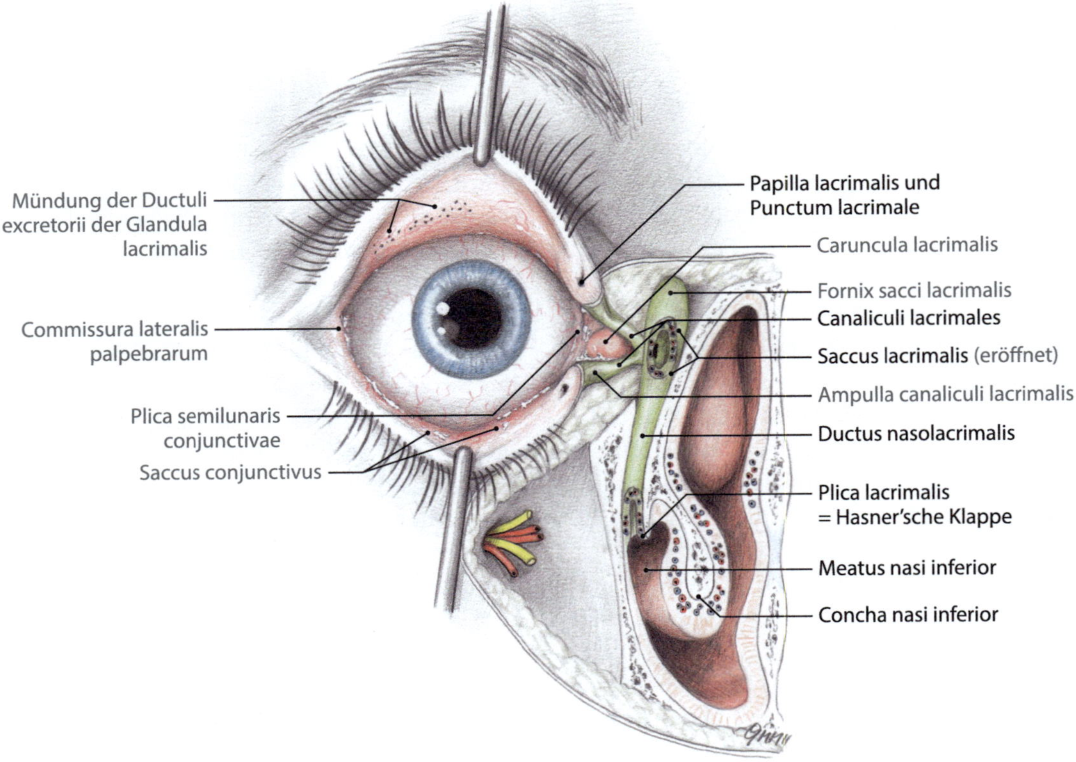

Abb. 2.3 Übersicht der tränenableitenden Wege. Rechtes Auges. (Aus [23])

2.2.2 Nachbarschaftsbeziehungen der Orbita

Die Orbita grenzt unmittelbar an folgende Strukturen und Regionen, die insbesondere für das Verständnis von Frakturen und die Ausbreitung von Infektionen von Bedeutung sind (s. Tab. 2.2). Die Regio orbitalis gilt als Paradebeispiel für eine interdisziplinär zu betreuende Körperregion.

▶ Periorbita und Septum orbitale stellen wichtige physiologische Barrieren für Infektionen dar. Eine postseptale Infektausbreitung kann zu der sehr gefürchteten Orbitaphlegmone führen!

Klinisch bedeutsame Foramina und Fissuren (s. Tab. 2.2, Abb. 2.2a, b)

Periorbita und Septum orbitale Die Orbita wird von einem Periost, der Periorbita ausgekleidet (Abb. 2.4). Sie kleidet zudem die verschiedenen Foramina und Fissuren der Orbita aus und kommuniziert dadurch z. T. mit der Dura mater. Die Periorbita geht vorn an den Orbitarändern in eine frontal gestellte Bindegewebsplatte, das Septum orbitale über. Das Septum orbitale ist an den Orbitarändern verwachsen und dient den Augenlidern zur Befestigung (Kap. 4). Die Orbita wird von den Nerven und Gefäßen passiert, die zum Gesicht ziehen (Tab. 2.2). Periorbita und Septum orbital stellen wichtige physiologische Barrieren für Infektionen dar (z. B. Orbitaphlegmone).

▶ Bei der Blow-out-Fraktur sind insbesondere das Orbitadach, der Orbitaboden und die mediale Wand der Orbita gefährdet. Am häufigsten kommt es jedoch zu Einbrüchen in der unteren Wand. Bei komplexen Le-Fort-Frakturen und Frakturen der Schädelbasis ist die Orbita häufig mitbetroffen. Jegliche Patienten mit

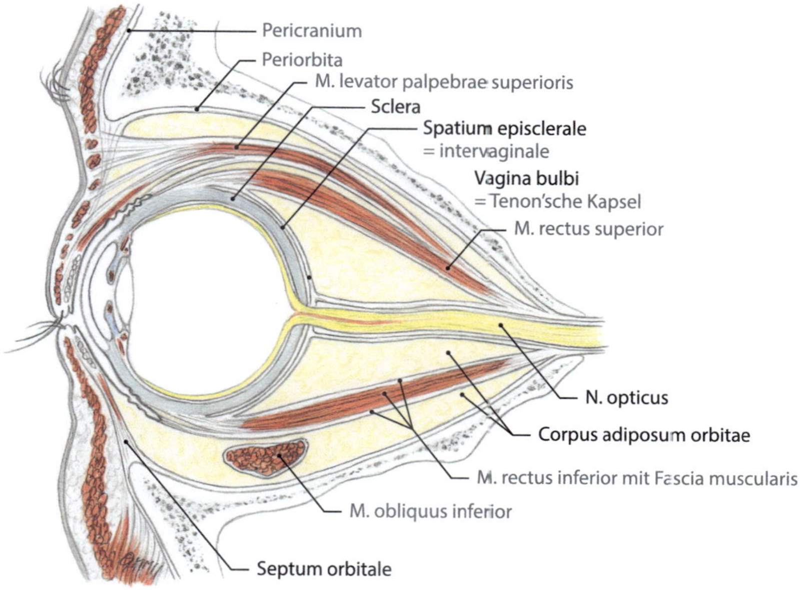

Abb. 2.4 Sagittalschnitt durch Orbita, Bulbus oculi und N. opticus. (Aus [23])

Orbitafrakturen sollten ein Schnäuzverbot einhalten, da es sonst zu einem gefährlichen intraorbitalen Emphysem kommen kann [11].

2.3 Augenlider (Palpebrae)

Augenlider sind bewegliche Hautfalten, die dem Lichtschutz, Schutz vor Austrocknung und dem mechanischen Schutz dienen. Das größere obere Augenlid, Palpebra superior und das kleinere Unterlid, Palpebra inferior, verbinden sich medial und lateral miteinander. Damit umgrenzen sie die Lichtspalte (Rima palpebrarum) und es resultieren ein innerer (nasaler) und ein äußerer (temporaler) Lidwinkel (Abb. 2.4 und 2.6).

Die Vorderfläche der Lider besteht aus mehrschichtigem verhornten Plattenepithel der äußeren Haut (Epidermis). Sie ist fettarm und verschieblich. Im mittleren und höheren Alter kann ein Lidhautüberschuss vorkommen (Dermatochalasis, Tränensäcke, Schlupflider). Die Rückfläche der Lider stellt das unverhornte mehrschichtige Plattenepithel der Konjunktiva dar (Abb. 2.3, 2.4 und 2.6).

Die strukturelle Grundlage beider Lider bildet das Septum orbitale (s. o.), welches vom Periost der Orbita abgeht und in die Lidplatten Tarsus superior und Tarsus inferior einstrahlt. Der größere Tarsus superior (Oberlid) mit einer Größe von 10 mm und der kleinere Tarsus inferior (Unterlid) mit einer Größe von 5 mm bilden die „skelettale" Grundlage der Lider. Bei dieser, auch als sog. „Lidknorpel" bezeichneten, Platte handelt es sich um verfilztes kollagenes Bindegewebe. Der Tarsus beider Lider liegt dicht unter der Rückfläche und endet jeweils in der hinteren Lidkante. Beide Lidplatten sind durch kräftige Bänder, die Ligg. palpebralia mediale und laterale, am inneren und äußeren knöchernen Rand befestigt (Abb. 2.5). Das mediale Band umgreift mit zwei Schenkeln auch den Tränensack, Saccus lacrimalis.

- Aus chirurgischer Sicht werden die Augenlider in ein vorderes Lidblatt und ein hinteres unterteilt. Vorderes Lidblatt: Epidermis, Muskulatur; hinteres Lidblatt: Tarsus, Conjunctiva.

- Beide Augenlider enthalten quergestreifte und glatte Muskulatur.

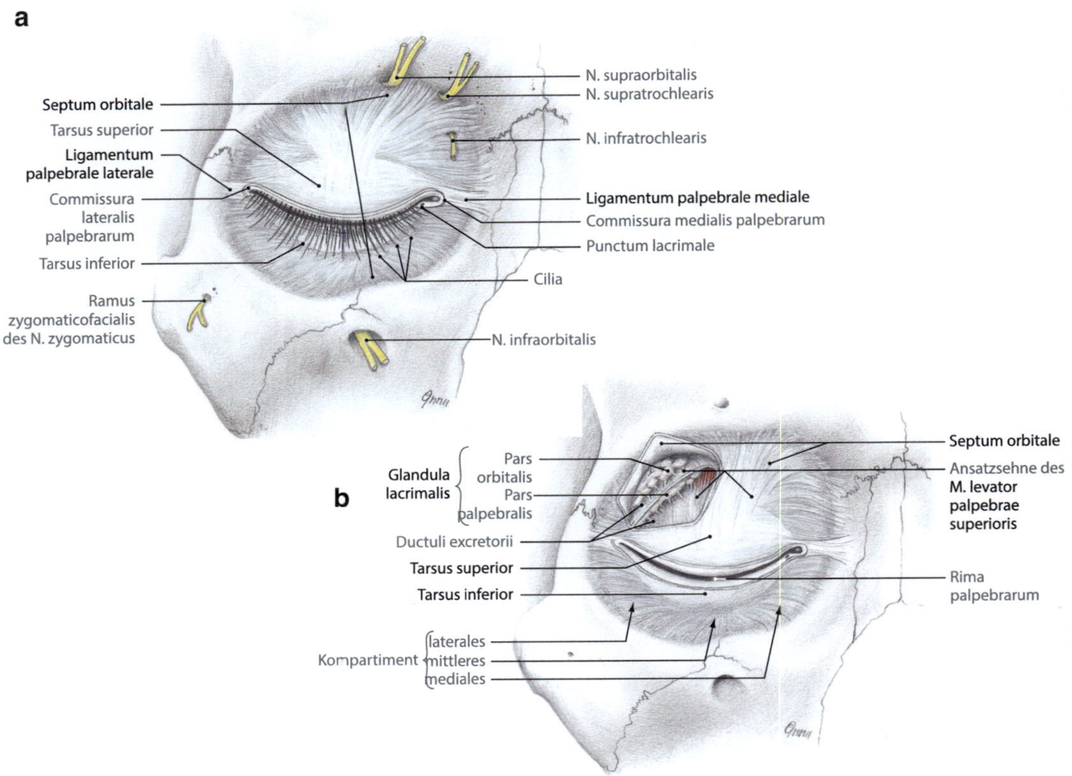

Abb. 2.5 Augenhöhleneingang mit Lidhalteapparat. (a) **Septum orbitale, Lidplatten und Lidbänder,** (b) **Tränendrüse**. (Aus [23])

2.3.1 Quergestreifte Muskulatur

Der M. orbicularis oculi gehört zur mimischen Muskulatur und befindet sich vor der Lidplatte und dem Septum orbitale. Die Pars palpebralis und Pars orbitalis des Muskels umgreift ringförmig die Lidspalte und schließt sie. Die Pars lacrimalis verläuft nahezu horizontal zum inneren Lidrand und setzt hinter dem Saccus lacrimalis an. Die Innervation erfolgt durch den N. facialis (Äste aus dem Plexus intraparotideus)

Der M. levator palpebrae superioris verläuft von der oberen Orbitaetage (zwischen oberen geraden Augenmuskel und Orbitadach). Er hat eine breit aufgefächerte Sehne aus zwei Schichten. Die tiefe Schicht setzt an der oberen Lidplatte an, die oberflächliche Schicht verläuft zur vorderen Lidkante. Über dem Muskel liegt das Whitnall-Band, das hier den größten Durchmesser hat. Es wird vermutet, dass dieses Band eine sog. „Hülsenkonfiguration" für den Muskel hat. Die Funktion ist umstritten. Der Muskel hebt das Lid. Die Innervation erfolgt durch den N. oculomotorius.

▶ Das Ligamentum transversum superius (Whitnall-Ligament) stellt eine wichtige anatomische Landmarke in der operativen Ptosiskorrektur (Levatorchirurgie) dar (Kap. 15).

2.3.2 Glatte Muskulatur

Der M. tarsalis superior (Müller-Muskel) verläuft von der Faszie des M. levator palpebralis superioris zum Oberrand der Lidplatten. Der M. tarsalis inferior hat denselben Aufbau und Faserverlauf wie der obere Muskel. Der Muskelverlauf ist jedoch überwiegend horizontal. Die Innervation erfolgt vom sympathischen Ganglion cervicale superius.

- Eine Lähmung des M. levator palpebralis superioris und Schädigung des N. oculomotorius führt zur Ptosis. Dabei wird zwischen einer neurogenen Ptosis (z. B. Oculomotorius-Parese), myogenen Ptosis, erworbenen Ptosis (Myasthemia gravis pseudoparalytica), aponeurotischen Ptosis und einer mechanischen Ptosis (z. B. gewichtsbedingt, restriktiv) unterschieden. Anmerkung: Die aponeurotische Form der Ptosis wird auch als senile oder involutive Form bezeichnet und gilt als häufigste Ursache.

Ein normal befindliches Oberlid bedeckt die Konjunktiva etwa 2 mm. Das Ausmaß der Ptosis kann betragen:

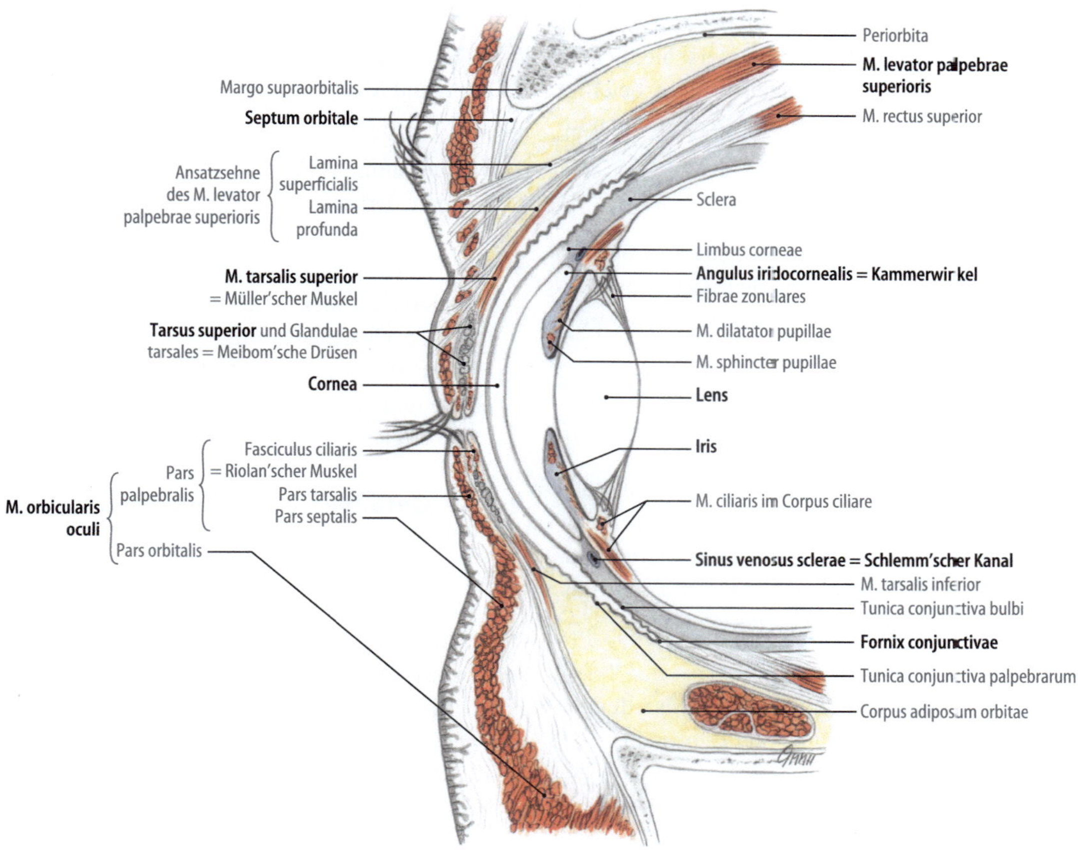

Abb. 2.6 Sagittalschnitt durch den vorderen Augenabschnitt und die Augenlider. (Aus [23])

- 2 mm – leichte Ptosis,
- 3 mm – mittelgroße Ptosis,
- 4 mm und mehr – schwere Ptosis (Kap. 16).

2.3.3 Wimpern

Die Wimpern (Abb. 2.6) verlaufen in drei bis vier Reihen vom Lidrand zwischen vorderer und hinterer Lidkante. Sie legen sich schützend vor die Lidspalte.

2.3.4 Drüsen

Wir finden in den Ober- und Unterlidern drei Drüsenarten (Abb. 2.6), die in unterschiedlichem Maße an der Bildung des Tränenfilmes beteiligt sind: Glandulae ciliares (Moll-Drüsen), Glandulae sebaceae (Zeiss-Drüsen) und Glandulae tarsales (Meibom-Drüsen).

1. Bei den **Glandulae ciliares** handelt es sich um apokrine Schweißdrüsen, die im gesamten Bereich an der Vorderseite der Lider verstreut sind.
2. Die **Glandulae sebaceae** sind Talgdrüsen, sie sorgen für die Fettung der Wimpern an den Lidern.
3. Die holokrinen **Glandulae tarsales** befinden sich in den Lidplatten. Die Mündungen derselben befinden sich nahe der hinteren Lidkanten. Die Lidkanten werden mit dem talgähnlichen Sekret eingefettet.

▶ Die Lidränder können Fehlstellungen aufweisen, wie Ektopien und Entropien.

▶ Ektropium: Abstehen des Lidrandes von der Bulbusoberfläche, z. B. Ectropium paralyticum nach Faszialislähmung.

▶ Entropium spasticum senile: Der Lidrand ist eingerollt, dabei berühren (und scheuern) die Wimpern die Hornhaut.

▶ Die Liddrüsen können durch Verlegung der Ausführungsgänge und durch Sekretionsstau sowie ggf. mit Eiterbildung erkranken: Hagelkorn, Chalazion: Verlegung der Ausführungsgänge und Sekretionsstau. Bildung kleiner Knoten. Gerstenkorn, Hordeolum: schmerzhafte Erweiterung der Liddrüsen

▶ H. externum: Entzündung und Infektion der Zeis- und Moll-Drüsen

▶ H. internum: Entzündung und Infektion der Meibom-Drüsen

▶ Bei schweren Entzündungen sowie nach Verletzungen resultieren aufgrund der relativ lockeren Unterhaut infolge von Ödemen und Blutungen ausgeprägte Lidschwellungen und Hämatome der Lider.

2.3.5 Gefäßversorung der Lider

Die Gefäßversorgung der Lider (Abb. 2.1 und 2.7) erfolgt von den Aa. und Vv. facialis, infraorbitalis und der A. transversa facei. Sensibel innerviert wird das obere Augenlid vom N. supratrochlearis (N. ophthalmicus N. V.), das Unterlid von den Rami palpebrales (N. maxillaris N. V.).

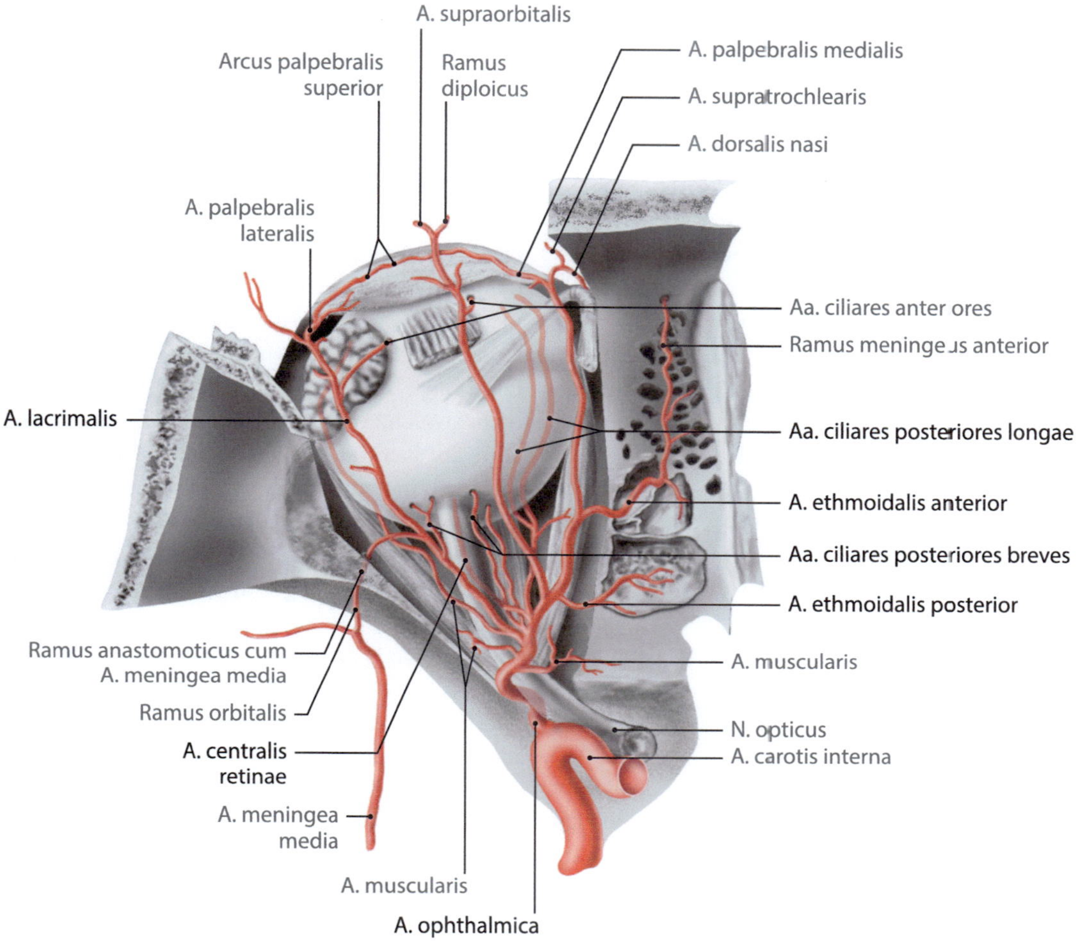

Abb. 2.7 Übersicht über die Arterien des Auges und der Orbita. Ansicht von oben. (Aus [23])

2.4 Tränendrüse (Glandula lacrimalis) und tränenableitendes System

Das System, bestehend aus Tränenproduktion, Tränenverteilung und Tränenableitung mit ihrer Gefäß- und Nervenversorgung, bildet eine funktionelle Einheit („Lacrimal Functional Unit").

2.4.1 Tränendrüse (Glandula lacrimalis)

Die etwa 20 × 10 × 5 mm große Drüse befindet sich temporal unter dem Orbitadach, oberhalb des Augapfels in der Fossa glandulae lacrimalis des Os frontale (Abb. 2.5b). Der M. levator palpebrae superioris unterteilt die Drüse in eine kleinere Pars palpebralis (zwischen Muskel und Bindehautsack) und eine größere Pars orbitalis (zwischen Muskel und Augenhöhlendach). Am lateralen Rand des Muskels stehen beide Drüsenabschnitte in Verbindung. Die Nebentränendrüsen, Glandulae lacrimales accessoriae sind kleine zusätzliche Drüsen, welche sich in der Bindehaut des Oberlids, im Tarsus palpebrae, im Bereich der Plica semilunaris, und der Caruncula lacrimalis befinden.

Die Glandula lacrimalis ist eine rein seröse Drüse mit entsprechenden Endstücken und besteht aus mehreren getrennten Drüsenlappen. Die etwa sechs bis zwölf Drüsenausführungsgänge münden oberhalb des lateralen Augenwinkels in den Fornix conjunctivae superior ein (Abb. 2.3).

Die Tränenflüssigkeit (ca. 8 ml/Tag) ist dünnflüssig und eiweißhaltig. Sie wird ergänzt durch Sekrete der Meibom-Tarsaldrüsen des Ober- und Unterlides und durch eine Muzinkomponente konjunktivaler Becherzellen.

Die parasympathische (sekretorische) Innervation erfolgt über den N. facialis via N. zygomaticus, die sympathische Innervation über den Halssympathikus via Plexus lacrimalis sowie die sensible Innervation über den N. lacrimalis.

- ▶ Die Tränendrüse kann durch Spaltung des Septum orbitale und der Ansatzsehne des M. levator palpebrae superioris freigelegt werden.

- ▶ Bei Lidoperationen ist eine Verletzung der Pars palpebralis der Drüse möglich, insbesondere, wenn dieser Anteil vergrößert ist. Aufgrund der guten Gefäßversorgung der Drüse kann es intraoperativ zu Blutungen kommen.

- ▶ Mit zunehmendem Alter kann eine Involution der Drüse auftreten, beim weiblichen Geschlecht häufiger. Die Folge ist die Entstehung einer Keratoconjunctivitis sicca (→ trockenes Auge).

- ▶ Das trockene Auge gehört zu den häufigsten Erkrankungen des Auges. Eine unzureichende Befeuchtung des Auges führt häufig zu Sehstörungen. Zu den Ursachen von Sekretions- und Benetzungsstörungen (trockenes Auge) zählen u. a.: Diabetes mellitus, Infektionserkrankungen (HIV, Mumps, Masern), Hauterkrankungen (Ekzem, Rosazea, Psoriasis, allergische Reaktionen), Colitis ulcerosa, Morbus Crohn, Sarkoidose, Granulomatose mit Polyangitis, Sjögren Syndrom.

2.4.2 Tränenableitendes System

Nach der Sekretion der Tränenflüssigkeit (Abb. 2.3) gelangt diese im Bindehautsack (Saccus conjunctivus) und an der Bulbsoberfläche durch den Lidschlag zum medialen (inneren) Lidwinkel in den Tränensee, Lacus lacrimalis. An den Lidrändern befinden sich die Puncta lacrimalia, die in den Tränensee ragen. Sie stellen die Enden beider etwa 9 mm langer Tränenröhrchen (des Ober- und Unterlids) dar und saugen die Tränenflüssigkeit an. Diese münden nach einem senkrechten, dann horizontalen Verlauf nach medial in den Tränensack, Saccus lacrimalis hinter dem Lig. palpebrale mediale. Der etwa 12 mm lange Sack liegt in einer Grube, Fossa sacci lacrimalis, welche ventral von der Maxilla und dorsal vom Os lacrimale gebildet wird. Diese Grube setzt sich in den Canalis nasolacrimalis fort.

Der Tränennasengang (Canalis nasolacrimalis): Der etwa 12 bis 15 mm lange Ductus nasolacrimalis gelangt im knöchernen Canalis nasolacrimalis von der Augenhöhle in den unteren Nasengang an dessen laterale Wand (Tab. 2.2, Abb. 2.3). Der Ductus wird im Verlauf des Kanals von einem Venengeflecht umgeben. Die Öffnung zum unteren Nasengang wird durch eine Schleimhautduplikatur, die Plica lacrimalis, Hasner-Klappe verschlossen und geöffnet.

Die arterielle Versorgung der ableitenden Wege erfolgt durch die Rami palpebrales mediales der A. ophthalmica. Weiterhin ziehen die A. ethmoidalis anterior und die Aa. nasales anteriores zum Ductus nasolacrimalis. Im Saccus lacrimalis finden sich außerdem die spezialisierten Gefäßplexus (Sperrarterien und Kapazitätsvenen) [18].

Die A. infraorbitalis sowie die Aa. alveolares beteiligen sich ebenfalls an der Blutversorgung. Der venöse Rückfluss erfolgt durch die Vv. angularis und ethmoidalis (sowie V. infraorbitalis) zur V. ophthalmica inferior.

Die sensible Innervation besorgen der N. ethmoidalis anterior (N. ophthalmicus, V1) sowie die Rr. alveolares maxillares anteriores.

- ▶ Die Epiphora (Tränenträufeln) ist das Leitsymptom der Tränenwegsstenosen. Sie kann verschiedene Ursachen haben, wie vermehrte Tränenbildung, Abflussbehinderungen und auch psychische Aspekte.

▶ Bei Neugeborenen kann die Hasner-Klappe persistieren. Zumeist gelingt es, diese durch Massage der Tränensackregion im nasalen Lidwinkel zu eröffnen. Selten ist eine Spülung oder Sondierung notwendig.

▶ Nach Entzündungen können Stenosen (Dakryostenosen) des Ductus nasolacrimalis oder auch harte Konglomerate (Dakryolithen) resultieren, bei denen eine chirurgische Intervention indiziert ist.

2.5 Bindehaut (Conjunctiva, Tunica conjunctiva)

Die dünne transparente, nicht pigmentierte Struktur überzieht die Vorderfläche des Augapfels (Abb. 2.6, 2.3 und 2.10) (Tunica conjunctiva bulbi) bis zum Limbus corneae hin sowie die Rückfläche der Augenlider (Tunica conjunctiva palpebrarum). Eine Fixierung des Anulus conjunctivae besteht nur am Hornhautrand, dem Limbus corneae. Peripher schlägt sie sich dabei vom Augapfel auf die Lider um (Kap. 4). Beim Umschlagen entstehen zwei Bindehauttaschen (Fornix conjunctivae superior und inferior), welche gemeinsam als Bindehautsack, Konjunktivalsack, Saccus conjunctivalis bezeichnet werden. In beiden Taschen existieren Falten als Reserven für die Augenbewegungen. Die Tunica conjunctiva bulbi ist gegen die Sklera durch das dazwischen befindliche lockere Bindegewebe (Tenon-Kapsel) leicht verschieblich, die Tunica conjunctiva plapebrarum dagegen ist relativ fest mit der Unterlage verbunden.

Aufbau der Konjunktiva: Die durchsichtige Konjunktiva stellt im Prinzip eine zweischichtige Schleimhaut dar, die nur am Hornhautrand, Anulus conjunctivus befestigt ist. Sie besteht aus dem Epithel und einer Bindegewebsschicht, der Tela subconjunctivalis. Beim Epithel handelt es sich um unverhorntes mehrschichtiges Plattenepithel im Bulbusbereich, welches im Fornix in ein hochprismatisches Epithel im Lidbereich übergeht. Einzelne Becherzellen sind vorhanden. Die Blutversorgung erfolgt durch die Aa. cilliares. Bei einer Bindehautentzündung erweitern sich die Gefäße zur sog. „konjunktivalen Injektion". Die reiche sensible Innervation erfolgt durch die Nn. frontales, nasociliares, infraorbitales, ciliares. Diese erklärt die hohe Schmerz- und Kälteempfindlichkeit.

▶ Eine erkennbare Rötung der Bindehaut kommt durch eine vermehrte Füllung der konjunktivalen Blutgefäße zustande. Diese resultiert aus der Einwirkung von physikalisch-chemischen Reizen (Verletzungen, Verätzungen, Verbrennungen), Infektionen (Bakterien, Chlamydien, Viren) pathologischen Prozessen (Tumoren), Allergien und Benetzungsstörungen (verminderte Tränensekretion). Zumeist gehen diese mit Schwellung (Chemosis), Tränenfluss (Epiphora) und Lidkrämpfen (Blepharospasmen) einher.

▶ Bei Verletzungen der Konjunktiva resultieren Eintrittspforten für Krankheitserreger in die Orbita.

▶ Aufgrund der großen Resorptionsfläche und der Nähe zu den kranialen Blutgefäßen können in den Bindehautsack geträufelte Medikamente systemische Wirkung haben.

▶ Die Konjunktiva und die Tenon-Kapsel verschmelzen an der Hornhaut zu einem Blatt. Die Eröffnung am Limbus sollte deshalb ebenso wie die anschließende Adaptation sorgfältig erfolgen, um die anatomische Integrität der Region wiederherzustellen und die Limbus-Stammzellen an ihrem Ursprungsort zu platzieren!

2.6 Hornhaut (Cornea)

Die Kornea ist ein Teil der äußeren Augenhaut, der in den Bulbus wie ein Uhrglas eingefügt ist (Abb. 2.6, 10). Diese Öffnung ist ca. 12 mm weit. Wir können sie als den Oberflächenausschnitt einer Kugel betrachten, deren Krümmungsradius 7 bis 8 mm beträgt. Sie ist – wie die Sklera – aufgrund der derben Konsistenz sehr zugstabil. Am Übergang zur Sklera, dem Limbus corneae, ist sie infolge der stärkeren Krümmung ihrer Rückfläche verdickt. Durch die starke Krümmung insgesamt wirkt die Hornhaut als Sammellinse von etwa 43 Dioptrien.

Die durchsichtige Kornea besteht insgesamt aus fünf Schichten (Abb. 2.11a) und ist etwa 0,6 mm dick. Ihre Transparenz hängt vom Quellungszustand ab.

- Die erste (äußere) Schicht stellt ein mehrschichtiges unverhorntes Plattenepithel dar. Dieses ist durchsichtig.
- Die zweite Schicht, die sog. Bowman-Lamelle, wird durch netzartig angeordnete Kollagenfibrillen gebildet. Zellen sind nicht vorhanden.
- Bei der dritten Schicht handelt es sich um das Stroma. Zwischen den Kollagenfibrillen vom Typ I und V liegen auch als Keratozyten bezeichnete Fibroblasten.
- Die vierte Schicht, die Descemet-Membran, ist eine dicke Basallamina, welche vom Endothel gebildet wird. Sie enthält Kollagenfibrillen vom Typ VIII.
- Die fünfte (innere) Schicht besteht aus einschichtigem Plattenepithel, dem Hornhautendothel, welches als Grenzschicht das Eindringen von Kammerwasser in die Kornea verhindert. Zusätzlich wird durch die Natrium/Kalium-ATPase des Endothels aktiv Wasser aus dem Stroma gepumpt. So bleiben die Kollagenfasern parallel angeordnet, und die Transparenz des Gewebes erhalten.

Die Kornea ist gefäßfrei (Abb. 2.6). Ihre Versorgung erfolgt in der Peripherie durch das limbale Randschlingennetz der Konjunktiva und im Zentrum durch die Tränenflüssigkeit (außen) und das Kammerwasser (innen). Infolge von Entzündungen und Verletzungen können Gefäße einsprossen und damit die Durchsichtigkeit beeinträchtigen. Sensible Trigeminusäste (N. V1) durchziehen die Kornea. Ihre freien Nervenendigungen sind für den sog. Kornealreflex (N. VII) verantwortlich. Durch die extrem hohe Dichte von sensiblen Nervenendigungen an der Oberfläche (die höchste im menschlichen Organismus überhaupt!) ist die Kornea äußerst empfindlich. Fremdkörper werden sofort und sehr schmerzhaft wahrgenommen.

Die Zellen des Epithels und des Stromas werden kontinuierlich von der Peripherie her ersetzt. Bei einer Insuffizienz der sog. Limbusstammzellen kann es zur oberflächlichen Vaskularisation kommen. Nach Verletzungen oder Entzündungen des Stromas (Substantia propria, Abb. 2.11a) ist die regelrechte Anordnung der Kollagenfasern aufgehoben und es resultieren zumeist undurchsichtige Narben.

Das Endothel der Hornhaut kann sich nicht regenerieren. Die Zelldichte nimmt im Verlauf des Lebens von ca. 6000/mm^2 auf bis zu 2000/mm^2 ab. Defekte werden durch Vergrößerung der Einzelzellen ausgeglichen.

▶ Die Transparenz der Hornhaut hängt von der Leistungsfähigkeit der Zellen, insbesondere der der äußeren (ersten) und inneren (fünften) Korneaschicht, sowie von der parallelen Anordnung der Kollagenfasern des Stromas ab.

▶ Das korneale Endothel verfügt nicht über die Möglichkeit der Regeneration. Bei intraokularen Eingriffen kommt der Schonung dieser vulnerablen Schicht besondere Aufmerksamkeit zu!

▶ Bei Schädigungen der Limbusstammzellen des Epithels kommt es zu einer oberflächlichen Vaskularisation, was zu einem Transparenzverlust der Kornea führt.

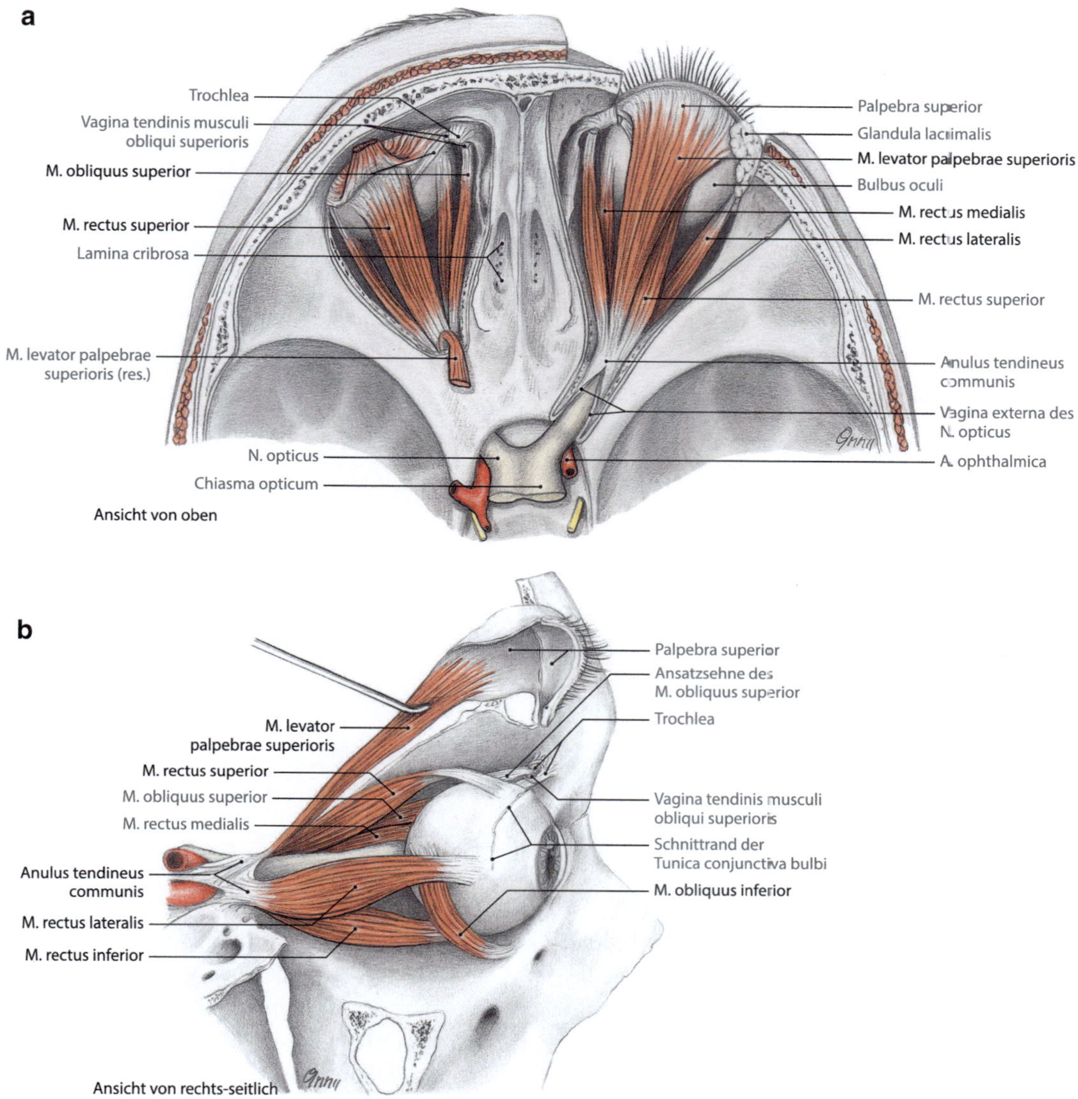

Abb. 2.8 **Übersicht über die äußeren Augenmuskeln.** (**a**) von oben, (**b**) von der Seite. (Aus [23])

2.7 Augapfel (Bulbus oculi) und Augenhäute

Der Bulbus hat annähernd eine Kugelform (Abb. 2.4 und 2.9) (Durchmesser 24 mm, Volumen 6,5 ml, Gewicht 7,5 g) mit einem Radius von ca. 11,5 mm. Am vorderen Abschnitt ist die Kornea wie ein Uhrglas eingefügt (etwa 1/6 der Kugel). Am Äquator bulbi hat der Augapfel den größten Querdurchmesser. Dieser unterteilt den Bulbus in eine etwa gleich große vordere und hintere Hemisphäre.

Wir unterscheiden bei der Bulbuswand drei Schichten:

- die äußere Augenhaut (Tunica fibrosa bulbi),
- die mittlere Augenhaut (Tunica vasculosa bulbi) sowie
- die innere (sensorische) Augenhaut (Tunica interna, sensoria bulbi).

Der Bulbus oculi hat drei Innenräume: Die vordere Augenkammer (Camera anterior bulbi) vor der Iris, die hintere Kammer (Camera poste-

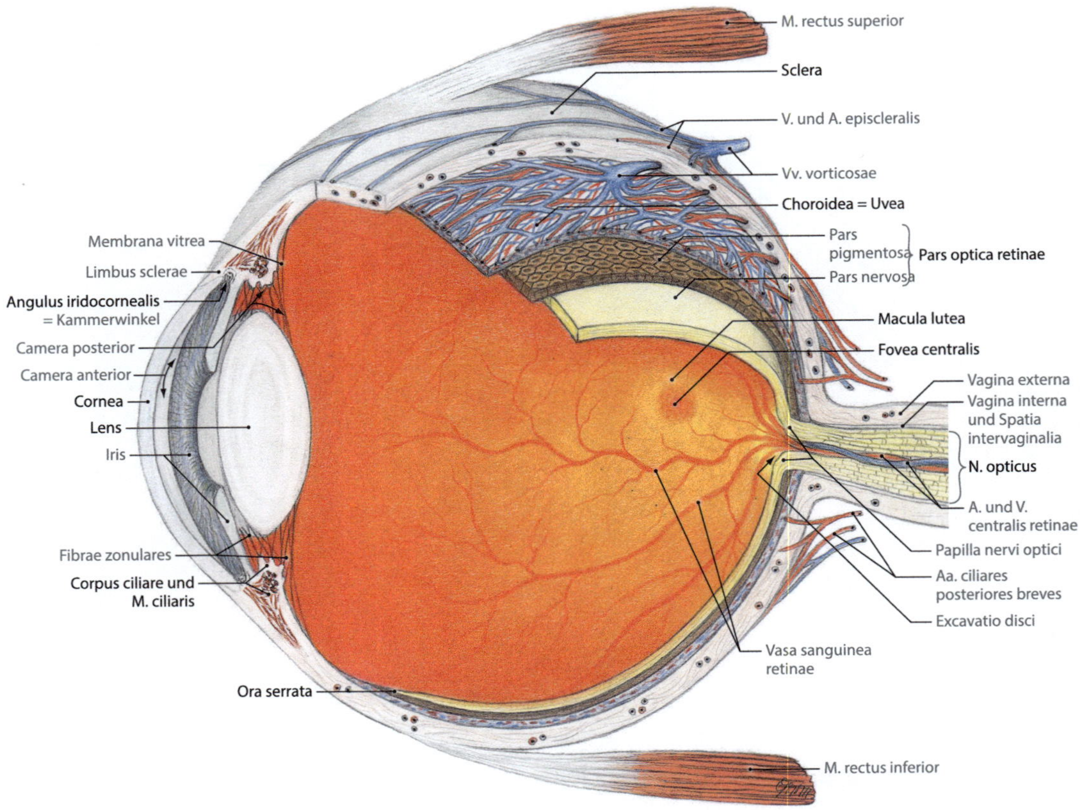

Abb. 2.9 **Schichtengliederung des Bulbus oculi mit N. opticus**. (Aus [23])

rior bulbi) hinter der Iris und den Glaskörperraum incl. Glaskörper (Corpus vitrium). Die beiden Augenkammern sind durch die Pupille miteinander verbunden (Abb. 2.6).

2.7.1 Äußere Augenhaut

Sie hat zwei Abschnitte: Die Sklera (welche der Dura mater entspricht) und die Kornea (Kap. 6).

Sclera (Lederhaut)

Die äußere Hülle des Augapfels setzt sich in die Dura des N. opticus fort (Abb. 2.4). Sie gibt dem Bulbus seine konstante Form. An der Sklera setzen mit ihren kurzen platten Sehnen die äußeren Augenmuskeln an (genauere Ansätze s. Tab. 2.3 und 2.4). Beim Gesunden sieht die Lederhaut aufgrund der kompakten Lage der kollagenen Fasern weiß aus.

- Bei Entwicklungsstörungen, Fehlbildungen und verschiedenen Erkrankungen (beispielsweise beim Marfan-Syndrom, bei der Osteogenesis imperfecta und extraartikulärer Lokalisation der primär chronischen Polyarthritis) kann die Sklera eine blaue Farbe haben. Ihre Kollagenfasern sind in diesen Fällen rarefiziert, sodass die Uvea zu sehen ist. Operative Eingriffe mit Bulbuseröffnung an diesen Augen haben eine infauste Prognose!

- Die Sklera macht ca. 5/6 der äußeren Augenhaut aus. Am Austritt des N. opticus ist sie mit ca. 1,0 bis 1,5 mm am stärksten, am Äquator dagegen am dünnsten mit 0,4 mm (vor allem im Bereich der Muskelansatzsstellen!). Bei stumpfen Bulbusverletzungen gilt es deshalb, diese Areale besonders sorgfältig auf das Vorliegen

Tab. 2.3 Gerade Augenmuskeln

Muskeln mit Ursprung am Anulus tendineus communis (Angaben aus Lang und von Lanz [16] und Bergua [4])				
Muskel	Ansatz	Gesamtlänge	Länge der Ansatzareale am Bulbus oculi	Abstände der Muskelansätze vom Limbus corneae
M. rectus superior (N. III)	Bulbus oculi	41 mm	10,43 mm	7,91 mm
M. rectus medialis (N. III)	Bulbus oculi	40 mm	10,32 mm	5,77 mm
M. rectus inferior (N. III)	Bulbus oculi	40 mm	8,59 mm	6,73 mm
M. rectus lateralis (N. VI)	Bulbus oculi	40 mm	9,57 mm	7,48 mm

Tab. 2.4 Schräge Augenmuskeln (Angaben aus Lang und von Lanz [16] und Bergua [4])

Muskel	Ursprung	Partes	Ansatz/ Breite	Länge
M. obliquus superior	Canalis opticus, Apertura orbitalis	Pars longitudinalis	Trochlea 1–3,5 mm	32–45 mm
		Pars obliqua	Bulbus oculi 6–15 mm	17–31 mm
M. obliquus inferior	Margo orbitalis, seitlich des Ductus nasolacrimalis		Bulbus oculi 5–9,5 mm	18–38 mm

einer Ruptur zu inspizieren! Nach außen schließt ein lockeres Hüllgewebe ab. Eine mittig gelegene Schicht besteht aus gekreuzten kollagenen Fasern, welche zur Oberfläche hin parallel verlaufen. An der Grenze zur Aderhaut befindet sich eine Pigmentschicht.

► An der Sklera ist die Aderhaut nur durch Gefäßstämme fixiert. Dies ist bei einer Amotio chorioidei (Aderhautabhebung) zu erkennen.

2.7.2 Mittlere Augenhaut

Die mittlere Augenhaut setzt sich aus mehreren Komponenten zusammen, die im Folgenden vorgestellt werden.

Chorioidea (Aderhaut)

Sie ist relativ dünn, gefäßreich und befindet sich zwischen der Sklera und der Pars optica der Retina (Abb. 2.9). Sie besteht aus vier Schichten:

1. Die Lamina suprachorioidea stellt die Verbindungsschicht zur Sklera dar. In dieser Bindegewebsschicht verlaufen Gefäße und Nerven zum Corpus ciliare sowie zur Iris hin. Sie ist von zahlreichen Spalträumen durchsetzt.
2. Die Lamina vasculosa beherbergt ausgedehnte Venengeflechte mit großen Gefäßen. Diese am besten vaskularisierte Struktur des gesamten Organismus wird hauptsächlich von Gefäßen dominiert.
3. Die Lamina chorioidocapillaris besitzt ein Kapillarnetz für die Ernährung der Sinneszellschicht der Retina.
4. Die Lamina basalis (Bruch-Membran) liegt auf dem Pigmentepithel der Netzhaut auf.

Die starke Durchblutung erfolgt durch bis 6 bis 20 hinteren Aa. ciliares (die als Zinn-Haller-Ring um den Sehnerv liegen) und vorderen Aa. ciliares. Der venöse Rückfluss endet in vier bis sechs Vortexvenen. Bei intraoperativen Verletzungen besteht eine hohe Blutungsgefahr.

Strahlenkörper (Corpus ciliare)

Die Aufgabe des Corpus ciliare (Abb. 2.10) ist neben der Sekretion des Kammerwassers die Akkommodation der Linse. Diese Struktur, welche die Iris ringförmig umsäumt, besteht aus dem M.

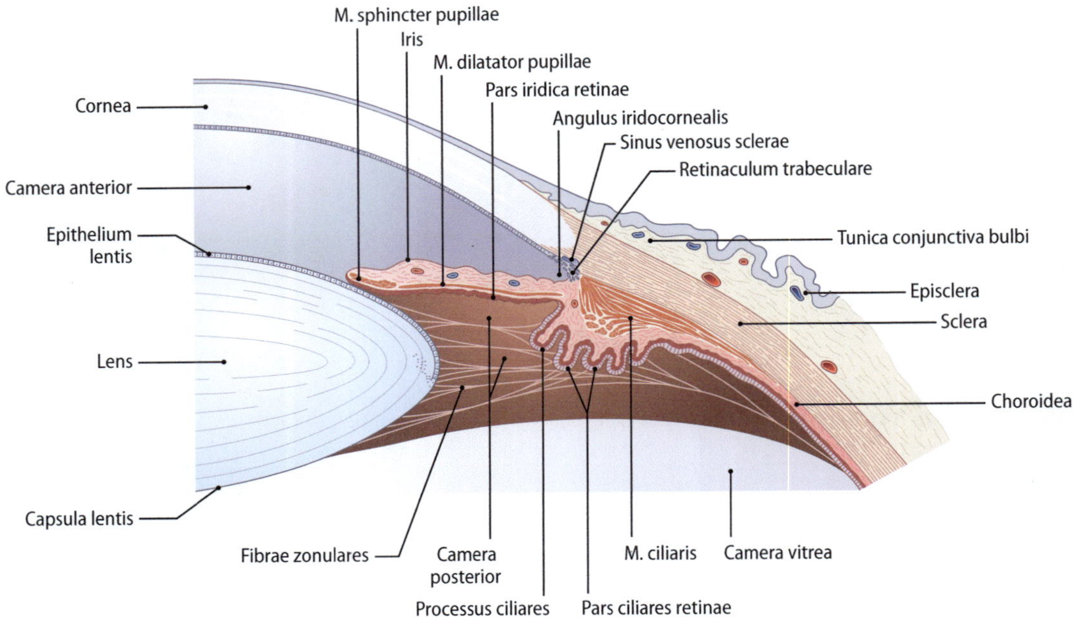

Abb. 2.10 Strukturen des Iridokornealwinkels. (Aus Amunts et al. in Zilles und Tillmann [2])

ciliaris (Abb. 2.6 und 2.10) (für die Akkommodation der Linse), einer kapillarischen Gefäßschicht (für die Sekretion des Kammerwassers durch Ultrafiltration) und aus einem zweischichtigen Epithel. Die äußere, pigmentierte Schicht setzt sich in das Pigmentepithel der Retina fort. Die pigmentfreie, innere Lage ist eine Fortsetzung der Pars nervosa retinae und ist an der Produktion des Kammerwassers beteiligt. Die Linse ist durch die Zonulafasern am Ziliarkörper fixiert (Abb. 2.6 und 2.10). Die Spannung dieser Aufhängung wird durch den M. ciliaris in Abhängigkeit von der Zugwirkung, die der Tonus der Lederhaut ausübt, eingestellt bzw. reguliert.

Der M. ciliaris hat äußere Meridionalfasern, zirkuläre Fasern sowie radikuläre Fasern. Damit können die hinteren und vorderen Zonulafasern entsprechend bewegt werden. Diese Muskelspannung führt zur „Abkugelung" der Linse (Sphärophakie), hervorgerufen durch die Muskelkontraktion.

Regenbogenhaut (Iris)

Die Iris regelt den Lichtdurchtritt und hat damit die Aufgabe einer Blende. Sie befindet sich vor der Linse und begrenzt vordere und hintere Augenkammer (Abb. 2.6, 2.9 und 2.10). Das gefäßreiche Stroma, welches die strukturelle Grundlage der Iris darstellt, ist ein lockeres Schwammwerk aus kollagenem Bindegewebe, in dem sich Fibroblasten, Makrophagen und Melanozyten befinden.

Die Öffnung der Pupille unterbricht gewissermaßen das Stroma. Die vordere Oberfläche der Iris, welche die Begrenzung zur vorderen Augenkammer darstellt, hat kein bedeckendes Epithel und ist deshalb uneben gestaltet. Hier befinden sich vor allem Fibroblasten und Melanozyten. Die Dorsalseite dagegen ist mit einem stark pigmentierten Epithel überzogen, welches durchschimmert. Das Stroma ist am Pupillenrand (Anulus iridis minor) dünner gestaltet, das Pigmentepithel greift hier lippenartig auf die Vorderfläche über und bildet den Pupillarsaum. Die breite Außenzone des Stromagewebes (Anulus iridis major, auch Iriswurzel) ist an der Vorderfläche des Corpus ciliare adhärent. Da keine echten Verbindungen existieren, kommt es bei Traumen oder intraoperativ (ähnlich wie beim Zilialkörper) zur Ablösung der Regenbogenhaut (Iridodialyse) die bei Bedarf auf vergleichbare Art und Weise versorgt werden muss. Als „Iriskammer“ wird die dickste Stelle zwischen Pupillarsaum und Iriswurzel bezeichnet.

Die Iris verfügt über zwei Muskeln, welche als Antagonisten wirken (Abb. 2.6 und 2.10). Der M. sphincter pupillae (Abb. 2.10) liegt nahezu kreisförmig um die Pupille herum und wird vorwiegend parasympathisch innerviert. Er bewirkt eine Kontraktion, d. h. Verengung der Pupille bei Lichteinfall (Miosis). Der M. dilatator pupillae hat Fasern, welche radiärstrahlig auf die Pupille zu laufen und die der Erweiterung (Mydriasis) dienen.

- Bei Entzündungen der Iris (Iritis) können hintere Verklebungen (Synechien) mit der Linse oder vordere mit dem Kammerwinkel (Angulus iridocornealis) stattfinden. Häufig sind diese Symptome einer Rheumatoiden Arthritis oder auch einer Spondyloarthritis und gehen mit einer Entzündung des Ziliarkörpers (Zyklitis) einher.

- Eine Miosis kann auch Teil des Hornersyndroms (Trias von Miosis, Ptosis, Enophthalmus) sein, bei dem durch Ausfall des Halssympathikus der Parasympathikus überwiegt.

- Iridozyklitis: Entzündungen von Iris und Ziliarkörper v. a. bei juveniler rheumatoider Arthritis und Allgemeinerkrankungen (Sarkoidose), Trübung von Kammerwasser und vorderem Glaskörper.

Linse (Lens)

Die Linse, ein bikonkaver Körper (etwa 9–10 mm Durchmesser, 4 mm Dicke in der Mitte), bildet die Hinterwand der hinteren Augenkammer. Sie befindet sich hinter der Iris. Dabei wird die Linsenvorderfläche vom Kammerwasser (der hinteren Augenkammer) umspült. Die Rückfläche dagegen liegt dem Glaskörper an (Abb. 2.6, 2.9 und 2.10).

Die Linse ist damit in der hinteren Augenkammer über die Strahlenzone des Corpus ciliare „aufgehängt“. Die Linsenkapsel ist eine kutikuläre Abscheidung (gewissermaßen eine dicke Basallamina) der Epithelzellen. An der Vorderseite finden wir ein einschichtiges kubisches Epithel. Hinten wachsen die Epithelzellen zu 7 bis 10 mm langen Fasern aus (sog. Linsenfasern). Diese Fasern werden zeitlebens am Linsenäquator gebildet. Die Zellkerne dieser Linsenfasern gehen mit Ausnahme der am Linsenäquator befindlichen zugrunde. Die nach einer Kataraktoperation verbliebenen Linsenepithelzellen können zur Ausbildung von regeneratorischem Nachstar (Wedel-Blasenzellen, Elschnig-Perlen) führen. Bei regelrechter Entwicklung führt die Linse keine Gefäße.

- Die hintere Kapsel ist insbesondere beim jungen Menschen sehr fest mit dem Glaskörper verbunden, sodass sie kaum ohne Verletzung des Glaskörpers zu entfernen ist. Deshalb sollte bei der Operation einer Cataracta congenita die Eröffnung der Linsenhinterkapsel in Verbindung mit einer Entfernung der vorderen Glaskörpergrenzmembran und einer vorderen Vitrektomie erfolgen.

- Persistierende Reste der A. hyaloidea bedingen dichte Trübungen der hinteren Linsenkapsel, welche auch durch das sog. „Polieren“ derselben nicht beseitigt werden können.

Kammerwinkel (Angulus iridocornealis)

Es handelt sich um einen Raum, welcher von der Iris und dem Corpus ciliare gebildet wird (Abb. 2.6, 2.10 und 2.11c). Von hier wird das Kammerwasser durch netzartige Spalträume des Ligamentum pectinatum anguli iridocornealis (Fontana-Räume) in den Sinus venosus sclerae (Schlemm-Kanal) abgeleitet (Abb. 2.11c). Es handelt sich um ein venenähnliches Gefäß, über das die Flüssigkeit in die vorderen Vv. ciliares abgesaugt wird. Am Abfluss des Kammerwassers sind alle Wände der Augenkammern, insbesondere das Trabekelmaschenwerk beteiligt.

Ein kleinerer Anteil des Kammerwassers fließt in Richtung Ziliarkörper und Choroidea und

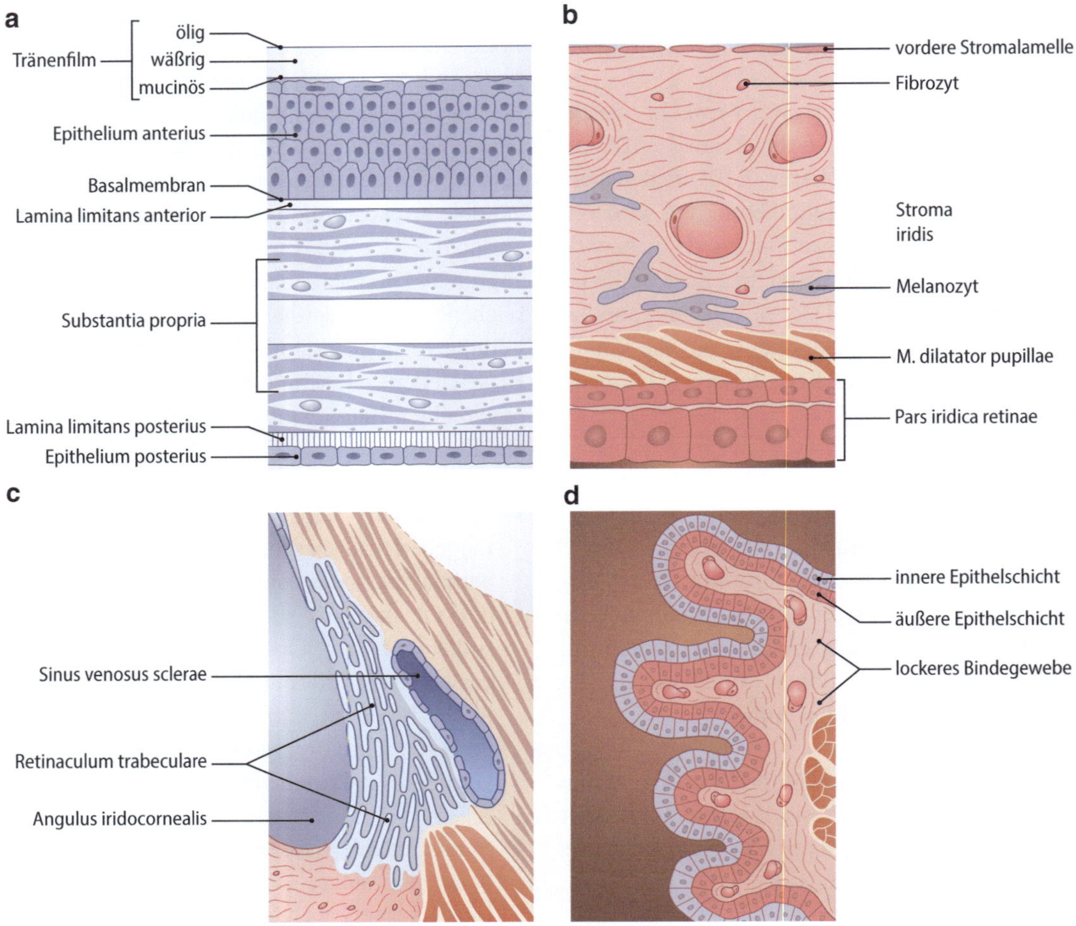

Abb. 2.11 **Aufbau von Kornea und Angulus iridocornealis**. (**a**) Kornea, (**b**) Iris, (**c**) Iridokornealwinkel, (**d**) Processus ciliaris (Aus [2])

wird von den venösen Gefäßen in dieser Zone resorbiert (sog. uveo-skleraler Fluss).

2.7.3 Innere Augenhaut

Die innere Augenhaut besteht aus dem Pigmentepithel, Stratum pigmentosum und der Netzhaut (Abb. 2.9 und 2.12).

Pigmentepithel

Diese Schicht besteht aus einschichtigem Epithel, welches pigmentiert ist und der Aderhaut fest anliegt. Zahlreiche Mitochondrien und zytoplasmatische Strukturen deuten auf einen aktiven Stoffwechsel und Flüssigkeitsaustausch hin. Die Austauschvorgänge zwischen Chorioidea und Retina werden durch das Pigmentepithel vermittelt.

Netzhaut (Retina)

Durch die verschiedenen Zelltypen und ihre Verbindungen resultiert ein Schichtenaufbau dieser Struktur (Abb. 2.12). Die acht Schichten sind mehr oder weniger voneinander scharf begrenzt:

1. In der äußersten Schicht der Photorezeptoren (**Stratum nervosum**) liegen die sog. Außenglieder der Rezeptoren, welche mit dem Pigmentepithel verzahnt sind.

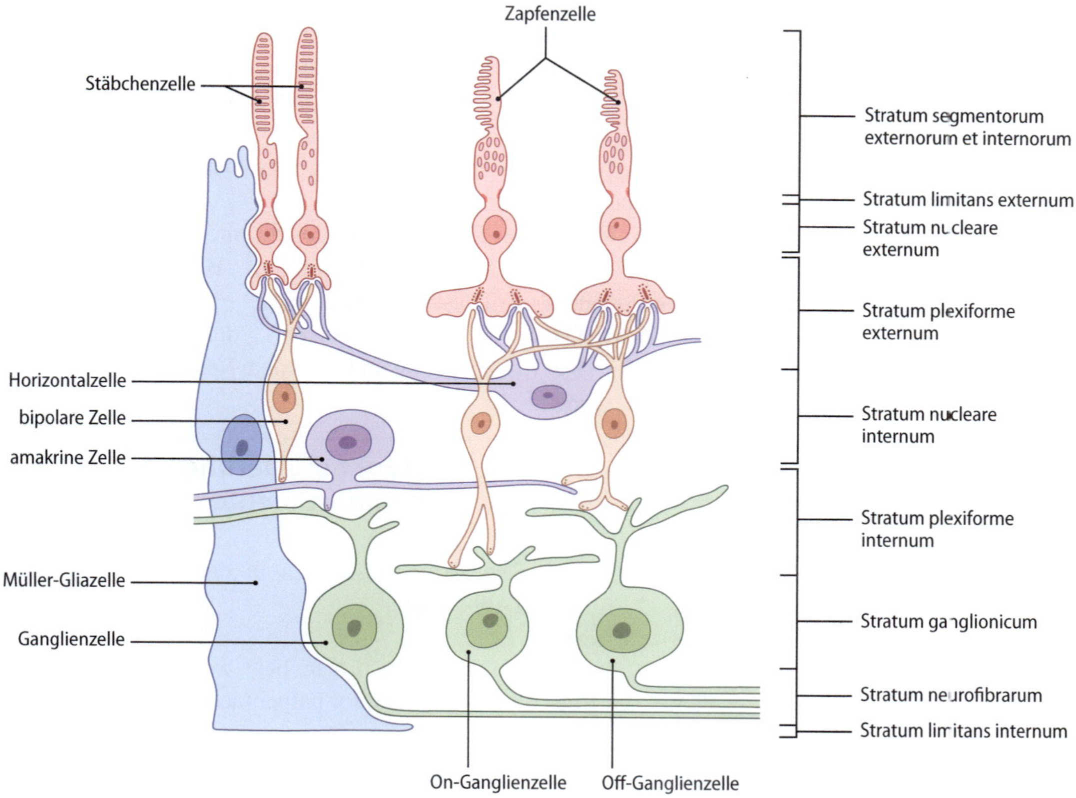

Abb. 2.12 Verschaltung wichtiger Zelltypen der Retina. Links Stäbchenzellverknüpfung, rechts Zapfenzellverknüpfung des On-Weges und des Off-Weges (stark vereinfachtes Schema). (Aus Amunts et al. in Zilles und Tillmann [2])

2. Die äußere Grenzmembran (**Membrana limitans externa**) beherbergt den Hauptzellanteil der Photorezeptoren, welche mit den Müller-Zellen verknüpft sind.
3. In der äußeren plexiformen Schicht (**Stratum plexiforme externum**) befinden sich die Zellverbindungen von den bipolaren, horizontalen und amakrinen Zellen.
4. In der inneren Körnerschicht (**Stratum nucleare internum**) finden sich die Zellkerne von bipolaren, amakrinen, interplexiformen, Horizontal- und Müller-Zellen. Diese schaffen Verbindungen zwischen der inneren und der äußeren plexiformen Schicht.
5. Die innere plexiforme Schicht (**Stratum plexiforme internum**) beinhaltet die Synapsen der o. g. Lage. Optikusganglien lagern sich ebenfalls an.
6. Ganglienzellschicht (**Stratum ganglionare**): Hier befinden sich die Optikusganglien.
7. Die Nervenfaserschicht (**Stratum neurofibrorum**) ist eine Schicht mit Neuriten der Optikusganglienzellen.
8. Die innere Grenzmembran (**Membrana limitans interna**) hat Gliafasern und ist eine basalmembranartige Grenzschicht gegen den Glaskörper.

Blutgefäßversorgung der Netzhaut
Sie erfolgt durch die A. centralis retinae, nachdem diese an der Sehnervenpapille in das Auge eingetreten ist. Sie verzweigt sich ab der inneren Oberfläche der Retina bis hin zur inneren Körnerschicht. Die äußeren Anteile der Retina haben keine Kapillaren. Ihre Versorgung erfolgt durch Diffusion von der Chorioidea her (Abb. 2.9).

▶ Bei etwa 0,1 % aller Patienten kann eine Netzhautablösung, Ablatio retinae, erfolgen. Kataraktoperierte sind diesbezüglich besonders gefährdet!

▶ Zur Entstehung der Ablatio retinae: Der Augendruck drückt über den Glaskörper das innere Blatt der Retina gegen das äußere. Wenn der Augendruck sinkt, können sich beide Netzhautblätter trennen. Dasselbe erfolgt auch bei Schrumpfung des Augapfels im Alter. Da die Retina bindegewebsfrei ist, verfügt sie nicht über eine Zugfestigkeit und kann einreißen. Dabei dringt Flüssigkeit zwischen beide Blätter und hebt sie voneinander ab.

2.7.4 Glaskörper (Corpus vitreum)

Das Corpus vitreum füllt den Raum zwischen Linse und Netzhaut aus (Abb. 2.4). Mit ca. 4,5 bis 5 ml macht dieser Raum drei Viertel des Bulbusvolumens aus. Es handelt sich um eine zellfreie, gallertige Substanz mit bis zu 98–99 % Wasseranteilen und vor allem gelösten Mucopolysacchariden, die zwischen einem feinen Netz aus Kollagenfasern liegen. Ursprünglich war dieser Raum mit dem Mesenchym ausgefüllt, welches sich vollständig in der Entwicklung zurückgebildet hat. Der Glaskörper ist an seiner Oberfläche zur Glaskörpergrenzmembran verdichtet und liegt damit der Retina auf. Daran sind Kollagenfibrillen vom Typ II beteiligt. Die Grenzmembran ist sowohl an der Papille (Martegiani-Ring, Weiss Ring) als auch an der Basis – peripher der Ora serrata – verdichtet und besonders adhärent. Mit zunehmendem Alter (bei myopen Patienten oft frühzeitig) löst sich die Glaskörpergrenzmembran (Membrana limitans interna) von der Netzhaut ab.

▶ Beim Ablösen der Glaskörpergrenzmembran können die Patienten optische Sensationen (Lichtblitze) empfinden und Trübungen des Glaskörpers (verminderte Durchsichtigkeit des Glaskörpers bei Uveitis, Retinitis, Traumen u. a.) wie Anteile des Martegiani-Ringes als Mouches volantes empfinden.

▶ Bei einem Prolaps des Glaskörpers nach Traumen oder intraoperativer Kapselruptur im Rahmen einer Kataraktoperation wird der Zug des noch adhärenten Glaskörpers auf die Netzhaut übertragen, was zum Einreißen bis hin zur Ablösung derselben führen kann.

▶ Glaskörperblutungen sind Blutungen in das Corpus vitreum z. B. nach Trauma, Glaskörperabhebung, Ablatio retinae, Gefäßneubildungen durch Retinopathia diabetica und retinalem Venenverschluss.

2.8 Etagengliederung und Kompartimente der Orbita

Die Orbita lässt sich in drei Etagen gliedern (Abb. 2.4):

1. Die obere Etage liegt zwischen Orbitadach und M. levator palpebrae.
2. Die mittlere Etage entspricht dem sog. Intrakonalraum und wird in der Sagittalansicht vom M. rectus superior und inferior begrenzt.
3. Die untere Etage befindet sich unterhalb des M. rectus inferior.

Inhalt der oberen Etage sind die Glandula lacrimalis, der N., lacrimalis, N. frontalis, N. trochlearis und gleichnamige Gefäße und Venen.

Inhalt der mittleren Etage sind der N. opticus, N. nasocliliaris, R. superior des N. oculomotorius, N. abducens und das Ganglion ciliare. Das parasympathische Ganglion ciliare wird von sympathischen Fasern durchzogen und kann geteilt sein. Es befindet sich in einer Entfernung von ca. 7 mm anterior des Anulus tendineus communis und liegt lateral am N. opticus (Abb. 2.4 und 2.13). Vom Ganglion ciliare ziehen Nn. ciliares breves zum Bulbus oculi. Es bestehen zudem Verbindungen zum sensiblen N. nasociliaris. Der N. nasociliaris entlässt die Nn. ethmoidalia, welche durch die Foramina ethmoidalia die Orbita verlassen und endet als N. infratrochlearis am medialen Augenwinkel.

Inhalt der unteren Etage sind der R. inferior des N. oculomotorius zur Innervation des M. rectus inferior und des M. obliquus inferior, sowie N. infraorbitalis, N. zygomaticus. Diese Nerven liegen unterhalb der Periorbita. Von Bedeutung ist die Anastomose zwischen dem Ganglion pterygopalatinum und dem N. lacrimalis über den N. zygomaticus. Über diese Verbindung verlaufen postganglionäre parasympathische Fasern durch die Fissura orbitalis inferior zur Glandula lacrimalis.

Neben der Etagengliederung kann die Orbita in einen bulbären und einen retrobulbären Abschnitt eingeteilt werden. Eine weitere Einteilung bezieht sich auf den durch die geraden Augenmuskeln (Tab. 2.3) und den Anulus tendineus communis (Zinn) eingefassten Raum. Demnach wird ein zentraler intrakonaler Abschnitt von einem extrakonalen Raum unterschieden.

2.8.1 Augenhöhlenfettkörper (Corpus adiposum orbitae)

Alle extrabulbären Strukturen der Orbita (Muskeln, Nerven und Gefäße) werden von einem weit verzweigten Fettkörper, dem Corpus adiposum orbitae, eingefasst (Abb. 2.4 und 2.6). Innerhalb dieses Fettkörpers lassen sich verschiedene Bindegwebszüge, Faszien und Ligamenta (z. B. Lig. suspensorium bulbi) nachweisen, die eine weitere Kompartimentbildung begünstigen. Der Fettkörper wird durch die Tenon-Kapsel vom Bulbis oculi klar abgegrenzt und endet anterior am Septum orbitale. Die Glandula lacrimalis lässt sich durch ihre Farbe intraoperativ klar vom Fettkörper abgrenzen. Eine Unterscheidung zwischen intrakonalem und extrakonalen Fett ist möglich. Bei Unterernährung kommt es zu einer Reduktion des Fettkörpers und einem Zurücksinken des Bulbus. Mitunter tritt das Fettgewebe bei Adipositas durch Lücken im Septum orbitale nach vorn (Orbitafetthernie).

2.8.2 Sehnerv (N. opticus)

Der zweite Hirnnerv weist einen leicht gekrümmten Verlauf auf und befindet sich im retrobulbären Raum (Abb. 2.4 und 2.9). Er führt die Neuriten der multipolaren Nervenzellen vom Discus nervi optici durch den Canalis opticus zum Gehirn. Da der Sehnerv als Teil des Zwischenhirns aufzufassen ist, wird er in seinem Verlauf von allen Hirnhäuten umgeben. Der Durchmesser des Sehnervens beträgt 5–6 mm.

Die Papilla nervi optici (Abb. 2.9) weist eine Fläche von 2,9 mm^2 bei einer Höhe von 1,9 mm und einer Breite von 1,8 mm auf. Der horizontale Abstand von der Mitte der Papille bis zur Mitte der Makula misst 4 mm. Die Gesamtlänge des N. opticus wird mit 35–55 mm angegeben. In seinem Verlauf lassen sich 4 Abschnitte unterscheiden: Pars intraocularis, Pars orbitalis, Pars intracanalicularis und Pars intracranialis. Seine intraokulare Länge beträgt etwa 1 mm und seine orbitale Länge 25–30 mm. Die Länge des Canalis opticus beträgt 6 mm bei einem Durchmesser von 5–6 mm. Die intrakraniale Länge des N. opticus bis zum Chiasma opticum misst 50 mm. Der Knochenkanal steht in 40 % aller Fälle mit dem Sinus sphenoidalis in Kontakt. In 7 % ist er vollständig vom Sinus sphenoidalis umschlossen.

Der N. opticus verläuft in enger Nachbarschaft zum Sinus cavernosus, zum Sinus sphenoidalis und zu den hinteren Siebbeinzellen. Je nach Pneumatisationsgrad des Sinus sphenoidalis liegt der Sehnerv an der lateralen Wand der Keilbeinhöhle und ist bei Eingriffen in diesem Bereich besonders gefährdet. In einigen Fällen können hintere Siebbeinzellen weit nach posterior in den Sinus sphenoidalis ragen und den Sehnerven einschließen. Diese, auch als Onodi-Zellen bekannten Siebbeinzellen, stellen Prädilektionstellen für die Verletzung des Sehnervens bei funktioneller endoskopischer Chirurgie der Siebeinzellen dar.

▶ Die Gliederung der Orbita in Etagen und Kompartimente muss aus chirurgischer Sicht berücksichtigt werden!

2.8.3 Äußere Augenmuskeln

Außerhalb des Bulbus oculi lassen sich sieben Muskeln (Tab. 2.3 und 2.4; Abb. 2.8a, b und 2.13) identifizieren, von denen sechs äußere Muskeln

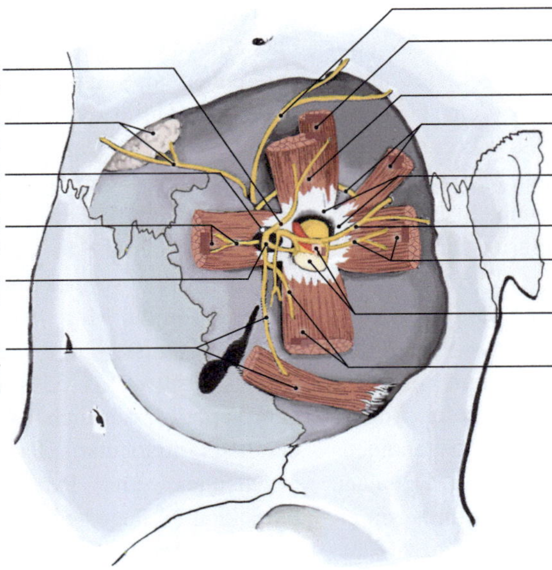

Abb. 2.13 Der Anulus tendineus communis (Zinn) mit Augenmuskeln und Leistungsbahnen. (Aus [23])

den Bulbus oculi bewegen. Sie werden von den Hirnnerven III, IV und IV innerviert. Die meisten dieser Muskeln entspringen von einem fibrösen Ring (Abb. 2.13), dem Anulus tendineus communis (Zinn). Seine Grundfläche am hinteren Orbitapol ist schrägoval, schließt den Canalis opticus ein und kreuzt die Fissura orbitalis superior etwa in der Mitte. Muskeln mit Ursprung am Anulus tendineus communis: M. rectus superior (N. III), M. rectus medius (N. III), M. rectus inferior (N. III) und M. rectus lateralis (N. VI). Die geraden Augenmuskeln verbreitern sich fächerförmig nach vorn und ziehen durch die Tenon-Kapsel zur Sklera. Die Längen der geraden Augenmuskeln betragen 36 bis 40 mm, wobei der M. rectus medialis die größte Länge aufweist. Ihre Insertion erfolgt vor dem Äquator des Bulbus oculi (Abb. 2.8a, b), jedoch etwas dorsal der Verbindung zwischen Kornea und Sklera. Während die Mm. rectus medialis et lateralis als Horizontalmotoren des Bulbus oculi fungieren, sind die Mm. rectus superior et. inferior Vertikalmotoren. Die Vertikalmotoren haben zudem auch eine diskret adduzierende Wirkung. Aufgrund ihres leicht schrägen Verlaufes unterstützt der M. rectus superior die Innenroation und der M. rectus inferior die Außenrotation.

Neben den geraden Augenmuskeln sind zwei schräge Augenmuskeln zu unterscheiden, M. obliquus superior (N. IV) (Tab. 2.4, Abb. 2.8b und 2.13) und M. obliquus inferior (N. III) (Tab. 2.4; Abb. 2.8b und 2.13). Während der obere schräge Augenmuskel superomedial vom Anulus tendineus (Abb. 2.13) entspringt, befindet sich der Ursprung des M. obliquus inferior am medialen Orbitaboden in der Nähe der Crista lacrimalis anterior.

Der **M. obliquus superior** zieht zunächst zur medialen Wand der Augenhöhle. Im vorderen oberen Teil der Orbita befindet sich die Trochlea, eine faserknorpelige Schlinge. Der Muskel zieht mit seiner Zwischensehne durch die Trochlea und verläuft von dort aus spitzwinkelig (50–54°) nach hinten unter dem M. rectus superior nach lateral, um schließlich am seitlichen Rand des Bulbus oculi zu inserieren. Demzufolge weist der M. obliquus superior eine Pars longitudinalis und eine Pars obliqua auf. Er bewirkt die Senkung, Abduktion und Innenrotation es Augapfels.

Im Gegensatz dazu verläuft der **M. obliquus inferior** von seinem Ursprung unterhalb des Saccus lacrimalis nach lateral unter dem Bulbus oculi aber oberhalb des M. rectus inferior und inseriert hinter dem Äquator des Augapfels in der Sklera. Die Länge seiner Ansatzzone beträgt

9,4 mm. Er bewirkt eine Elevation, Abduktion und Außenrotation des Bulbus oculi.

Schließlich befindet sich zwischen M. rectus superior und dem Orbitadach der **M. levator palpebrae superioris** (Innervation N. III, Länge 40–42 mm) (Abb. 2.6 und 2.8). Er entspringt an der Ala minor in enger Nachbarschaft zum Canalis opticus. Der ebenfalls quergestreifte Muskel verläuft fächerförmig nach vorn (Breite 7,0–23 mm) und inseriert im subkutanen Bindegewebe des oberen Augenlides, dem Tarsus des oberen Augenlides und in der Haut. Seine Fasern ziehen durch die zirkulären Fasern der Pars palpebralis des M. orbicularis oculi. Der Muskel wirkt zusammen mit dem M. rectus superior und hebt das obere Augenlid (Kap. 4). Neben der Innervation durch den N. oculomotorius besteht zusätzlich eine Innervation durch den Sympathikus.

▶ Bei einer Ausschaltung des Halssympathikus tritt das Hornersyndrom auf. Dadurch wird die Funktion des M. levator palpebrae superioris geschwächt und es kommt zum Herabhängen des oberen Augenlides. Dieses Phänomen ist auch bei der peribulbären Anästhesie zu beobachten: Die Ptosis zeigt die medikamentöse Ausschaltung des Sympathikus und damit den Wirkungseintritt des Lokalanästhetikums an (Kap. 10).

▶ Im Falle einer Schädigung der oberen Anteile des N. facialis (Fazialisparese) kommt es beim Versuch die Augenlider zu schließen zum Bell-Phänomen. Es handelt sich um eine Synkinesie zwischen Orbikularismuskel und M. rectus superior. Der M. levator palpebrae superioris hat hier keine Bedeutung. Bei der Fazialisparese wird aufgrund des fehlenden Lidschlusses die Aufwärtsrollung des Augapfels besonders gut deutlich. Das Bell-Phänomen dient dem Schutz der Hornhaut vor Austrocknung.

2.8.4 Nerven und Gefäße der Orbita

Der überwiegende Anteil der Gefäße und Nerven tritt über den posterioren Abschnitt in die Orbita ein. Der Anulus tendineus communis (Zinn) stellt nicht nur den Ursprung für die meisten äußeren Augenmuskeln dar. Durch den Bindegewebsring treten verschiedene Nerven und Gefäßen in die Orbita ein: N. opticus, N. oculomotorius, N. abducens, N. nasociliaris und A. ophthalmica (Abb. 2.13 und 2.9).

Alle anderen Nerven und Gefäße treten in einiger Entfernung vom Anulus tendineus communis durch die Fissura orbitalis superior (V. ophthalmica superior, N. lacrimalis, N. frontalis, N. trochlearis) und die Fissura orbitalis inferior (V. ophthalmica inferior, N. zygomaticus, N. und A. infraorbitalis).

Nerven

Die Strukturen der Orbita werden sensibel durch Äste des N. ophthalmicus und des N. maxillaris versorgt. Sie innervieren mit peripheren Ästen auch die fazialen Strukturen der Regio orbitalis sensibel. N. oculomotorius, N. trochlearis und N. abducens innervieren alle äußeren Augenmuskeln, wobei parasympathische Fasern des N. oculomotorius auch intrinsische Augenmuskeln innervieren.

Arterien

Die A. ophthalmica (Lumenweite: 1–1,5 mm) tritt zunächst medial und unterhalb des N. opticus in den Canalis opticus ein (Abb. 2.7). Intraorbital ändert sie ihre Verlaufsrichtung und überkreuzt den N. opticus nach medial. Während die A. lacrimalis (Lumenweite 0,5–1 mm) nach lateral verläuft, zieht der Hauptstamm der A. ophthalmica zum medialen Augenwinkel. Die Arterie versorgt mit zahlreichen Ästen die Strukturen des Bulbus oculi und weist zudem verschiedene extrabulbäre Äste auf. Dazu gehören die A. lacrimalis zum lateralen Augenwinkel und die A. supraorbitalis zum Obergesicht (Abb. 2.1). Auf ihrem Weg zum medialen Augenwinkel entlässt sie die A. ethmoidalis anterior und posterior und endet am inneren Augenwinkel in der A. supratrochlearis (Abb. 2.1). Dort anastomosiert sie über die A. dorsalis nasi schließlich mit der A. angularis (A. facialis).

Venen

Die Venen der Orbita weisen keine Venenklappen auf, so dass eine Umkehr des Blutstroms erfolgen kann. Die beiden Hauptvenen sind die V. ophthalmica superior und V. ophthalmica inferior. Die V. ophthalmica superior nimmt das Blut aus dem Bulbus oculi über die Vv. vorticosae sowie aus der oberen Orbitahälfte auf und führt es durch die Fissura orbitalis superior zum Sinus cavernosus. Sie beginnt medial des N. opticus und verläuft dann oberhalb des Sehnerven nach lateral.

Die V. ophthalmica inferior liegt unterhalb des Bulbus und anastomosiert mit der V. ophtalmica superior kurz vor der Fissura orbitalis inferior. Sie nimmt das Blut der V. infraorbitalis auf und anatomosiert über die Fissura orbitalis inferior mit dem Plexus pterygoideus. Zu beachten sind ihre zahlreichen Kommunikationen mit den Vv. ethmoidales über die Foramina ethmoidalia sowie mit dem Plexus pterygoideus über die Fissura orbitalis inferior.

Lymphgefäße

Die Lymphe der Orbita wird zu den Nll. parotidei superficiales et profundi und die Nll. submandibulares geleitet. Der Weg zu den Nll. submandibulares verläuft dabei entlang der V. facialis.

- Eine Erkrankung an Herpes Zoster unter Einbeziehung der äußeren Nase spricht für die Mitbeteiligung der orbitalen Äste des N. ophthalmicus und ist entsprechend der Versorgung durch die klare Trennung im Bereich der Gesichtsmittellinie gekennzeichnet.

- Der Verlauf der A. ethmoidalis anterior durch die Lamina cribrosa zur vorderen Schädelgrube erklärt die Blutungsgefahr bei Frakturen der Schädelbasis. Die A. lacrimalis anastomosiert mitunter mit der A. meningea media (Ast der A. maxillaris in der Fossa infraorbitalis) über ein zusätzliches Foramen.

- Die zahlreichen Kommunikationen der verschiedenen Äste der V. ophthalmica superior mit der inneren Schädelbasis (Sinus cavernosus), dem Plexus pterygoideus in der Fossa infratemporalis et pterygopalatina sowie mit dem Gesicht sind von grundsätzlicher Bedeutung für das Verständnis aufsteigender Infektionen.

- Stumpfe Gewalt kann zu ausgeprägten Hämatomen führen, die sowohl retrobulbär als auch subperiostal liegen können. Es droht ein orbitales Kompartmentsyndrom mit gefährlicher intraorbitaler Drucksteigerung bis hin zum Zentralarterienverschluss.

- Eingriffe an der Orbita gehen prinzipiell mit einem hohen potentiellen Blutungsrisiko einher.

Literatur und weiterführende Literatur

1. Alt KW (1997) Odontologische Verwandschaftsanalyse. Fischer, Stuttgart
2. Amunts K, Bechmann I, Nitsch R, Paulsen F, Schmitt O, Wree A, Zille K (2010) Nervensystem und Sinnesorgane. In: Zilles K, Tillmann BN (Hrsg) Anatomie. Springer, Berlin/Heidelberg
3. Augustin AJ (2007) Augenheilkunde. Springer, Berlin
4. Bergua A (2017) Das menschliche Auge in Zahlen. Springer, Berlin
5. Ducasse A (2007) Surgical orbital anatomy. In: Guthoff R, Katowitz J (Hrsg) Oculoplastics and orbit. Essentials in ophthalmology. Springer, Berlin, S 73–97
6. Dutton JJ (Hrsg) (2011) Atlas of clinical and surgical orbital anatomy, 2. Aufl. Elsevier Saunders, Philadelphia
7. Fanghänel J, Pera F, Anderhuber F, Nitsch R (2008) Waldeyer Anatomie des Menschen, 18. Aufl. De Gruyter, Berlin
8. Fontolliet M, Bornstein MM, von Arx T (2019) Characteristics and dimensions of the infraorbital canal: a radiographic analysis using cone beam computed tomography (CBCT). Surg Radiol Anat 41: 169–179
9. Grehn F (2019) Augenheilkunde, 32. Aufl. Springer, Berlin
10. Hauser G, De Stefano GF (1989) Epigentic variants of the human skull. Schweizerbart, Stuttgart
11. Heichel J, Lehmann G, Viestenz A, Eckel A, Reich W, Scheffler B (2020) Acute compression of the optic nerve due to orbital emphysema. Ophthalmologe 117(10):1037–1040

12. Kadanoff D, Mutafov S, Jordanov J (1970) The principle openings and incisures of the facial bones. Gegenbaurs Morphol Jahrb 115:102–118
13. Kazkayasi M, Ergin A, Ersoy M, Bengi O, Tekdemir I, Elhan A (2001) Certain anatomical relations and the precise morphometry of the infraorbital foramen–canal and groove: an anatomical and cephalometric study. Laryngoscope 111:609–614
14. Koppe T, Nagai H (1999) Pneumatization of the facial skeleton in Catarrhine primates. In: Koppe T, Nagai H, Alt KW (Hrsg) The paranasal sinuses of higher primates. Quintessence, Chicago, S 77–119
15. Kunsch K, Kunsch S (2007) Der Mensch in Zahlen, 3. Aufl. Elsevier Spektrum, Heidelberg
16. Lang J, von Lanz T (1979) Praktische Anatomie: ein Lehr-und Hilfsbuch der anatomischen Grundlagen ärztlichen Handelns. Bd. 1: Teil 1, Kopf: B. Gehirn- und Augenschädel. Springer, Berlin
17. Liebgott B (2001) The anatomical basis of dentistry, 2. Aufl. Mosby, St. Louis
18. Paulsen F (2007) Anatomy and physiology of the nasolacrimal ducts. In: Weber RK, Keerl R, Schaefer SD, Della Rocca RC (Hrsg) Atlas of lacrimal surgery. Springer, Berlin, S 1–13
19. Plontke SK, Glien A, Kisser U, Viestenz A, Heichel J (2020) Erkrankungen und Chirurgie der Orbita. Laryngo-Rhino-Otol 99:896–917
20. Schiebler TH, Schmidt W (1991) Anatomie, 5. Aufl. Springer, Berlin
21. Schünke M, Schulte E, Schumacher U (2009) Prometheus. Kopf, Hals und Neuroanatomie, 2. Aufl. Thieme, Stuttgart
22. Schumacher GH, Aumüller G (2004) Topographische Anatomie des Menschen, 7. Aufl. Urban & Fischer, München
23. Tillmann BN (2005) Atlas der Anatomie. Springer, Berlin
24. Walsh FB (1957) Clinical neuro-opthalmology, 2. Aufl. Williams & Wilkens, Baltimore

Asepsis und Antisepsis im Augen-OP

3

Axel Kramer

Inhaltsverzeichnis

Der Schutz des Patienten vor postoperativen Wundinfektionen („surgical site infections", SSI) ist ein essenzielles Qualitätsmerkmal für das operative Ergebnis. Um das Risiko einer Infektion zu minimieren, ist es notwendig, dass jeder, der erstmals im Augen-OP tätig ist, die Verhaltensregeln und Vorschriften zum aseptischen Arbeiten kennt und sich danach richtet. Das vorliegende Kapitel wurde an den Anfang dieses Buches gestellt, um damit der immensen Bedeutung der Hygiene beim Operieren in der Augenheilkunde Rechnung zu tragen. Der Einsteiger im Augen-OP muss sich **vorher** mit den Vorschriften vertraut machen, die Abläufe kennen und verinnerlichen. Ebenso ist es wichtig, die Handhabung der Geräte zu üben, um sich später während des Eingriffes beispielsweise durch unsachgemäßes Bedienen nicht „unsteril" zu machen.

Die postoperative Wundinfektion am Auge entsteht häufig endogen, indem die körpereigene Flora in das Operationsgebiet gelangt und abhängig von der Abwehrlage eine postoperative Wundinfektion auslösen kann. Die endogene Infektion ist nur zum Teil beeinflussbar. Infektionen können jedoch bei Lücken in der Aseptik und Antiseptik auch exogen übertragen werden. Die Beherrschung beider Risiken steht im Fokus eines strukturierten Hygienemanagements.

A. Kramer (✉)
Institut für Hygiene und Umweltmedizin, Universitätsmedizin Greifswald, Greifswald, Deutschland
e-mail: axel.kramer@med.uni-greifswald.de

F. Wilhelm (Hrsg.), *Ophthalmochirurgie für Einsteiger*,
https://doi.org/10.1007/978-3-662-64336-5_3

3.1 Eingriffsraum/OP-Raum

In der Prävention von postoperativen Wundinfektionen ergänzen sich hygienegerechtes Verhalten, prä-, peri-, intra- und postoperative Maßnahmen sowie räumlich-bauliche Voraussetzungen. Hygiene kann nur effektiv sein, wenn sie Bestandteil der Behandlungspfade und des Patientenflusses ist. Grundsätzlich ist der Beitrag baulicher Voraussetzungen zum Infektionsschutz im Vergleich zum Hygieneverhalten, zu chirurgischer Kompetenz, Methoden der Arbeitssystematik und hygienesicheren Technologien sowie den direkt patientenbezogenen Präventionsmaßnahmen vergleichsweise gering. Andererseits erleichtert die bauliche Gestaltung die Machbarkeit hygienischer Maßnahmen und trägt damit indirekt zum Infektionsschutz bei. Grundlage effizienter OP-Prozesse sind klarer Materialfluss, erprobte, eingeführte und dokumentierte Prozesse, gut ausgebildetes Personal, Teamkultur und Monitoring der Prozess- und Ergebnisqualität.

Während sich die baulichen Anforderungen an Einheiten für stationäre und ambulante Operationen nicht unterscheiden, besteht der wesentliche bauliche Unterschied zwischen Operationsräumen und Eingriffsräumen in der Art der Belüftung. Hinzu kommt, dass Operationsräume funktionell in eine Operationsabteilung mit Schleusen (Team, Material, Patient) und unterschiedlicher Anzahl weiterer Funktionsräume eingegliedert sind.

▶ Augen-Operationsräume sind mit einer raumlufttechnischen Anlage zur Erreichung der Raumklasse (Rk) Ib ausgestattet.

Dem OP-Raum wird steril filtrierte Luft als turbulente Mischlüftung zugeführt. Er befindet sich im Überdruck gegenüber den angrenzenden Räumlichkeiten, um ein Eindringen kontaminierter Luft zu vermeiden. Die hohen Luftwechselraten tragen ebenfalls zu einer raschen Elimination von Partikeln bei.

▶ Augen-Eingriffsräume unterscheiden sich in der Lüftungstechnik nicht von Untersuchungs- und Behandlungsräumen.

Sie haben Fensterlüftungen (geschützt mit Fliegengaze); ggf. ist eine mechanische Be- und Entlüftungsanlage mit Luftzuführung über F7- und F9-Filter vorzusehen. Sofern Vollnarkosen durchgeführt werden, ist eine letztere erforderlich.

Für Eingriffsräume gelten reduzierte räumliche Anforderungen, d. h. der Eingriffsraum übernimmt die Funktionen der Patientenvor- und -nachbereitung, der Operation, des Herrichtens der Instrumente, der Einkleidung und der Händedesinfektion. Es ist keine Patientenschleuse erforderlich. Ist ein steriler OP-Kittel erforderlich, um den OP-Bereich vor Kontamination mit der Berufskleidung zu schützen, kann dieser im Eingriffsraum vorgehalten werden. Werden zur Kühlung Split-Kühlgeräte benötigt, muss die Kontamination der Raumluft verhindert werden. Dazu wird das Kondensat in gesonderter Leitung über Rohrunterbrecher direkt dem Abwasser zugeführt. Wände müssen im Unterschied zum OP-Raum nicht abwaschbar sein. Die übrigen Oberflächen müssen leicht zu reinigen und desinfizierbar sein. Handwaschbecken sind im Unterschied zum OP-Raum zulässig, wenn ausreichender Spritzschutz gewährleistet ist. Die Lagerung aufbereiteter Medizinprodukte kann im Eingriffsraum in staubgeschützten Schränken erfolgen, eine offene Lagerung ist nicht zulässig

▶ Operationen, die mit einem hohen bzw. mittleren Risiko einer SSI und/oder mit schweren Folgen im Fall einer SSI verbunden sind und eine hochtechnisierte Ausstattung mit entsprechendem Raumbedarf benötigen, sollten in einem OP-Raum durchgeführt werden, um die Raumluft als potenzielle Erregerquelle auszuschalten. Für kurzzeitige Operationen mit geringer Invasivität und kleinem OP-Feld gibt es keine Hinweise, dass die mikrobielle Belastung der Raumluft ein Risikofaktor für das Entstehen von SSI ist. Sie können in einem Eingriffsraum durchgeführt werden [1].

Für jeden Patienten muss vor der Entscheidung die Gesamtsituation (Abwehrlage, begleitende Grunderkrankungen) vom ambulant operierenden Arzt beurteilt werden, um die Entscheidung zu treffen. Ist die Wahrscheinlichkeit gegeben, dass ggf. die Intervention auszuweiten ist, oder wenn zusätzliche individuelle Risikofaktoren vorliegen, ist im Zweifelsfall die höherwertige Raumzuteilung anzuwenden.

In der Ophthalmologie wird für folgende Operationen ein OP der Raumklasse Ib empfohlen: Katarakt-, Glaukom-, Netzhaut- und Hornhautchirurgie [2]. Dagegen können die intravitreale operative Medikamenteneingabe (IVOM) und Lidoperationen in einem Eingriffsraum durchgeführt werden.

3.2 Basishygiene

Durch die Maßnahmen der Basishygiene („standard precaution") können die meisten Übertragungen verhindert werden. Sie umfassen die Händehygiene, die Aufbereitung von und den Umgang mit Medizinprodukten, die patientennahe und ggf. patientenferne Flächendesinfektion, sichere Injektionstechniken, das Tragen von Berufs- und Schutzkleidung, die Schwarz-Weiß-Trennung und die Hustenetikette. Ihre Einhaltung muss prä-, intra- und postoperativ geregelt werden.

3.2.1 Händehygiene

Die wichtigsten Aspekte der Händehygiene werden im Folgenden kurz dargestellt.

Händewaschung

▶ Vor Arbeitsbeginn und ggf. zum Arbeitsende empfiehlt sich die Händewaschung.

Schmutzige Hände und Fingernägel (z. B. nach Gartenarbeit) sind bereits zuhause zu säubern. Am Arbeitsbeginn sollte anhaftender Schmutz einschließlich ggf. anhaftender Bakteriensporen entfernt werden. Die Seifenwaschung ist wegen der deutlich höheren Hautbelastung im Vergleich zur alkoholischen Händedesinfektion nur zu Dienstbeginn, bei Verschmutzung und nach Toilettenbenutzung, letzteres wegen des Risikos der Sporenkontamination, durchzuführen. Die Verwendung einer Handwaschbürste wird wegen möglicher kleiner Hautverletzungen nicht mehr empfohlen.

Um der mikrobiellen Kontamination vorzubeugen, müssen Seifenspender folgende Anforderungen erfüllen [3]:

- Die Bestückung muss ausschließlich mit Einmalgebinden mit Möglichkeit der Verwendung von Gebinden unterschiedlicher Hersteller möglich sein.
- Während der Nutzung soll eine mikrobielle Kontamination des Pumpkopfs vermieden werden.
- Der Füllstand soll im laufenden Betrieb erkennbar sein.
- Bei starren Spendern müssen Außen- und Innenteile des Spenders einfach zu reinigen sowie wischdesinfizierbar sein.
- Die Spender sowie alle permanenten Teile müssen maschinell thermisch bei einem A_0-Wert von mindestens 60 °C (z. B. 80 °C/1 min) aufbereitbar sein.
- Spender mit Einwegpumpköpfen sowie berührungslos arbeitende Spender sind zu bevorzugen. Werden die Pumpköpfe für nachfolgende Gebinde verwendet, muss eine detaillierte Aufbereitungsanweisung benannt werden.
- Automatisch bedienbare Spendersysteme sind wegen geringerer Kontaminations- und Übertragungswahrscheinlichkeit zu bevorzugen.

Hygienische Händedesinfektion

Die Hände des Personals sind der wichtigste Überträger von Krankheitserregern. Deshalb gehört die Händedesinfektion zu den wichtigsten Maßnahmen zur Verhütung nosokomialer Infektionen.

▶ Die hygienische Händedesinfektion beinhaltet die Anwendung eines alkoholischen Händedesinfektionsmittels (HDM) nach tatsächlicher oder vermuteter Kontamination der Hände bzw. vor aseptischen Tätigkeiten.

Sie ist indiziert

- bei OP-Räumen/Eingriffsräumen in der reinen Seite der Personalschleuse vor dem Anlegen der Bereichskleidung,
- vor jedem direkten Patientenkontakt,
- vor aseptische Tätigkeiten, z. B. vor einer Injektion oder Punktion, auch wenn dabei Handschuhe getragen werden, sowie vor dem Aufziehen von Medikamenten.

Die hygienische Händedesinfektion wird zudem empfohlen nach

- Kontakt mit potenziell infektiösem Material, z. B. Schmutzwäsche, Abfall,
- direktem Patientenkontakt,
- Ablegen von medizinischen Einmalhandschuhen und von OP-Handschuhen am OP-Ende, da Mikroperforationen häufig nicht erkennbar sind oder eine Kontamination beim Ablegen stattgefunden haben kann.

▶ Das alkoholische HDM ist über sämtliche Bereiche der trockenen Hände mit besonderer Berücksichtigung der Fingerspitzen, Daumen, Innen- und Außenflächen, Handgelenke, Interdigitalräume und Nagelfalze einzureiben.

Es ist eine Einreibetechnik zu wählen, durch die sichergestellt ist, dass beide Hände möglichst vollständig benetzt sind. Die Hautareale sollen für die Dauer der deklarierten Einwirkzeit feucht benetzt sein. Um die erforderliche Menge von 3 ml [4] zu gewährleisten, ist der HDM-Spender entsprechend einzustellen.

▶ Die Händedesinfektion sollte mindestens 15 s dauern.

Durch neuere Untersuchungen wurde nachgewiesen, dass bei trainierten Personen durch 15 s anstatt 30 s Einreiben dieselbe Benetzungsfläche und Wirksamkeit erreicht wird [5–8]).

Je rascher das alkoholische HMD verdunstet, desto höher ist die Wirksamkeit [4]. Unter diesem Gesichtspunkt sind HDM auf Ethanolbasis gegen Propanol oder Isopropanol zu bevorzugen. Das hat zugleich den Vorteil des breiteren Virusspektrums.

▶ Besteht der Verdacht auf eine Keratokonjunktivitis epidemica, sind Händedesinfektionsmittel mit der Deklarierung „begrenzt viruzid Plus“ einzusetzen.

Das gilt auch beim Auftreten von Noro- oder Rotavirusinfektionen. Sobald regional saisonal bedingt eine Häufung durch Norovirusinfektionen bekannt wird, empfiehlt sich für die Zeitdauer der Häufung die generelle Umstellung.

Überall, wo eine Händedesinfektion durchgeführt werden muss, sind Desinfektionsmittelspender vorzuhalten, z. B. in der Schleuse, am Untersuchungsplatz, der Sanitärzelle, und auch im Eingangsbereich der Einrichtung. Spender müssen so gewartet werden, dass ihre mikrobielle Besiedelung verhindert wird.

Zur Auswahl von HDM ist die von der Desinfektionsmittel-Kommission im VAH herausgegebene Desinfektionsmittel-Liste geeignet, die Online kostenfrei zugängig ist (https://vah-liste.mhp-verlag.de/).

Chirurgische Händedesinfektion

▶ Die chirurgische Händedesinfektion ist vor dem direkten Kontakt zum Operationsfeld, zu sterilem Instrumentarium oder Materialien sowie vor sonstigen Eingriffen mit gleichen Anforderungen an die Asepsis wie bei einer Operation durchzuführen.

Sofern die Hände sauber sind, kann die Seifenwaschung vor der chirurgischen Händedesinfektion entfallen, weil durch die vorausgehende Händewaschung die Wirksamkeit der alkoholischen Händedesinfektion herabgesetzt wird [9].

▶ Eine zusätzliche Reinigung der Hände mit einer Bürste wird wegen möglicher Verursachung kleinerer Hautverletzung nicht mehr empfohlen.

Bei der Händedesinfektion mit deklarierter Einwirkungszeit von 1,5 min werden durch standardisierte Einreibetechnik, zuerst Benetzung beider Hände für etwa 10 s, dann Benetzung zuerst des einen, nachfolgend des anderen Unterarms für etwa 10 s und sich anschließende wiederholte gründliche Benetzung der Hände für etwa 70 s, Hände und Unterarme sicher desinfiziert [10]. Ob das bei HDM mit deklarierter Einwirkungszeit von 1 min erreichbar ist, ist nicht untersucht, weil die Prüfnorm als Grundlage für die Listung nur die Benetzung der Hände ohne Einbeziehung der Unterarme vorsieht. Deshalb sollten nur HDM mit einer deklarierten Einwirkungszeit $\geq$1,5 min eingesetzt werden.

Voraussetzungen zur Händedesinfektion

Kurzgeschnittene, mit den Fingerkuppen abschließende Fingernägel gewährleisten die gründliche Reinigung der subungualen Spatien und minimieren die Gefahr der Handschuhperforation. Nagellack ist abzulehnen, weil er die Sichtbeurteilung der Nägel verhindert und bei 5 d altem Nagellack eine Unterlegenheit der Händedesinfektion im Vergleich zum Referenzverfahren ohne lackierte Nägel nachweisbar war [9].

▶ Das Tragen künstlicher und gegelter Fingernägel sowie von Schmuck an Händen und Unterarmen ist unzulässig

Die Bakteriendichte ist auf künstlichen Nägeln höher als auf natürlichen. Zugleich steigt die Perforationsgefahr für medizinische Einmalhandschuhe. Als Reservoir für nosokomiale Erreger konnten künstliche Nägel wiederholt als Quelle für nosokomiale Infektionen identifiziert werden [9].

Schmuck behindert die Händehygiene und wird zu einem Erregerreservoir. Bei Intensivpflegeschwestern korrelierte die Anzahl von Gram-negativen Erregern und *Staphylococcus aureus* mit der Anzahl getragener Ringe [9]. Auch wegen der Verletzungsgefahr ist das Tragen von Ringen nicht zulässig [11]. Schließlich führt das Tragen von Eheringen zu erhöhter Perforationshäufigkeit von OP-Handschuhen [9].

▶ Vor operativen Eingriffen sollen keine Nagelbettverletzungen oder entzündliche Prozesse an der Hand des Operateurs oder der OP-Assistenz vorliegen [9].

Bei Onycholyse und Onychomykose mit subungualem Nachweis von *Pseudomonas aeruginosa* wurde trotz Tragens chirurgische Latexhandschuhe ein Ausbruch verursacht, ebenso bei Psoriasis mit Kolonisation durch *Serratia marcescens* [9].

Unter sorgfältiger Risikoabwägung erscheint es bei entzündlichen nicht eitrigen Hautläsionen im Bereich der Hand im Ergebnis einer Risikoabschätzung vertretbar, eine Operation mit zwei übereinander gezogenen Paar Handschuhen wenn nach der chirurgischen Händedesinfektion eine sterile Abdeckung (Folienverband) vor Anlage doppelter Handschuhe erfolgt [9]. Bei nichtchirurgischer Tätigkeit sind Hautläsionen an den Händen aus Gründen der Infektionsprophylaxe und des Personalschutzes erregerdicht und ggf. flüssigkeitsdicht abzudecken (Pflaster oder Verband).

Hautschutz und -pflege

▶ Schutz und Pflege der Hände sind eine berufliche Pflicht, weil eine geschädigte Haut nicht ausreichend desinfizierbar ist und in ein irritativ-toxisches Kontaktekzem mit Berufsunfähigkeit münden kann.

Bei adäquatem Hautschutz/-pflege ist die Anwendung alkoholischer HDM nicht mit dem Risiko der Entstehung einer Irritationsdermatose verbunden. Voraussetzung für die Hautverträglichkeit des HDM ist der Gehalt an Rückfettungsmittel zur alkoholischen Grundlage, worauf bei der Präparateauswahl zu achten ist.

▶ Bei Gefährdung der Haut durch Arbeiten im feuchten Milieu – dazu gehört das Tragen flüssigkeitsdichter Handschuhe >2 h – muss der Arbeitgeber persönliche Schutzausrüstung (PSA) bereitstellen, eine Betriebsanweisung und einen Hautschutzplan erstellen und die arbeitsmedizinische Vorsorge und Überwachung gewährleisten [12].

Hautschutzpräparate sollen vor Irritation schützen und das Eindringen von Irritanzien und Allergenen erschweren. Sie werden zu Beginn der Arbeit sowie ggf. in Arbeitspausen aufgetragen. Bei sichtbarer Verschmutzung der Hände ist vor dem erneuten Auftragen die Haut zu reinigen und gründlich abzutrocknen, um ein verstärktes Eindringen von ggf. auf der Haut verbliebenen Irritanzien zu verhindern.

Hautpflegepräparate sollen die Regeneration der Haut unterstützen. Sie werden erst am Dienstende und in der Freizeit eingesetzt, da während der Arbeit das Risiko besteht, dass die Penetration von Irritanzien oder Allergenen gesteigert wird.

▶ Hautschutz- und Hautpflegepräparate sollen wegen der Kontaminationsgefahr bei der Entnahme in Spendern oder Tuben bereitgestellt werden.

Im Hautschutzplan sind die Präparate zur Reinigung sowie für den Schutz und die Pflege der Haut festzulegen. Bei beginnenden Hautschäden sind der betriebsärztliche Dienst oder ein Hautarzt zu konsultieren. Diese sollten ggf. ein BG-Verfahren Haut einleiten.

Es konnte nachgewiesen werden, dass durch Anwendung von Hautschutz weder die Wirksamkeit der chirurgischen Händedesinfektion herabgesetzt noch die Perforationsrate sterile OP-Handschuhe beeinflusst wird. Die protektive Wirkung und die Verbesserung des Hautzustands waren schon nach 8-tägiger Anwendung nachweisbar [13].

3.2.2 Beruf-, Bereichs- und Schutzkleidung

Neben den Einmalhandschuhen zählen auch OP-Handschuhe und -Mantel und spezifische Bereichs- und Schutzkleidung zu diesem Gebiet.

Pathogenfreie medizinische Einmalhandschuhe

Pathogenfreie medizinische Einmalhandschuhe dienen sowohl der Unterbrechung von Infektionswegen als auch dem Eigenschutz [14].

▶ Sie sind bei vorhersehbarem oder wahrscheinlichem Kontakt mit Krankheitserregern sowie vor Kontakt mit Körperausscheidungen, Sekreten und Exkreten anzulegen.

Wegen des Risikos der Hautschädigung und der erhöhten Perforationsgefahr sind Einmalhandschuhe auf trockenen Händen anzulegen.

Werden Handschuhe nicht mit einem automatischen Handschuhspender bereitgestellt oder nicht aus einer Box entnommen, die bei Entnahme des ersten Handschuhs den nachfolgenden freigibt, sodass die Entnahme ohne Berührung der Box und weiterer Handschuhe möglich ist [15], ist vor der Entnahme eine Händedesinfektion durchzuführen. Angebrochene Boxen sollen vor Kontamination durch Staub, Spritzwasser und Tröpfchen geschützt werden. Die Bevorratung einzelner Handschuhe in der Kitteltasche ist nicht zulässig [9].

Sterile OP-Handschuhe und OP-Mantel

▶ Sterile OP-Handschuhe sind vor Kontakt mit nicht kolonisierten Bereichen des Körpers und im Umgang mit sterilen MP oder sterilem Material anzulegen.

Nachdem Talkum wegen des Auftretens von Talkumgranulomen nach Laparotomie in die Kritik geriet, wurde es durch Maisstärke ersetzt. Da auch hier die Bildung von Granulomen beschrieben ist und kein Einfluss auf die Schweißbildung nachweisbar war [16], ist auch dessen Einsatz abzulehnen [9].

Der sterile OP-Mantel sollte knöchellang sein und darf in der Gestaltung von Kragen und Ärmelbündchen den Träger nicht behindern. Bewegungsfreiheit, Feuchtigkeitsaustausch und ergonomische Qualität sind für das aseptische Arbeiten wichtig.

Berufskleidung

Sie dient dem Schutz der Privatkleidung vor Verunreinigung. Darüber hinaus vermittelt sie ein einheitliches Erscheinungsbild. Sie ist meist kurzärmelig, damit der Unterarm in die Händedesinfektion einbezogen werden kann. Sie ist bei sichtbarer Verschmutzung sofort, mindestens aber jeden zweiten Tag zu wechseln.

Zur Gewährleistung hygienisch einwandfreier Wäschequalität soll in Gesundheitseinrichtungen anfallende Wäsche nur in zertifizierten Wäschereien mit validierten Verfahren in thermischen oder chemothermischen Desinfektionswaschverfahren, nicht aber im Privathaushalt aufbereitet werden. Durch Waschen in der Haushaltswaschmaschine kann die mikrobielle Belastung auf der gewaschenen Kleidung aufgrund der nicht definierbaren Haltezeit für die erforderliche Desinfektionstemperatur sogar höher sein als die der unreinen Wäsche vor dem Waschprozess.

Bereichskleidung

Das Tragen von Bereichskleidung in der OP-Abteilung ist gute klinische Praxis. Sie wird in der Schleuse angelegt und ist bei Verschmutzung bzw. Kontamination sowie bei erneuter Einschleusung zu wechseln.

Der OP- bzw. Eingriffsraum wird betreten, nachdem die sterilen Instrumente gerichtet sind. In der Schleuse werden der chirurgische Mund-Nasen-Schutz (MNS) und Haarschutz angelegt. Der MNS muss Mund und Nase bedecken und eng dem Gesicht anliegen.

▶ Beim Anlegen ist zu beachten, dass ein MNS eine Innen- und Außenseite hat.

Barthaare müssen ggf. in Kombination mit der OP-Haube vollständig abgedeckt sein. Aus Gründen des Arbeitsschutzes kann es erforderlich sein, bei Patienten mit einer durch Aerosole übertragbaren Infektionskrankheit (z. B. COVID-19), eine FFP2-Maske zu tragen.

▶ Nur die FFP2- oder FFP3-Maske garantiert für den Operateur und das OP-Personal auch einen Einatemschutz.

Der Haarschutz muss das Haupthaar vollständig bedecken. Vor jeder neuen OP muss die sterile OP-Kleidung gewechselt werden. Gleiches gilt für MNS und Haarschutz. Wache Patienten mit Eingriff in Regionalanästhesie sollten – falls es die OP zulässt – ebenfalls einen MNS tragen, um beim Sprechen und Atmen die Verbreitung von Aerosolen zu vermeiden.

OP-Schuhe sollten maschinell aufbereitbar sein.

▶ Hygieneverstöße sind ein nach der OP herunterhängender MNS und dessen erneute Verwendung sowie der Griff zur benutzten Maske ohne nachfolgende Händedesinfektion.

3.2.3 Aufbereitung von und Umgang mit Medizinprodukten

Da es sich nicht bei allen im OP eingesetzten Medizinprodukten um Einwegmaterialien („diposable“) handelt, erfolgt in diesen Fällen die Aufbereitung entweder extern oder in der eigenen Einrichtung. Um die Abläufe und notwendigen Vorschriften zu verstehen, empfiehlt sich für angehende Ophthalmochirurgen die Teilnahme an einem Sachkundelehrgang zur Aufbereitung von Medizinprodukten!

Verantwortlichkeit, räumliche und personelle Voraussetzungen

Verantwortlichkeit: Für die Aufbereitung ist der Betreiber verantwortlich; bei Aufbereitung in der eigenen Praxis der Praxisinhaber.

▶ Bei Fremdvergabe sind die Rechte und Pflichten vom Betreiber und Auftragnehmer sowie die Modalitäten von Aufbereitung und Transport vertraglich zu fixieren.

Das Auftrag-nehmende Unternehmen hat ein QM-System nachzuweisen und muss gemäß § 10 und § 25 Medizinproduktegesetz (MPG) zugelassen sein. Das gilt nur für Unternehmen, die ausschließlich für andere aufbereiten, nicht für Zentrale-Sterilgut-Versorgungseinheiten (ZSVA) oder Aufbereitungseinheiten für Medizinprodukte (AEMP), die der behördlichen Überwachung unterliegen.

Räumliche Voraussetzungen: Wird die Aufbereitung in der eigenen Einrichtung durchgeführt, müssen folgende Voraussetzungen erfüllt sein:

- Bei Neu-, Zu- und Umbauten wird ab Aufbereitung von MP semikritisch B bzw. kritisch B ein eigener Raum mit Trennung unrein/rein gefordert. Werden nur MP semikritisch A und kritisch A aufbereitet, ist ein eigener Bereich mit Zonentrennung unrein/rein ausreichend. Dabei ist der Behandlungs- vom Aufbereitungsbereich zu trennen [17].

Fest installierte MP werden im Behandlungsraum aufbereitet. Die Räume sollen über ausreichende Beleuchtung und Lüftung verfügen.

Personelle Voraussetzungen: Mitarbeiter ohne abgeschlossene Ausbildung als Pflegefachkraft bzw. Ausbildung in entsprechenden Medizinalberufen dürfen nicht mit der Aufbereitung und Freigabe von MP semikritisch sowie kritisch A, B und C betraut werden [17], sofern keine Sachkunde z. B. zur Aufbereitung von MP in Arztpraxen, Endoskopieeinheiten usw. erworben wurde. Sach- und Fachkundelehrgänge zum Sterilgutassistenten bietet die Deutsche Gesellschaft für Sterilgutversorgung (DGSV) an.

Umgang mit Sterilgut im OP: Bei der Lagerung von Sterilgut muss dessen Rekontamination vermieden werden. Daher sind Sterilgutschränke zur Lagerung von Intraokularlinsen und Nahtmaterial ausschließlich zum Bestücken und zur Entnahme zu öffnen. Zugleich ist ausreichend Lagerkapazität in geschlossenen Schränken für das Sterilgut vorzusehen, weil offene Lagerung in einfacher Klarsichtsterilgutverpackung ungeschützt nur 48 h zulässig ist. Die Lagerflächen sind regelmäßig der Wischdesinfektion zu unterziehen (mind. wöchentlich). Der Lagerbestand und das Sterilgut sind auf abgelaufene Produkte zu kontrollieren.

Sollte Sterilgut, das sich noch in der Originalverpackung befindet, auf den Fußboden fallen, muss die Verpackung einer Wischdesinfektion mit einem Sauerstoffabspalter unterzogen werden, weil Alkohole unwirksam gegen Bakteriensporen sind. Ebenso muss anschließend eine Händedesinfektion durchgeführt werden.

Apparative Voraussetzungen

- Bei Reinigungs- und Desinfektionsverfahren sind nur maschinelle Verfahren vollständig validierbar und daher vorrangig anzuwenden. Die Anwendung manueller Verfahren setzt bei Verfügbarkeit maschineller Verfahren für semikritische und kritische MP voraus, dass der Beleg über die Äquivalenz der Leistungsfähigkeit manueller und maschineller Verfahren erbracht wurde [17].

- Reinigungs-Desinfektions-Geräte (RDG) werden üblicherweise nach einem Jahr revalidiert. Im Ergebnis einer Risikoanalyse ist eine Verlängerung auf > zwei Jahre möglich, wenn eine Software wie z. B. Segosoft die relevanten Parameter wie Temperatur und Zeit bei jedem Prozess erfasst und z. B. vierteljährlich eine Prozessüberprüfung mit einem PCD-Prüfkörper durchgeführt wird.

Für die Sterilisation sind nur Dampfkleinsterilisatoren mit Sterilisationszyklus B („big") ohne Einschränkung vonseiten des Sterilisierguts geeignet.

Mikroskopadapter für die indirekte Ophthalmoskopie müssen wegen der Nähe zum OP-Feld sterilisiert oder können in eine sterile Kunststoffumhüllung eingepasst werden.

Für Kleinsterilisatoren wird die Revalidierung nach max. 2000 Chargen oder einem Jahr gefordert. Eine Ausweitung auf 4000 Chargen oder höchstens zwei Jahre ist möglich bei Einsatz einer integrierten Software mit Bewertung jedes Sterilisationsprozesses. Dadurch kann zugleich der Prüfumfang eingeschränkt werden (z. B. Temperaturmessung nur an Referenzmessstellen und der bei der Erstvalidierung identifizierten kritischsten Messstelle).

Sofern Medizinprodukte nicht zur Reinigung mit Ultraschall (US) ausgeschlossen sind, sollte vor der maschinellen Aufbereitung eine Reinigung mit US unter Zusatz geeigneter Reiniger (10 min, 30–40 °C, 35 Hz) aufgrund der Reinigungsverstärkung z. B. für Knochen- und Glaukomstanzen, Lidsperrer mit Absaugung und Lumeninstrumente, die in Kontakt mit Silikonöl waren, durchgeführt werden (Einbringen auf Siebschalen).

Funktionsansätze wie Diathermie für intraokulare Anwendung und Lichtkabel sowie Ophthalmoskopierlupen aus Kunststoff mit Oberflächenvergütung müssen meist mit Formaldehyd sterilisiert werden.

Phakoemulsifikationsgeräte: Über kontaminierte Geräte (nicht sterile Lagerung aufbereiteter Kasetten) und Spüllösungen wurden Ausbrüche postoperativer Endophthalmitiden verursacht [18–20]. Vor der Dekonnektion der Handstücke der Einheit sollen diese gründlich gespült werden, da ein Rückfluss möglich ist, wenn die Verbindung zum Druckwandler unterbrochen wird [19]. Die Ultraschallhandstücke können meist dampfsterilisiert werden. Phakotips werden Hersteller abhängig als single use oder aufbereitbar (20–50 mal) angeboten. Herstellerseitig muss eine validierte Aufbereitungsvorschrift für jeden Teilschritt nach der manuellen Vorreinigung vorliegen, also maschinelle Reinigung und Desinfektion (z. B. 8 Teilschritte) und nachfolgende Sterilisation (Programm mit 134 °C!) vorliegen. Die Dokumentation zur Validierung der Aufbereitung sollte vor der Anschaffung überprüft werden! Für die Entscheidung single use oder reusable fehlt die epidemiologische Evidenz [21]. Zu beachten ist die Herstellerangabe zur Anzahl zulässiger Aufbereitungen.

Als nach dem Auftreten von vCJD die alkalische Reinigung eingeführt und die Sterilisiertemperatur von 121 °C auf 134 °C umgestellt wurde, wurde postoperativ das Toxic Anterior Segment Syndrom (TASS) rote Augen auffällig [22, 23]. Bei Prüfung in der Zellkultur (epitheloide Zellinie CHO-K1) ergab sich schon nach 5maliger Aufbereitung der Schläuche eine hohe Zytotoxizität (Vitalität <2 % anstatt 100 % vor erster Aufbereitung). Dieses Beispiel unterstreicht die Notwendigkeit der Validierung der Aufbereitung durch den Hersteller nicht nur in Bezug auf den Sterilisationserfolg, sondern auch in Hinblick auf die Biokompatibilität. Nach Wechsel auf single use war das Problem behoben (Kramer unveröffentlicht.). Bei der Prüfung von 67 wieder aufbereiteten Schlauchsystemen aus verschiedenen Kliniken und Augenarztpraxen waren 23 unsteril [24]. Grundsätzlich ist damit bei single use eine höhere Sicherheit gegeben.

Aufbereitung von auch in der konservativen Augenheilkunde eingesetzten Medizinprodukten

Die Aufbereitung ophthalmologischer Untersuchungs- und OP-Geräte erfolgt materialabhängig unterschiedlich [25]. Aufgrund unterschiedlicher Herstellerempfehlungen werden nachfolgend nur allgemeine Grundsätze aufgeführt.

▶ Für die Aufbereitung von Kontaktgläsern, Tonometerköpfchen und Ultraschallköpfen ist zu beachten, dass die manuelle Aufbereitung mit fertig konfektionierten Desinfektionstüchern („Flowpack“) entgegengesetzt der Auslobung durch den Hersteller kein validiertes Verfahren darstellt.

Begründung: Derzeit existiert keine Leitlinie oder Norm, die als Grundlage für die Gewährleistung der Validierung mittels Wischens dienen könnte. Auch ist nicht ersichtlich, wie das vor Ort durchgeführt werden kann. Hinzu kommt, dass im Unterschied zur Tauchdesinfektion die satte Benetzung nach einmaliger Benetzung durch Wischen abhängig vom Wirkstoff nicht in jedem Fall für die Dauer der Einwirkungszeit gewährleistet ist. Bei verkürzter Kontaktzeit kann die Wirksamkeit nicht mehr gewährleistet sein [26]. Das ist wegen der Flüchtigkeit besonders kritisch für Desinfektionsmittel auf Basis von Chlordioxid und von Alkohol (letztere trocknen in weniger als 1 min ab; [27]). Das heißt, selbst wenn ein Desinfektionsmittel die Prüfanforderungen für Instrumentendesinfektionsmittel als Lösung geprüft erfüllt, werden bei Anwendung mittels Wischens nicht einmal die Bedingungen des veralteten Verfahrens der Tauchdesinfektion erfüllt. Mit Verweis auf die MPBetreibV sieht daher das RKI [28] eine Validierung des Aufbereitungsprozesses mittels manuellem Wischverfahren für die abschließende Desinfektion von semikritischen MP als nicht gegeben an. Dieser Sachverhalt ist im Interesse der Patientensicherheit zu beachten.

Tonometer: Die Tauchdesinfektion ist ungeeignet wegen der Materialempfindlichkeit. Plexiglas kann eintrüben oder zur Rissbildung neigen. Sowohl Tonometer-Messkörper als auch -Kontaktgläser besitzen Kittverbindungen, die quellen können, wenn die Produkte in Desinfektionslösung liegen.

Als apparatives Verfahren steht zur Aufbereitung von Kontaktgläsern und Tonometerköpfchen das TonoClean™ zur Verfügung. Der Aufbereitungsprozess ist Mikroprozessor-gesteuert und läuft in folgenden Schritten ab:

- 1 min Spülung mit sterilem Wasser,
- 10 s Trocknung,
- 5 min Desinfektion (z. B. Sekusept aktiv 2 %),
- 1 min Spülung mit sterilem Wasser und
- 10 s Trocknung.

Bei Untersuchungen mit Tonometer-Messkörpern sowie Kontaktgläsern, die künstlich mit 10^7–10^8 Adenoviren kontaminiert wurden, waren nach Aufbereitung im TonoClean™ keine Restviren auf den Prüfkörpern nachweisbar [29]. Bei 70 Aufbereitungen am Tag amortisiert sich die Anschaffung des TonoClean™ im Kostenvergleich mit dem nicht validierten Tristel-trio-System bereits nach einem Monat (Kramer unveröff.). In der Guideline for Disinfection and Sterilization in Healthcare Facilities [30] wird Hypochlorit (5000 ppm Chlor) empfohlen.

Alternativ können Einwegkontaktgläser und Tonometer eingesetzt werden, was aber nicht kostendeckend ist.

Schiötz-Tonometer aus Ganzmetall können hitzedesinfiziert werden.

Lumeninstrumente: Sie dürfen nach dem Einsatz nicht eintrocknen und sind nach Ablegen möglichst sofort durchzuspülen (Leitungswasser, besser steriles destilliertes Wasser, da es bei Verwendung von Leitungswasser zur Ionenanreicherung auf Stahloberflächen kommen kann). Die Aufbereitung sollte möglichst innerhalb von 2 h erfolgen.

Gonioskope: Sie werden unter Leitungswasser abgespült, müssen viruzid desinfiziert werden, z. B. mit 1 % (10.000 ppm) NaOCl-Lösung ≥10 min [31], danach steril abgespült und vor Gebrauch getrocknet werden. Koeppe-, Goniotomie- oder BIOM-Linsen aus Kunststoff werden in Ethylenoxid sterilisiert. Formaldehyd erfordert etwas höhere Temperaturen und kann die Oberflächen beschädigen.

Kinn- und Stirnkontaktflächen an diagnostischen Geräten: Sie sind nach jedem Patienten der Wischdesinfektion zu unterziehen (falls herstellerseitig keine Einschränkung, mit Alkohol basierten Flächendesinfektionsmitteln).

3.3 Prävention postoperativer Wundinfektionen

Im Folgenden werden die wesentlichen Aspekte der postoperativen Wundinfektionsprävention dargelegt.

3.3.1 Verhalten im OP-Raum bzw. Eingriffsraum

Die sterile Einkleidung und das Verhalten des OP-Teams unterscheiden sich nicht von anderen operativen Fächern. Eine Besonderheit ist die z. T. kurze OP-Dauer von 10–15 min. Sofern der MNS nicht abgesetzt wurde, der OP mit Mischlüftung (Raumklasse Ib) belüftet wird und der MNS nicht von außen sichtbar kontaminiert wurde, muss der MNS nicht nach jedem Patienten gewechselt werden. Die Entscheidung obliegt dem Operateur durch Bewertung der OP-Situation.

Nach Operationen mit einer Zeitdauer <60 min kann die chirurgische Händedesinfektion vor der nächsten OP mit alkoholbasierten Mitteln auf 1 min anstatt 1,5 min verkürzt werden [32].

Nach Abszessspaltung oder OP bei Endophthalmitis muss der in infrage kommende Kontaminationsbereich einschließlich Fußboden desinfiziert werden.

In Abhängigkeit von der RTLT ist zu gewährleisten, dass es intraoperativ nicht zur Austrocknung am Auge kommt.

▶ Die intraoperative Benetzung der Hornhaut erfolgt durch die aseptische OP-Schwester mit steriler physiologischer Kochsalzlösung.

3.3.2 Allgemeine präoperative Maßnahmen

▶ Mikrobiell bedingte Augenerkrankungen müssen vor elektiven Eingriffen austherapiert worden sein.

Das betrifft z. B. Dakryocystitis, Lidabszesse, infektiöse Keratitis oder Blepharitis.

Patienten mit Keratokonjunctivitis epidemica und anderen Augeninfektionen mit vermutlich hoher Kontagiosität und/oder hochvirulenten Erregern sowie Träger von MRSA sollten von frisch operierten sowie von Patienten in Vorbereitung auf die OP räumlich separiert werden.

Träger weicher Kontaktlinsen sind bakteriell kolonisiert zu betrachten, da sich auf der Kontaktlinse leicht Biofilme bilden [33]. Daher ist die Herausnahme der Kontaktlinse mindestens 24 h vor der OP mit mehrfacher Reinigung und Antiseptik des Bindehautsacks zu empfehlen. Postoperativ sollte mit dem Tragen von Kontaktlinsen erst nach vollständiger Abheilung begonnen werden.

Da eine Kolonisation des Auges mit MRSA sehr selten ist, kann derzeit keine Empfehlung für ein präoperatives Screening gegeben werden. Es gibt lediglich den Hinweis, dass bei Pflegekräften mit atopischer Dermatitis das Risiko der MRSA-Kolonisation des Auges erhöht ist [34].

▶ Der Blutzuckerspiegel sollte zwischen 140 und 180 mg/dl eingestellt sein [35].

Hyperglykämie erhöht das Risiko der Entstehung einer Endophthalmitis, verzögert die Wundheilung und ist mit einer erhöhten Infektionsanfälligkeit verbunden [36], da die Blut-Retina-Schranke beeinträchtigt ist [37].

3.3.3 Spezielle präoperative Präventionsmaßnahmen

▶ Da die endogene Flora Hauptquelle für SSI in der Ophthalmologie ist, liegt der Schwerpunkt der Infektionsprävention auf der Antiseptik im OP-Feld und dessen Abdeckung.

Vorbereitung des OP-Felds: Das Risiko für eine Endophthalmitis scheint durch Wimpernschneiden nicht reduziert zu werden [38]. Das OP-Feld wird mit einem Lochtuch (Qualität „low performance") abgedeckt. Durch Abdecken der Lidkanten mit Wimpern und Ausführungsgängen der Meibom-Drüsen mit Inzisionsfolie nach Antiseptik wird vermutlich ein zusätzlicher Schutz erreicht [39, 40]. Außerdem wird die bei der OP störende Anwesenheit von Wimpern im Arbeitsgebiet vermieden. Die präoperative Spülung der Tränenwege hat keinen Einfluss auf die Kontamination im OP-Bereich. Wird sie unmittelbar vor dem Eingriff durchgeführt, werden vermehrt Erreger aus dem Tränen- in den Bindehautsack gespült [41]. Bei trockenem Auge bei OP an der Hornhaut kann durch temporären Verschluss der Tränenpünktchen ein vorzeitiger Abfluss der Tränenflüssigkeit über die Tränenpumpe vermieden werden [42].

Antiseptik: PVP-Iod 5 % ist das Mittel der Wahl zur präoperativen Augenantiseptik und ist an Effektivität der kombinierten Gabe von Polymyxin-B-Sulfat, Neomycinsulfat und Gentamicin überlegen. Durch 5 % PVP-Iod konnte die Endophthalmitisinzidenz im Vergleich zur Kontrollgruppe (Silber-Protein-Lösung) signifikant gesenkt werden [43]. Auch durch 1,25 %ige PVP-Iod-Lösung wird die Bakterienzahl auf der Konjunktiva signifikant gesenkt [44]. Da bei Vorderkammereintritt einer 5 %igen PVP-Iod-Lösung mit Nebenwirkungen zu rechnen ist, dürfte dieser Konzentration aufgrund der In-vitro-Befunde zur Wirksamkeit und besseren Verträglichkeit im Vergleich zu höher konzentrierten Lösungen der Vorzug zu geben sein, was jedoch der epidemiologischen Überprüfung bedarf.

Als Alternative kommt Polihexanid in Betracht. Im Neuen Rezepturformularium des DAC sind Polihexanid-Augentropfen 0,02 %, NRF 15.25 und Polihexanid-Augenbad 0,04 %, NRF 15.26 enthalten. Polihexanid wird schon länger zur Therapie der Akanthamöbenkeratitis eingesetzt und ist bezüglich Zytotoxizität, Irritation und Remanenz 2,5 % PVP-Iod überlegen [45]. 0,04 %ig war Polihexanid analog wirksam wie 1,25 % PVP-Iod, jedoch mit später einsetzender, dafür aber länger anhaltender Wirkung, sodass selbst 24 h postoperativ kein Erregernachweis gelang; die Verträglichkeit unterschied sich nicht von PVP-Iod [46]. Bei Polihexanid ist der im Vergleich zu PVP-Iod langsamere Wirkeintritt (geeignetes Applikationsregime) zu beachten. Allerdings fehlt bisher eine vergleichende Untersuchung zur Endophthalmitisrate im Vergleich PVP-Iod 5 % und Polihexanid 0,02 %. Mit Gentamicin-haltiger Salbe wurde dagegen keine Erregerfreiheit nach 24 h erreicht [46, 47].

▶ Die Verwendung von PVP-Iod anstatt der Alternative Polihexanid hat den Vorteil, dass bereits benetzte Bereiche sichtbar sind.

Antibiose: Da die Ergebnisse zur intrakameralen Applikation von Antibiotika am Ende der Katarakt-OP widersprüchlich sind, wird in Anbetracht der Risiken der Resistenzentwicklung beim aktuellen Wissensstand zusätzlich zur präoperativen Antiseptik keine topische Antibiose empfohlen [42].

Periorbitale Hautantiseptik: Auswahlkriterium ist die fehlende Augenreizung, da Präparatreste ins Auge gelangen können. Mittel der Wahl ist 10 % PVP-Iod, wobei als Einwirkungszeit 10 min einzuhalten ist, da es sich im Bereich der Stirn um talgdrüsenreiche Haut handelt. Ungeeignet sind Präparate mit Gehalt an Chlorhexidindigluconat >0,05 %. Unter Berücksichtigung von Befunden zur Irritationspotenz sind auch Hautantiseptika mit Gehalt an Hexetidin, Cetylpyridiniumchlorid und Octenidinhydrochlorid (>0,05 %) nicht am Auge anzuwenden. Antibiotika sind in diesem Bereich einschließlich des Lidrands wegen mangelhafter Wirksamkeit ungeeignet.

3.3.4 Intraoperative Präventionsmaßnahmen

Perioperative Antibiotikaprophylaxe: Bei aseptischen intra- und extraokularen Eingriffen ist eine systemische Antibiotikaprophylaxe unüblich. Bei penetrierender Bulbusverletzung sollte wegen erhöhter Endophthalmitisgefahr prophylaktisch ein systemisches Antibiotikum 30 min vor OP-Beginn i. v. verabreicht werden, z. B. Cefuroxim oder Moxifloxacin [48], nach Verletzung mit pflanzlichem Material oder intraokularem Fremdkörper auch intravitreal [49, 50].

Normothermie: Grundsätzlich sollen Patienten mit einer Anästhesiedauer >30 min intraoperativ aktiv erwärmt werden, damit die Körpertemperatur nicht unter 36 °C abfällt [51]. Vermutlich ist das auch für länger dauernde ophthalmologische Operationen relevant, wurde aber bisher nicht untersucht.

▶ Im Einzelfall kann sich das Vorgehen der Asepsis bei der Anästhesieform bzw. der Art des opthalmologischen Eingriffs auch etwas unterscheiden und es wird in den jeweiligen Kapiteln noch einmal darauf hingewiesen.

3.3.5 Postoperative Präventionsmaßnahmen

Postoperativ kann die räumliche Trennung von Patienten mit Keratokonjunctivitis epidemica und anderen Augeninfektionen von frisch operierten sowie von Patienten in Vorbereitung auf die OP im Fall der Nachkontrolle in der konservativen Praxis und dem normalen Patientenaufkommen ein Problem darstellen. Sollte eine räumliche Trennung zwischen frisch operierten Patienten und infektiösen Augennotfällen nicht möglich sein, ist eine zeitliche Trennung in Form der Einbestellung von postoperativen Kontrollen vor dem eigentlichen Sprechstundenbeginn zu erwägen. Auch sollte die Applikation der ggf. indizierten systemischen Antibiose vor allen im ambulanten Bereich sowie nach Entlassung aus der Klinik sichergestellt werden. Teilweise ist es hilfreich, bereits im Rahmen der Operationsaufklärung die Medikamentengabe durch Familienmitglieder zu organisieren.

3.4 Intravitreale operative Medikamenteneingabe (IVOM)

Die IVOM stellt in diesem Kapitel der Hygiene eine Sonderstellung dar und findet aus diesem Grund spezielle Erwähnung (siehe auch Abschn. 18.4). Der Operateur wird möglicherweise bereits im 2/3 seiner operativen Ausbildung IVOM durchführen. Der intraokulare Eingriff stellt jedoch ein deutlich höheres Risiko für Komplikationen in Form einer Endophthalmitis dar, sollten die Hygieneregeln nicht beachten werden.

Bei bakterieller Blepharitis oder Konjunktivitis soll die intravitreale Behandlung bis zur erfolgreichen Therapie zurückgestellt werden sowie ggf. eine lokale Antiseptik oder Antibiose mit einer Kontrolle am Folgetag ordiniert werden.

Nach dem Anlegen pathogenfreier medizinischer Handschuhe werden Lider und Wimpern abgeklebt. Die Lidhaut und der Bindehautsack werden mit 5 %iger PVP-Iod-Lösung gespült. Durch die Antiseptik mit PVP-Iod wird sowohl die bakterielle Kontamination von Injektionskanülen nach intravitrealer Injektion deutlich gesenkt als auch eine signifikante Reduktion der Bakterien in der Bindehaut erreicht, ohne dass detektierbare Mengen von Iod in die Vorderkammer gelangen [52].

Vor dem Aufziehen der sterilen Spritze werden die chirurgische Händedesinfektion durchgeführt und sterile OP-Handschuhe angelegt. Alternativ können bereits vor dem Abkleben die chirurgische Händedesinfektion durchgeführt und sterile OP-Handschuhe angelegt werden. In diesem Fall sind die OP-Handschuhe vor der Entnahme der sterilen Spritze zu wechseln (s. u.).

Für die Injektion wird das Auge mit einer sterilen Lidsperre offengehalten. Das Gesicht wird mit einem sterilen Abdecktuch mit Inzisionsfolie bedeckt. In den letzten Jahren hat sich zunehmend die Verwendung von Komplettabdecksets mit Lochtuch, Einweglidsperre, Einwegpinzette, OP-Kittel und Tupfer durchgesetzt.

Da die Infektionsrate durch topische Antibiotika nicht verringert wird, ist sie wegen des Risikos der Resistenzentwicklung entbehrlich.

Im Umgang mit der Fertigspritze ist die Asepsis bis zur Applikation zu gewährleisten. Hierzu ist der Umkarton vor der Anwendung zu öffnen. Die sterile Blisterpackung ist so zu öffnen, dass der Inhalt steril bleibt. Die Spritze bleibt bis zum weiteren Gebrauch in der sterilen Ablage liegen. Um die Kappe der Spritze zu entfernen, wird mit einer Hand die Spritze gehalten, während Daumen und Zeigefinger der anderen Hand die Kappe der Spritze festhalten. Die Kappe der Spritze muss abgeschraubt werden (nicht abbrechen). Um die Sterilität nicht zu gefährden, darf der Spritzenkolben nicht herausgezogen werden. Unter aseptischen Bedingungen wird die Injektionsnadel fest auf die Spitze des Luer-Lock-Adapters aufgeschraubt. Dann wird die Spritze mit der Nadel nach oben gehalten. Sind Bläschen zu sehen, ist leicht mit dem Finger gegen die Spritze zu klopfen, bis diese nach oben steigen. Die meisten Medikamente für die intravitreale Injektion werden bereits vom Hersteller und den Apotheken als Fertigspritze angeboten. Die Fertigspritze ist nur für den einmaligen Gebrauch bestimmt! Bei Verwendung von Fertigspritzen wird das Kontaminationsrisiko reduziert und der Operationsablauf vereinfacht.

Alternativ können Durchstichflasche und Spritze verwendet werden. In diesem Fall ist der Gummistopfen der Durchstechflasche von außen mit einem Alkohol basierten Hautantiseptikum ohne Zusatz eines remanent wirkenden Antiseptikums zu benetzen (Einwirkungszeit 1 min). Die dem Umkarton beigefügte Mikron-Filternadel wird an der mit Luer-Lock-Adapter ausgestatteten sterilen 1-ml-Spritze befestigt. Die Nadel ist erst nach vollständiger Trocknung des Hautantiseptikums mittig einzustechen, bis die Nadel vollständig in die Durchstechflasche eingeführt ist und die Spitze den Boden oder die Unterkante der Durchstechflasche berührt. Unter aseptischen Bedingungen wird der gesamte Inhalt der Durchstechflasche aufgenommen, indem die Durchstechflasche aufrecht in leicht geneigter Position gehalten wird. Um das Aufziehen von Luft zu verhindern, soll darauf geachtet werden, dass die abgeschrägte Kante der Filternadel in die Lösung eintaucht. Da nur 50 µl zu verabreichen sind, ist die überschüssige Menge vor der Injektion zu verwerfen. Nach Entsorgen der Filternadel wird die Injektionsnadel fest auf die Luer-Lock-Spitze der Spritze aufgeschraubt (auf Bläschen prüfen wie oben). Auch die Durchstechflasche ist nur zum einmaligen Gebrauch bestimmt.

▶ Eine generelle postoperative Antibiose wird nach einer intravitrealen Injektion nicht mehr empfohlen (Stellungnahme der Deutschen Ophthalmologischen Gesellschaft, der Retinologischen Gesellschaft und des Berufsverbandes der Augenärzte Deutschland Stand 09/2012).

3.5 Verantwortlichkeit und Qualitätsmanagement (QM)

▶ Der Praxisinhaber ist verantwortlich für die Sicherstellung und Einhaltung hygienischer Standards.

Im Infektionsschutzgesetz [53] ist festgelegt, dass die Leiter von Einrichtungen für ambulantes Operieren und Arztpraxen sicherstellen müssen, dass die nach dem Stand der medizinischen Wissenschaft erforderlichen Maßnahmen getroffen werden, um nosokomiale Infektionen zu verhüten und die Weiterverbreitung von Krankheitserregern, insbesondere solcher mit Resistenzen, zu vermeiden. Der Praxisbetreiber ist verpflichtet, die Gesetze und Verordnungen zum Schutz von Patienten und Beschäftigten einzuhalten. Das gilt auch dann, wenn er entsprechende Tätigkeiten, z. B. die Aufbereitung von MP, an sachkundiges Personal delegiert.

▶ In Einrichtungen für ambulantes Operationen muss ein ärztlicher Mitarbeiter die Weiterbildung zum hygienebeauftragte/r Ärztin/Arzt auf der Grundlage des Curriculums der Deutschen Gesellschaft für Krankenhaushygiene [54] mit einem Umfang von 40 h erworben haben.

Inhalt und Umfang des Kurses müssen durch eine Landesärztekammer anerkannt sein [55]. Diese Kurse werden auch als elektronisches Curriculum mit einer Präsenz von nur zwei Tagen angeboten.

▶ Die Leiter von Einrichtungen für ambulantes Operieren müssen sicherstellen, dass das Auftreten der vom Robert-Koch-Institut (RKI) festgelegten Krankheitserreger mit speziellen Resistenzen und Multiresistenzen im Rahmen einer Surveillance fortlaufend aufgezeichnet und bewertet wird [56].

Auf dieser Grundlage müssen Schlussfolgerungen hinsichtlich erforderlicher Präventionsmaßnahmen abgeleitet und gemeinsam mit dem Personal umgesetzt werden.

▶ In Einrichtungen für ambulantes Operieren ist die Etablierung von Antibiotika Stewardship erforderlich [53].

Das beinhaltet die qualifizierte Beratung zu klinisch-mikrobiologischen und klinisch-pharmakologischen Fragestellungen auf der Basis einer einrichtungsspezifischen Antibiotikaleitlinie sowie die mindestens jährliche Erfassung und Bewertung des Antibiotikaverbrauchs und der Resistenzsituation unter Berücksichtigung regionaler Resistenzdaten.

▶ Die innerbetrieblichen Verfahrensweisen zum Infektionsschutz von Patient und Personal sind in Hygieneplänen festzulegen. Zur Umsetzung spezieller Maßnahmen sind Standardarbeitsanweisungen (sog. Standard Operating Procedure, SOP) hilfreich.

Im Hygieneplan sind vor allem folgende Anliegen zu regeln: Händehygiene, Personalhygiene und Personalschutz, Hygienemaßnahmen bei Diagnostik und Therapie, Aufbereitung von MP, Desinfektionsmitteleinsatz und Umgebungshygiene, Hygiene bei der Ver- und Entsorgung, Meldepflicht gemäß IfSG, Indikationen zur mikrobiologischen Diagnostik, Abnahme und Versand von Untersuchungsmaterial, Schulungsintervalle.

Der Hygieneplan muss den Beschäftigten bei Einstellung bekannt gemacht und erläutert werden. Bei Veränderungen im Aufgabenbereich und Einführung neuer Arbeitsmittel oder -verfahren ist der Hygieneplan anzupassen. Die Unterweisung in den Hygieneplan muss mindestens jährlich wiederholt und dokumentiert werden. Hilfreich bei der Etablierung eines Hygienemanagements ist die externe Beratung durch Hygienefachpersonal oder das Gesundheitsamt.

Zur Überwachung der Einhaltung der in der Hygieneordnung festgelegten Maßnahmen gehören z. B. OP-Ablaufanalysen sowie Analysen der Umgebungs- und Aufbereitungssicherheit. Mit Hilfe einer Checkliste kann die Eigenkontrolle der Qualität der Aufbereitung unterstützt werden.

▶ Bei Entlassung des Patienten müssen im Fall erforderlicher Maßnahmen zur Prävention übertragbarer Krankheitserreger diese auf der Grundlage der ärztlichen Risikoeinschätzung im sog. Überleitungsbogens an in die Nachversorgung eingebundene Personen, z. B. Hausarzt, ambulanter Pflegedienst und ggf. in die weitere Versorgung eingebundene Angehörige übermittelt werden.

Die Patienten sind vorab über die Informationsweitergabe in Kenntnis zu setzen.

Literatur und weiterführende Literatur

1. KRINKO (2018) Prävention postoperativer Wundinfektionen. Empfehlung der Kommission für Krankenhaushygiene und Infektionsprävention (KRINKO) beim Robert Koch-Institut. Bgbl 61:448–473
2. Kramer A, Wendt M, Assadian O, Zacharowski K, Bulitta C, Vakil R, Lippert H (2022) Klinische und ambulante Operationszentren, Herzkatheterlabor und Hybrid-Operationseinheit. In: Kramer A, Assadian O, Exner M, Hübner NO, Scheithauer S, Simon A (Hrsg) Krankenhaus- und Praxishygiene, 4. Aufl. Elsevier, München, S 668–681
3. Kramer A (2020) Requirements for hygienically safe, environmentally friendly dispensers for hand disinfectants and hand washing preparations. GMS Hyg. Infect Control 15:Doc02. https://doi.org/10.3205/dgkh000337
4. Suchomel M, Leslie RA, Parker AE, Macinga DR (2018) How long is enough? Identification of product dry-time as a primary driver of alcohol-based hand rub efficacy. Antimicrob Resist Infect Control 7:65
5. Kramer A, Pittet D, Klasinc R, Krebs S, Koburger T, Fusch C, Assadian O (2017) Shortening the application time of alcohol-based hand rubs to 15 s may improve frequency of hand antisepsis. Inf Contr Hosp Epidemiol 30:1–5
6. Harnoss JC, Dancer SJ, Kaden CF, Baguhl R, Kohlmann T, Papke R, Zygmunt M, Assadian O, Suchomel M, Pittet D, Kramer A (2020) Hand antisepsis without decreasing efficacy by shortening the rub-in time of alcohol-based handrubs to 15 seconds. J Hosp Inf 104(4):P419–P424
7. Paula H, Krebs U, Becker R, Assadian O, Heidecke CD, Kramer A (2018) Wettability of hands during 15s and 30s contact intervals: a prospective, randomized cross-over study. Infect Control Hosp Epidemiol 46(9):1032–1035
8. Pires D, Soule H, Bellissimo-Rodrigues F, Gayet-Ageron A, Pittet D (2017) Hand hygiene with alcohol-based hand rub: how long is long enough? Infect Control Hosp Epidemiol 38(5):547–552
9. KRINKO (2016) Händehygiene in Einrichtungen des Gesundheitswesens. Empfehlung der Kommission für Krankenhaushygiene und Infektionsprävention (KRINKO) beim Robert Koch-Institut (RKI). Bgbl 59:1189–1220
10. Hübner NO, Kellner NB, Partecke LI, Koburger T, Heidecke CD, Kohlmann T, Kramer A (2011) Determination of antiseptic efficacy of rubs on the forearm and consequences for surgical hand disinfection. J Hosp Infect 78(1):11–15
11. TRBA 250. Biologische Arbeitsstoffe im Gesundheitswesen und in der Wohlfahrtspflege. 4. GMBl 2014, Nr. 10/11 vom 27.03.2014, letzte Änderung vom 2.5.2018, GMBl Nr. 15
12. TRGS 401. Gefährdung durch Hautkontakt Ermittlung – Beurteilung – Maßnahmen. GMBl 2011, S 175 [Nr. 9]
13. Harnoß JC, Brune L, Ansorg J, Heidecke CD, Assadian O, Kramer A (2014) Practice of skin protection and skin care among German surgeons and influence on the efficacy of surgical hand disinfection and surgical glove perforation. BMC Infect Dis 10(14):315
14. Kramer A, Assadian O (2016) Indications and the requirements for single-use medical gloves. GMS Hyg Infect Control 11:Doc01. https://doi.org/10.3205/dgkh000261
15. Assadian O, Leaper DJ, Kramer A, Ousey KJ (2016) Can the design of glove dispensing boxes influence glove contamination? J Hosp Infect 94(3):259–262. https://doi.org/10.1016/j.jhin.2016.09.005
16. Diedrich S, Scholz S, Below H, Baguhl R, Heidecke CD, Papke R, Seifert U, Kramer A (2020) Influence of Bio-sorb® cream on sweat production and efficacy of surgical hand antisepsis under surgical gloves. Surg Infect 21(3):293–298
17. KRINKO/BfArM (2012) Anforderungen an die Hygiene bei der Aufbereitung von Medizinprodukten. Empfehlung der Kommission für Krankenhaushygiene und Infektionsprävention (KRINKO) beim Robert Koch-Institut (RKI) und des Bundesinstitutes für Arzneimittel und Medizinprodukte (BfArM). Bgbl Gesundheitsforsch Gesundheitsschutz 55:1244–1310
18. Guerra RL, Freitas Bde P, Parcero CM et al (2012) An outbreak of forty five cases of pseudomonas aeruginosa acute endophthalmitis after phacoemulsification. Arq Bras Oftalmol 75(5):344–347
19. Hoffmann KK, Weber DJ, Gergen MF et al (2002) *Pseudomonas aeruginosa*-related postoperative endophthalmitis linked to a contaminated phacoemulsifier. Arch Ophthalmol 120(1):90–93
20. Pathengay A, Flynn HW, Isom RF et al (2012) Endophthalmitis outbreaks following cataract surgery: causative organisms, etiologies, and visual acuity outcomes. J Cataract Refract Surg 38(7):1278–1282
21. Chang DF, Mamalis N (2018) Guidelines for the cleaning and sterilization of intraocular surgical instruments. J Cataract Refract Surg 44(6):765–773

22. Mamalis N, Edelhauser HF, Dawson DG et al (2006) Toxic anterior segment syndrome. J Cataract Refract Surg 32(2):324–333. https://doi.org/10.1016/j.jcrs.2006.01.065
23. Verma L, Chakravarti A (2017) Prevention and management of postoperative endophthalmitis: a case-based approach. Indian J Ophthalmol 65(12):1396–1402
24. Roth K, Heeg P (2001) Überprüfung der Sterilität von wiederaufbereitbaren Schlauchsystemen für die Augenchirurgie. SMP GmbH, Tübingen
25. Lakkis C, Lian KY, Napper G, Kiely PM (2007) Infection control guidelines for optometrists 2007. Clin Exp Optom 90(6):434–444. https://doi.org/10.1111/j.1444-0938.2007.00192.x
26. Hong Y, Teska PJ, Oliver HF (2017) Effects of contact time and concentration on bactericidal efficacy of 3 disinfectants on hard nonporous surfaces. Am J Infect Control 45(11):1284–1285. https://doi.org/10.1016/j.ajic.2017.04.015
27. Omidbakhsh N (2008) Disinfectants and label claims. Realistically can contact times be met to achieve antimicrobial efficacy? Can J Infect Cont 23(1):49
28. RKI (2020) Aufbereitung von Medizinprodukten: Häufig gestellte Fragen und Antworten, Zur Frage der Validierbarkeit der abschließenden Desinfektion von semikritischen Medizinprodukten mittels Wischtüchern. Stand: 20.11.2020. Aus: http://www.rki.de/DE/Content/Infekt/Krankenhaushygiene/Aufb_MedProd/Aufb_MedProd_node.html. Zugegriffen am 11.03.2021
29. Eggers M (2016) Viruzide Desinfektion von Tonometer-Messkörpern sowie Laser- und Diagnostikgläsern mit einem apparativen Verfahren. In: Kramer A, Assadian O, Exner M, Hübner NO, Simon A (Hrsg) Krankenhaus- und Prxishygiene, 3. Aufl. Elsevier, München, 427–428
30. Rutala WA, Weber DJ, Healthcare Infection Control Practices Advisory Committee (HICPAC) (2008) Guideline for disinfection and sterilization in healthcare facilities, 2008. Centers for Disease Control and Prevention, Atlanta. https://www.cdc.gov/infectioncontrol/guidelines/disinfection/
31. Hawksworth N (2016) Ophthalmic instrument decontamination. Royal College of Ophthalmologists, London
32. Rehork B, Rüden H (1991) Untersuchungen zur chirurgischen Händedesinfektion. In: Häring R (Hrsg) Infektionsverhütung in der Chirurgie. Blackwell, Berlin, S 65–74
33. Rändler C, Matthes R, McBain AJ, Giese B, Fraunholz M, Sietmann R, Kohlmann T, Hübner NO, Kramer A (2010) A three-phase in-vitro system for studying *Pseudomonas aeruginosa* adhesion and biofilm formation upon hydrogel contact lenses. BMC Microbiol 10:282. https://doi.org/10.1186/1471-2180-10-282
34. Kitazawa K, Sotozono C, Sakamoto M, Sasaki M, Hieda O, Yamasaki T, Kinoshita S (2016) Nasal and conjunctival screening prior to refractive surgery: an observational and cross-sectional study. BMJ Open 6(5):e010733. https://doi.org/10.1136/bmjopen-2015-010733
35. Kumar CM, Seet E, Eke T, Dhatariya K, Joshi GP (2016) Glycaemic control during cataract surgery under loco-regional anaesthesia: a growing problem and we are none the wiser. Br J Anaesth 117(6):687–691. https://doi.org/10.1093/bja/aew305
36. Grzybowski A, Kanclerz P, Huerva V, Ascaso FJ, Tuuminen R (2019) Diabetes and phacoemulsification cataract surgery: difficulties, risks and potential complications. J Clin Med 8(5):716. https://doi.org/10.3390/jcm8050716
37. Benton AH, Fulton LK, Marquart ME (2017) Exogenous *Streptococcus pneumoniae* endophthalmitis in diabetic rabbits. Sci Rep 7:46196. https://doi.org/10.1038/srep46196
38. Behrens-Baumann W, Augustin AJ, Dick B, Fabrian E, Huber-Spitzy V, Klauß V, Kramer A, Pitten FA, Pleyer U, Zeitz J (2003) Leitlinie zur Prophylaxe und Therapie von Endophthalmitiden. Leitlinie der Deutschen Gesellschaft für Krankenhaushygiene. Hyg Med 28(11):447–460
39. Behrens-Baumann W, Kramer A (2002) Prophylactic indications for eye antiseptics. In: Antiseptic prophylaxis and therapy in ocular infections. Development in ophthalmology, Bd 33. Karger, Basel, S 212–222
40. Pervanidi A, Sonntag HG (1981) Infektionsgefährdung und Hygienemaßnahmen in der Augenheilkunde. Hyg Med 7:539–543
41. Amon M, Hirschl AM, Freyler H (1991) Unterschiede im Keimspektrum des Konjunktivalsackes vor und nach Tränenwegsspülung. Klin Monatsbl Augenheilkd 199:330–332
42. Behrens-Baumann W, Kramer A, Pleyer U (2022) Ophthalmologie. In: Kramer A, Assadian O, Exner M, Hübner NO, Scheithauer S, Simon A (Hrsg) Krankenhaus- und Praxishygiene, 4. Aufl. Elsevier, München, S 477–488
43. Speaker MG, Menikoff JA (1991) Prophylaxis of endophthalmitis with topical povidone-iodine. Ophthalmoly 98:1769–1775
44. Maeck CR, Eckardt C, Höller C (1991) Bakterizide Wirkung von präoperativ angewendetem Gentamicin im Vergleich mit PVP-Jodlösung. Fortschr Ophthalmol 88:848–851
45. Kramer A, Behrens-Baumann W (1997) Prophylactic use of topical antiinfectives in ophthalmology. Ophthalmology 197:68–76
46. Hansmann F, Kramer A, Ohgke H (2005) Lavasept as an alternative to PVP-iodine as a preoperative antiseptic in ophthalmic surgery. Randomized, controlled, prospective double-blind trial. Ophthalmology 102(11):1043–1046, 1048–1050
47. Hansmann F, Kramer A, Ohgke H, Strobel H, Müller M, Geerling G (2004) Polyhexamethylbiguanid (PHMB) as preoperative antiseptic for cataract surgery. Ophthalmology 101:377–383

48. Behrens-Baumann W, Frank U, Neß T (2010) Rationale Antibiotikatherapie in der Augenheilkunde. Ophthalmologe 107:323–327
49. Banker TP, McClellan AJ, Wilson BD, Juan FM, Kuriyan AE, Relhan N, Chen FV, Weichel ED, Albini TA, Berrocal AM, Sridhar J, Gregori NZ, Townsend JH, Flynn HW Jr (2017) Culture-positive endophthamitis after open globe injuries with and without retained intraocular foreign bodies. Ophthalmic Surg Lasers Imaging Retina 48:632–637
50. Narang S, Gupta V, Gupta A, Dogra MR, Pandav SS, Das S (2003) Role of prophylactic intravitreal antibiotics in open globe injuries. Indian J Ophthalmol 51:39–44
51. NICE (2016) Hypothermia: prevention and management in adults having surgery. https://www.nice.org.uk/guidance/CG65
52. Hansmann F, Below H, Kramer A, Kramer A, Müller G, Geerling G (2007) Prospective study to determine the penetration of iodide into the anterior chamber following preoperative application of topical 1.25% povidone-iodine. Graefes Arch Clin Exp Ophthalmol 245(6):789–793
53. Gesetz zur Änderung des Infektionsschutzgesetzes und weiterer Gesetze (IfSGuaÄndG) (2011) BgBl 2011, Teil I, Nr. 41: 1622
54. Deutsche Gesellschaft für Krankenhaushygiene (2007) Definition des Arbeitsfeldes Hygienebeauftragter Ärztinnen und Ärzte sowie ihrer Aus- und Fortbildung. http://www.dgkh.de/informationen/informationsarchiv/144. Letzter Zugriff 3.4.2023
55. KRINKO (2009) Personelle und organisatorische Voraussetzungen zur Prävention nosokomialer Infektionen. Empfehlung der Kommission für Krankenhaushygiene und Infektionsprävention. Bgbl 52:951–962
56. KRINKO (2020) Surveillance von nosokomialen Infektionen. Empfehlung der Kommission für Krankenhaushygiene und Infektionsprävention (KRINKO) beim Robert Koch-Institut. Bgbl 63:228–241
57. Bundesvereinigung Deutscher Apothekerverbände (2021) Neues Rezeptur-Formularium. Govi, Eschborn
58. Kramer A, Behrens-Baumann W (2002) Antiseptic prophylaxis and therapy in ocular infections. Karger, Basel, S 223–232
59. Medizinproduktegesetz in der Fassung der Bekanntmachung vom 7. August 2002 (BGBl. I S. 3146), zuletzt durch Artikel 223 der Verordnung vom 19. Juni 2020 (BGBl. I S. 1328) geändert.

Gerätekunde „Was muss ein Operateur wissen?“

4

Thomas Hammer, Erik Chankiewitz, Frank Wilhelm, Wolfgang Schrader, Arne Viestenz, und Martin Miertsch

Inhaltsverzeichnis

T. Hammer
Klinik und Poliklinik für Augenheilkunde, Universitätsklinikum Halle/Saale, Martin-Luther-Universität Halle-Wittenberg, Halle/Saale, Deutschland

Augenarztpraxis, Augenzentrum „Frohe Zukunft“, Halle/Saale, Deutschland
e-mail: thomas.hammer@uk-halle.de

E. Chankiewitz
Augenklinik, Städtisches Klinikum Braunschweig gGmbH, Braunschweig, Deutschland
e-mail: erik@chankiewitz.de

F. Wilhelm (✉)
Greifswald, Deutschland

W. Schrader
Augenzentrum Würzburg, Würzburg, Deutschland
e-mail: mail@profschrader.de

A. Viestenz
Klinik und Poliklinik für Augenheilkunde, Universitätsklinikum Halle/Saale, Halle/Saale, Deutschland

M. Miertsch
Greifswald, Deutschland

Vor dem ersten Arbeiten am Patienten im Operationssaal ist es unbedingt notwendig, dass sich der Operateur mit den Geräten, die er bei einem Eingriff einsetzen wird, vertraut macht. Spätestens beim ersten Bedienen sollte eine Einführung durch andere Operateure oder erfahrenes OP-Personal erfolgen. Wenn auch nicht in allen Einrichtungen vorgeschrieben, ist es eine gute Option, sich von einem Servicetechniker oder Vertreter der Herstellerfirma einweisen zu lassen. Man sollte bei den persönlichen Kontakten (unter Beachtung der Vorteilsregeln) davon ausgehen, dass die Mitarbeiter der Hersteller an einer sachgerechten Bedienung ihrer Produkte interessiert sind und bei diesen Einführungsschulungen so viel wie möglich vermitteln wollen!

Wichtig ist dabei in jedem Fall, dass eine „To-Do“-Liste vermittelt wird, wie bei Havarien vorzugehen ist, und ein Ausfallsmanagement existiert.

F. Wilhelm (Hrsg.), *Ophthalmochirurgie für Einsteiger*,
https://doi.org/10.1007/978-3-662-64336-5_4

▶ Bei der Vielzahl der medizinisch-technischen Entwicklungen unterschiedlicher Firmen werden in den folgenden Kapiteln nur ausgewählte Beispiele exemplarisch vorgestellt, mit denen die jeweiligen Autoren arbeiten. Da die Funktion der Geräte anderer Hersteller vergleichbar ist, erfolgt damit keine Wertung!

Nach der initialen Einweisung in die Funktion der Geräte empfiehlt sich für den Anfänger das Üben der Bedienung des Handlings außerhalb des OP-Betriebs, d. h. unter unsterilen Bedingungen, um dann in OP-Situation die Funktion zu kennen.

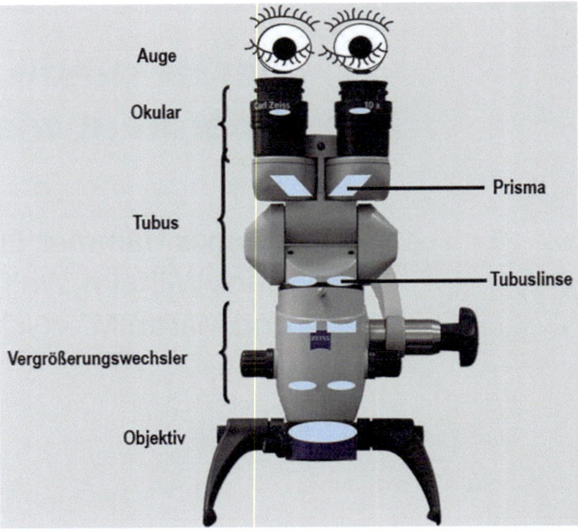

Abb. 4.1 Prinzipieller Aufbau des optischen Systems eines OP-Mikroskops

4.1 OP-Mikroskop

Thomas Hammer, Erik Chankiewitz und Frank Wilhelm

Augenärztliche Operationen werden heute standardmäßig unter Verwendung eines OP-Mikroskops durchgeführt. Die ersten Geräte wurden bereits 1921 von Carl-Olof Siggesson Nylèn für Eingriffe in der Otologie eingesetzt [1]. In der Augenheilkunde wurden begann die Etablierung für die Routine in den 50iger Jahren damit, dass die Fa. Zeiss die ersten für die Ophthalmochirurgie geeigneten OP-Mikroskope vorstellte. Später folgten andere Hersteller (z. B. Leica, Wöller-Wedel).

Die Entwicklung begann mit der Verwendung einer modifizierten Spaltlampe [2] und wurde beispielsweise mit der Etablierung des Doppelmikroskops (für Operateur und Assistent simultan nutzbar) fortgeführt [3]. Dabei war die Einführung eines Stereostrahlenteilers ein wichtiger Schritt, da nur so auch dem Assistenten möglich wurde, ein dreidimensionales Bild zu sehen.

Auch wenn die wesentlichen Bestandteile wie Okular, Tubus, Vergrößerungswechsler und Objektiv (Abb. 4.1) heute noch beibehalten sind, wurden in den letzten Jahrzehnten weitreichende Neuerungen eingeführt, die den gewachsenen Anforderungen an die Ophthalmochirurgie Rechnung tragen. Mit der Integrierung des OCTs sind beispielsweise feinste membranöse Strukturen sowohl am vorderen als auch im hinteren Augenabschnitt intraoperativ darstellbar (Abb. 4.2). Über die Kamera ist es auch möglich, mehrere Monitore anzuschließen, sodass jeder am Eingriff Beteiligte den Verlauf direkt verfolgen kann.

Das OP-Mikroskop ist für den Ophthalmochirurgen eines der wesentlichen Hilfsmittel zur erfolgreichen Durchführung eines Eingriffes am Augapfel. Im Bereich der mikrochirurgischen Fächer wurden in den letzten Jahrzehnten sehr unterschiedliche, für die jeweilige Fachrichtung individualisierte Mikroskope entwickelt. Für die Vergrößerung okulärer Strukturen, die kleiner sind als es das Auflösungsvermögen des menschlichen Auges erlaubt, ist das unerlässlich! Mikroskope im augenärztlichen Bereich sind keine Hochleistungsmikroskope hinsichtlich ihrer Vergrößerung, stellen aber besondere Anforderungen an die Lichtsteuerung. Die Operationsmikroskope verfügen heute über eine 6- bis 40-fache Vergrößerung und bieten ein aufrechtes und dreidimensionales Bild. Beim ophthalmologischen OP-Mikroskop handelt es sich um ein klassisches Lichtmikroskop, welches ähnlich wie ein Fotoapparat aus einer Sammlung von Linsen besteht. Beim OP-Mikroskop ist es unerlässlich, dass das Bild, welches entsteht, danach aufrecht und auch nicht seitenverkehrt ist. Da die höchstmögliche Auflösung eines klassischen Lichtmikroskops

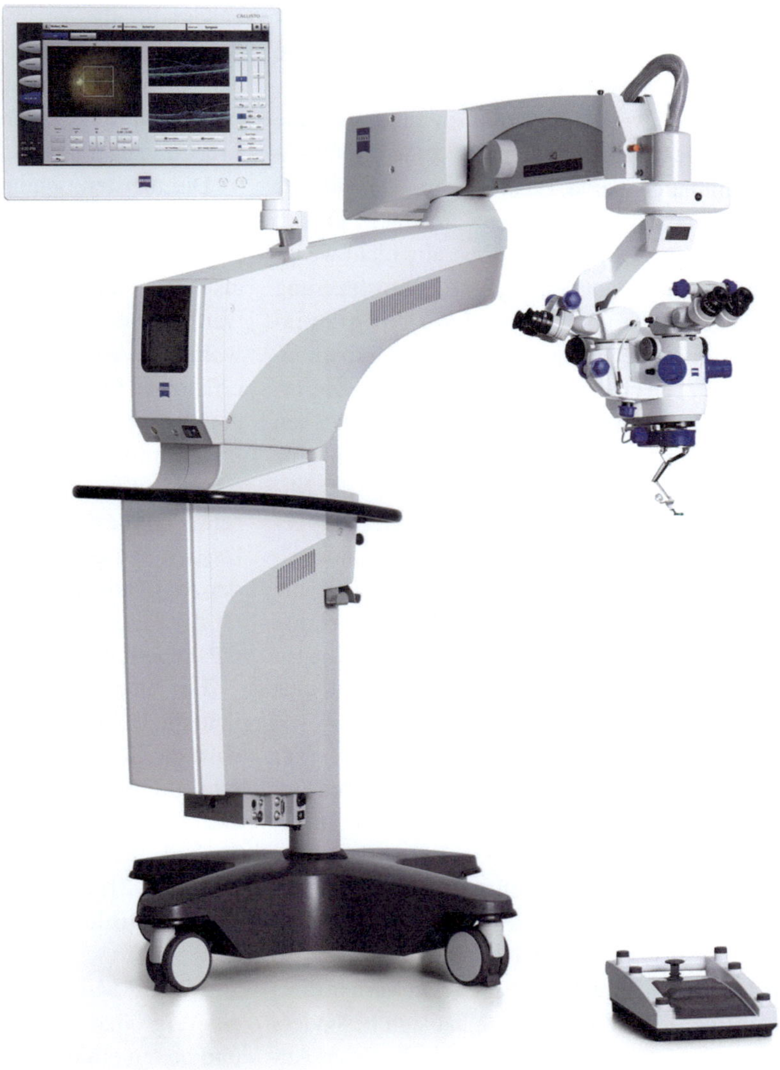

Abb. 4.2 Beispiel eines modernen OP-Mikroskops LUMERA700 mit integriertem OCT. (© Carl Zeiss Meditec AG)

bei maximal 0,2 μm liegt, wobei auch das von der Wellenlänge des verwendeten Lichtes abhängig ist, reicht das vollkommen aus, um die intraoperativ notwendigen Vergrößerungen zu erreichen.

Das OP-Mikroskop wird als zusammengesetztes Mikroskop bezeichnet (Abb. 4.1), da es aus einem Objektiv (dem OP-Gebiet zugewandt) und einem Okular (dem Operateur zugewandt) besteht. Es kommen Stereomikroskope mit zwei Okularen, die die dreidimensionale Erfassung und Untersuchung okulärer Strukturen ermöglichen zum Einsatz. Wir sprechen bei dieser Art von **Auflichtmikroskopen**, da das Licht in einem variablen Winkel auf das Objekt und nicht wie bei der Durchlichtmikroskopie durch das Objekt hindurch fällt. Gerade bei der Kataraktchirurgie ist aber die Retrolumineszenz für die Durchführung der Operation wichtig, da so die Trübung der Linse gut eingeschätzt und eine Kapsulorhexis sicher angelegt werden kann. Bei der Retrolumineszenz strahlt Licht parallel zur Blickachse des Operateurs in das Auge und wird auf der Netzhaut reflektiert. Somit dient diese als indirekte Lichtquelle. Da es heute „unerlässlich ist, dass ein OP-Mikroskop für die Ophthalmologie über beide Beleuchtungsmöglichkeiten verfügt“ [4], sind Mikroskope im OP-Bereich, welche für Kataraktoperationen verwendet werden, neben der seitlichen Schrägbeleuchtung mit einem koaxialen Verlauf der Beleuchtung kombiniert. Je nach Hersteller gibt es dann die Möglichkeit, zusätzlich zu zwei Auflichtquellen eine koaxiale Lichtquelle hinzuzuschalten. Bei anderen Modellen beinhalten beide Lichtquellen, die auf das Objekt leuchten, einen koaxialen Anteil. Da der Operateur das Objektiv intraoperativ nicht wechseln kann, ist es notwendig, eine Zoomsteuerung für die Vergrößerung zu nutzen. Außerdem ist intraoperativ eine Feinjustierung der Mikroskop-Position per Hand schwierig. Die Steuerung erfolgt deshalb heute über einen kabelgebundenen oder drahtlosen Fußschalter, welcher sowohl eine Bewegung der x-y- als auch der Z-Achse des Mikroskops erlaubt. Damit erfolgt – auch intraoperativ – die genaue Positionierung. „Erfahrungsgemäß reicht, wenn bei Operationsbeginn die Einheit zentriert ist, eine mögliche Auslenkung von 60–70 mm in alle Richtungen". [5]. Ebenso wird die Vergrößerung motorgesteuert stufenlos verändert.

In die Fußschalter sind auch Funktionen zur Lichtsteuerung integriert. Diese kann bei den Geräten der Fa. Zeiss mittels Fußschalter umgeschaltet werden, sodass die Vorderabschnittbeleuchtung den Rotlichtreflex nicht überstrahlt und so beispielsweise die Rhexis deutlicher zu sehen ist. Das ist auch daran erkennbar, dass nur noch zwei Lichtquellenreflexe (statt vorher drei) erscheinen. Diese Einstellung hat sich besonders bei der Durchführung der Kapsulorhexis an Augen mit bruneszierenden Linsenkernen bewährt.

Als Lichtquellen für das Mikroskop finden sowohl Halogenlampen als auch LED-Leuchten Verwendung. Das LED-Licht weist eine geringere Farbtemperatur auf, wirkt dadurch deutlich kälter und stellt die Gewebe blasser dar. Von Operateuren, die mittels Halogenlampe begonnen haben zu operieren, erfordert es eine erneute Lernphase. Verschiedene Hersteller bieten zusätzlich die Möglichkeit, durch den Wechsel entsprechender Farbfilter die bevorzugte Lichtfarbe zu erzeugen.

OP-Mikroskope können entweder mit Bodenstativ oder einer Deckenfixation ausgestattet sein. Die Entscheidung erfolgt in der Regel anhand der Kosten und der baulichen Gegebenheiten, wobei außerdem als Auswahlkriterien beispielsweise dem Wegfallen von zusätzlichen Kabeln am Boden beim Deckenstativ der unkompliziertere Austausch eines Gerätes mit Bodenstativ im Ernstfall gegenübersteht.

Die meisten ophthalmologischen Operationsmikroskope werden heute mittels eines Strahlenteilers so konfiguriert, dass sowohl eine Kamera als auch eine zusätzliche Optik angeschlossen werden kann. Diese zusätzliche Optik dient sowohl dem Assistenten als auch bei Bedarf einem erfahrenen Operateur als „Teacheroptik". Je nach Ausstattung des Mikroskopes kann diese zusätzliche Optik als Stereooptik mit zwei Okularen oder eben als monokulares System ausgeführt sein. Die Stereooptik ist für den Operateur unerlässlich und der Grad des einstrahlenden Lichtes der Auflichtleuchten entscheidet über die Qualität der räumlichen Orientierungsfähigkeit in der OP-Situation.

Ein angeschlossenes Kamerasystem ermöglicht die Dokumentation der OP-Situation. Dabei wird die Steuerung der Video- oder Bildaufnahmen oft über den Mikroskopfußschalter realisiert. In den letzten Jahren hat auch die OCT-Technik in die Mikroskope Einzug gehalten (Abschn. 21.2). Auch die Steuerung dieser zusätzlichen Bildgebung erfolgt über den Fußschalter.

Die OP-Mikroskope weisen heute in der Regel Vergrößerungen zwischen 6- bis 40-fach auf und bieten ein aufrechtes und dreidimensionales Bild. Um die Mikroskope intraoperativ leichtgängig bewegen zu können, sind sie mit sterilisierbaren Abdeckkappen und Griffen versehen. Bei einigen Modellen erfolgt die Arretierung mittels Magnetbremse. Diese sog. Bremsbalance-Systeme erlauben ein leichtgängiges Verändern der Position ohne großen Kraftaufwand und sichern gleichzeitig dem Operateur ein ruhiges Bild. OP-Mikroskope werden heute von Carl Zeiss Meditec, Leica Mikrosystems, Möller-Wedel und anderen Herstellern angeboten. Es gibt nicht das richtige oder falsche Mikroskop, jeder Operateur wird für seine operative Situation und seine Art des Herangehens das passende Mikroskop suchen und finden müssen. Jedem angehenden Chirurg ist deshalb dringend zu raten, möglichst unterschiedliche Modelle zu testen, um sich selbst ein Urteil zu bilden. Dies sollte Bestandteil der Ausbildung sein!

- Unbedingt sollte der angehende Operateur das Modell, an dem er ausgebildet wird, kennen, und die Handhabung im Vorfeld – außerhalb des OP-Betriebes – üben!

Wie ein Pilot vor dem Abflug bestimmte Dinge am Flugzeug kontrolliert („pre-flight-check"), so sollte jeder Operateur vor jedem Start die Einstellungen und Funktionen seines Mikroskops überprüfen. Sind sterile Kappen auf den Griffen und Rädchen, kann eine Einstellung im gewaschenen Zustand erfolgen, andererseits sind Einstellungen und Funktionswechsel nicht komplett steril möglich (s. Checkliste).

Jeder Augenarzt kennt seine individuelle Interpupillardistanz (PD) und stellt diese seitlich der Okulare so ein, dass im Operationsbild ein angenehmes, rand- und doppelbildfreies Sehen möglich ist. Gewöhnlich liegt die Einstellbreite zwischen 55 und 85 mm. Zusätzlich können beide Okulare getrennt mit einer feinen Skalierung im Plus- und Minusbereich eingestellt werden. Liegt eine „Instrumentenmyopie" vor, bemerkt der Operateur, dass das Bild am Monitor bei Scharfstellung durch den Operateur im OP-Gebiet nicht immer scharf ist. Dann ist es notwendig schrittweise die Okulare in Richtung Minus zu verdrehen und erneut scharf zu stellen bis sowohl für den Operateur als auch auf dem Monitor ein scharfes Bild erreicht wird. Wichtig ist auch zu wissen, von welchem Strahlengang (rechts oder links) die Kamera das Bild ableitet. Falls ohne Brille operiert werden soll, muss die entsprechende Refraktion berücksichtigt werden. Die Einstellbreite liegt in der Regel zwischen −5 und +8 Dioptrien. Einige Mikroskope sind zudem mit variablen Augenmuscheln aus Gummi oder Hartplastik ausgestattet und garantieren einen optimalen Abstand von Auge oder Brille bei Begrenzung des seitlich einfallenden Lichts. Prinzipiell soll man mit dem Arbeitsabstand des Mikroskops vertraut sein. Dieser liegt zwischen 175 und 200 mm.

- Folgende Aspekte sollten durch den Operateur bei der Inbetriebnahme vor jedem Eingriff geklärt werden:

- Welche PD („pupil distance") habe ich und wo wird das eingestellt? In der Regel ist ein Abstand der Okulare von 55 mm bis 85 mm einstellbar, sodass ein Bild für beide Augen resultiert.

- Welche Dioptrieeinstellung (Instrumentenmyopie) habe ich an den Okularen und wo wird das eingestellt? Nicht verwechseln mit der Brillenstärke! Die Dioptrienzahl wird direkt an den Okularen eingestellt (in der Regel −5 bis +8 dpt)

- Trage ich während der OP eine Brille? Die Augenmuscheln müssen ein oder ausgeklappt sein, um den optimalen Abstand zu den Okularen zu haben.

- Sind alle Einstellrädchen/Knöpfe mit sterilen Kappen versehen?

- Mit welchem Arbeitsabstand werde ich arbeiten (175 mm oder 200 mm)?

- Werde ich im ausschließlich im vorderen oder auch im hinteren Augenabschnitt arbeiten? Sollte dies der Fall sein, sind entsprechende gerätetechnische Voraussetzungen einschließlich eines Inverters notwendig.

- Für die Kataraktchirurgie ist ein Rotreflex nötig. Wo wird dieser eingestellt? (Bei einigen Mikroskopen ist er prinzipiell eingestellt, bei anderen muss diese Einstellung extra gewählt werden).

- Ist die XYZ-Einstellung in der Null-Position? Es sollte Bestandteil eines jeden Eingriffes sein, um zum Abschluss die Restfunktion auszulösen!

Um am hinteren Augenabschnitt operieren zu können, ist ein weiteres optisches System notwendig. Da bei der Verwendung kein physischer Kontakt mit der Hornhautoberfläche resultiert und keine Assistenz zur permanenten Zentrierung der Optik benötigt wird, hat sich das BiIOM (und in den letzten Jahren auch EIBOS, RESIGTH und andere) bewährt [6]. Es handelt sich dabei um ergänzende Linsensysteme, welche ein spiegelverkehrtes Bild verursachen. Deshalb wird zusätzlich ein Inverter benötigt, der ein aufrechtes Bild erzeugt. Bei Bedarf kann so intraoperativ durch Umschalten zwischen dem vorderen und hinteren Augenabschnitt gewechselt werden.

Während bei Mikroskopen mit Deckenstativen die Positionierung des Operationstisches angepasst werden muss, ist ein Standmikroskop flexibler. Die beiden Arme des Stativs sollten senkrecht zueinanderstehen, um möglichst alle Freiheitsgrade zu erhalten. Das Stativ trägt in den meisten Fällen auch die Lichtquelle. Über einen Schlitten an der Rückseite lassen sich bei einigen Modellen die Lichtquellen einfach tauschen oder defekte Leuchtmittel auswechseln.

Bei Verwendung eines kabellosen Fußschalters müssen immer geladene Akkus oder das Notfallverbindungskabel zur Verfügung stehen. Dazu ist es unbedingt notwendig zu wissen, wo sich der Akkuschacht befindet beziehungsweise die Kabelanschlüsse befinden.

Viele moderne Operationsmikroskope lassen sich individuell einrichten und programmieren. Ist der Name des Operateurs hinterlegt, lassen sich die gespeicherten Voreinstellungen immer wieder leicht abrufen. Es erscheint am Anfang aufwändig, diese Einstellungen zu finden, um beispielsweise Mikroskophandgriffe und -fußschalter entsprechend zu belegen, wird sich aber langfristig bewähren. Am einfachsten ist es für den Anfänger, die Einstellungen des Lehrenden zu kopieren und später zu individualisieren.

4.2 Phakoemulsifikationsgerät

Wolfgang Schrader, Frank Wilhelm und Arne Viestenz

Die **Phakoemulsifikation** der Linse unter Einsatz von Ultraschall stellt seit über 30 Jahren den Goldstandard in der Kataraktchirurgie dar (Kap. 20). Gerade weil es sich dabei um den am häufigsten durchgeführten operativen Eingriff in der Medizin überhaupt handelt, sollte jeder Operateur das Gerät und seine Funktionsweise kennen. Bei der Vielzahl der verfügbaren Geräte verschiedener Hersteller ist es nicht möglich, hier auf alle Details einzugehen, zumal es ständig neue Entwicklungen gibt, weshalb das Augenmerk dieses Kapitels auf den Grundprinzipien liegt. Jede Phakoemulsifikationseinheit besteht im Wesentlichen aus drei Bestandteilen: dem Grundgerät, welches die Pumpe(n) und die Steuereinheit enthält, dem Fußschalter und dem Phakohandgriff.

4.2.1 Grundgerät

Das Grundgerät beinhaltet sowohl die Kontroll- und Steuereinheit als auch die Software, die Elektronik sowie den **Fluidikkreis** mit Antrieben, Pumpen und Ventilen. Es stellt die Zentrale dar, in der die verschiedenen Funktionen für die Phakoemulsifikation abgestimmt werden und in der Regel – abhängig von der Geräteausstattung – weitere Optionen wie Vitrektomie, Endolumination und mehr (Kap. 19), zur Verfügung stehen.

Ihr obliegt die Koordinierung der drei Aktionen, welche während der Phakoemulsifikation des Kerns gleichzeitig ablaufen:

1. Flüssigkeitszufluss (Infusion bzw. Irrigation),
2. Absaugung (Aspiration) und
3. Applikation von Ultraschallenergie zur Kernzerkleinerung.

Abhängig vom Gerät und der Einstellung kann der Flüssigkeitsstrom intraokular reguliert werden. Standardmäßig (historisch) erfolgte dies passiv: die Höhe des Flüssigkeitsspiegels in der Infusionsflasche über dem Auge bestimmt den Infusionsdruck (dabei entspricht 1 cm Wassersäule 1 mBar oder 0,7356 mmHg), der Querschnitt des zuleitenden Schlauchsystems und des Phakotips die Fließgeschwindigkeit (Flow). Die **Flowrate**, d. h. das Volumen an Flüssigkeit, welches pro Zeiteinheit durch den Phakotip fließt, kann zusätzlich am Gerät begrenzt werden, und bestimmt damit auch die infusionsseitige Flowrate.

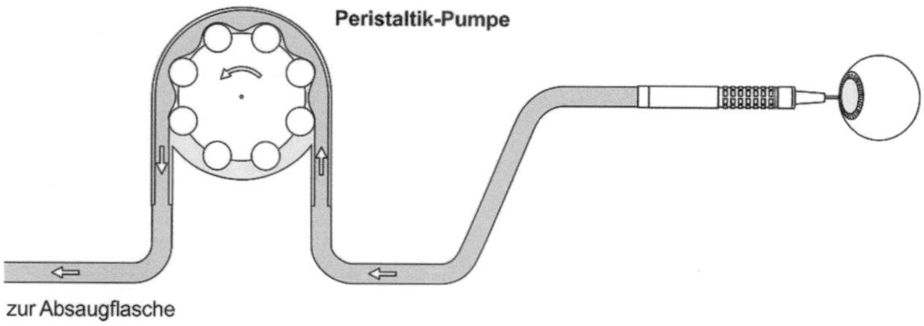

Abb. 4.3 Schematische Darstellung der Wirkungsweise einer Peristaltikpumpe. (Mit freundlicher Genehmigung der Firma Geuder)

► Vor Beginn der Operation muss unbedingt überprüft werden, ob ausreichend Flüssigkeit in der Infusionsflasche enthalten und (bei Verwendung von Glasflaschen) der Nachstrom von Luft über das Filter gesichert ist!

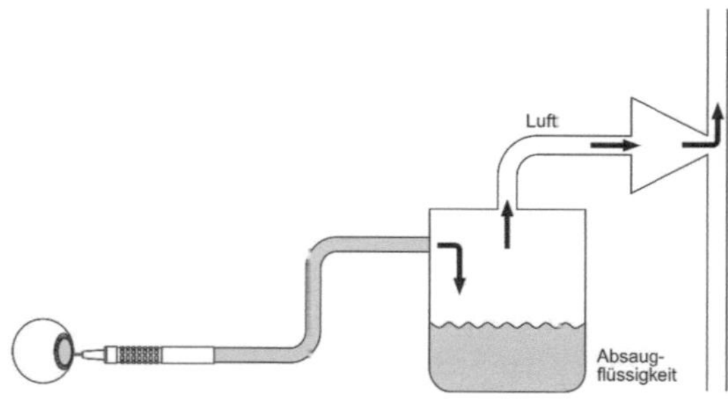

Abb. 4.4 Schematische Darstellung der Wirkungsweise einer Venturipumpe mit Einsatz einer zusätzlichen Kammer. (Mit freundlicher Genehmigung der Firma Geuder)

Um das Auftreten von Schwankungen der Vorderkammertiefe zu minimieren, hat sich in letzter Zeit zunehmend der Einsatz von aktiven Druckinfusionen, welche eine stabilere Vorderkammer gewährleisten, bewährt. Dabei kann durch systematisches Monitoring des Vakuums der Flüssigkeitszufluss angepasst werden. Schwankungen der Vorderkammertiefe werden kompensiert. Das hat besonders dann Auswirkungen, wenn der Sog nach Beendigung einer **Okklusion** der Öffnung des Phakotips abrupt ansteigt!

Erzeugt wird der Sog zur intraokularen Aspiration von Linsenanteilen durch die im Grundgerät integrierten Pumpe(n). Deren Leistung wird durch zwei Parameter definiert: das Vakuum und die Fließgeschwindigkeit (Flow). Unter dem Vakuum versteht man den negativen Druck oder die Saugkraft, die auf die Flüssigkeit in der Saugleitung und im Auge ausgeübt wird. Je kleiner die Saugöffnung gestaltet ist, umso höher wird bei gleichbleibender Fließgeschwindigkeit das Vakuum! Beide Kriterien bestimmen die Saugleistung der Pumpe und damit die Menge der Flüssigkeit, die während eines Eingriffes ausgetauscht wird.

Für den Einsatz in Phakoemulsifikationsgeräten haben sich sowohl Peristaltikpumpen als auch Venturipumpen bewährt.

In einer **Peristaltikpumpe** (Abb. 4.3) wird ein Schlauch durch massierende Bewegungen kleiner rotierender Rollen, die um eine Scheibe angeordnet sind, zusammengedrückt. Diese rotierende Kompression erzeugt einen Fluss und es resultiert ein Vakuum. Durch die Rotation der Rollen wird die Flüssigkeit in die Richtung bewegt, in die sich die Rollen drehen. Bei Phakomaschinen mit derartigen **Rollenpumpen** rotieren die Rollen in die Richtung, in der die Flüssigkeit vom Auge weggesaugt wird. Sowohl der Fluss (in der Regel bis zu 60 ml/min) als auch das Vakuum (bis zu 650 mmHg) lassen sich so genau dosieren.

Durch das Umkehren der Rotation an den Rollen kann die Flussrichtung geändert und so ein Reflux ermöglicht werden.

Die Wirkung der Venturipumpe basiert auf einer völlig anderen Grundlage. Das pneumatische Venturi-System (Abb. 4.4) erzeugt das Vakuum durch einen Luftstrom (in der Regel Pressluft), der an einem Einwegventil vorbeigeleitet wird. Dadurch entsteht an dem Einwegventil ein Unterdruck. Es resultiert ein Sog, der bewirkt, dass die abzusaugende Flüssigkeit in eine zusätzliche Kammer (Kassette) gezogen wird.

In der Tab. 4.1 sind die beiden Pumpen, wie sie seit fast 50 Jahren in der intraokularen Chirurgie im Einsatz sind, im Prinzip gegenübergestellt. Während die pneumatische Venturipumpe durch die Verwendung einer zusätzlichen Kammer un-

Tab. 4.1 Vergleich von Peristaltik- und Venturipumpe

Vergleichskriterien	Peristaltikpumpe	Venturipumpe
Vakuumaufbau	Allmählich	Rasch
Saugleistung	Konstant	Abhängig vom Vakuum
Pressluftanschluss notwendig	Nein	Ja
Zusätzliche Kassette notwendig	Nein	Ja
Refluxfunktion möglich	Ja	Nein

ter dem Einsatz von Pressluft das schnelle Erzeugen eines Vakuums ermöglicht, gewährleistet die elektronisch gesteuerte Peristaltikpumpe auch bei Anstieg des Vakuums eine konstante Saugleistung. Bei einer klassischen pneumatischen Venturipumpe war das Vakuum modulierbar und es baute sich schnell auf, jedoch der Fluss nicht direkt steuerbar. Es war zwar ein schnelles, aber kein fein modulierbares Arbeiten möglich. Dieser Nachteil der Venturipumpen konnte durch ein System mit kleinen Kammern und elektronisch gesteuerten Ventilen ausgeglichen werden, sodass die so modifizierten Pumpensysteme ein Vakuum von 0 auf 650 mmHg in 0,3 s aufbauen können und dennoch eine Kontrolle des Flow mit einer Präzision von 0,1 ml gewährleisten können. Mit dieser Technik werden die Vorteile beider Pumpensysteme in den modernen Steuergeräten verbunden und deren Nachteile eliminiert.

Gerade für den Anfänger und bei der zeitaufwendigen Kataraktchirurgie in komplizierten Ausgangssituationen wie beispielsweise Zonulaschwäche lässt sich dank kontrollierter Irrigation und Aspiration eine Phakoemulsifikation sicher und komplikationslos ausführen.

Wird das Gerät für die Vitrektomie eingesetzt, kann mit einer der klassischen Rollenpumpe angepassten Funktionsweise in der Netzhautperipherie der Glaskörper besonders vorsichtig und atraumatisch abtragen werden. Die Vakuumhöhe kann am Gerät durch Vorgabe eines Höchstwertes begrenzt werden. Mit dem Fußschalter kann dann das Vakuum innerhalb des vorgegebenen Vakuumbereiches linear(!) variiert werden. Wichtig ist die Aktivierung der Linearfunktion für das Vakuum am Basisgerät! Man kann sagen, dass die Vakuumhöhe die Kraft bedeutet, mit der das zu aspirierende Material in den Phakotip eingesaugt und abtransportiert wird. Linear geregeltes Vakuum ist der nichtlinearen Regelung (entweder 0 oder Maximalwert) vorzuziehen.

- Eine individuelle Einweisung in die Handhabung des Gerätes durch einen Techniker der Herstellerfirma ist ebenso zwingend notwendig, wie „Trockenübungen“ zur Bedienung von Grundgerät, Fußschalter und Phakohandgriff (Kap. 1) vor dem ersten Eingriff. Hier hat es sich bewährt, die einzelnen Parameter in einer für Anfänger geeigneten Werkseinstellung am Gerät programmieren zu lassen und diese mit dem ausbildenden Kollegen abzustimmen.

4.2.2 Fußschalter

Dieser kann neben den Funktionen für die Durchführung der Phakoemulsifikation zusätzliche Optionen zur Bedienung wie Vitrektomie, Endoilluminationen, Diathermie und andere mehr enthalten. Auch hier sollte die Belegung am Pedal mit den anderen Operateuren der Einrichtung abgestimmt werden und möglichst einheitlich erfolgen. Zur Durchführung der Phakoemulsifikation des Kerns müssen mittels Fußschalter drei Funktionen ausgelöst werden: Irrigation, Aspiration und Ultraschall. Traditionell werden diese Einzelfunktionen in drei Stufen ausgelöst (linear axial). In den letzten Jahren setzt sich zunehmend das aus der Netzhaut-Glaskörperchirurgie übernommene linear-duale Arbeiten durch. Heute verfügen die meisten Geräte über die Möglichkeit, je nach Einstellung wahlweise die verschiedenen Funktionen nacheinander (linear axial) oder parallel (linear dual) auszulösen (Abb. 4.5, Phakomodus).

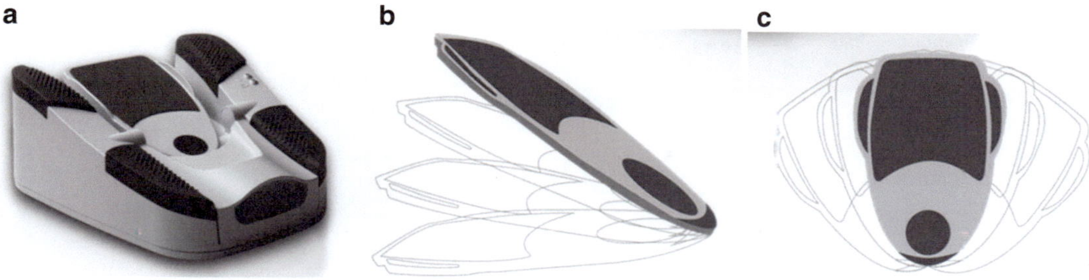

Abb. 4.5 (**a**–**c**) (**a**) Fußschalter. (**b**) Linearer-axialer-Mode. (**c**) Linear-dualer Mode. (Mit freundlicher Genehmigung der Fa. Bausch und Lomb)

► Prinzipiell wird initial die Irrigation ausgelöst. Es sollte mit dem Phakotip immer tropfend in die Vorderkammer eingegangen werden. Dadurch erfolgt automatisch eine Überprüfung dieser Funktion! Das Einbringen von störenden Luftblasen wird so unterbunden.

Beim linear-axialen Mode werden nacheinander die Funktionen in drei Stufen durch Herunterdrücken des Pedals ausgelöst. Das heißt, bei Betätigung der Irrigation (Stufe 1) wird der Fußschalter so weit durchgetreten, bis die Aspiration (Stufe 2) erfolgt. Durch weiteres Nach-unten-drücken der Fußplatte kommt die Phakoemulsifikation (Stufe 3) dazu (Abb. 4.5b).

Im linear-dualen Mode wird ebenfalls die Irrigation (Stufe 1) durch Treten des Pedals nach unten gestartet und in der gleichen Bewegung erfolgt über die 2. und 3. Stufe das Auslösen der Aspiration durch einen verlängerten Pedalweg. in der zweiten Stufe das Auslösen der Aspiration. Die Phakoemulsifikation kommt durch ein seitliches Auslenken der Fußplatte hinzu (Abb. 4.5c). In diesem Mode können dann jeweils durch die Ausweitung der Bewegung nach unten oder zur Seite getrennt die Aspiration und Ultraschallwirkung separat (das heißt unabhängig voneinander) aber simultan erhöht werden.

4.2.3 Phakohandgriff

Der Phakohandgriff stellt den Bestandteil dar, mit dem die verschiedenen Funktionen (Irrigation, Aspiration, Emulsifikation) auf das Auge übertragen werden. Diese Handstücke sind mit der Zeit immer kleiner und leichter geworden. Sie wurden ergonomischer geformt, sodass sie nahezu so leicht wie ein Füllfederhalter zu handhaben sind. Einzelne Operateure bevorzugen schwerere Handstücke, die weniger Handunruhe auf das Auge übertragen. Mit der Phakonadel wird die Ultraschallenergie auf den Linsenkern appliziert und über ihr Lumen werden die zerkleinerten Linsenanteile aspiriert. Die Phakonadel ist angeschrägt, um sich mit dem vorstehenden Teil in den Linsenkern eingraben zu können. Sie ist von einem Silikon-Sleeve umgeben, über den die Irrigation erfolgt (Abb. 4.6). Die Irrigationsöffnungen sollten seitlich sein, damit der Spülstrom nicht das Hornhautendothel schädigen kann (Abb. 4.7). Die sich bewegende Phakonadel erzeugt Wärme, die über die umgebende Infusion abgebaut wird. Eine nackte Phakonadel kann zu Verbrennungen des Augengewebes führen!

► Vor dem ersten Eingehen mit dem Phakotip in die Vorderkammer muss die richtige Positionierung des Sleeves überprüft werden!

Dabei ist darauf zu achten, dass einerseits die Phakospitze ausreichend frei ist, um einen Graben im Kern anlegen zu können, und andererseits der Sleeve weit genug auf die Spitze geschoben ist, sodass die Flüssigkeit die Nadel während der Ultraschallapplikation in ausreichendem Maße bedeckt und kühlt, um einer Schädigung der Umgebung vorzubeugen („corneal burn"). Zur Vermeidung des direkten Flüssigkeitsstroms auf das Endothel sind die Spülöffnungen korrekt seitlich zu positionieren. Sollte der Silikonsleeve zu locker sitzen, sodass er sich beim intraokularen

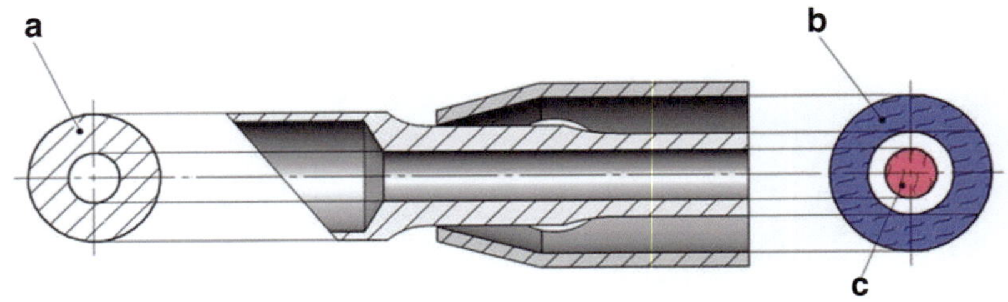

Abb. 4.6 (**a**–**c**) Schnitt durch einen Phakotip (Fa. Oertli): (**a**) Phako-Nadel. (**b**) Lumen zwischen Phakonadel und Sleeve für die Irrigation. (**c**) Lumen für die Aspiration

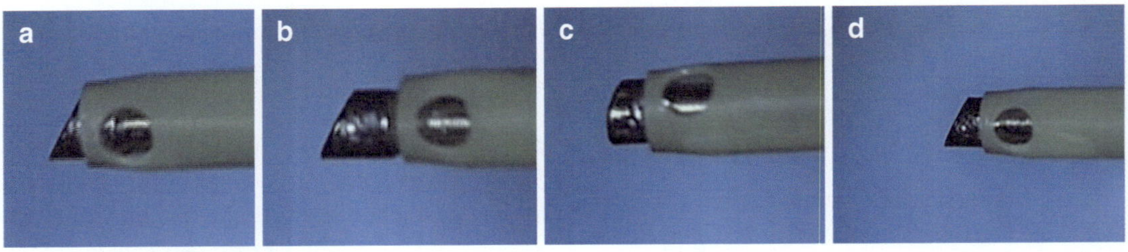

Abb. 4.7 (**a**–**d**) Phakotip mit Sleeve. (**a**) Zu weit vorn positioniert. (**b**) Nicht ausreichend über die Phakospitze geschoben. (**c**) Ohne korrekte seitliche Positionierung der Spülöffnungen. (**d**) Mit optimal platziertem Sleeve

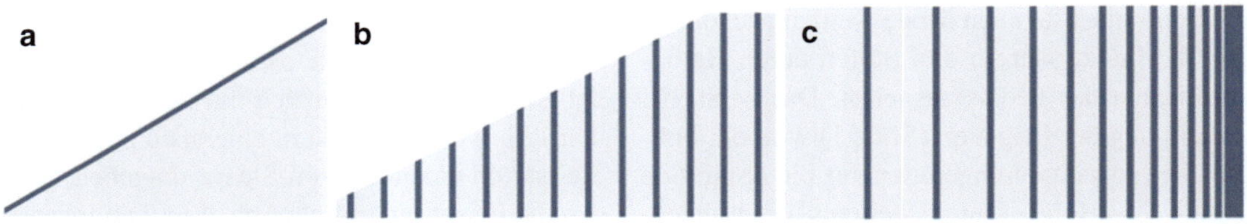

Abb. 4.8 (**a**–**c**) Arten der Zufuhr der Ultraschallenergie. (**a**) Kontinuierlich. (**b**) Pulsmodulation. (**c**) Burstmodulation

Manipulieren auf der Nadel verschiebt, ist dieser auszutauschen (Abb. 4.7)!

Um den Vorgang der Linsenverflüssigung verstehen und den Energieeinsatz einschätzen zu können, sollte sich jeder Anwender im Vorfeld darüber im Klaren sein, was bei der Phakoemulsifikation geschieht.

Der Phakohandgriffs ist über drei Verbindungen mit dem Grundgerät verbunden: Die beiden Schläuche für die Irrigation (meist blau markiert) und Aspiration (meist rot markiert) und das Elektrokabel zur Ansteuerung des piezoelektrischen Kristalls im Handstück. Das Kristall versetzt die Phakonadel in Schwingungen mit Frequenzen zwischen 20 kHz und 60 kHz (Oszillationen im Ultraschallbereich). Diese Vibrationen werden auf den Linsenkern übertragen, sodass er infolge von Kavitationen und mechanischen Disruptionen fraktioniert (bzw. „emulsifiziert") wird und die Einzelstücke abgesaugt werden können. Die Oszillation der Phakonadel im genannten Frequenzbereich bedeutet Reibung und damit Verbrennungsgefahr im Kontaktbereich der Inzision. Daraus ergibt sich sowohl die besondere Bedeutung der Kühlfunktion als auch die Stabilität der Augen-Vorderkammer bei einem intakten Sleeve.

Bei Einführung der Technik wurde die Ultraschallenergie zunächst kontinuierlich zugeführt, wobei der Operateur durch Betätigen des Fußpedals in der Position 3 die Energiezufuhr steigerte (Abb. 4.8a). Beim Einsatz des gepulsten Modes wird die Phakoenergie in Pulswellen abgegeben und damit die Gefahr thermischer Schäden am Auge reduziert (Abb. 4.8b). Dabei kann bei Erhöhung des Druckes auf das Fußpedal die **Pulsrate** gesteigert werden. Durch die wellenförmige Energiezufuhr bei konstanter Frequenz (28,5 kHz) wird das Risiko von Koagulationen im Tunnelbereich weiter reduziert (Abb. 4.8b).

Alternativ kann auch der Abstand der **Phakobursts** variiert werden (Abb. 4.8c).

▶ Es ist davon auszugehen, dass durch zusätzliche torsionale und longitudinale Bewegungen der Phakonadel die Kernzerkleinerung noch effizienter wird. Der Einsatz leichterer Materialien (Titan) lässt mit dem Phakohandgriff noch filigraner intraokular manipulieren und die technischen Parameter der Maschinen werden weiter optimiert. Entscheidend für den Erfolg der Operation ist aber die sichere Beherrschung des Phakoemulsifikationsgerätes durch den Operateur!

4.3 Operationsstuhl und Operateurssitz

Martin Miertsch und Frank Wilhelm

Der Operationsstuhl und der Operateurssitz dienen der sicheren Lagerung des Patienten und Positionierung des Operateurs während des Eingriffes.

▶ Es ist unbedingt notwendig, dass sich jeder Operateur VOR dem ersten Eingriff durch „unsteriles“ Üben mit allen Funktionen der Geräte vertraut macht [7, 8].

In der Operationssituation erfolgt die Bedienung unter sterilen Bedingungen, meist ohne Sichtkontakt zu den Bedienelementen Das heißt die Änderungen der Einstellungen muss „wie im Schlaf“ ablaufen. Vor Beginn des ersten Eingriffes im OP-Programm erfolgt die Positionierung des Operateur- Stuhls so, dass es dem Operateur möglich ist, auch über längere Operationszeiten in entspannter Körperhaltung zu arbeiten.

▶ Der OP-Tisch wird dann im OP-Saal mit seinen Einstellungen an die des Operateursitzes adaptiert und nicht umgekehrt!

Diesen Anforderungen wurde in den letzten Jahren durch die Entwicklung funktioneller und einfach zu bedienender Geräte Rechnung getragen. Die Grundlagen zur Funktion sollen hier stellvertretend für die Produkte verschiedener Hersteller am Beispiel der Firma UFSK-International OSYS GmbH Heidelberg exemplarisch erläutert und deren Bedienung erklärt werden.

Der Behandlungsstuhl/Operationstisch muss nicht nur eine bequeme Lagerung des Patienten, sondern auch einen reibungslosen Wechsel zwischen den rasch aufeinanderfolgenden Eingriffen ermöglichen [9]. Er ist den Erfordernissen der Positionierung und ergonomischen und bequemen Behandlung des Patienten angepasst. Er verfügt über vielseitige Einstellungen des Kopf-, Rücken-, Sitz- und Beinteils und der Gesamtstuhlhöhe für die Behandlung und Operation, inklusive Schock- und Flachlagerung. Eine wesentliche Anforderung ist die Zugänglichkeit des OP-Feldes für den Operateur, wobei berücksichtigt werden muss, dass er beispielsweise seine Knie unterhalb der Kopfstütze so unterbringen können muss, dass ihm genug Raum für die Bedienung an den Fußschaltern der verschiedenen Geräte zur Verfügung steht.

Alle Positionen können bequem per Handtastatur eingestellt werden (Abb. 4.9). Alternativ hierzu lassen sich die Kopf- und Höhenverstellung auch per Fußtastatur bedienen. Ein Operateur kann somit auch nach der chirurgischen Händedesinfek-

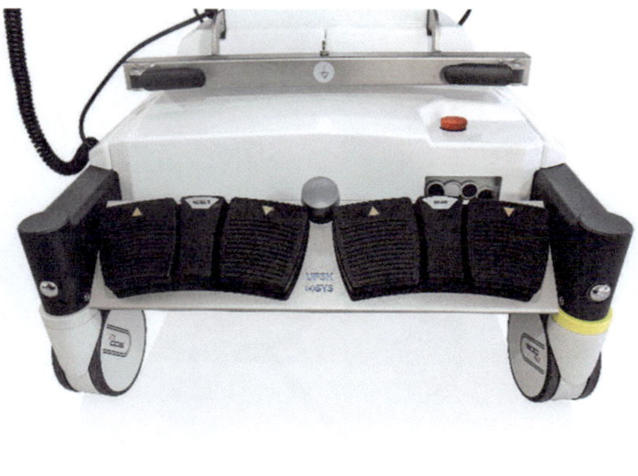

Abb. 4.9 Fußpedale zur Korrektur der Höhe von OP-Tisch und Kopfteil

tion eine Position komfortabel nachjustieren, ohne sich erneut desinfizieren zu müssen.

Die Auslösung der Verstellfunktionen erfolgt durch ein leichtes, mittiges Drücken der Tasten mit der Fußspitze.

Das Kopfteil (Abb. 4.10) ist dreidimensional schwenkbar und so für eine präzise Kopflagerung des Patienten einzustellen, was gerade bei der Nutzung im Augen-OP wichtig ist, um den Kopf genau waagerecht auszurichten. Damit wird der Ansammlung von Spülflüssigkeit im inneren Lidwinkel" vorgebeugt.

Der OP-Tisch ist mit einer beidseitig bedienbaren, mechanischen Bremse ausgestattet und verfügt über richtungsweisende Radstellfunktionen, die das kontrollierte Manövrieren des Stuhls durch eine Person erleichtern und eine sichere Fixierung im OP-Saal während des Eingriffes garantieren.

Der Behandlungsstuhl ist mit einem Not-Aus-Schalter ausgestattet (Abb. 4.11). Dieser befindet sich auf der Oberseite der Akku-Box an der Rückseite des Stuhls und ist an seiner roten Signalfarbe erkennbar.

Die Betätigung des Not-Aus-Schalters unterbricht sofort und unmittelbar jegliche Stromzufuhr des Gerätes und versetzt den Stuhl umgehend in einen sicheren Zustand. Diese Funktion wird im täglichen Praxisbetrieb z. B benötigt:

- während der Durchführung einer Behandlung bzw. eines medizinischen Eingriffs, um jegliche ungewollte Auslösung von Verstellfunkti-

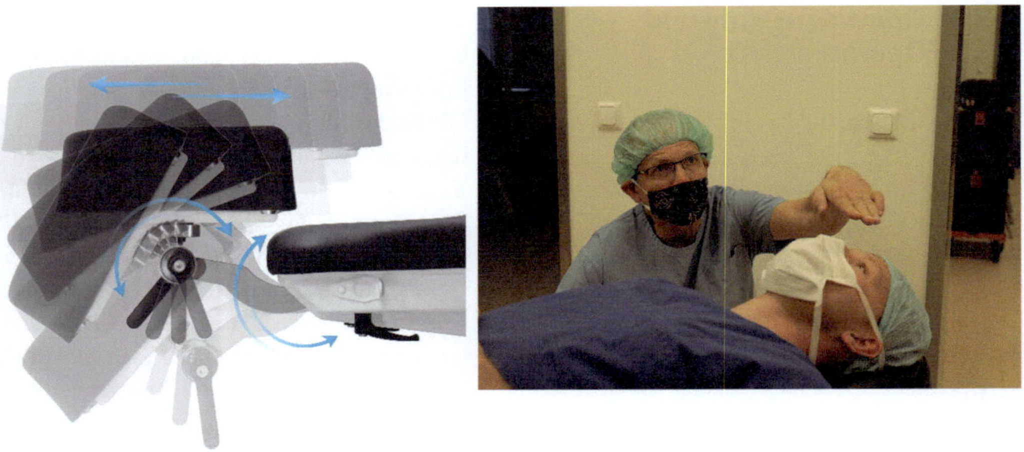

Abb. 4.10 Durch die variable Verstellung der Kopfstütze ist eine horizontale Positionierung der Augenoberfläche möglich

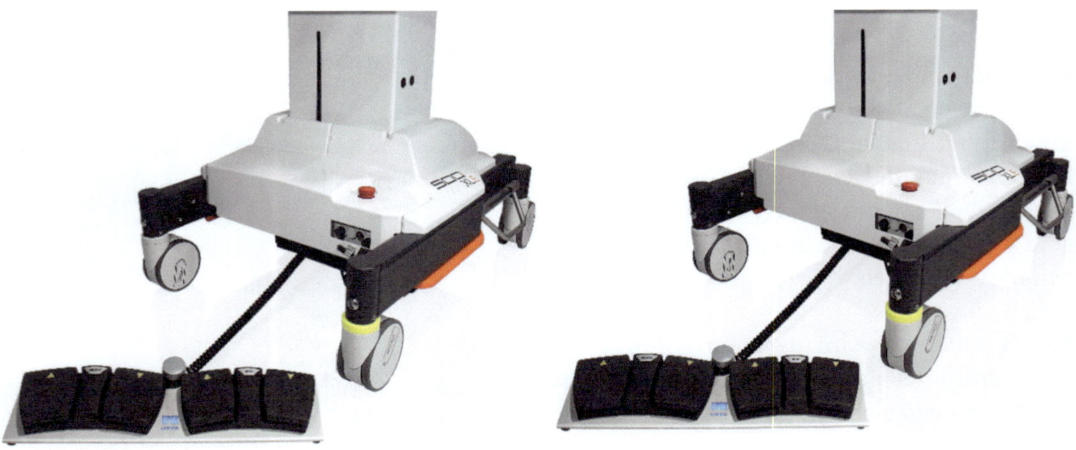

Abb. 4.11 Die Funktion des roten Knopfes als Not-Aus-Schalter muss jeder im OP-Saal Tätige kennen!

onen bzw. Bewegungen des Stuhls zu verhindern,

- im Gefahrenfall oder zur Abwendung einer Gefahr,
- während nicht ständig beaufsichtigter Ruhezeiten des Patienten, um eine unerlaubte, eigenmächtige Auslösung von Verstellfunktionen bzw. Bewegungen des Stuhles durch den Patienten vorzubeugen,
- zur ordnungsgemäßen Abschaltung am Ende des Arbeitstages.

Der **Operateurstuhl** ist den Erfordernissen des entspannten und ergonomischen Sitzens angepasst und verfügt über vielseitige Verstellfunktionen für Sitzhöhe, Sitzhaltung/Rückenlehne und Armlehnen (Abb. 4.12). Der Stuhl sollte optimalerweise leicht zu rollen sein! Mit einer beidseitig bedienbaren, mechanischen Bremse ausgestattet und verfügt er über richtungsweisende Radstellfunktionen, die das kontrollierte Manövrieren des Stuhls durch eine Person erleichtern [6].

Die elektrisch, stufenlose Höhenverstellung lässt sich mühelos per Fußtastatur bedienen (Abb. 4.13). Die gewünschte Sitzhöhe kann man im Bereich von 535 bis 735 mm einstellen.

- Linkes Fußpedal (aus Sicht des Operateurs), drücken: Der Stuhl bewegt sich abwärts.
- Rechtes Fußpedal (aus Sicht des Operateus), drücken: Der Stuhl bewegt sich aufwärts.

Das ergonomisch geformte Sitzsystem des Operateurstuhls (Abb. 4.14) unterstützt ein aktives, gesundes Sitzen. Der neigbare Sitz und die höhenverstellbare Rückenlehne ermöglichen die individuelle Anpassung an Gewicht und Größe des Chirurgen. Die variable Neigung der Rückenachse des Stuhls optimiert den individuellen „Sitzwinkel" und beugt in Verbindung mit dem frei beweglichen, auf Körperdruck reagierenden Rückenpolster einer auf die Dauer gesundheitsschädigenden Körperhaltung vor.

Die Verstellung für den Neigungswinkel der Rückenlehne erfolgt durch Betätigen des Griffhebels (1) an der rechten Stuhlseite. Durch Ziehen des Griffs zum Körper wird die Fixierung der Rückenlehne gelöst. Die Lehne wird anschließend durch einfaches Vor- oder Zurückbeugen mit dem Rücken in die gewünschte Position und gebracht und durch Freigabe des Griffes (1) in dieser Position fixiert.

Auf die gleiche Weise wird bei der Einstellung der Neigung des Sitzes vorgegangen. Der Griffhebel (2) wird gelockert, die optimale Sitzposition durch Gewichtsverlagerung (nach vorne oder zurück) gefunden und durch Loslassen des Griffhebels (2) fixiert.

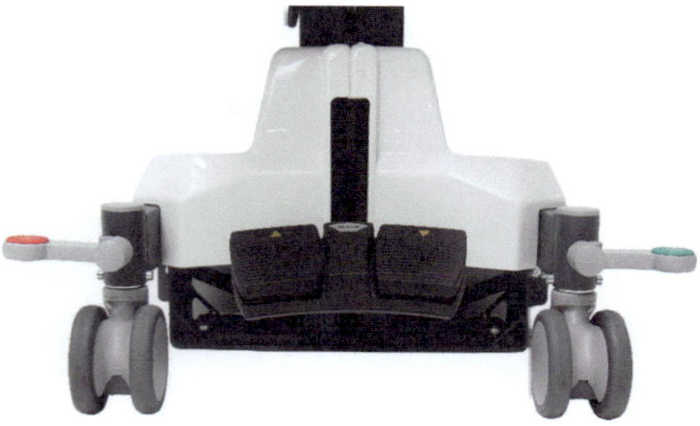

Abb. 4.13 Fußpedale zur Verstellung der Sitzhöhe des Operateurs: 1 = aufwärts, 2 = abwärts

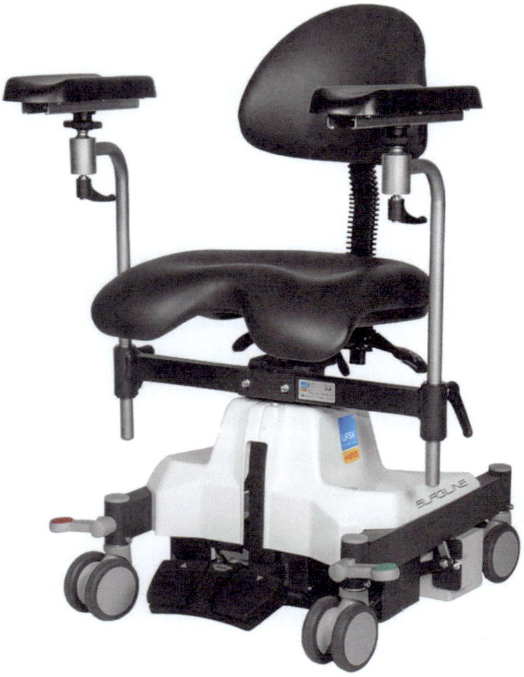

Abb. 4.12 Der Operateurstuhl surgiLine der Firma UFSK-International OSYS GmbH demonstriert beispielhaft die vielfältigen Funktionen und Einstellungsmöglichkeiten eines Operateursitzes

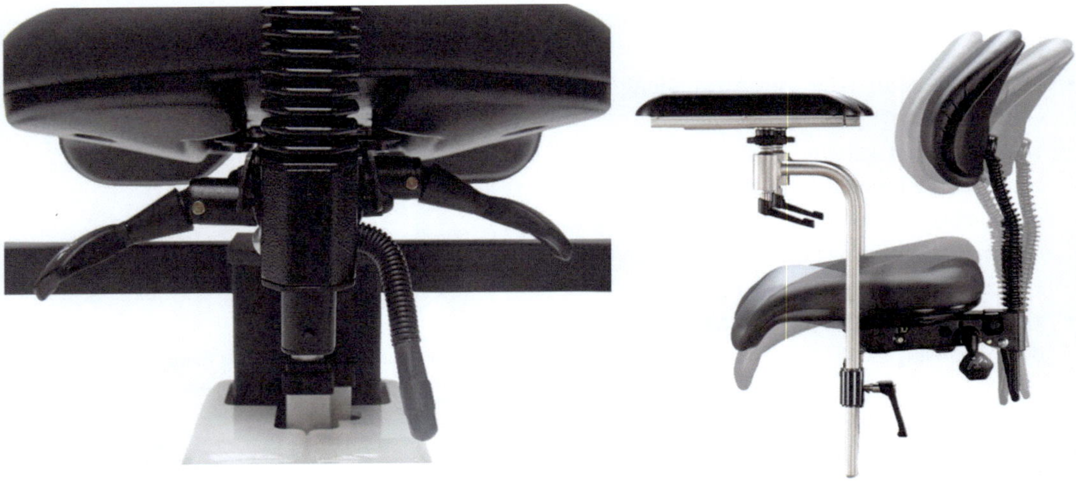

Abb. 4.14 Die Einstellungen der Neigung von Sitz und Rückenlehne sowie der Höhe der Rückenlehne sind jeweils separat möglich

Die Verstellung der Gesamthöhe der Rückenlehne erfolgt über den Klemmhebel (3). Durch leichtes Drehen des Hebels wird die Lehne gelockert bzw. durch Drehung des Hebels in Gegenrichtung wieder fixiert. Dabei ist darauf zu achten, dass das frei bewegliche, auf Körperdruck reagierende Rückenpolster, in einer auf den Rücken optimal abgestimmten Position positioniert ist und somit rückenschonend den Lendenwirbelbereich unterstützt.

Es ist auch darauf zu achten, dass die Rücklehne so eingestellt wird, dass diese den Rücken des Operateurs gerade noch berührt. Er sollte sich nicht an diese anlehnen! Die Sitzhöhe ist so zu wählen, dass er, je nach Beinlänge unter dem OP-Tisch, noch die Fußschalter von Mikroskop, Phakomaschine, OP-Tisch und anderer Geräte ohne Beeinträchtigungen bedienen kann.

Über die Gelenkarme (1) können die gewünschte Höhe und der Schwenkbereich der Armauflagen in die gewünschte Position gebracht werden. Hierzu werden die entsprechenden Klemmhebel am Gelenkarm gelöst und dieser in die gewünschte ergonomische Position verschoben oder gedreht. Ist die bevorzugte Einstellung gefunden, wird diese durch die Arretierung des Klemmhebels fixiert (Abb. 4.15).

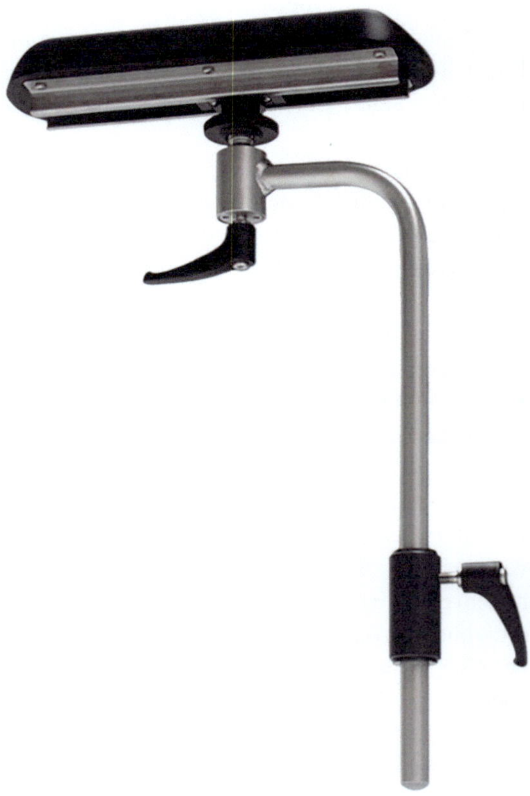

Abb. 4.15 Die verschiedenen Gelenke und die Arretierungen an den Armstützen ermöglichen für jeden Operateur die optimale Einstellung

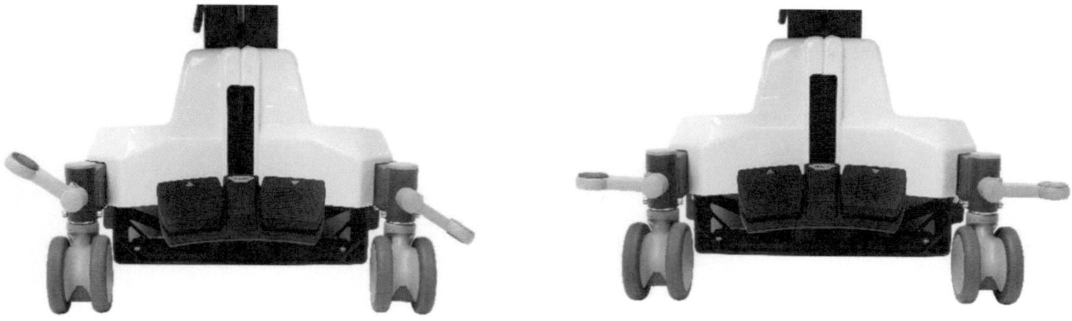

Abb. 4.16 Um den Operationssitz durch die Bremse zu fixieren, ist die Betätigung des roten Hebels und zum Lösen der Bremse, die des grünen Hebels notwendig

► Die sichere Fixierung der Armstützen in der gewünschten Stellung sollte vor Beginn des Operationstages durch den Operateur kontrolliert werden!

► Für den Operationsanfänger sind die Armstützen in der Regel hilfreich, verlieren jedoch mit zunehmender Erfahrung allmählich an Bedeutung.

Auch der Operateur-Stuhl verfügt über eine einfach zu bedienende Zentralbremse, die auf alle vier Räder wirkt (Abb. 4.16).

Literatur und weiterführende Literatur

1. Nylen CO (1954) The microscope in aural surgery, its first use and later development. Acta Otolaryngol Suppl 116:226–240
2. Littmann H (1963) Ein neues Operationsmikroskop. Klin Mbl Augenheilk 142:50–671
3. Harms H, Mackensen G (1989) Augenoperationen unter dem Mikroskop. Georg Thieme, Stuttgart, 291 S
4. Draeger J, Kirchner M (1988) Technische Ausstattung und Organisation einer ophthalmologischen Operationseinheit. In: Mackensen G, Neubauer H (Hrsg) Augenärztliche Operationen, Teil 1. Springer, Berlin, S 1–41
5. Draeger J, Garweg J (1990) Funktionelle Gesichtspunkte bei der Verwendung von Operationsmikroskopen. Ophthalmochirurgie 2:189–197
6. Kuhn F (2016) Vitreoretinal surgery: strategies and tactics. Springer, Berlin
7. Gebrauchs- und Serviceanleitung Version 11/2015 SN 352-1999. Operateurstuhl surgiLine. UFSK-International OSYS GmbH
8. Velhagen K (1964) Propädeutische augenärztliche Operationslehre. VEB Georg Thieme, Leipzig
9. Mackensen G, Neubauer H (1988) Augenärztliche Operationen, Teil 1, 3. Aufl. Springer, Berlin. ISBN 3-540-18267-5

Instrumentenkunde

5

Alexander Petzold und Frank Wilhelm

Inhaltsverzeichnis

5.1 Einleitung

Eine wichtige Voraussetzung für die Arbeit im Operationssaal ist die Kenntnis des Instrumentariums – das Handwerkzeug eines jeden Chirurgen! Die Entwicklung der chirurgischen Instrumente war in den letzten Jahrzehnten rasant, wie ein Rückblick in die Geschichte zeigt (Abb. 5.1)

Für moderne Operationsverfahren werden diese in mikrochirurgischen Dimensionen hergestellt und müssen dabei höchsten Anforderungen genügen.

A. Petzold (✉)
Augenzentrum am Johannisplatz,
Leipzig, Deutschland

F. Wilhelm
Greifswald, Deutschland

Heute stehen dem Ophthalmochirurgen eine Vielzahl an verschiedenen Instrumenten zur Verfügung, die sich mehr oder weniger in Form und Materialeinsatz unterscheiden [1]. Qualitativ hochwertiges Instrumentarium bei Einsatz im medizinischen Bereich unterscheidet sich wesentlich von dem aus der Massenproduktion. Pinzette oder Schere ist nicht gleich Pinzette oder Schere! Die Anforderungen an Medizinprodukte sind prinzipiell sehr hoch, besonders beim Einsatz in der Augenheilkunde.

▶ Die speziellen Funktionscharakteristika eines jeden chirurgischen Instruments und deren spezifische Anwendung ist Voraussetzung für einen reibungslosen Ablauf einer Operation und jeder angehender Opthtalmochirurg muss „sein" Arbeitsmaterial kennen und beherrschen.

F. Wilhelm (Hrsg.), *Ophthalmochirurgie für Einsteiger*,
https://doi.org/10.1007/978-3-662-64336-5_5

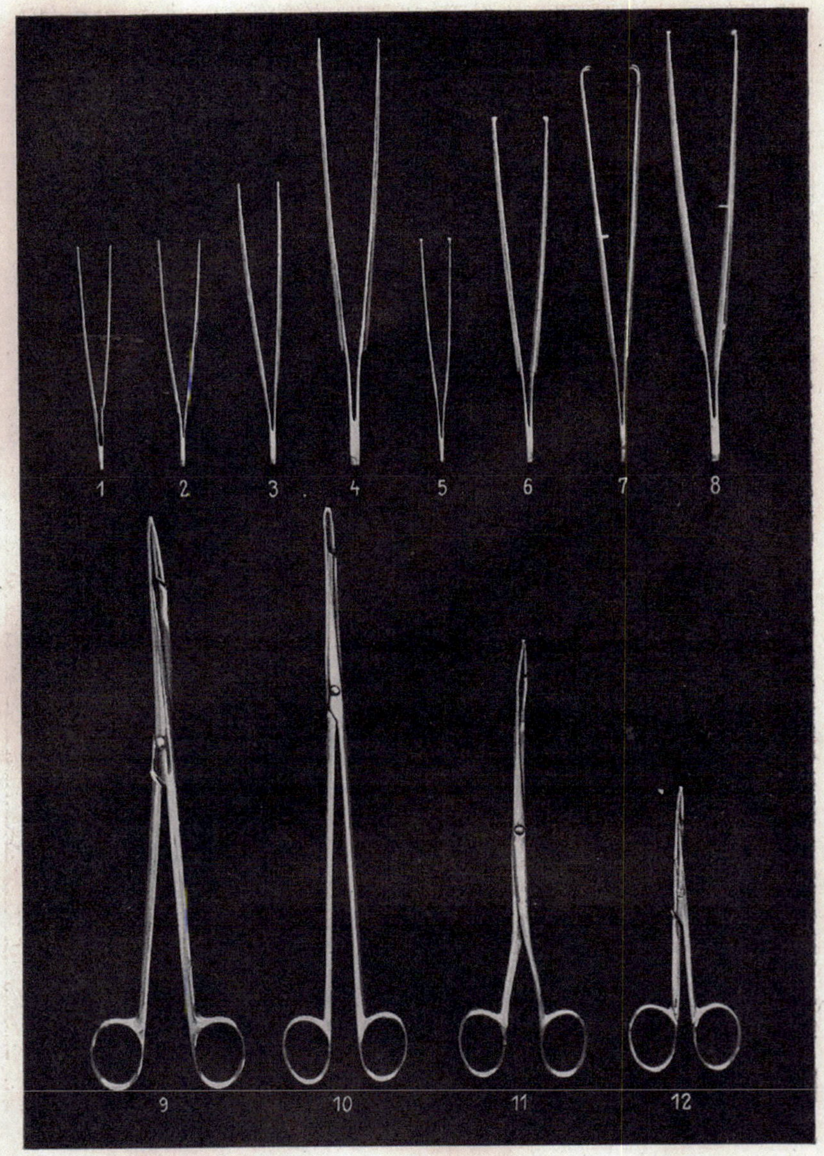

Tafel 3 31

1 feinste anatomische Pinzette (für Augenoperationen)
2 feine anatomische Pinzette (für Magen-Darmoperationen) (Naht)
3 kurze anatomische Pinzette
4 lange anatomische Pinzette
5 feine chirurgische Pinzette (für Magen-Darmoperationen) (Naht)
6 kurze chirurgische Pinzette
7 Tonsillenpinzette
8 lange chirurgische Pinzette
9 Kornzange n. Maier
10 Kornzange n. Pelkmann
11 Kornzange n. Baginsky-Frank
12 Kornzange n. Maier

Abb. 5.1 Übersicht der verfügbaren chirurgischen Fassinstrumente – einschließlich Augenpinzetten – im Operationssaal aus dem Jahr 1943. ([3])

5.1.1 Qualität zahlt sich aus

Die Langlebigkeit des sensiblen Instrumentariums hängt entscheidend von den äußeren Einflüssen ab. Eine besondere Belastung stellen die hohen Temperaturen während des Sterilisationsprozesses von bis zu 134 °C, die Kontamination mit Blut- und Eiweißrückständen sowie sonstige Chemikalien und die Korrosionsgefahr durch ständige Nässe dar. Nicht zu vernachlässigen sind auch die mechanischen Einflüsse, die durch richtiges Fixieren auf dem Instrumentensieb und Transportsicherungen (zur Vermeidung von Beschädigungen Oberflächenschutzschicht der Instrumente – auch Passivschicht genannt) minimiert werden können.

Daraus ergeben sich hohe Anforderungen an den Hersteller hinsichtlich richtiger Auswahl und Zusammensetzung der Werkstoffe. Die Materialeigenschaften werden wesentlich von den Anteilen an Chrom und Kohlenstoff bestimmt.

Durch den hohen manuellen Fertigungsaufwand unter dem Mikroskop bei der Herstellung spezifischer Formen sind die hohen Preise gegenüber denen aus der Massenproduktion zu erklären.

► Vor einer Kaufentscheidung sollte man Medizinprodukteberater bekannter Hersteller kontaktieren und sich die entsprechenden Instrumente demonstrieren lassen. Oftmals bieten Firmen auch den Service einer temporären praktischen Testung an.

5.2 Europäische Medizinprodukteverordnung (MDR)

Für den medizinischen Einsatz und das „in Verkehr bringen" der Medizinprodukte ist der Hersteller verantwortlich. Seit dem 25.05.2017 ist die Europäische Medizinprodukte Verordnung (Medical Device Regulation – MDR) gemeinsam mit der Verordnung für In-vitro-Diagnostika (IVDR) in Kraft [5]. Die MDR ist nach einer vierjährigen Übergangszeit ab 26. Mai 2021 verpflichtend anzuwenden. Es ist davon auszugehen, dass es bei der Zertifizierung nach MDR für zahlreiche im Augen-OP eingesetzte Medizinprodukte Verzögerungen geben wird, die zukünftig zu Engpässen in der Versorgung führen werden [8]. Jeder Operateur ist daher gehalten, sich im Interesse seiner Patienten auf diese Situation einzustellen und dies bei der Planung seiner chirurgischen Tätigkeit zu berücksichtigen.

Grundsätzlich regelt die MDR die Herstellung und das Inverkehrbringen von Medizinprodukten für die gesamte EU, ohne dass es noch eines nationalen Gesetzes bedarf (wie bisher das Medizinproduktegesetz – MPG).

Das sollten Sie zur neuen EU-Medizinprodukteverordnung wissen:

- Die EU-Medizinprodukteverordnung sieht vor allem erhöhte Anforderungen an das Inverkehrbringen und die Überwachung von Medizinprodukten in der Europäischen Union vor.
- Die Definitionen im Bereich der Medizinprodukte und aktiven implantierbaren medizinischen Geräte wurden erheblich erweitert und umfassen nun beispielsweise auch Produkte ohne medizinische Zweckbestimmung wie z. B. farbige Kontaktlinsen sowie Implantate und Stoffe für ästhetische Zwecke.
- Die Einführung einer einmaligen Produktnummer („unique device identification", UDI) soll die Rückverfolgbarkeit bestimmter Artikel innerhalb der Lieferkette für Hersteller und Behörden vereinfachen und so den schnellen und effizienten Rückruf von Medizinprodukten, die ein Sicherheitsrisiko darstellen, ermöglichen.
- Um den neuen Klassifizierungsregeln gerecht zu werden, müssen die Hersteller ihre Erzeugnisse nach Risiko, Kontaktdauer und Invasivität prüfen und ihre technische Dokumentation entsprechend aktualisieren.
- Für Medizinprodukte der Klasse III und implantierbare Produkte gelten strengere klinische Anforderungen.

- Landesspezifische Verordnungen sollen durch das deutsche Medizinprodukte-Anpassungsgesetz-EU (MPAnpG-EU) bzw. das Medizinprodukterecht-Durchführungsgesetz (MPDG) geregelt werden [5].

▶ Die Europäische Medizinprodukteverordnung (MDR) regelt Herstellung und Inverkehrbringen von Medizinprodukten und damit auch für chirurgische Instrumente in der gesamten EU.

5.3 Medizinprodukte

Medizinprodukte sind alle Produkte mit medizinischer Zweckbestimmung, die vom Hersteller für die Anwendung beim Menschen in Verkehr gebracht werden. Im Gegensatz zu Arzneimitteln, die pharmakologisch, immunologisch oder metabolisch wirken, wird die bestimmungsgemäße Hauptwirkung bei ihrem Einsatz primär auf physikalischem Weg erreicht. Zu den Medizinprodukten zählen auch Produkte, die einen Stoff oder Zubereitungen aus Stoffen enthalten oder mit solchen beschichtet sind, welche bei gesonderter Verwendung als Arzneimittel oder Bestandteil eines Arzneimittels (einschließlich Plasmaderivaten) angesehen werden und in Ergänzung zu den Funktionen des Produktes eine Wirkung auf den menschlichen Körper entfalten können.

5.3.1 Aktive und nicht aktive Medizinprodukte

Es wird zwischen aktiven Medizinprodukten, deren Betrieb von einer Stromquelle oder einer anderen Energiequelle abhängig ist und nicht aktiven Medizinprodukten, welche nicht energetisch betrieben werden, unterschieden. An aktive Medizinprodukte werden vom Gesetzgeber erhöhte Anforderungen gestellt, um sicherzustellen, dass immer ein hochgradiger Schutz, sowohl für Patienten als auch für Anwender und Dritte, gewährleistet ist und die vom Hersteller angegebenen Eigenschaften zu jedem Zeitpunkt erfüllt sind [6].

5.3.2 Medizinprodukteklassifizierung

Die Klassifizierung von Medizinprodukten beruht auf einem risikobasierten System, welches sich an der „Verletzbarkeit des menschlichen Körpers“ und dem Risikopotenzial des Produktes orientiert, wobei die Dauer und der Ort der Anwendung des jeweiligen Medizinproduktes entscheidend sind [10]. Je länger das Produkt angewendet oder je tiefer das Produkt in den Körper gebracht wird, umso höher ist die Klassifizierung und damit das Risiko. Dieses Risiko steigt von Klasse I bis Klasse III schrittweise an. Produkte der Klasse I bergen kein oder ein sehr geringes Risiko, während Produkte der Klasse III ein sehr hohes Risiko für Patienten darstellen.

Die Einstufung der Medizinprodukte in eine der Risikoklassen hängt unter anderem von der Dauer der Anwendung (bis 60 min, bis 30 Tage, länger als 30 Tage), dem Grad der Invasivität (invasiv, chirurgisch invasiv, implantierbar) und der Anwendung am zentralen Kreislaufsystem oder am zentralen Nervensystem ab.

▶ In der Europäischen Union sind die Medizinprodukte in vier Hauptklassen unterteilt, die ein unterschiedlich hohes Risikopotential tragen (Tab. 5.1).

Medizinprodukte der Klasse I sind meist nicht-invasive Produkte, die ein sehr geringes Risiko aufweisen und keine Auswirkungen auf den menschlichen Körper haben. Klasse I Produkte können vom Unternehmen selbst zertifiziert werden kann. Die Klasse I enthält drei Unterklassen. Medizinprodukte, die in sterilem Zustand auf den Markt gebracht werden, werden als Klasse Is kategorisiert (s = „sterile“). Produkte mit Messfunktion werden als Klasse Im bezeichnet (m = „measure“) und Produkte, die wiederverwendet oder wiederaufbereitet werden können, der Klasse Ir (r = „reusable“) zugeordnet.

Tab. 5.1 Einteilung der Medizinprodukte

Klasse	Einstufung/Risikopotenzial	Beispiele
I	Geringes Risikopotenzial geringer Invasivitätsgrad vorübergehende Anwendung (< 60 min)	Brillen, Mundspatel, Urinflaschen, Halskrausen, Rollstühle, Gehhilfen, Stützstrümpfe, Verbandmittel, Mund-Nase-Schutz
Is (sterile)	Produkte, die in sterilem Zustand auf den Markt gebracht werden	Schutzausrüstung
Im (measure)	Geräte mit Messfunktion	Stethoskope, Thermometer
Ir (reusable)	Produkte, die wiederaufbereitet oder wiederverwendet werden	Wiederverwendbare chirurgische Instrumente, Endoskope
IIa	Mittleres Risikopotenzial mäßiger Invasivitätsgrad kurzzeitige Anwendung (<30 Tage) im Körper ununterbrochen/wiederholter Einsatz des gleichen Produkts	Desinfektionsmittel (für Instrumente und Geräte), Einmalspritzen, Hörgeräte, Kontaktlinsen, Blasenkatheter, Kanülen, OP-Handschuhe, diagnostischer Ultraschall, MRT
IIb	Erhöhtes Risikopotenzial systemische Wirkung nicht-invasive Empfängnisverhütung langzeitige Anwendung (> 30 Tage)	Beatmungsgeräte, Defibrillatoren, periphere Gefäßprothesen oder Stents, Dialysatoren, chirurgische Laser, Nägel und Platten, externe Herzschrittmacher, Röntgengeräte, Kondome
III	Hohes Risikopotenzial unmittelbare Anwendung an Herz, zentralem Kreislauf- oder Nervensystem implantierbar und/oder hoch-invasiv invasive Empfängnisverhütung	Herzkatheter, Stents, künstliche Gelenke, Herzschrittmacher, Herzklappen, Brustimplantate

Die nächste Risikoklasse bilden Klasse II-Produkte, mit den beiden Unterklassen IIa (mittleres Risiko) und IIb (mittleres bis hohes Risiko). Die Produkte der Klasse IIa sind generell invasiv (beschränkt auf natürliche Körperöffnungen) und werden oft mithilfe einer externen Energiequelle betrieben oder zur Diagnose sowie Überwachung von Krankheiten eingesetzt. Sind diese Produkte in irgendeiner Weise potenziell gefährlich für einen Patienten, werden sie automatisch der Klasse IIb zugeordnet. Die Klasse IIb beinhaltet die meisten chirurgisch-invasiven oder aktiven Produkte, die teilweise oder vollständig in den Körper eingesetzt werden.

Die Produkte mit dem höchsten Risiko für Patienten werden in die Klasse III eingestuft. Diese Produkte haben entweder lebenserhaltende Funktionen und sind somit von erheblicher Bedeutung für die menschliche Gesundheit bzw. stellen ein besonders hohes methodisches Krankheits- oder Verletzungsrisiko dar.

5.3.3 CE-Kennzeichnung

Die CE-Kennzeichnung zeigt die Übereinstimmung eines Produkts mit den in der Union geltenden Produktsicherheitsvorschriften an. Die Abkürzung „CE“ bedeutet heute “Conformité Européenne”, der französische Begriff für „Europäische Konformität“. Die CE-Kennzeichnung steht für EU-weite harmonisierte Vorschriften, die den europäischen Warenverkehr vereinfachen sollen und als „EU-Reisepass“ für ein Produkt dient.

▶ Ziel der CE-Kennzeichnung ist es, die Erfüllung der grundlegenden Sicherheitsanforderungen der anzuwendenden EU-Vorschriften zu dokumentieren (z. B. für Maschinen oder Medizinprodukte).

Ein Produkt darf nur in Verkehr gebracht und in Betrieb genommen werden, wenn es den Be-

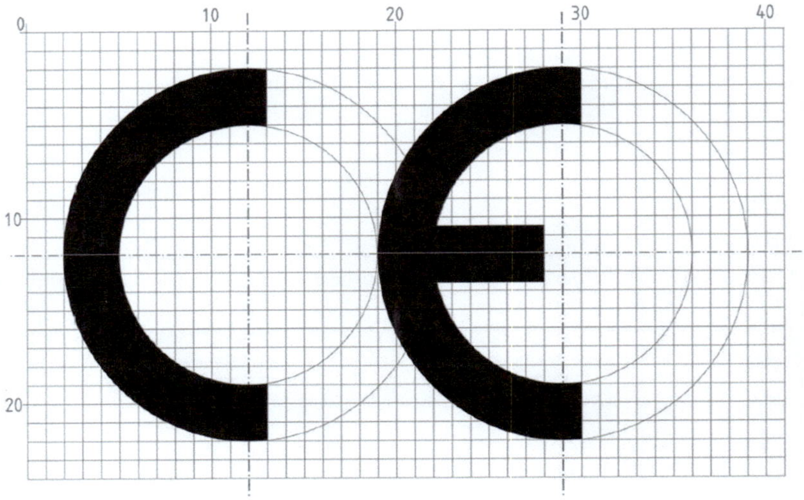

Abb. 5.2 Normgerechte Darstellung der CE-Kennzeichnung [9]

stimmungen sämtlicher anwendbaren Unionsvorschriften entspricht und wenn ein entsprechendes Konformitätsbewertungsverfahren durchgeführt wurde. Durch die Anbringung der CE-Kennzeichnung bestätigt der Hersteller oder dessen in der EU niedergelassener Bevollmächtigter (für Hersteller außerhalb der EU) die Konformität des Produktes mit den zutreffenden europäischen Vorschriften und die Einhaltung der wesentlichen Anforderungen. Produkte mit CE-Kennzeichnung dürfen in jedem Mitgliedstaat innerhalb der EU in Verkehr gebracht werden (Abb. 5.2).

5.3.4 Augenchirurgische Instrumente

Die Anatomie des Auges stellt besondere Anforderungen an das augenchirurgische Instrumentarium hinsichtlich Größe, Form und Materialauswahl. So sind die Instrumente für den hinteren Augenabschnitt länger und rohrgeführt, im Gegensatz zum bei der Vorderabschnittschirurgie in der Regel zum Einsatz kommenden Instrumentarium.

Dank der rasanten Entwicklungen in der Werkstoffkunde kommen heute Instrumente mit neuen Materialen und veredelten Oberflächen zur Verbesserung der Korrosionsbeständigkeit zum Einsatz. Aus Titanlegierung gefertigte Instrumente haben ein geringes Gewicht und sind beständig gegen Korrosion, jedoch schwieriger zu bearbeiten und damit teurer. Andere gängige Materialen sind diverse Stahlsorten und deren Legierungen, natürliche- und künstliche Diamanten, Keramik, (temperaturbeständige) Kunststoffe, Silikon, Gummi, Glas, Textilien und Nylon.

5.3.5 Einweginstrumente

Immer häufiger kommen Einweginstrumente zum Einsatz. Dies sind Massenprodukte aus Kunststoff die meist im Spritzgussverfahren hergestellt werden, wobei die funktionsrelevanten Teile aus hochwertigen Materialien gefertigt sind (Kap. 14). Vorteile dieser Single-Use-Produkte sind die geringeren Herstellungskosten bei vergleichbarer Qualität und Funktionalität. Für viele in der Augenchirurgie eingesetzte englumige Instrumente gibt es keine als sicher validierte Verfahren eingestufte Aufbereitung, sodass durch die Anwendung von Einmalinstrumenten die bestmögliche Infektionsprophylaxe gewährleistet werden kann. Die arbeitsintensiven Prozessschritte der Wiederaufbereitung der wiederverwendbaren Instrumente mit den damit verbundenen Kosten sind darüber hinaus deutlich geringer. Die Korrosionsproblematik spielt praktisch keine Rolle.

- Die Verwendung von Einmalinstrumenten hat sich bewährt. In der Zukunft ist eine vermehrte Abfallbelastung für die Umwelt durch die Einweginstrumente und deren Verpackungsmaterialien zu erwarten.

5.4 Aufbau eines Instrumentes

Einige der meistverwendeten Instrumente und für den Ophthalmochirurgen von besonderer Bedeutung, sind die mikrochirurgischen Pinzetten. Anhand einer Pinzette (Abb. 5.3) sollen exemplarisch der Aufbau und die Begrifflichkeiten eines Instruments erläutert werden [2]. Es gibt von jedem Instrument häufig viele Varianten mit zum Teil nur geringfügig modifizierten Details, oft benannt nach ihrem Entwickler.

- In diesem Kapitel können nur die am häufigsten verwendeten Instrumente vorgestellt werden. Über die verschiedenen individuellen Ausführungen kann sich der Operateur bei Bedarf bei den Herstellerfirmen informieren.

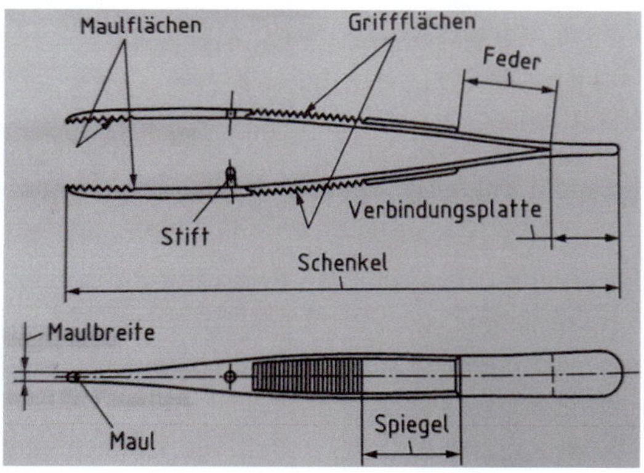

Abb. 5.3 Technische Zeichnung (Schema) einer anatomischen Pinzette

5.4.1 Anatomische und chirurgische Pinzetten

Die Schenkel einer Pinzette werden von der Verbindungsplatte, der Feder, dem Spiegel sowie den Griff- und Maulflächen gebildet. Sie können gerade, gebogen, gewinkelt oder gekreuzt sein. An den entweder glatten oder quer- bzw. längsgekehlten Griffflächen wird das Instrument gefasst und betätigt. Die Maulfläche ist Teil des Arbeitsendes, mit dem unmittelbar Gewebe, Organe und medizinische Hilfsstoffe gefasst, gehalten und durchtrennt werden. Die Zahnung bestimmt das Profil der verschiedenen Maularten. Es wird zwischen anatomischen (Abb. 5.4) und chirurgischen Maularten unterschieden, wobei es von diesen wiederum glatte und gezahnte Ausführungen gibt. Die ineinandergreifenden, scharfen Zähne der chirurgischen Pinzetten (Abb. 5.5) ermöglichen eine gute Fixierung der gefassten Gewebeteile und ermöglichen bei Bedarf einen stärkeren Zug auszuüben. Strukturen, wie beispielsweise Blutgefäße, sind jedoch leichter verletzbar. Hierfür sind die gewebeschonenderen anatomischen Pinzetten eher geeignet, allerdings ohne die Möglichkeit stärkeren Zug ausüben zu können. Pinzetten gibt es auch mit einem Stift, einem Bauteil, welches das Ausweichen des Arbeitsendes aus einer vorgesehenen Lage verhindert oder mit einer Sperre zur Arretierung des Instruments in einer definierten Position. Die Variante mit Stellschraube ermöglicht ein variables Feststellen des Arbeitsendes. Jedes Instrument gibt es in nahezu beliebiger Ausführung der einzelnen Bauteile hinsichtlich Größe, Breite, Form und Oberflächenbeschaffenheit.

Abb. 5.4 Anatomische Augenpinzette mit gerieften Branchen

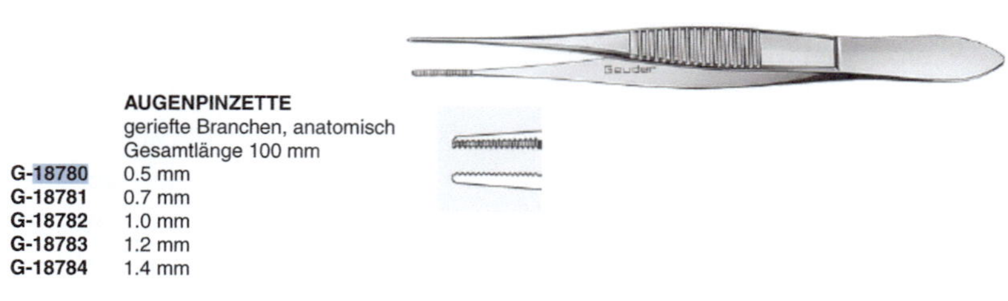

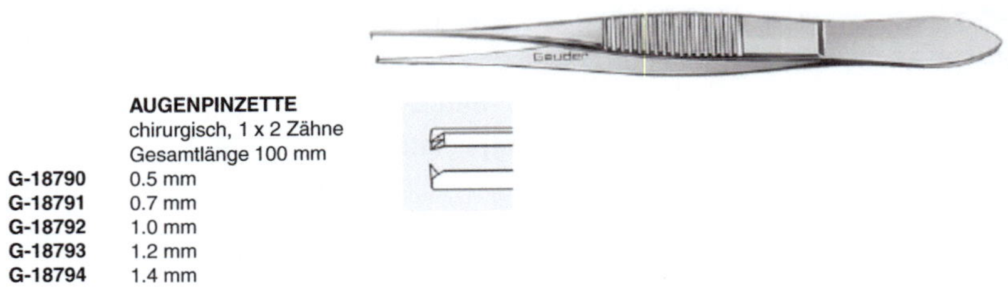

Abb. 5.5 Chirurgische Augenpinzette

Tab. 5.2 Einteilung der chirurgischen Instrumente anhand ihrer Funktion

Funktion
Scharf (Messer, Trepane, Diamantinstrumente)
Stumpf (Spatel, Häkchen)
Schneidend (Scheren, Vitrektome)
Greifend (Pinzetten)
Haltend (Fixierinstrumente, Nadelhalter)
Spreizend (Lidsperrer, Klemmen)
Saug/Spülinstrumente (Kanülen, I/A Handgriffe)
Meß- und Markierinstrumente (Zirkel, Markeure)

5.4.2 Klassifikation

Hinsichtlich ihrer Funktion lassen sich chirurgische Instrumente wie folgt unterteilen (Tab. 5.2 mit Beispielen augenchirurgischer Instrumente).

Scharfe Instrumente

Zu dieser Gruppe zählen Instrumente, die über eine Schneide verfügen und somit zum Durchtrennen von Gewebe eingesetzt werden können.

Beispiele für scharfe Instrumente:

- Lanzen
- Messer aller Arten (Diamant, Einmalmesser)
- Schaber und Löffelinstrumente
- Fremdkörperinstrumente
- Stanzen und Meißel
- Rundmesser
- Trepane

Skalpelle werden in der Augenheilkund häufig als Einmalmesser eingesetzt. Die Klingen der Parazentesemesser sind dreieckig und in der 15-Grad- oder 30-Grad-Variante lieferbar (Abb. 5.6). Phakolanzen und Clear-Cornea-Messer sind meist abgewinkelt und in verschiedenen Klingenbreiten für unterschiedliche Inzisionsbreiten verfügbar (Abb. 5.7). Der Anschliff der Facetten variiert. Für die Präparation eines sklerokornealen Tunnels gibt es Tunnelmesser mit unterschiedlichen abgerundeten Klingenformen (Abschn. 21.1).

Diamantmesser (hier enthält die Bezeichnung das Material der Klinge) sind scharf mit entsprechend hoher Verletzungsgefahr. Die Messer sind sehr empfindlich und jede unnötige Berührung sollte vermieden werden, weshalb sich der Transport in geeigneten Boxen mit Klingenschutz bewährt hat (Abb. 5.8). Die Anschaffungs- und Reparaturkosten sind sehr hoch. Die Hinweise der Firmen hinsichtlich Pflege und Sterilisation müssen beachtet werden. Diese sollten nur durch entsprechend geschultes Personal erfolgen (Abb. 5.9 und 5.10).

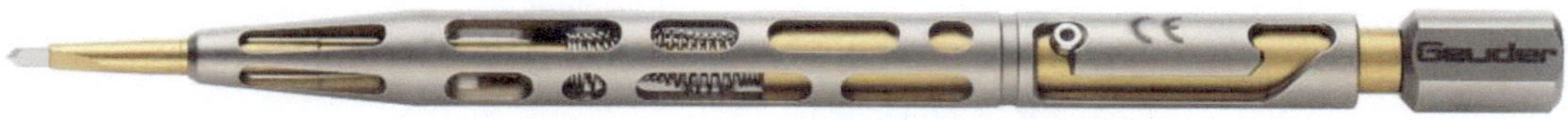

Abb. 5.6 Diamant-Parazentesemesser 1 mm

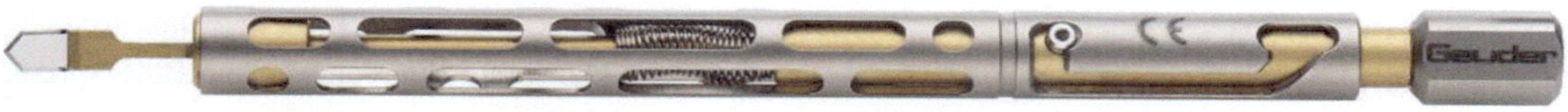

Abb. 5.7 Diamant-Phakolanze 2,4 mm

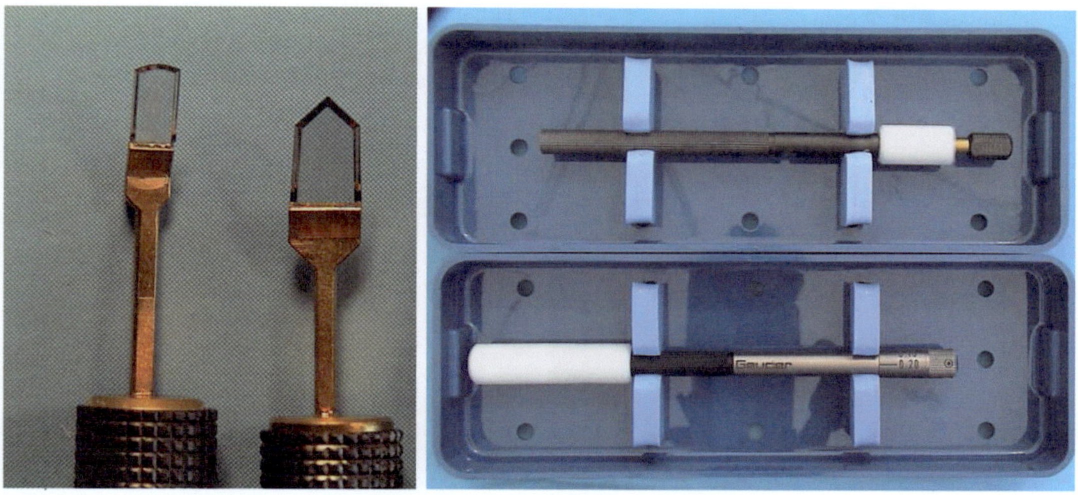

Abb. 5.8 Diamantmesser in Transportbox und Klingenschutz

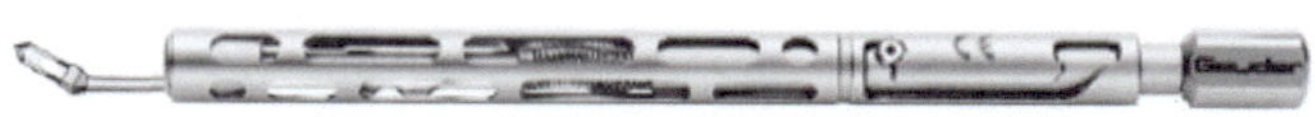

G-38444	**DIACLEAN CLEAR-CORNEA-INCISION DIAMANTMESSER, 2.2 MM**	
	4 Schneideflächen, 35° abgewinkelt	
	Griffstück aus Titan	
	Breite	2.2 mm
	Länge	5.0 mm
	Messerstärke	0.2 mm

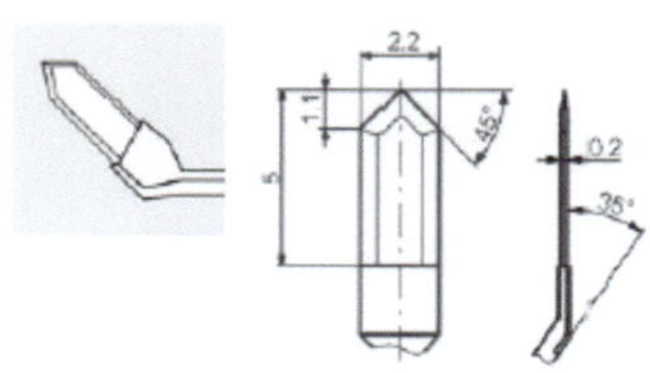

Abb. 5.9 Diamant-Phakolanze 2,2 mm mit vier Schneideflächen, 35° abgewinkelt

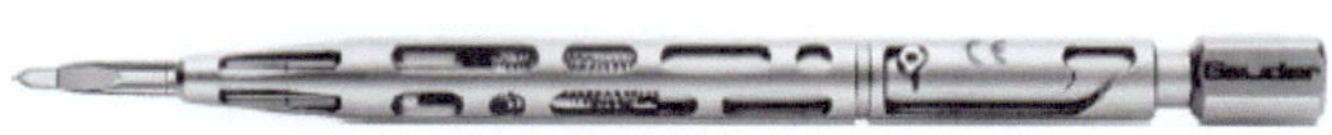

G-38475	**DIACLEAN DIAMANTMESSER**	
	für Parazentese	
	1 mm breite Lanze	
	Griffstück aus Titan	
	Breite	1.0 mm
	Länge	4.0 mm
	Messerstärke	0.2 mm

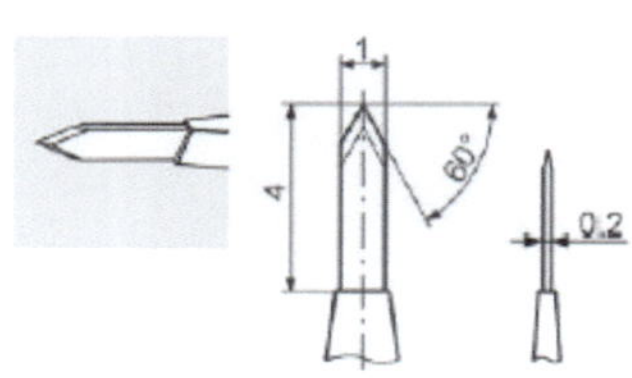

Abb. 5.10 Diamantmesser für Parazentese, Lanze 1 mm

5.4.3 Stumpfe Instrumente

Stumpfe Instrumente werden zur schonenden Manipulierung von Gewebe und Implantaten verwendet.

Beispiele für stumpfe Instrumente:

- Linsenkernrotierer
- Positionshäkchen
- Irishäkchen/-retraktoren
- Spatel (mikrochirurgisch)
- Schlingeninstrumente
- Schielhaken
- Sonden
- Orbitaspatel
- Lokalisatoren

Linsenkernrotierer und Nukleusspalter (Abb. 5.11) finden sich auf jedem Kataraktsieb. Diese Instrumente gibt es in vielen Varianten, als Einfach- oder Doppelinstrument. Das Irishäkchen n. Dardenne hat eine Push-Pull-Spitze, während die Ausführung n. Lund eine Knopfform hat. Das Push-Pull-Instrument (Abb. 5.12) kann vielfältig verwendet werden. Ziehen, Drücken und auch als Spatel beim Cracken des Kerns sind Einsatzmöglichkeiten dieses Instrumentes bei der Kataraktoperation (Abb. 5.13) (Kap. 18).

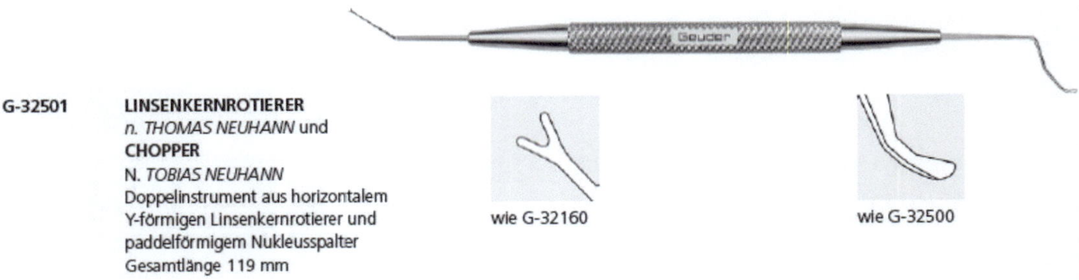

Abb. 5.11 Doppelinstrument aus horizontalem Y-förmigen Linsenkernrotierer und paddelförmigen Nukleusspalter

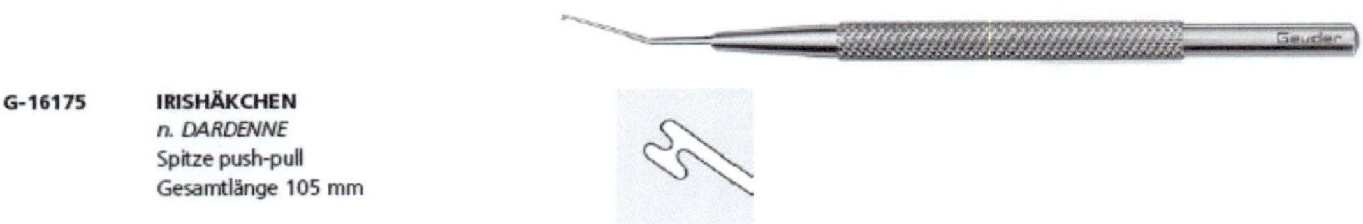

Abb. 5.12 Irishäkchen (Push-Pull-Instrument) n. Dardenne

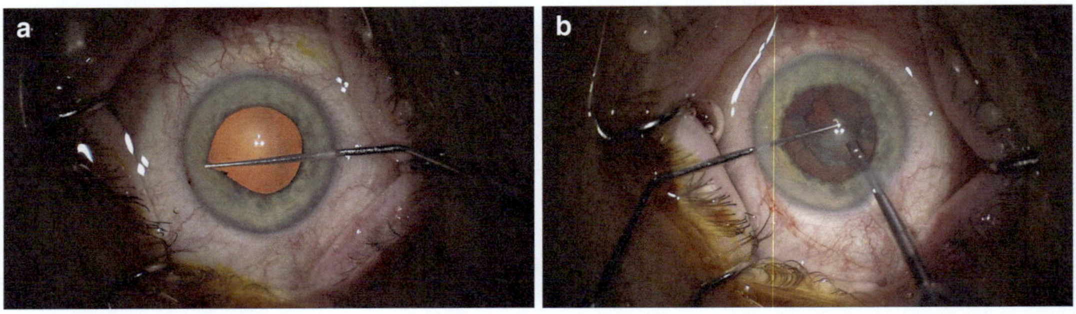

Abb. 5.13 **a**, **b** Beispiele für den Einsatz eines Irishäkchens während der Kataraktoperation. (**a**) Lösung einer hinteren Synechie. (**b**) Cracken eines Linsenkerns

5.4.4 Schneidende Instrumente

In dieser Rubrik werden Instrumente zusammengefasst, die meist über zwei Klingen verfügen.

Beispiele für schneidende Instrumente:

- Augenscheren
- Federscheren
- Hornhautscheren
- Glaskörper-Scheren

Als Regelausführung kommen Scheren mit Ringen zum Öffnen bzw. Schließen der Blätter zum Einsatz. Beispiele für diese Ausführung sind die Sehnenschere n. Stevens (Abb. 5.14), die während einer Lidoperation zum Einsatz kommen kann oder Strabismusscheren. Die Enukleationsschere wird bei der Durchtrennung des N. opticus angewendet. Scheren, deren Blätter durch Federkraft geöffnet und durch Betätigen der Branchen geschlossen werden, kommen in der Augenchirurgie häufig zum Einsatz. Zu den bekanntesten Federscheren gehören die Kapsulotomieschere n. Vannas (Abb. 5.15), die Federschere n. Westcott sowie verschiedene Iridektomie- und Hornhautscheren, die in der Vorderabschnittschirurgie häufig Anwendung finden.

Die Form kann gerade, abgewinkelt oder gebogen sein (Abb. 5.16), während es bei den Blättern die Ausführung spitz und stumpf entweder allein oder in verschiedenen Kombinationen gibt. Instrumente deren Bewegungselement „rohrgeführt" sind, erlauben den Zugang über Parazentesen am Vorderabschnitt sowie über Inzisionen von 20, 23, 25G und noch kleiner für Eingriffe am hinteren Augenabschnitt.

Abb. 5.14 Sehnenschere n. Stevens, kurzes Blatt, stumpf-stumpf Spitze

SEHNENSCHERE
n. STEVENS
kurzes Blatt, stumpf-stumpf
Spitze bis Drehpunkt 22 mm
Gesamtlänge 105 mm
G-19470 gerade
G-19475 gebogen

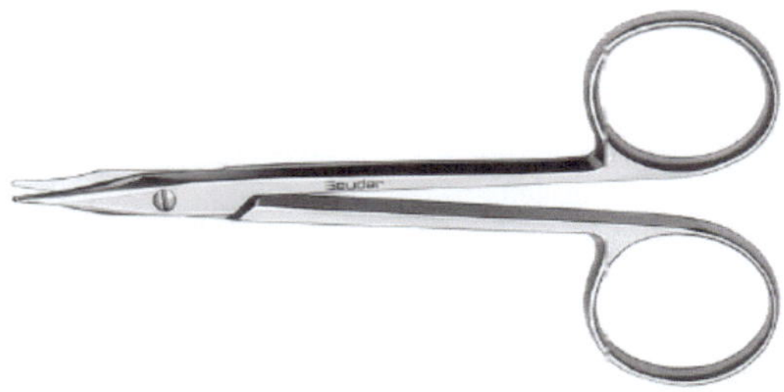

Abb. 5.15 Kapsulotomieschere n. Vannas, extra fein, nach oben gebogene Spitze

G-19775 **KAPSULOTOMIESCHERE**
n. VANNAS
extra fein, nach oben gebogen
7 mm Blattlänge, spitz-spitz
Gesamtlänge 80 mm

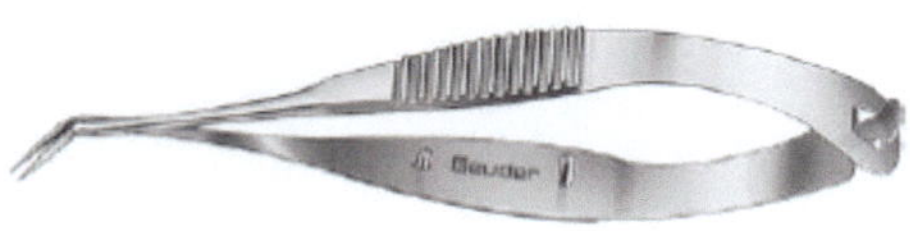

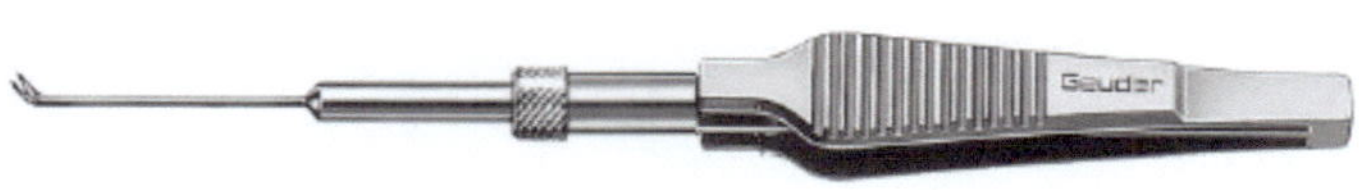

G-32940 **KAPSELSCHERE**
n. H.-R. KOCH
horizontal, 45° abgewinkelt
2.5 mm Blattlänge, Kopf 360° drehbar
Schaft gerade, 22 Gauge / 0.7 mm
Gesamtlänge 107 mm

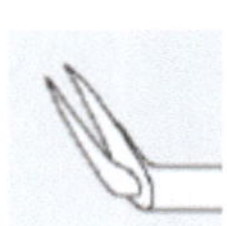

Abb. 5.16 Kapselschere n. H.-R. Koch, horizontal, 45° abgewinkelt, Kopf 360° drehbar, 22 Gauge

5.4.5 Greifende/fassende Instrumente

Beispiele für greifende und fassende Instrumente:

- Hornhautpinzette
- Kapsulorhexispinzetten
- Cilienpinzette
- Vitrektomie-Zängchen

Da die Kolibripinzette (Abb. 5.17) in der Mikrochirurgie praktisch unverzichtbar ist, soll auf dieses „Multitalent" hier etwas näher eingegangen werden.

Durch die gebogene Schenkelform und dem damit gewährleisteten freien Blick auf das OP-Feld erfüllt diese die Funktion einer feinen chirurgischen Pinzette beim Greifen mit den Spitzen und ermöglicht so eine sichere Gewebefixierung. Mit dem flachen Profil der Fadenplatte eignet sich die Kolibripinzette als Knüpfpinzette ebenfalls zum Greifen von feinem Nahtmaterial und im geschlossenen Zustand kann sie als feiner Spatel benutzt werden. Eine Mikro-Kolibripinzette lässt sich leicht an der Aussparung im Bereich der Grifflächen erfühlen, auch ohne dabei die Augen vom Mikroskop nehmen zu müssen. (Abb. 5.18 und 5.19)

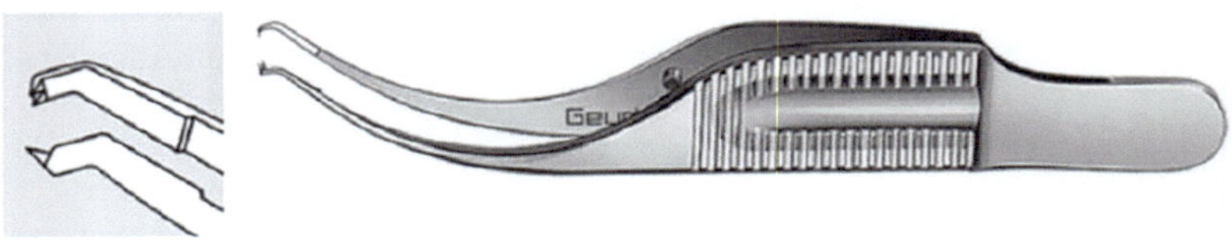

Abb. 5.17 Kolibripinzette, chirurgisch

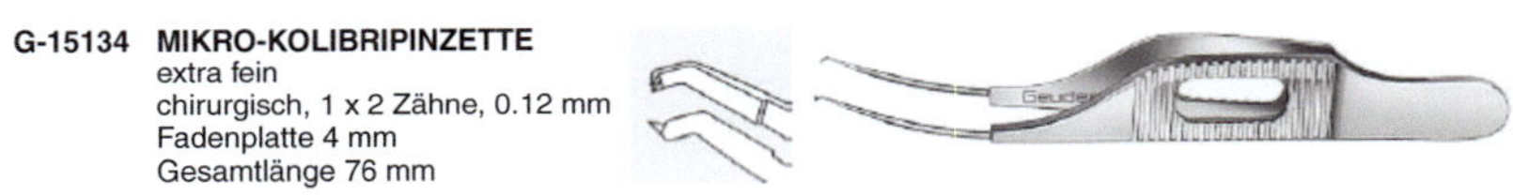

Abb. 5.18 Mikrokolibripinzette, extra fein, chirurgisch

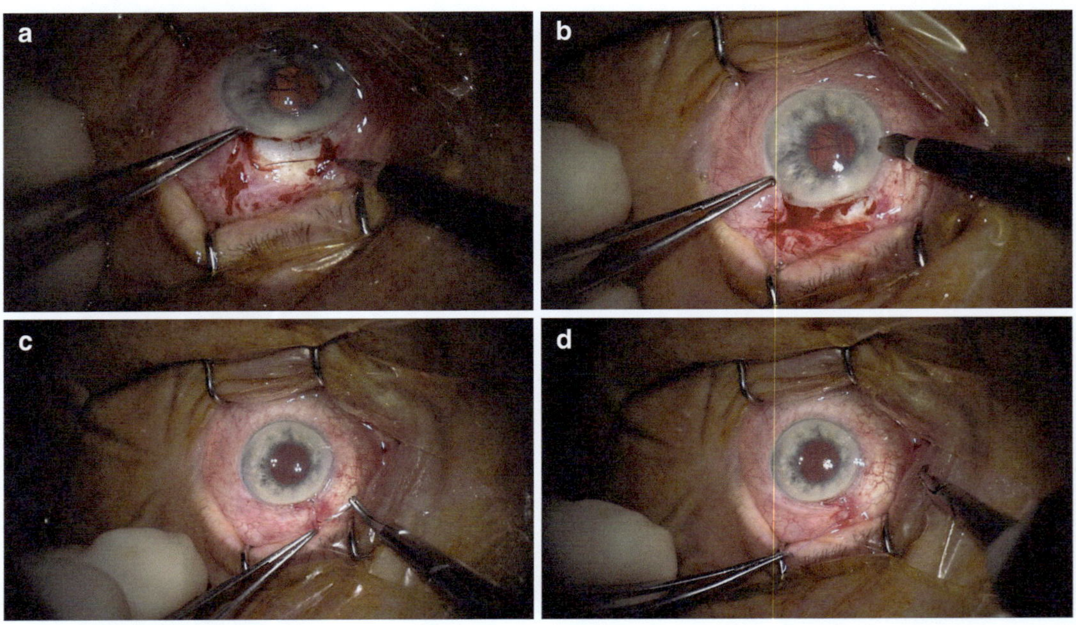

Abb. 5.19 Beispiele für den Einsatz eine Kolibripinzette. (**a**) Fixierung des Bulbus während Anlage eines sklerokornealen Tunnels. (**b**) Fixierung des Bulbus mit Gegendruck während Parazentese. (**c**) Fixierung und Darstellung der Bindehaut. (**d**) Bindehautnaht

5.5 Instrumente für die Pars-plana-Vitrektomie

An Instrumente für die Glaskörper- und netzhautchirurgische Eingriffe sind besondere Anforderungen zu stellen. Sie müssen durch entsprechend kleine Skleraöffnungen intraokular eingeführt werden können und länger sein, als beim Einsatz am Vorderabschnitt, um am hinteren Pol manipulieren zu können. Scheren und Pinzetten für die Vitrektomie sind daher prinzipiell rohrgeführt (Abb. 5.20). Da eine ausführliche Behandlung dieser Operationen nicht dem Anliegen einer Einführung für Anfänger in der Ophthalmochirurgie entspricht, wird an dieser Stelle auf das Buch „Vitreoretinal Surgery: Strategies and Tactics“ von F. Kuhn verwiesen.

5.5.1 Haltende Instrumente

Beispiele für stumpfe Instrumente:

- Nadelhalter
- Rasierklingenhalter
- Arterienklemmen
- Tuchklemmen
- Dieffenbach-Klemmen
- Positionshäkchen
- Fixierringe

Nadelhalter (Abb. 5.21 und 5.22) kommen vorwiegend in der Lid- und Strabismuschirurgie zum Einsatz. Neben den verschiedenen Größen hat man bei der Maulgeometrie die Wahl zwi-

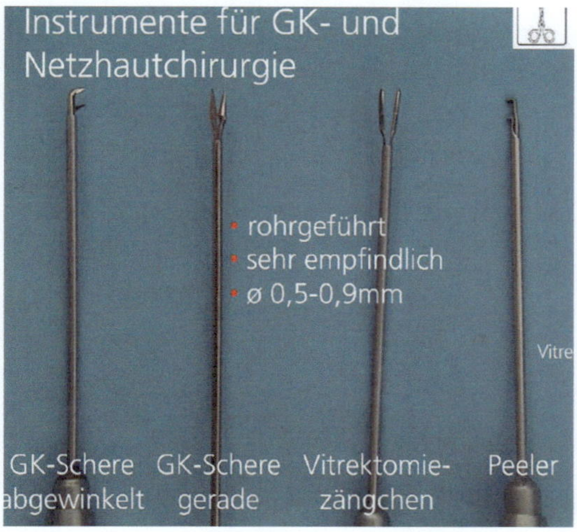

Abb. 5.20 Beispiele häufig in der Glaskörper-/Netzhaut-Chirurgie eingesetzter Instrumente

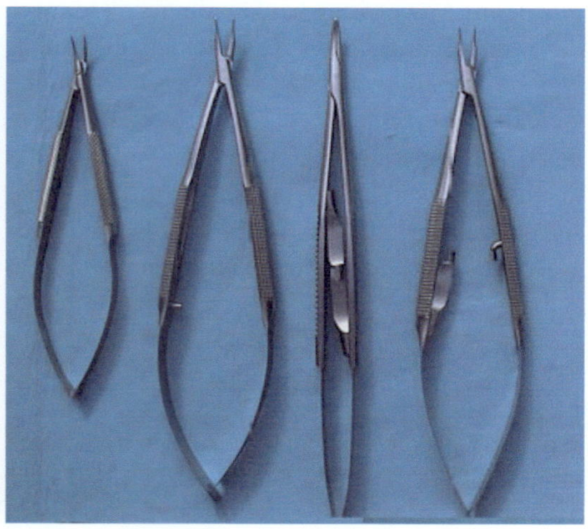

Abb. 5.21 Nadelhalter verschiedener Größe, ohne und mit Sperre

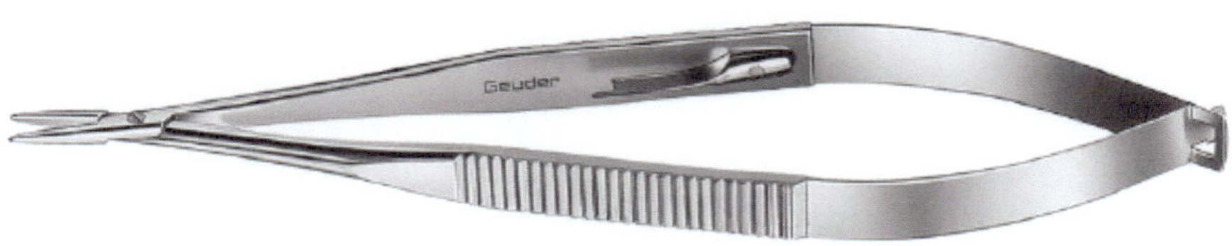

Abb. 5.22 Nadelhalter n. Castroviejo, Maul fein, mit Sperre

schen der geraden und gebogenen Ausführung. In der Augenheilkunde kommen in der Regel Nadelhalter mit Federmechanismus zum Einsatz, wahlweise mit oder ohne Sperre. Beim Nähen mit sehr feinen Fäden haben sich Nadelhalter ohne Schloss und mit gebogener Spitze bewährt (Kap. 10).

5.5.2 Spreizende Instrumente

Beispiele für spreizende Instrumente:

- Lidsperrer
- Lidhalter
- Wundspreizer
- Wundhaken

Lidsperrer (Abb. 5.23, 5.24, 5.25 und 5.26) gibt es zur Anwendung bei Säuglingen, Kleinkindern und Erwachsenen in verschieden Größen. Die Valven sind gefenstert oder geschlossen und werden in verschiedenen Formen gefertigt. Neben den Lidsperrern mit einfachem Federmechanismus gibt es auch verstellbare, die entweder selbsthaltend sind oder mit Feststellschraube fixiert werden können. Zum Entfernen überschüssiger Flüssigkeit aus dem OP-Gebiet können bei Bedarf Lidsperrer mit integrierter Absaugung zum Einsatz kommen.

5.5.3 Saug- und Spülinstrumente

Beispiele für Saug- und Spülinstrumente:

- Spülkanülen für Tränenwege
- Saug-Spülhandgriffe

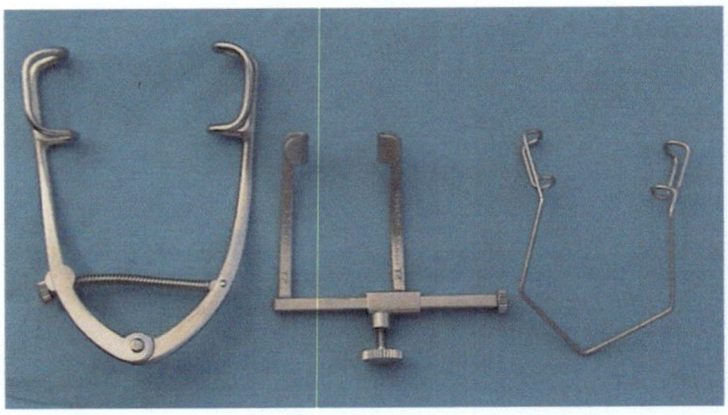

Abb. 5.23 Auswahl häufig eingesetzter Modelle: Lidsperrer n. Weiss (verstellbar, mit Feststellschraube, offene Valven), Lidsperrer n. Cook (verstellbar, mit Feststellschraube, geschlossene Valven), Lidsperrer n. Barraquer. (Gefenstert)

Abb. 5.24 Lidsperrer n. Barraquer. (Gefenstert)

G-17020 **LIDSPERRER**
n. BARRAQUER
gefenstert
14 mm Valven
Gesamtlänge 38 mm

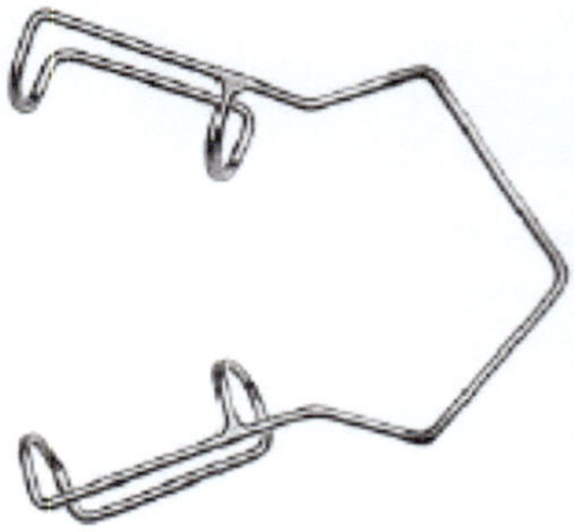

Abb. 5.25 Lidsperrer n. Weiss. (Verstellbar, mit Feststellschraube, geschlossene Valven)

G-15970 **LIDSPERRER**
n. WEISS
verstellbar mit Feststellschraube
16.5 mm geschlossene Valven
Gesamtlänge 85 mm

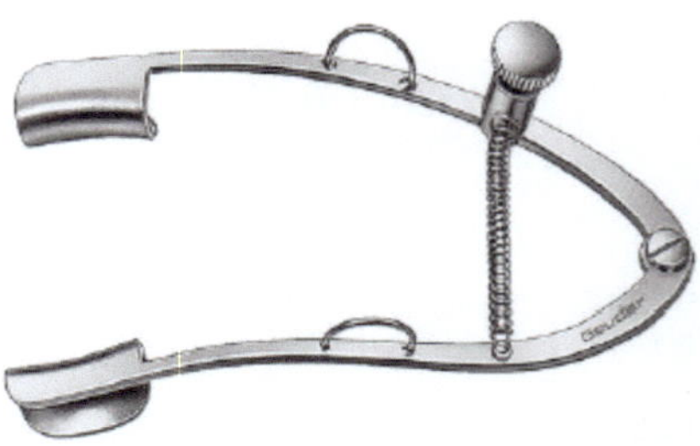

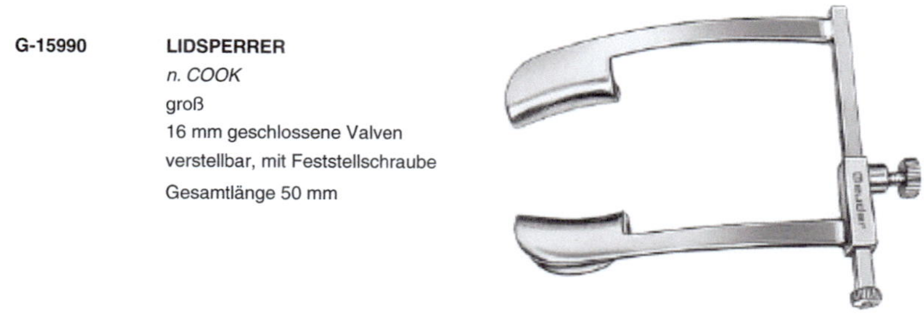

Abb. 5.26 Lidsperrer n. Cook. (Verstellbar, mit Feststellschraube, geschlossene Valven)

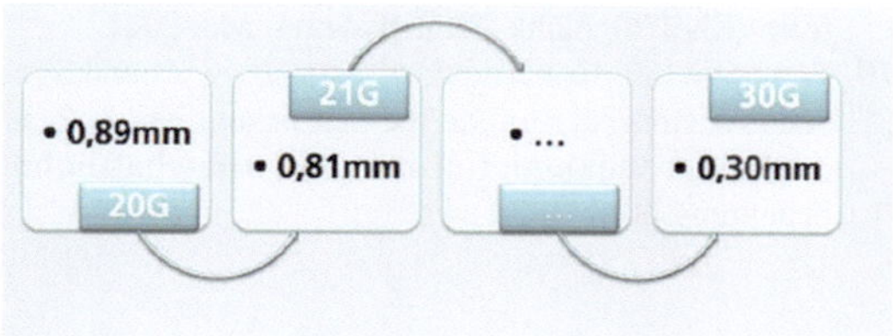

Abb. 5.27 Angabe der Stärke des Kanülenrohres erfolgt in Gauge

Die Angabe der Stärke des Kanülenrohres erfolgt in „G“ (Gauge). Je höher der Gauge-Wert, desto geringer ist der Außendurchmesser der Kanüle. Die entsprechenden Außendurchmesser der Kanülen in Millimeter und die Farbkodierung sind in EN ISO 6009 und EN ISO 9626 genormt (Abb. 5.27).

5.5.4 Mess- und Markierinstrumente

Beispiele für Instrumente zum Messen und Markieren:

- Zirkel
- Messspatel
- Massstäbe
- Messring
- Tiefenlehren
- Keratometer
- Markeure als Positions- und Nähhilfen für die Hornhaut

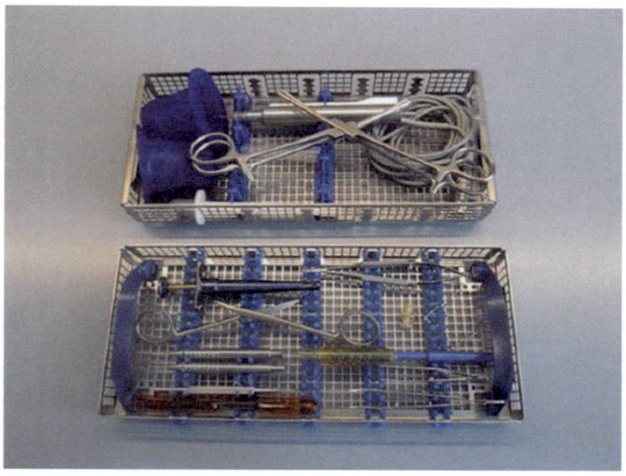

Abb. 5.28 Instrumente auf einem OP-Sieb für Kataraktoperationen

5.5.5 Sterilisationscontainer

Die Zusammenstellung der Operationsbestecke erfolgt nach individuellen Gesichtspunkten des Operateurs. Werden unterschiedliche Eingriffe durchgeführt, ist die Anschaffung von verschiedenen OP-Sieben (z. B. Kataraktsieb, Liedsieb, Glaukom-Sieb etc.) sinnvoll.

Die Aufbewahrung der Instrumente erfolgt dann in entsprechend gekennzeichneten, sterilisierbaren Containern, in denen sie, fixiert durch Silikon-Noppenstreifen, in einem oder mehreren Siebschalen gelagert und sterilisiert (Kap. 1).

Für einen zügigen und sicheren Ablauf der Operation sollten die Instrumente immer in gleicher Art und Weise auf den Siebträgern gelagert werden können. Insbesondere in größeren OP-Einrichtungen ist die fotografische Dokumentation als Vorgabe für das einheitliche Vorgehen und beim Einarbeiten von Personal sinnvoll (Abb. 5.28).

Literatur und weiterführende Literatur

1. Blaskovics-Kettesy (1970) Eingriffe am Auge, Ferdinand. Enke, Stuttgart
2. DIN-Taschenbuch 100/1, Medizinische Instrumente 1, Grundnormen, Schneidende Intrumente, HNO-Instrumente und Wiederaufbereitung, 5. Aufl. Beuth
3. Kaboth B (1943) Lehrbuch der Instrumentenkunde für die Operationspraxis. Walter de DeGruyter &Co, Berlin
4. Kuhn F (2016) Vitreoretinal surgery: strategies and tactics. Springer, Berlin
5. Medizinprodukte-EU-Anpassungsgesetz – MPEU-AnpG. https://www.bundesgesundheitsministerium.de/fileadmin/Dateien/3_Downloads/Gesetze_und_Verordnungen/GuV/M/Anpassung_des_Medizinprodukterechts.pdf
6. Neue EU-Verordnungen. https://www.bundesgesundheitsministerium.de/themen/gesundheitswesen/medizinprodukte/neue-eu-verordnungen.html
7. Normgerechte Darstellung der CE-Kennzeichnung. https://upload.wikimedia.org/wikipedia/commons/thumb/f/ff/CE_with_grid.svg/440px-CE_with_grid.svg.png
8. Osterloh F (2024) drohen Engpässe. Dtsch Ärztblatt 118(22):1094–1095, 4.Juni 2021
9. Verordnung (EU) 2020/561 des europäischen Parlaments und des Rates vom 23. April 2020 zur Änderung der Verordnung (EU) 2017/745 über Medizinprodukte hinsichtlich des Geltungsbeginns einiger ihrer Bestimmungen: https://eur-lex.europa.eu/legal-content/DE/TXT/PDF/?uri=CELEX:32020R0561&from=EN%20_blank. Zugriffsdatum Mai 2021
10. Was sind Medizinprodukte? https://www.bundesgesundheitsministerium.de/themen/gesundheitswesen/medizinprodukte/definition-und-wirtschaftliche-bedeutung.html

Nahtmaterial

6

Erik Chankiewitz und Martin Knorrn

Inhaltsverzeichnis

Heilung braucht Kontakt! Traumatisch oder chirurgisch entstandene Grenzflächen sollen mittels geeignetem Nahtmaterial zueinander in Kontakt kommen, denn nur dann resultiert eine „Restitutio ad integrum“ – eine vollständige Heilung. Das Heilen innerhalb von Wunden ist eine hochkomplexe Kaskade im Zusammenspiel zellbiologischer Mechanismen wie Entzündungsreaktionen, Debridement, Zellmigration und Fibroblastenaktivität. Als geheilt gilt eine Wunde, wenn sie allen natürlichen mechanischen Belastungen standhält und keine Entzündung mehr vorhanden ist. Am Auge ist ein zufrieden stellendes Ergebnis immer mit der physikalisch-optischen, mechanischen oder biologischen Funktion verbunden. Beispielsweise kann ein einzelner Hornhautfaden einen Hornhautschnitt vollständig abdichten und zur Abheilung bringen, jedoch das Sehen durch einen nahtinduzierten Astigmatismus unmöglich machen. Eine schlecht versorgte Lidwunde kann so zu einem Ektropium führen und gravierende Auswirkungen auf die Hornhautoberfläche bis hin zur Erblindung haben. Die richtige Wahl des Nahtmaterials ist ebenso wie der korrekte Umgang damit besonders wichtig für die Versorgung von Wunden am Auge.

6.1 Faden

Das zu verwendende chirurgische Nahtmaterial muss hohen Qualitätsstandards entsprechen, damit die Heilung kontrolliert ablaufen kann. Heutzutage kommt Nahtmaterial ausschließlich als streng zertifiziertes Medizinprodukt zum Einsatz.

Je nach Einsatzgebiet und Aufgabe muss durch das Nahtmaterial kurzfristig oder auch dauerhaft die mechanische Brückenfunktion übernommen werden, um die verlorene

E. Chankiewitz (✉)
Augenklinik, Städtisches Klinikum Braunschweig gGmbH, Braunschweig, Deutschland
e-mail: erik@chankiewitz.de

M. Knorrn
Augenzentrum am Johannisplatz, Leipzig, Deutschland

F. Wilhelm (Hrsg.), *Ophthalmochirurgie für Einsteiger*,
https://doi.org/10.1007/978-3-662-64336-5_6

Gewebeintegrität zu ersetzen. Dies bestimmt die Wahl des richtigen Fadens und setzt Kenntnisse zu ihren physikalischen und biologischen Eigenschaften voraus. Nähte aus organischen Materialien wurden weitestgehend von synthetischen abgelöst.

In der Ophthalmochirurgie werden vorwiegend Fäden aus Polyglactin, Polydioxanon, Polypropylen, Polyester und Polyamid verwendet. Als Material organischen Ursprungs kommt noch Seide zur Anwendung. Stahldraht soll hier nur der Vollständigkeit halber erwähnt werden und erfährt keine wirkliche Anwendung mehr am Auge.

Eigenschaften wie Sterilisierbarkeit, Verträglichkeit, hohe Reißfestigkeit, sicherer Knotensitz, guter Knotenlauf, gute Gleitfähigkeit im Gewebe und kleinstmögliche Kapillarität sind Voraussetzungen für die Anwendung in der Chirurgie. Dazu kommt noch eine gute Sichtbarkeit beim Handling unter dem Mikroskop als besondere Herausforderung in der Augenheilkunde.

Die Eigenschaften des Fadens lassen sich auch über die Art der Verarbeitung beeinflussen. So lässt sich der Fadenaufbau prinzipiell in monofil und polyfil unterscheiden.

Ein monofiler Faden, also aus nur einem Filament bestehend, zeichnet sich durch die glatte Oberfläche mit einer geringen Kapillarität, ohne Sägewirkung, bei gutem Gewebedurchzug, guter Knotengleiteigenschaft, aber schlechtere Knotenfähigkeit und leichter Gewebepassage aus (Abb. 6.1). Nachteilig ist oft eine Sperrigkeit im Handling und die schlechte Knüpffähigkeit, die

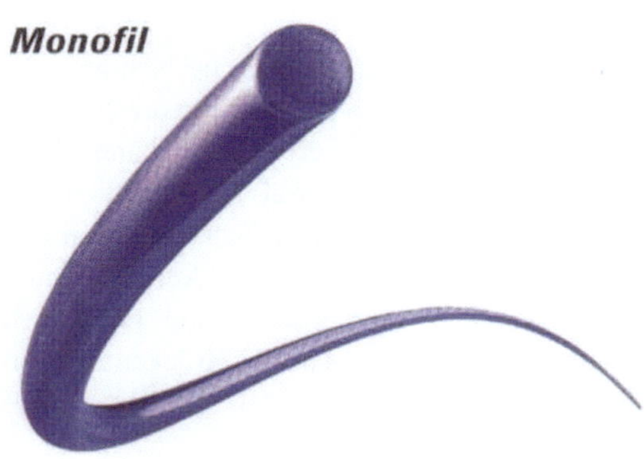

Abb. 6.1 Monofiler Faden

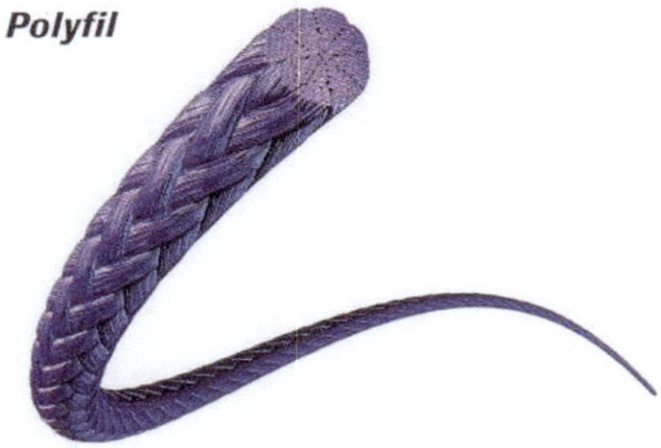

Abb. 6.2 Geflochtener polyfiler Faden

für eine sichere Knotensetzung etwas Übung und Erfahrung voraussetzt. Beispiele für verfügbare und oft verwendete monofile Fäden sind aus den Materialien: Polyamid, Polypropylen und PVDF (Polyvinylidenfluorid).

Ein polyfiler - oder auch als „multifil" bezeichneter – Faden besteht aus einer geflochtenen Fadenstruktur, ähnlich einem Seil (Abb. 6.2). Die Filamente sind ineinander vererwunden, gedreht oder beides. Dadurch ergibt sich eine sehr hohe Reißfestigkeit, optimale Geschmeidigkeit und ein sicherer Knotensitz, während der Gewebedurchzug aufgrund der Oberflächenbeschaffenheit traumatischer ist als beim monofilen Faden. Typische Beispiele für polyfile Fäden sind Nähte aus Seide und aus Polyglykolsäure.

Eine weitere Einteilung des Nahtmaterials beschreibt die Resorptionseigenschaft. Man unterscheidet grundsätzlich zwischen resorbierbar und nichtresorbierbar. Als resorbierbar gilt ein Material, welches vollständig abgebaut werden kann. Der resorbierbare Faden verliert dabei zunehmend seine Reißkraft. Die **Resorptionszeit** ist definitionsgemäß die Zeit, in der der Faden 50 % seiner Knotenreißkraft verliert und darf nicht mit einem vollständigen Materialabbau verwechselt werden. Der Abbau erfolgt enzymatisch bei tierischen Materialien zu Proteinketten und zu Aminosäuren oder hydrolytisch bei synthetischen Materialien zu Milchsäure (Laktat), Weinsäure (Glykolat), Wasser und Kohlendioxid. Nicht resorbierbare Materialien verbleiben nahezu unverändert im Gewebe. Je nach Materialeigenschaft werden sie in die Wundnarbe eingebaut und verbleiben oder müssen nach ausreichender Wundadaption wieder entfernt werden. Zum Beispiel kann eine Fadenentfernung im Lidbereich nach fünf bis zehn Tagen erfolgen. Auch länger liegende nichtresorbierbare Fäden können infolge einer Degradierung durch Licht und Flüssigkeit Veränderungen unterworfen sein, ein vollständiger Abbau findet aber nicht statt.

Eine Fadenfunktion besteht nur, solange die Reißkraft vorhanden ist. Daher ist „ein lockerer Faden ohne Funktion und sollte immer entfernt oder ersetzt werden". Im gleichen Verhältnis, wie die Reißkraft abnimmt, soll die Festigkeit der Wunde zunehmen.

Unter der **Halbwertzeit** eines resorbierbaren Fadens versteht man die Zeit, in der die Reißkraft auf die Hälfte der ursprünglichen Reißkraft abgenommen hat.

Die Fadenstärke (siehe Tab. 6.1) wird von den amerikanischen und europäischen Vorschriftensammlungen zur Qualität von Arzneimitteln, medizinischen Hilfsmitteln und einzelnen Medizinprodukten definiert. Während weitgehend die amerikanische Bezeichnung im OP-Alltag Verwendung findet (USP: amerikanische Pharmakopöe), ist die zugrundeliegende metrische Angabe Grundlage der europäischen Bezeichnung (Ph.Eur.: europäische Pharmakopöe). In der folgenden Tabelle sind die beiden Bezeichnungen für die Fadenstärke mit den zugehörigen Millimeterangaben aufgelistet.

Tab. 6.1 Vergleich der verschiedenen Angaben für die Fadenstärke des Nahtmaterials

USP	PH.Eur. metrisch	mm-Bereich
11–0	0,1	0,010–0,019
10–0	0,2	0,020–0,029
9–0	0,3	0,030–0,039
8–0	0,4	0,040–0,049
7–0	0,5	0,050–0,059
6–0	0,7	0,070–0,079
5–0	1	0,100–0,149
4–0	1,5	0,150–0,199
3–0	2	0,200–0,249
2–0	2,5	0,250–0,299
1–0	3	0,300–0,349
0	3,5	0,350–0,399
1	4	0,400–0,499
2	5	0,500–0,599
3+4	6	0,600–0,699
5	7	0,700–0,799
6	8	0,800–0,899
7	9	0,900–0,999
8	10	1,000–1,099

6.2 Nadel

In der modernen Ophthalmochirurgie werden ausschließlich atraumatische Nadeln, d. h. Nadeln, welche am Ende mit dem Faden fest in einer Hülse verbunden (also armiert) sind, verwendet. Es gibt Fäden mit einer Nadel (einfach armiert) oder mit zwei Nadeln (doppelt armiert).

Die wichtigsten Anforderungen an die chirurgischen Nadeln bestehen in einer absoluten Rostfreiheit, hohen Biegefestigkeit, hohen Bruchfestigkeit, guten Stech- und Schneidfähigkeit, optimale Penetration und sicheren Sitz im Nadelhalter.

Neben den genannten Eigenschaften der Beschaffenheit gibt es Formspezifitäten für den Nadelquerschnitt, Bogenlänge und Nadelbiegung sowie der Nadelspitze je nach Einsatzgebiet.

Am häufigsten werden Nadeln im 5/8, 1/2, 3/8 und 1/4 Kreis angewandt (Abb. 6.3). Entscheidend für die Wahl der Länge sind die sterischen Möglichkeiten, die Gewebeaufladung und ein wenig die Vorlieben des Operateurs.

Im Folgenden soll auf die häufiger verwendeten Nadeln eingegangen werden.

Die **schneidende Nadel** (Abb. 6.4a), hat eine ausgeprägt scharfe Spitze mit langen Schnittkanten, die quer zur Einstichrichtung steht. Nach dem langen runden Körper folgt ein sicherer Schaft zum Halten der Nadel. Sehr festes Gewebe, wie Oberhaut kann damit wenig traumatisch genäht werden.

Die **schneidende Nadel mit Mikrospitze** (Abb. 6.4b) hat eine kürzere, scharfe Spitze, die flach zur Einstichrichtung steht. Festes und lockeres Gewebe, wie Lidhaut oder Bindehaut, kann damit unter höchstmöglicher Gewebeschonung genäht werden.

Die spitze **Rundkörpernadel** (Abb. 6.4c) hat eine runde Spitze und damit keine Schnittkante. Der Einstich ist mikroskopisch immer ein krater-

Abb. 6.3 Kreislänge und Nadelaufbau

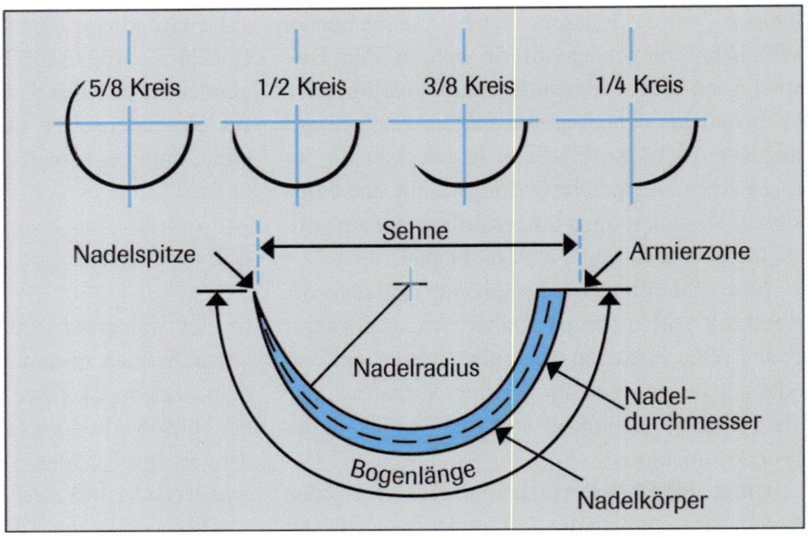

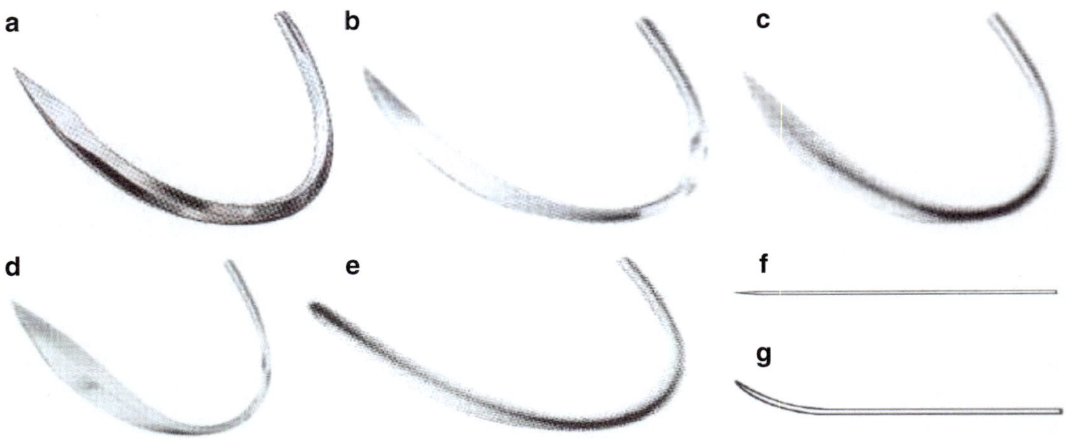

Abb. 6.4 (**a**–**g**) (**a**) Schneidende Nadel. (**b**) Schneidende Nadel mit Mikrospitze. (**c**) Rundkörpernadel. (**d**) Spatulanadel. (**e**) Stumpfe Rundkörpernadel. (**f**) Gerade Nadel. (**g**) Skinadel

artiger Einriss. Sie ist geeignet für lockeres Gewebe aller Gewebearten.

Die **Spatulanadel** (Abb. 6.4d) ist eine kleine Nadel und hat eine scharfe Spitze mit langer Schnittkante. Der Einstich ist atraumatisch, d. h. ohne Rissbildung im Gewebe, und ermöglicht eine sichere und präzise Führung ohne hohen Penetrationsdruck. Sie ist geeignet für festeres Gewebe am Auge, wie Kornea und Sklera.

Die **stumpfe Rundkörpernadel** (Abb. 6.4e) ist ohne Spitze. Ein Einstich ist nicht möglich (oder sehr traumatisch) und ausschließlich zum Anschlingen von Augenmuskeln oder Gefäßligaturen beispielsweise bei der Temporalisbiopsie geeignet.

Die **gerade Nadel** (Abb. 6.4f) ist dünn und ohne Biegung. Sie hat eine leicht abgerundete Spitze. Der Einstich ist traumatisch. Die Anwendung am Auge erfolgt mit dem Führen der langen Nadel über die gesamte Vorderkammerbreite zum Adaptieren von Irisgewebe oder dem sekundären Einnähen von Intraokularlinsen.

Bei der sogenannten **Skinadel** (Abb. 6.4g) handelt es sich um eine lange, dünne Nadel mit leichter Biegung am Ende und einer leicht abgerundeten Spitze. Der Einstich ist traumatisch. Die

Anwendung am Auge besteht ebenfalls im langen Führen der Nadel durch die Vorderkammer beim Nähen von Irisgewebe oder Einnähen sekundärer Linsen.

6.3 Verpackung und Codierung

Sicheres und schnelles Anreichen im Operationssaal ist eine wichtige Voraussetzung zum komplikationslosen, gelingenden Eingriff. Anhand der Farbcodierung kann das Nahtmaterial sofort erkannt werden. Die weiteren, oben genannten Eigenschaften sind auf der Verpackung übersichtlich gekennzeichnet (Abb. 6.5).

Die folgende Tabelle (Tab. 6.2) soll eine Empfehlung bei der Auswahl des geeigneten Nahtmaterials für den jeweiligen Eingriff geben.

▶ Die angegebenen Empfehlungen können lediglich als eine Orientierung bei der Wahl des geeigneten Nahtmaterials dienen. Letztendlich erfolgt die Entscheidung nach den individuellen Erfahrungen des Operateurs und der konkreten Ausgangssituation im OP-Gebiet.

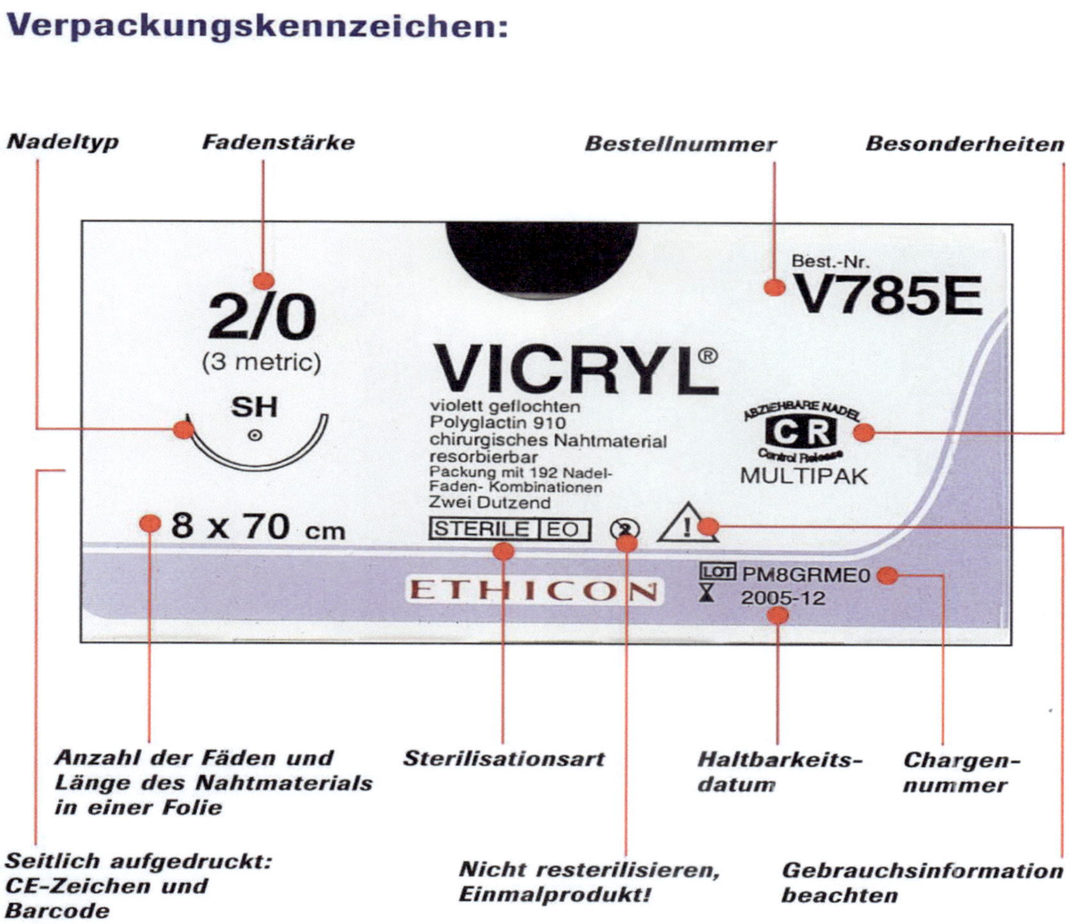

Abb. 6.5 Verpackungskennzeichen am Beispiel einer Originalverpackung der Firma Ethicon

Tab. 6.2 Empfehlungen für die Auswahl von Nahtmaterial

Vorderabschnitt	Indikation	Material	Stärke
	Bindehaut	Polyglactin	7/0–8/0
	Glaukom	Polyglactin	10/0
		Polyamid	10/0
	Hornhaut	Polyamid	10/0
	Irisnaht	Polypropylen	10/0
	IOL-Linsenfixation	Polypropylen	10/0
Strabismus		Polyglactin	6/0
Lid- und plastische Operationen	Blepharoplastik	Polypropylen	7/0
		Polyglactin	6/0–7/0
	Chalazion	Polyglactin	6/0–7/0
	Levatorresektion/ -Faltung	Polypropylen	7/0
Ablatio-OP	Plomben- und Cerclageaufnähung	Suturamid	4/0

Vorbereitungen als Operateur

7

Frank Wilhelm, Karlheinz Hannig, Martin Knorrn, Gerd U. Auffarth, und Hyeck-Soo Son

Inhaltsverzeichnis

7.1 Einleitung

Die vorherigen Kapitel dienten dazu, das Basiswissen für den Start im Augen-OP zusammenzufassen. In diesem Kapitel sollen Möglichkeiten vorgestellt werden, wie sich der angehende Ophthalmochirurg möglichst praxisnah auf den ersten Eingriff einzustellen kann.

F. Wilhelm (✉)
Greifswald, Deutschland

K. Hannig
MTS-the wetlab company GmbH, Mötz, Österreich
e-mail: hannig@mts-wetlab.com

M. Knorrn
Augenzentrum am Johannisplatz,
Leipzig, Deutschland

G. U. Auffarth · H.-S. Son
Augenklinik, Universitätsklinikum Heidelberg,
Heidelberg, Deutschland
e-mail: gerd_auffarth@med.uni-heidelberg.de

An erster Stelle wird hier für den das Studium der Fachliteratur gefordert für das vorliegende Buch mit den Literaturhinweisen in den einzelnen Abschnitten zusätzliche Hinweise gibt. F. Kuhn hat empfiehlt in seiner „To-Do"-Liste für angehende Netzhaut-Glaskörper-Chirurgen, in Vorbereitung auf die chirurgische Tätigkeit die wichtigsten Bücher zu dieser Thematik zu lesen, wobei der Mentor unbedingt bei der Auswahl behilflich sein sollte.

Auch die Teilnahme an OP-Kursen und Tagungen bietet die Gelegenheit, sich gezielt zu informieren. Neben der Diskussion der Fachvorträge mit den Referenten kann der direkte kollegiale Austausch erfolgen. Dabei macht es auch für den Anfänger Sinn, sich auf der Industrieausstellung Zusatzinformationen über im OP eingesetzte Produkte einzuholen und sich bei den Fachvertretern der Firmen im persönlichen Gespräch fundiert beraten zu lassen.

In den letzten Jahren haben sich Videoschulung bewährt, die es dem Einsteiger im OP

F. Wilhelm (Hrsg.), *Ophthalmochirurgie für Einsteiger*,
https://doi.org/10.1007/978-3-662-64336-5_7

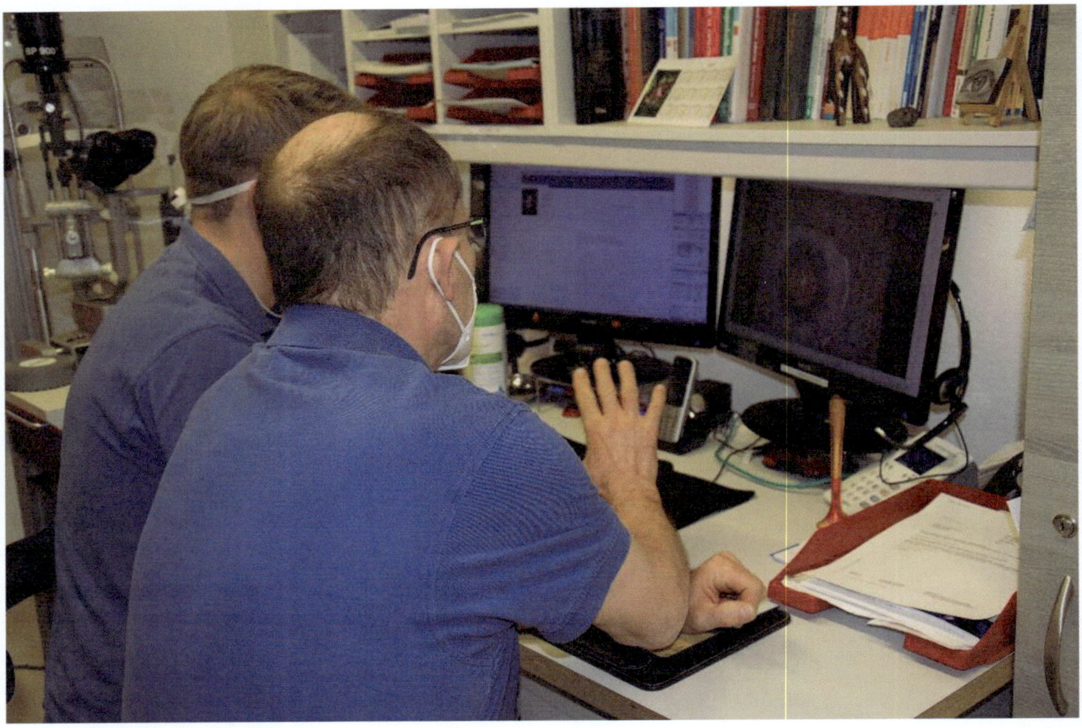

Abb. 7.1 Anhand von Videosequenzen aus dem OP der ausbildenden Einrichtung kann sowohl die Vorbereitung auf den geplanten Eingriff als auch die postoperative Analyse sehr detailliert erfolgen

ermöglichen, den Ablauf eines Eingriffes bis ins Detail kennenzulernen und zu analysieren. Das ist zum einem anlässlich entsprechender Veranstaltungen möglich, kann aber andererseits im kleinen Kreis in der Klinik oder auch individuell im Homeoffice erfolgen. Dabei können OP-Videos aus der eigenen Einrichtung ebenso genutzt werden, wie aus dem Internet von entsprechenden Portalen heruntergeladene (Abb. 7.1).

Besonders wertvoll ist die Analyse der eigenen operativen Tätigkeit. Jeder Chirurg sollte diese Möglichkeit nutzen, um sein operatives Vorgehen zu hinterfragen und zu optimieren. Für Anfänger macht es Sinn, durchgeführte Eingriffe anschließend auf diesem Wege gemeinsam mit dem Mentor zu besprechen.

Im Jahr 1970 schreibt D. Vörösmarthy wörtlich in der Einleitung zur vierten Auflage der OP-Lehre von Blascovics:

> Gelingt ein Handgriff dem jungen Kollegen nicht gleich, so möge er ihn üben, wozu das Operieren an der Leiche die besten Bedingungen bietet. [1]

Die Umsetzung dieses Ratschlages ist heute nicht zuletzt auch aus ethischen Gründen unmöglich – seine Berechtigung geht dennoch nicht verloren. Deshalb werden in diesem Kapitel mögliche Alternativen vorgestellt.

Beim praktischen Arbeiten im Wetlab und am OP-Simulator kann der operative Eingriff selbst geübt werden. Dabei kann das Gefühl für das mikrochirurgische Arbeiten und die Orientierung unter dem Mikroskop gewonnen werden.

7.2 Üben im Wetlab

Karlheinz Hannig, Frank Wilhelm und Martin Knorrn

Die Bedeutung des Trainings in einem Wetlab („Feuchtlabor") bei der Ausbildung von Ophthalmochirurgen hat in den letzten Jahren zugenommen [2]. Dem wird in der Gliederung dieses Buches durch die Platzierung unmittelbar vor dem

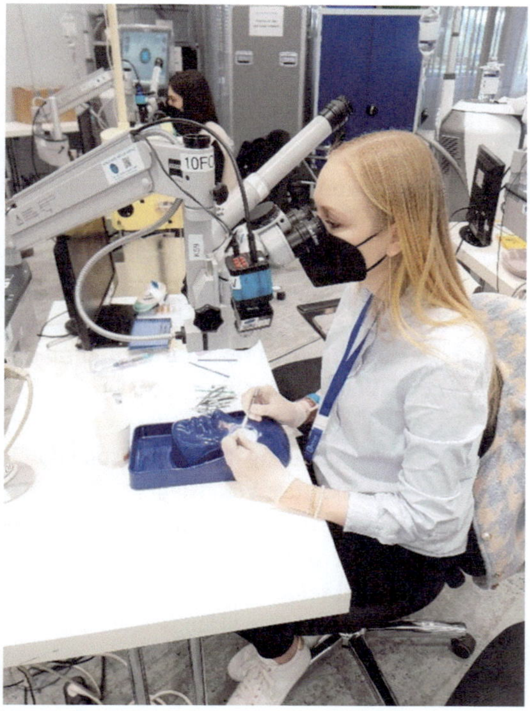

Abb. 7.2 Ungestörtes Üben

Der Bedarf, OP-Techniken praxisnah zu trainieren, besteht bei Augenärzten in der ganzen Welt [4, 5] (Abb. 7.3). In den Kliniken werden den Assistenten hierfür ausrangierte OP-Mikroskope sowie Instrumente und Phakomaschinen zur Verfügung gestellt (Abb. 7.4). Dann wird versucht, mehr oder weniger erfolgreich zu improvisieren, was eine Möglichkeit sein kann. Oft resultieren jedoch nur Kompromisslösungen, welche den Effekt des Übens im Wetlab in der Regel erheblich limitieren.

Der Sinn von Wetlabs liegt darin, einzelne Operationsschritte zu erlernen, zu üben und zu vertiefen. Dabei sollen im Training wichtige Fähigkeiten zur sicheren Durchführung der ohthalmologischen Chirurgie entwickelt und verbessert werden [6]. Mit professionell ausgerüsteten Wetlabs, didaktisch erfahrenen Kursleitern und den richtigen Augenmodellen kann das Handwerk des mikrochirurgischen Operierens bis zu einem Beginn der operativen Tätigkeit am Patienten Rechnung getragen.

Auch operativ bereits erfahrene Teilnehmer von Kursen, die sich chirurgisch weiterentwickeln wollen, nehmen diese Möglichkeit des „Life-Chirurgie-nahen" Übens oft wiederholt in Anspruch. Schwerpunktmäßig wird im Wetlab am häufigsten die Kataraktoperation erlernt und geübt. Neben der Versorgung von Augenverletzungen sind jedoch auch zunehmend Operationen am Augenhinterabschnitt [3] oder neue Techniken der Hornhauttransplantation und Eingriffe der refraktiven Chirurgie Gegenstand derartiger Kurse. Auch für Linsenimplantationen und Glaukomimplantate stellt das moderne Wetlab die Vorbereitung auf die erfolgreiche Operation am menschlichen Auge dar, die der Realität im Operationssaal am nächsten kommt. Ein besonderer Stellenwert kommt bei dem hier ungestörten Üben (Abb. 7.2) unter dem Mikroskop dem Kennenlernen der entkoppelten „okulodigitalen" Orientierung zu, da der Operateur nicht direkt auf das OP-Feld blickt.

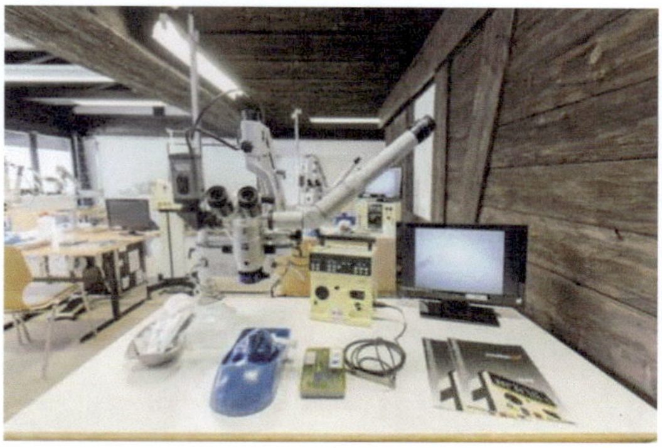

Abb. 7.3 OP-Techniken praxisnah trainieren

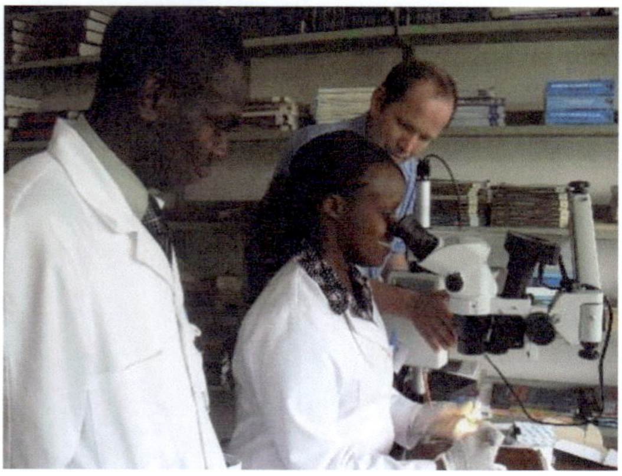

Abb. 7.4 Praxisnah trainieren

gewissen Grad automatisiert und Lernkurven drastisch verkürzt werden (Abb. 7.5 und 7.6).

Die psychologische Komponente bei den ersten Operationen stellt jedoch nach wie vor eine hohe Hürde bei den Anfängern dar, deren Höhe durch das besonders realitätsnahe Training im Wetlab gesenkt werden kann.

Vor der Anmeldung zur Teilnahme an einem organisierten Wetlab ist es sehr empfehlenswert, sich mit den „Basics" vertraut zu machen.

Zur Vorbereitung können auch die Kap. 1 bis 5 sowie 11 und 12 dieses Buches dienen. Da die Ausrichtung dieser Kurse viel Aufwand erfordert, ist es für alle Beteiligten frustrierend, wenn wertvolle Übungszeit damit vertan wird, um beispielsweise Handhabung des Nahtmaterials zu erklären oder die Benennung und den Umgang der einzelnen Instrumente zu erörtern.

Die Voraussetzung für die erfolgreiche Durchführung eines Wetlabtrainings werden im Folgenden zusammengefasst:

Bei den räumlichen Bedingungen für das Training unter OP-nahen Situationen ist darauf zu achten, dass für jeden angehenden Operateur ebenso ausreichend Platz vorhanden ist, wie für die umfangreichen Gerätschaften, und gleichzeitig die Kommunikation mit dem Tutor auf kurzem Wege gewährleistet werden kann (Abb. 7.7). Unter Extrembedingungen (z. B. wenn die Abstandregeln bei Corona eingehalten werden müssen) stellt das eine besondere Herausforderung dar!

Bei den im Wetlab eingesetzten Geräten geht es in erster Linie um das **OP-Mikroskop und die Phako-/Vitrektomiemaschine** (Abb. 7.8, Kap. 4). Besonders wichtig ist in dieser Situation die kompetente Betreuung und Einweisung durch geschultes Personal (des Veranstalters oder durch anwesende Firmenvertreter), sodass der Anfänger sich mit den vorgegebenen Parametern vertraut machen und seine individuellen Einstellungen finden kann. Um ein störungsfreies Üben zu gewährleisten, erfolgt für professionelle Kurse die regelmäßige Wartung dieses Equipments.

Gerade für Kollegen, die verschiedenen Prozeduren erstmals üben wollen ist es wichtig, mit

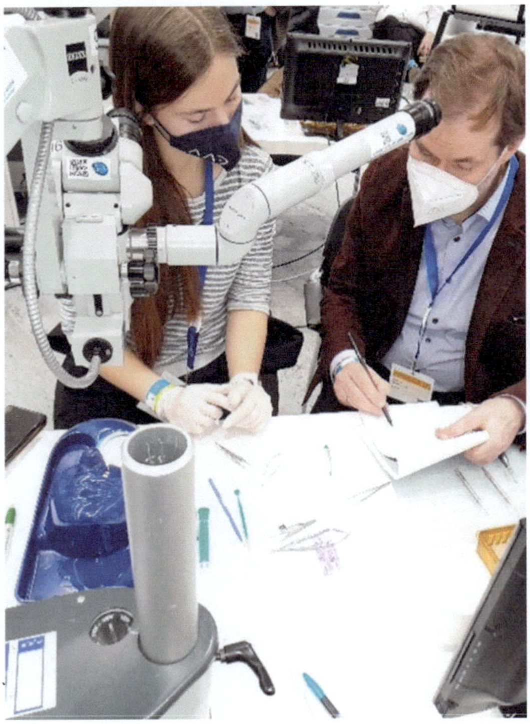

Abb. 7.5 Mikrochirurgisches Operieren

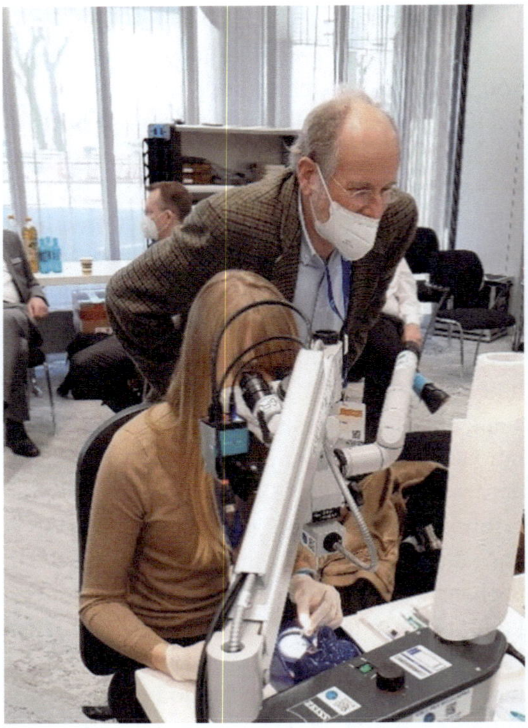

Abb. 7.6 Mikrochirurgisches Operieren

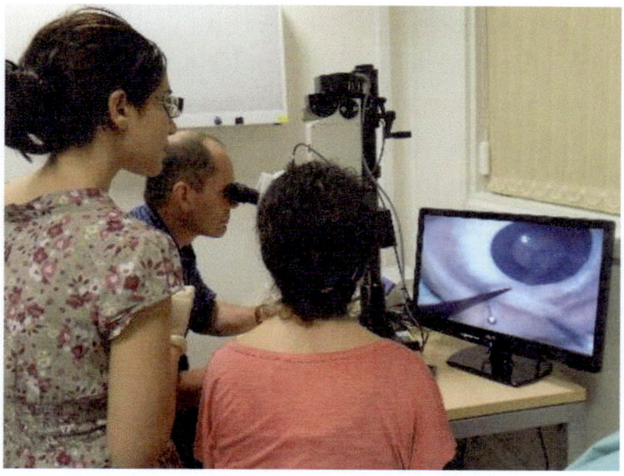

Abb. 7.7 Kommunikation mit dem Tutor

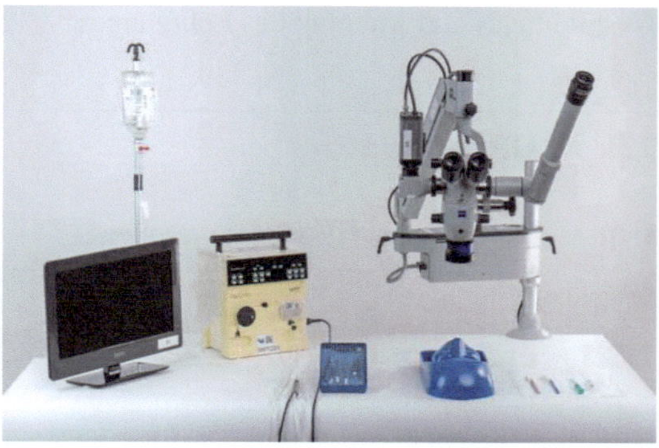

Abb. 7.8 OP-Mikroskop und die Phako-/Vitrektomiemaschine

geeigneten Instrumenten zu arbeiten, die eine gute Qualität haben (Abb. 7.9). Aufgrund der hohen Empfindlichkeit dieser kostenintensiven **Mikroinstrumente** ist das in individuell eingerichteten Wetlabs oft nur eingeschränkt möglich.

- Der Einsatz verschiedener **Verbrauchsmaterialien** ist beim praxisnahen Üben unter Laborbedingungen unverzichtbar. Hierzu wird beispielsweise auf die Reste von Viskoelastika oder bereits benutzte Einmalmesser aus dem laufenden OP-Programm zurückgegriffen. Aus hygienischen Gründen und um ausreichend Material zur Verfügung zu haben, kommen bei professionell organisierten Kursen in der Regel unsterile Muster der Hersteller zur Anwendung.

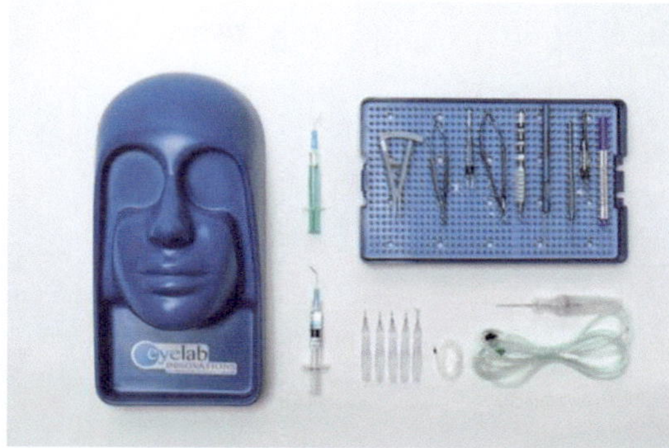

Abb. 7.9 Mikroinstrumente

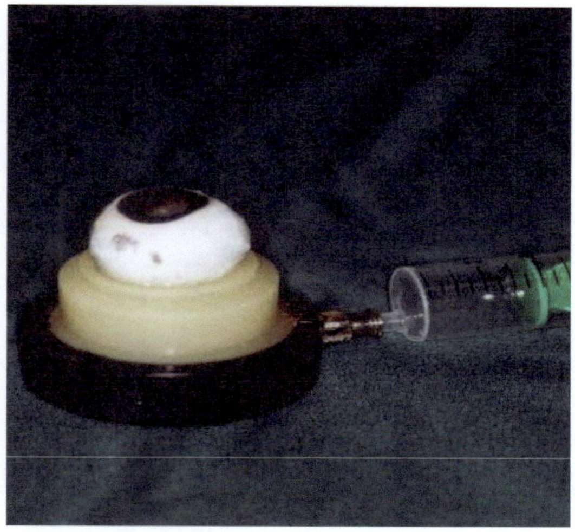

Abb. 7.10 Fixierung

- Da humane Spenderaugen für Wetlabs aus ethischen Gründen nicht infrage kommen, hat sich aufgrund der Ähnlichkeit zum menschlichen Augapfel und wegen der guten Verfügbarkeit das Schweineauge als **Übungsobjekt** bewährt.
- Die Bereitstellung von gut erhaltenen Schweineaugen mit klarer Hornhaut zu Übungszwecken ist aufwendig, erfordert Erfahrung und Sorgfalt. Am besten eigenen sich frisch enukleierte und ganz wichtig: nicht gebrühte! Schweineaugen.
- Dazu zählt auch die Fixierung der Übungsaugen mit dem entsprechenden Equipment (Abb. 7.10 und 7.11).

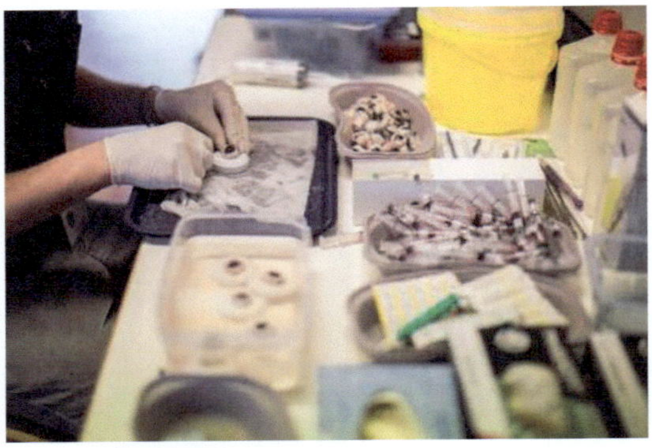

Abb. 7.11 Fixierung der Übungsaugen

- In verschiedenen Ländern muss unter Umständen (z. B. aus religiösen Gründen) vom Modell Schweineauge auf eine andere Spezies ausgewichen werden (Schaf, Ziege, Kaninchen) [7, 8]. Trotz des bewährten Einsatzes der Schweinebulbi gibt es durchaus limitierende Unterschiede zum humanen Auge. So sind beispielsweise die Gewebe der Augapfel- Wand deutlich derber als beim Menschen. Die Hornhaut weist beim Schwein nicht nur einen wesentlich größeren Durchmesser auf, sie hat auch keine Bowmannsche Membran [9, 10] und ist ebenso wie die Sklera erheblich dicker. Eine Katarakt, wie sie zu Übungszwecken wünschenswert wäre, ist am Schweineauge in der Regel nicht finden. Diese kann durch eine Behandlung der Bulbi in der Mikrowelle simuliert werden. Zunehmend erfolgt in den Übungskursen der Einsatz von Kunstaugen [11].
- Die Gewährleistung von Sicherheit und Hygiene ist eine Grundforderung für ein Wetlab. Um Schüler und Ausbilder ebenso wie das Personal und die Vertreter zu schützen, müssen ausreichend OP-Handschuhe, Desinfektionslösung und bei Bedarf Schutzkittel zur Verfügung stehen.
- Voraussetzung für die Vermittlung von wichtigen Kenntnissen für den angehenden Ophthalmochirurgen ist die Anleitung durch **Tutoren** während des Kurses. Nicht jeder gute Operateur ist in der Ausbildung im Wetlab erfahren und möglicherweise auch nicht in der Lage seine klinischen Kenntnisse und Fertigkeiten an Anfänger zu vermitteln. Gerade deshalb kann es für den Einsteiger sinnvoll sein, sich bei den ersten Schritten im Rahmen eines professionell organisierten Kurses anleiten zu lassen. Dabei wird die Anleitung durch Kollegen, die gerade mit der Ausbildung im Wetlab Erfahrung haben, meist besonders geschätzt [4].

Diese Auflistung der obligaten Voraussetzungen demonstriert die Anforderungen, die an ein Wetlab- Training gestellt werden und im individuell gestalteten Labor in der Regel nur mit großen Einschränkungen erfüllt werden können.

Am Ende eines etablierten Kurses mit Wetlab betonen die Teilnehmer ganz besonders den Wert des Austausches mit Kollegen im vergleichbaren Ausbildungsstand während des Lehrganges.

7.3 OP-Simulator

Gerd U. Auffarth und Hyeck-Soo Son

7.3.1 Einleitung

Historisch gesehen basiert die chirurgische Ausbildung in der Ophthalmologie hauptsächlich auf dem traditionellen Halsted-Modell, bei dem der angehende Chirurg chirurgische Kompetenz durch Lesen, Beobachten und Durchführen von Operationen an echten Patienten unter der Aufsicht eines erfahrenen Chirurgen erlangt. Diese Methode der Ausbildung ist in vielen Ländern immer noch vorherrschend; sie ist jedoch oft unstrukturiert und birgt die Risiken einer hohen Komplikationsrate zu Beginn der Lernkurve des angehenden Chirurgen. Bedenken hinsichtlich der Patientensicherheit, hohe finanzielle Kosten für das Lehren im Operationssaal und die Forderung nach erhöhter Effizienz waren die Hauptfaktoren für die Entwicklung alternativer Ausbildungsmethoden.

7.3.2 Virtuelle Simulation

Virtuelle Realität kann im weitesten Sinne definiert werden als die Verwendung von Computermethoden, um Benutzer in eine Multimediaumgebung zu versetzen, die die Realität simuliert. Durch die Kombination von Mensch-Computer-Schnittstellen kann der Benutzer in eine künstliche Umgebung eintauchen und mit dieser interagieren.

Das Konzept der virtuellen Simulation wurde 1929 geboren, als Edward Link einen mechanischen Flugsimulator, bekannt als „Blue Box“, entwickelte, um die Häufigkeit von katastrophalen Flugunfällen zu reduzieren. Bis heute hat die Flugsimulation die Qualität des Flugtrainings dramatisch verbessert und ist zu einem unverzichtbaren Bestandteil der Pilotenausbildung geworden.

In der Medizin wurde 1990 der erste chirurgische Simulator mit einem Modell für Operationen an den unteren Extremitäten entwickelt. Nur drei Jahre später wurde schon der erste Simulator der Simulation der Augenchirurgie eingeführt [12]. Heute haben fast alle Fachrichtungen der Chirurgie, einschließlich der allgemeinen Chirurgie, Neurochirurgie und HNO-Heilkunde, das Virtual-Reality-Training als Ausbildungsformat ergänzend zu dem grundlegenden Ausbildungscurriculum angenommen.

Ein chirurgischer Simulator bietet eine kontrollierte, reproduzierbare Umgebung für Chirurgen zum Üben. Er steht jederzeit zur Verfügung und durch den Ein-/Ausschalter entfällt der erhebliche Zeit- und Arbeitsaufwand, der typischerweise mit der Vorbereitung eines Wetlabs verbunden ist. Die virtuelle Simulation eines chirurgischen Eingriffs ist für den Patienten unschädlich und verspricht, wenn sie in Verbindung mit den aktuellen Trainingsmethoden eingesetzt wird, eine Reduzierung der Komplikationsraten durch eine verbesserte Trainingserfahrung.

7.3.3 EyeSi®-Surgical-Simulator

In der Ophthalmologie ist der EyeSi®-Surgical (VRmagic GmbH, Mannheim, Deutschland) derzeit der am weitesten verbreitete Simulator für das chirurgische Training und zahlreiche Studien haben bereits seine Konstruktvalidität und Wirksamkeit untersucht und nachgewiesen [13–18]. Der Simulator besteht aus einem Computersystem, das einen Modellkopf mit einem virtuellen Auge, zwei Fußpedalen (zur Steuerung von Mikroskop und Phakomaschine) und einem OP-Mikroskop, das ein dreidimensionales stereoskopisches Bild liefert, miteinander verbindet (Abb. 7.12).

Durch das Mikroskop des Simulators sehen die Auszubildenden das virtuelle Operationsfeld in Stereo und hoher Auflösung, während sie mit lebensechten chirurgischen Instrumenten operieren. Die handgehaltenen Sonden, die von Pinzette, Zystostom, Schere bis hin zum Phakohandstück reichen, simulieren virtuelle Instrumente, wenn sie in das virtuelle Auge eingeführt werden. Ein integriertes Sensorsystem ist in der Lage, quantitatives und qualitatives Feedback über die Position der chirurgischen Instrumente zu geben. Der Fokus und das Zoom können über das Fußpedal des Mikroskops eingestellt werden. Die äußerst realistische Simulation der Interaktion mit dem Gewebe in Echtzeit erhöht die chirurgische Erfahrung der Auszubildenden ohne Risiko für die Patienten.

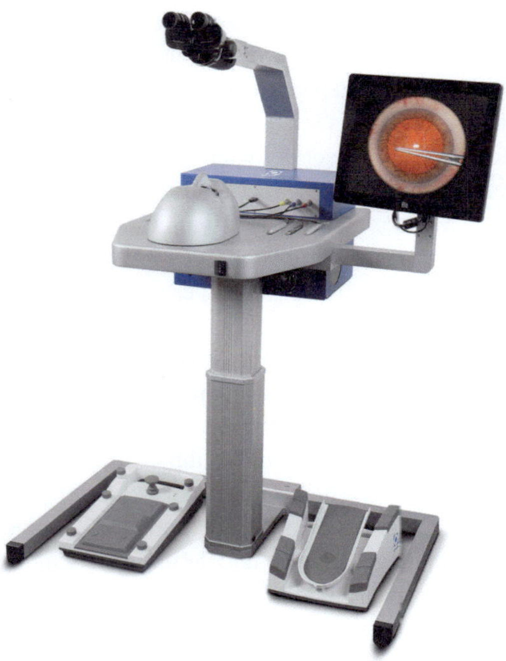

Abb. 7.12 Der EyeSi®-Surgical-Simulator besteht aus einem Modellkopf mit einem virtuellen Auge, zwei Fußpedalen und einem OP-Mikroskop

Das Eyesi Surgical verfügt über Interfaces für die Katarakt- und Vitreoretinalchirurgie sowie über eine vorinstallierte Kurssoftware. Beginnend mit den Grundfertigkeiten führen die Kurse die Auszubildenden Schritt für Schritt zur Beherrschung der Katarakt- und Netzhautchirurgie.

7.3.4 Kataraktchirurgie

Die Kataraktchirurgie erfordert einen guten Stereosinn und ein gutes räumliches Vorstellungsvermögen, kombiniert mit einer hervorragenden Hand-Augen-Koordination und der Fähigkeit, alle vier Gliedmaßen gleichzeitig zu benutzen, da Fußpedale zur Steuerung des Operationsmikroskops oder der Ultraschallenergie des Phakohandstücks verwendet werden.

Die häufigste intraoperative Komplikation der Kataraktchirurgie ist die hintere Kapselruptur, die weithin als Maßstab für die Beurteilung der chirurgischen Qualität angesehen wird. Nach einer hinteren Kapselruptur besteht ein signifikant erhöhtes Risiko für Netzhautablösung und Endophthalmitis bis hin zum Sehverlust. Während bestimmte okuläre oder systemische Komorbiditäten ebenfalls mit einem erhöhten Kapselrupturrisiko verbunden sein können, ist die chirurgische Geschicklichkeit und Erfahrung des Chirurgen einer der wichtigsten Risikofaktoren für die Entstehung der hinteren Kapselruptur.

Der Kataraktkurs des Simulators bietet eine Vielzahl von Trainingsmodulen, um die chirurgischen Fähigkeiten zu verbessern und solche intraoperativen Komplikationen zu vermeiden. Zu Beginn müssen die Auszubildenden abstrakte Simulationsaufgaben wie Vorderabschnittsnavigation, Pinzetten- und Antitremortrainings absolvieren, die es ihnen ermöglichen, mikrochirurgische motorische Fähigkeiten, Hand-Augen-Koordination und Mikroskop-Handhabung zu üben und helfen, die räumlichen Grenzen innerhalb der Vorderkammer zu verstehen (Abb. 7.13). Nach Abschluss eines jeden Trainings gibt die Software eine detaillierte Leistungszusammenfassung, die die Genauigkeit und Effizienz des Auszubildenden widerspiegelt. Verschiedene Parameter, die sich auf die Handhabung von Instrumenten und Mikroskopen, die chirurgische Effizienz und die Gewebebehandlung beziehen, werden vom Trainingssystem aufgezeichnet, sodass sich die Auszubildenden auf ihre Schwächen konzentrieren und ihre Fähigkeiten systematisch verbessern können. Eine solche standardisierte und objektive Bewertung der Fähigkeiten gibt dem Auszubildenden ein direktes Feedback und hilft ihm, kontrolliert und reproduzierbar zu üben.

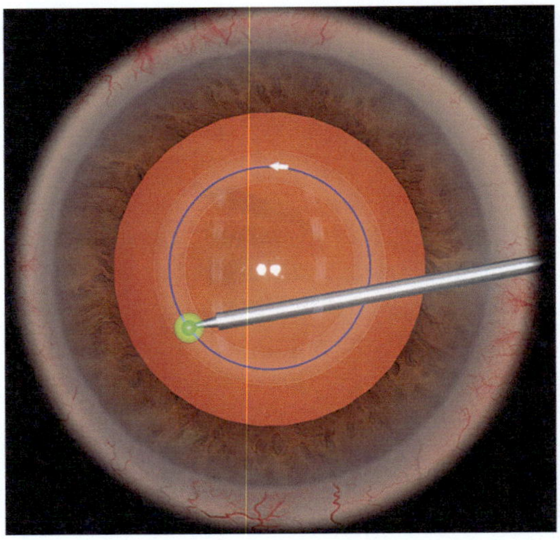

Abb. 7.13 Mit dem Antitremormodul kann man mikrochirurgische Motorik und Hand-Augen-Koordination üben

Da die Auszubildenden bis zum Erreichen bestimmter Punktzahlen üben müssen und erst dann zu den nächsten Schritten übergehen dürfen, ermöglicht der Simulator auch eine einheitliche Trainingserfahrung.

Auf die abstrakten Module folgen dann prozedurale Trainingsmodule der Kataraktchirurgie, wie Kapsulorhexis, Hydrodissektion und Hydrodelineation, Phakoemulsifikation, Irrigation/Aspiration und Einsetzen der Intraokularlinse (IOL) (Abb. 7.13 und 7.14). Für erfahrene Auszubildende besteht auch die Möglichkeit, das Einsetzen eines Malyugin-Rings oder eine anteriore Vitrektomie in simulierten Fällen einer rupturierten hinteren Kapsel zu üben.

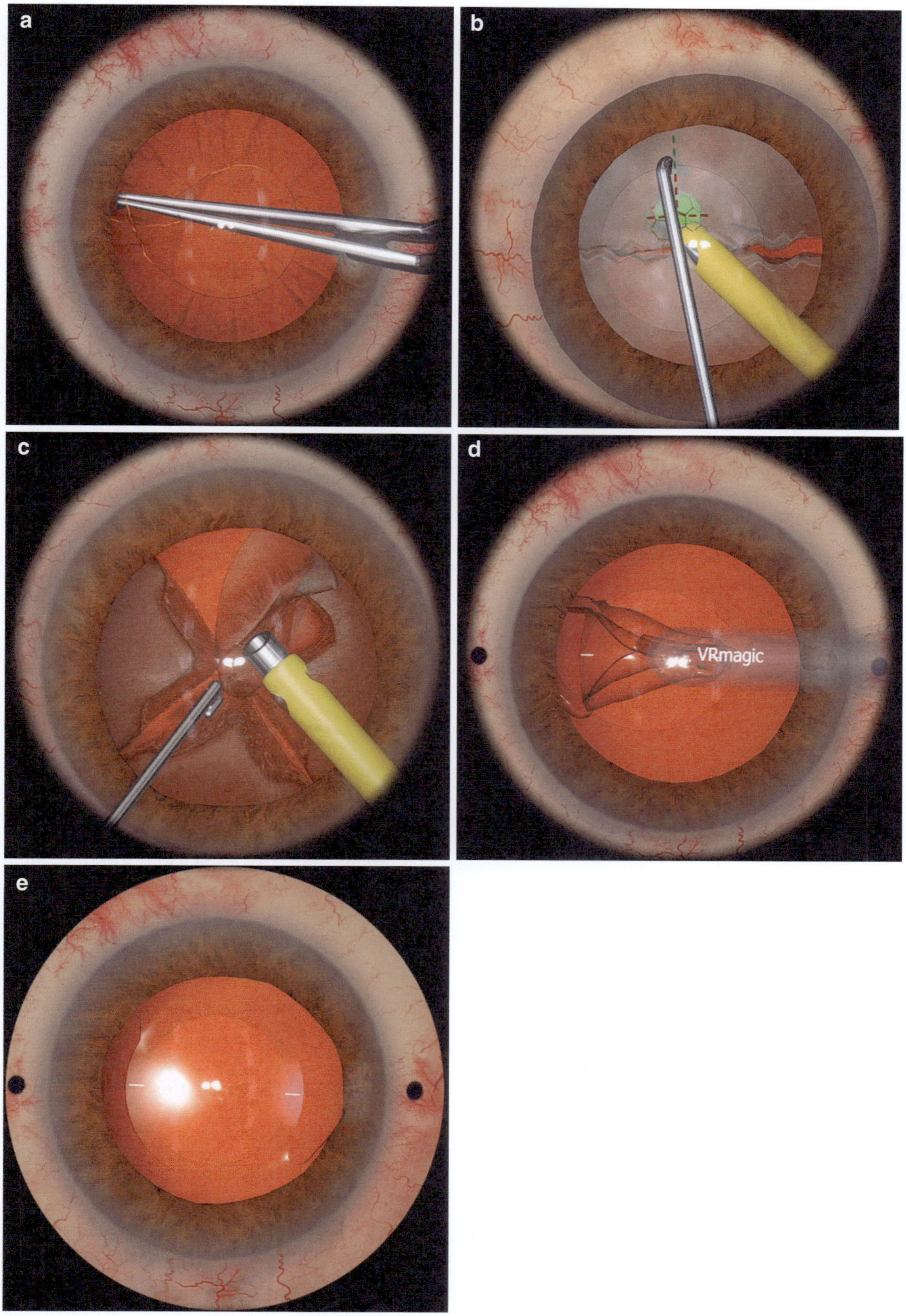

Abb. 7.14 (**a–e**) Trainingsmodule der Kataraktchirurgie: (**a**) Kapsulorhexis. (**b**) Phaco-Chop. (**c**) Divide-and-Conquer. (**d**, **e**) Einsetzen einer torischen Intraokularlinse (IOL)

7.3.5 Kapsulorhexis

Generell gilt die Kapsulorhexis als der wichtigste Schritt bei der Kataraktoperation. Wird keine intakte Kapsulorhexis erreicht, ist der Kapselsack nicht nur anfällig für Risse während der Operation, sondern es besteht auch ein erhöhtes Risiko einer hinteren Kapselruptur und eines Glaskörperverlustes.

Mithilfe des Kapsulorhexismoduls des Simulators können die Auszubildenden üben, eine runde Kapsulorhexis herzustellen (Abb. 7.14a). Der Auszubildende kann wählen, ob er ein Zystostom oder eine Pinzette verwenden möchte, und die Einstellung so anpassen, dass z. B. ein Führungskreis mit einem Durchmesser von 5 mm angezeigt wird, um die optimale Größe zu visualisieren.

Die Module werden mit zunehmender Komplexität und Schwierigkeit präsentiert: Sobald die Auszubildenden die grundlegenden Kapsulorhexismodule bestanden haben, werden sie mit anspruchsvolleren Fällen konfrontiert, wie z. B. Augen mit hochgespannten Kapseln, Kapselrissen, vorderen Kapselplaques oder zonulärer Dehiszenz. Das Bewertungssystem für das Kapsulorhexismodul basiert im Wesentlichen auf der Zentrierung, der Rundheit und dem Durchmesser der Rhexis, sodass die Auszubildenden verstehen und lernen können, was eine gute Kapsulorhexis ausmacht.

McCannel und Kollegen untersuchten die Auswirkung eines intensiven Kapsulorhexistrainings mit dem EyeSi®-Surgical-Simulator auf die Raten fehlerhafter Kapsulorhexis bei angehenden Assistenzärzten und stellten fest, dass die Einbeziehung der Virtual-Reality-Simulation in das chirurgische Training zu einer signifikanten Reduzierung der Rate fehlerhafter Kapsulorhexis um 68 % führte [19].

In ähnlicher Weise zeigten Bisol und Kollegen, dass das Training am chirurgischen Simulator ebenfalls effektiv zur Verbesserung der Leistung der Auszubildenden bei der Erstellung von Kapsulorhexis an Hochspannungskapseln beitrug [20].

7.3.6 Phakoemulsifikation

Der anspruchsvollste Teil der Kataraktchirurgie ist die Entfernung des Linsenkerns mittels Phakoemulsifikation. Die Ultraschallenergie ist mit Vorsicht zu benutzen: Obwohl Chirurgen sie benötigen, um den Linsenkern zu emulgieren und abzusaugen, kann die Phakoenergie auch empfindliche okuläre Strukturen wie das Hornhautendothel schädigen. Während Ophthalmologen fortgeschrittenere Phakofähigkeiten entwickeln, müssen sie lernen, die Menge an Ultraschallenergie, die in das Auge eingebracht wird, zu minimieren, da selbst kleine falsche Bewegungen oder die Anwendung von zu viel Ultraschallenergie oder Vakuum zu schweren Verletzungen führen können.

Mit der integrierten Phakomaschine und einem zweiachsigen Phakofußpedal können Auszubildende lernen, die Fluidik zu steuern und geeignete Phakoparameter auszuwählen, um den Linsenkern sicher und effektiv zu zerlegen und zu entfernen (Abb. 7.14c). Der Katarakt-Kurs des Simulators besteht aus Divide-and-Conquer- und Chopping-Trainingsübungen, Emulgierung von weichem und hartem Nukleus und Kortexaspiration.

In einer vergleichenden Fallserie berichteten Belyea et al., dass Assistenzärzte, die am OP-Simulator trainierten, die Phakoemulsifikation schneller durchführten, geringere prozentuale Kräfte verwendeten und weniger intraoperative Komplikationen aufwiesen [21]. Pokroy zeigte auch, dass das Training am virtuellen Simulator die Lernkurve für die ersten 50 Phakoemulsifikationsfälle verkürzte und dass weniger erfahrene Assistenzärzte am meisten vom virtuellen Training zu profitieren schienen [22].

7.3.7 Netzhautchirurgie

Die vitreoretinale Chirurgie ist technisch anspruchsvoll und erfordert die Beherrschung komplexer visuospatialer Techniken. Jeder Fehler während der Lernkurve kann zu irreversiblen Schäden an den empfindlichen Strukturen der Netzhaut führen.

Das Retina-Trainingsmodul des EyeSi®-Surgical ermöglicht die Entwicklung wesentlicher vitreoretinaler chirurgischer Fertigkeiten und manueller Geschicklichkeit. Da der Simulator mit einem Instrumentenset für das Training der Hinterabschnittschirurgie und einer vitreoretinalen Augenschnittstelle einschließlich einer BIOM/SDI-Hardwaremimik ausgestattet ist, die wie ein echtes BIOM im Operationssaal funktioniert, können die Auszubildenden in einer realitätsnahen Umgebung üben.

Für die Zwecke dieses Buches konzentriert sich das aktuelle Kapitel nur auf die Simulation der Kataraktchirurgie und wird nicht auf die Details der Netzhautchirurgie eingehen.

7.3.8 Limitationen

Trotz der erwiesenen Wirksamkeit des OP-Simulators ist es wichtig, seine Grenzen anzuerkennen. Da das Modellauge beispielsweise bereits Einstichstellen hat, durch die der Auszubildende die Instrumente einführen kann, ist es nicht möglich, die Parazentese oder die Hauptinzision zu üben. Außerdem gibt es trotz der naturgetreuen Simulationen kein taktiles Feedback eines „echten Gewebes" wie im Wetlab. Auch die hohen Kosten des Simulators können für manche Ausbildungszentren eine finanzielle Belastung darstellen. Ferris und Kollegen haben jedoch argumentiert, dass das Training der Auszubildenden, weniger intraoperative Komplikationen wie z. B. eine hintere Kapselruptur zu verursachen, durch die Investition in und die Verwendung des Simulators langfristig kosteneffektiver sein kann, als die Kosten zu tragen, die mit zusätzlichen chirurgischen Instrumenten und Ambulanzbesuchen verbunden sind, die in Fällen von Netzhautablösung oder Endophthalmitis nach einer Kapselruptur notwendig werden können [13].

7.3.9 Schlussfolgerung

Die Ausbildung eines Augenchirurgen erfordert einen umfassenden Ansatz, der Kenntnisse über Anatomie und chirurgische Techniken, chirurgisches Urteilsvermögen und die Entwicklung manueller Fähigkeiten beinhalten sollte. Diese letzte Voraussetzung kann nur durch das Üben von Bewegungen und Manövern erreicht werden, mit besseren Ergebnissen, wenn sie in einer kontrollierten Umgebung durchgeführt werden, mit Auswertung und Korrektur von Fehlern zwischen den Wiederholungen der Aufgaben.

OP-Simulatoren mit virtueller Realität helfen dabei, diese Lücke in der Ausbildung von Chirurgen zu schließen, indem sie ein reproduzierbares Szenario für sicheres, wiederholtes Üben bieten, das Bewertungsfeedback zur Leistungskorrektur hinzufügen und die Möglichkeit bieten, einen strukturierten Lehrplan mit Übungen für ein standardisiertes Training zu erstellen.

Als computergestützter Simulator bietet er die Möglichkeit, verschiedene Aufgaben für das Training manueller Fähigkeiten und ein Curriculum von Aktivitäten mit einer pädagogischen Struktur zu entwickeln. Die Möglichkeit, chirurgische Schritte unzählige Male ohne zusätzliche Kosten pro Versuch durchzuführen, macht dies zu einer einzigartigen Trainingsmöglichkeit. Obwohl es eine hohe Anfangsinvestition gibt, fallen keine weiteren Kosten an (Software-Updates sind kostenlos), was diese Modalität langfristig kosteneffektiv macht.

Wenn das Simulatortraining in einen systematischen Ausbildungsplan implementiert wird, hat es die Aussicht, sowohl die chirurgischen als auch die Patientenresultate zu verbessern.

Literatur und weiterführende Literatur

1. Blaskovics-Kettesy A (1970) Eingriffe am Auge. Enke, Stuttgart
2. Henderson BA, Grimes KJ, Fintelman RE, Oetting TA (2009) Stepwise approach to establishing an ophthalmology wet laboratory. J Cataract Refract Surg 35:1121–1128
3. Smolik I (2008) Im Wetlab netzhautchirurgische Fertigkeiten am Schweineauge trainieren. Spektrum Augenheilkd 22(3):195–197
4. Binder S (2007) Chirurgisches Training gestern und heute. Spektrum Augenheilkd 21(4):211
5. Inama H, Asif N, Sohail AA, Fatimia SH (2020) Wet labs: a useful tool in training surgical residents in a third world country. Ann Med Surg 57:137–139

6. Alwadani S (2018) Cataract surgery training using surgical simulators and wet-labs: course description and literature review. Saudi J Ophthalmol 32(4):324–329
7. Dada VK, Sindhu N (2000) Cataract in enucleated goat eyes: training model for phacoemulsification. J Cataract Refract Surg 26(8):1114–1116
8. Karadayi K, Gültekin Ç, Aytaç E (2018) Bimanual capsulorhexis using a new hand tool: an experimental study in sheep eye. Kafkas Univ Vet Fak Derg 24(5):769–774
9. Heydenreich A (1968) Mikroskopisch –histologische Untersuchungsmethoden unter besonderer Berücksichtigung des Sehorgans. Thieme, Leipzig, 419 S
10. Reme C, Müller FO, Bamasch P (1972) Der Einfluss von Konservierung durch Lufttrocknung auf die Feinstruktur von Schweinehornhautlamellen. Albrecht v Graefes Arch Clin Exp Ophthalmol 185:189–205
11. Observer (2017) Künstliche Augen für die Medizinerausbildung. Mediplast 13:2–4
12. Hunter IW, Doukoglou TD, Lafontaine SR et al (1993) A teleoperated microsurgical robot and associated virtual environment for eye surgery. Presence 2:265–280
13. Ferris JD, Donachie PH, Johnston RL et al (2020) Royal College of Ophthalmologists' National Ophthalmology Database study of cataract surgery: report 6. The impact of EyeSi virtual reality training on complications rates of cataract surgery performed by first and second year trainees. Br J Ophthalmol 104(3):324–329
14. Jacobsen MF, Konge L, Bach-Holm D et al (2019) Correlation of virtual reality performance with real-life cataract surgery performance. J Cataract Refract Surg 45(9):1246–1251
15. Staropoli PC, Gregori NZ, Junk AK et al (2018) Surgical simulation training reduces intraoperative cataract surgery complications among residents. Simul Healthc 13(1):11–15
16. Thomsen AS, Bach-Holm D, Kjærbo H et al (2017) Operating room performance improves after proficiency-based virtual reality cataract surgery training. Ophthalmology 124(4):524–531
17. Thomsen AS, Smith P, Subhi Y et al (2017) High correlation between performance on a virtual-reality simulator and real-life cataract surgery. Acta Ophthalmol 95(3):307–311
18. Privett B, Greenlee E, Rogers G et al (2010) Construct validity of a surgical simulator as a valid model for capsulorhexis training. J Cataract Refract Surg 36(11):1835–1838
19. McCannel CA, Reed DC, Goldman DR (2013) Ophthalmic surgery simulator training improves resident performance of capsulorhexis in the operating room. Ophthalmology 120(12):2456–2461
20. Bisol T, Bisol RAR, Rezende F (2016) Efficacy of Eyesi surgical simulator training in improving high-tension capsules capsulorhexis performance. Rev Bras Oftalmol 75(5):376–379
21. Belyea DA, Brown SE, Rajjoub LZ (2011) Influence of surgery simulator training on ophthalmology resident phacoemulsification performance. J Cataract Refract Surg 37(10):1756–1761
22. Pokroy R, Du E, Alzaga A et al (2013) Impact of simulator training on resident cataract surgery. Graefes Arch Clin Exp Ophthalmol 251(3):777–781
23. Kuhn F (2008) Ocular traumatology. Springer, Berlin
24. Velhagen K (1964) Propädeutische augenärztliche Operationslehre. VEB Georg Thieme, Leipzi

8 Vorbereitung des Patienten in der OP-Abteilung

Susan Schmitz-Gießler, Anke Habermann, und Christiane Wiederhold

Inhaltsverzeichnis

Um einen reibungslosen Ablauf im OP zu gewährleisten, ist es wichtig, dass prinzipiell alle Abläufe eingehalten und alle vorbereitenden Maßnahmen konsequent durchgeführt werden. Alle Angaben auf dem OP-Plan sind zu überprüfen! Der Operateur muss sich ganz auf den Eingriff konzentrieren können, insbesondere, wenn es sich dabei um einen Anfänger handelt.

Fehlen wichtige Informationen in der Anamnese und damit auf dem OP-Plan (beispielsweise, dass es sich um ein Trauma- oder PEX-Auge handelt), kann das unter Umständen zu unerwarteten Problemen führen. Gerade bei derartig komplizierten Fällen muss sich der Operateur auf die besondere Ausgangssituation einstellen können (Abschn. 21.1).

8.1 Dokumentation und Datenschutz

Das Aufklärungsgespräch findet in der Regel mindestens zwei Wochen vor der Operation in der Praxis statt. Der Patient wird bei der Anamnese zu Erkrankungen der Augen, Allgemeinerkrankungen, Operationen, Allergien und Medikamenten,

S. Schmitz-Gießler (✉)
Augenzentrum Leiterstraße, Magdeburg, Deutschland

A. Habermann
Augenzentrum „Frohe Zukunft“, Halle/Saale, Deutschland

C. Wiederhold
Augezentrum Sangerhausen, Augenärztliche Gemeinschaftspraxis, Sangerhausen, Deutschland
e-mail: wiederhold@augenarzt-sangerhausen.de

F. Wilhelm (Hrsg.), *Ophthalmochirurgie für Einsteiger*,
https://doi.org/10.1007/978-3-662-64336-5_8

insbesondere Blutverdünnern und (z. B.) Tamsulosin befragt. Nach einer gründlichen Untersuchung werden dem Patienten der Ablauf der Operation erklärt und mögliche Komplikationen erläutert. Weiterhin wird er über die Möglichkeit der Implantation verschiedener Intraokularlinsen (Monofokallinse, torische IOL, Multifokallinse) informiert. Kann sich der Patient noch nicht entscheiden und wünscht Bedenkzeit, muss er sich mindestens eine Woche vor der Operation telefonisch oder per Mail melden, damit die zu implantierende Linse, falls sie nicht vorrätig ist, bestellt werden kann.

▶ Bei sprachlich bedingten Verständigungsproblemen muss die Aufklärung in Anwesenheit eines Deutsch sprechenden Familienangehörigen oder eines zertifizierten Dolmetschers erfolgen. Der Patient wird weiterhin darüber aufgeklärt, dass er zur Operation nüchtern erscheinen muss, das heißt, die letzte Nahrungsaufnahme darf 6 Stunden zuvor erfolgen. Klare Flüssigkeit darf bis zu 2 Stunden vor der Operation getrunken werden. Die Einnahme von Dauermedikamenten ist möglich, allerdings sind bei Bedarf Blutverdünner (Kap. 9 und Tab. 8.1) und Antidiabetika in Absprache mit dem Hausarzt abzusetzen.

Auch die Einnahme von oralen Antidiabetika muss möglicherweise kurzzeitig pausiert werden (Kap. 9 und Tab. 8.2).

▶ Diabetiker, die auf eine Insulintherapie eingestellt sind, dürfen diese am Morgen des OP-Tages nicht applizieren, da die

Tab. 8.1 Übersicht der zu berücksichtigenden Blutverdünner und Antikoagulantien

Medikamentengruppe	Medikament, Handelsname	Einnahmepause (ganze Tage vor der OP)	Inhaltsstoff
Thrombozytenaggregationshemmer	ASS 100, Acesal, Godamed, Aggrenox, Axanum	4 Tage	Acetylsalizylsäure
	Iscover, Plavix,Clopigamma, Clopidolut, Clopidrogel	7 Tage	Clopidrogel
	DuoCover, DuoPlavin	Kann nicht pausiert werden, immer Tropfanästhesie	Clopidrogel + ASS
	Tiklyd	10 Tage	Ticlopidin
	Brilique	7 Tage	Ticagrelor
	Efient	7 Tage	Prasugrel
	Pletal	7 Tage	Cilustatol
Antikoagulantien			
NOAK (neue orale Antikoagulantien) **Kein** Bridging mit Heparin	Pradaxa	2 Tage	Dabigatran
	Xarelto	2 Tage	Rivaroxaban
	Eliquis	2 Tage	Apixaban
	Lixiana	2 Tage	Edoxaban
Vitamin-K-Antagonisten Bridging mit Heparin	Falithrom, Phenpro	Quick > 50 %, INR < 1,5	Phenprocuomon

Tab. 8.2 Übersicht der oralen Antidiabetika, die präoperativ zu erfassen sind

Antidiabetika			
Metformin	Glucophage, Siofor, Metformin, Eucreas, Icandra, Janumet, Komboglyze, Velmetia, Competact, Diabesin,Espa-formin, Glucobon, Juformin	2 Tage	Metformin (rein oder in Kombination)
Alle anderen Antidiabetika („Zuckertabletten“)	Glimepirid, Acarbose, Glucobay,Galvus, Jalra, Januvia, Onglyza, Xelevia, Enyglid, NovoNorm, Starlix, Actos, Maninil, Diamicron	Am OP-Tag nicht nehmen	Sonstige

Nahrungsaufnahme beispielsweise aufgrund der geplanten Analgosedierung kontraindiziert ist!

Auf dem OP-Aufklärungsbogen werden alle wichtigen (und) besprochenen Dinge dokumentiert. Bestehen keine weiteren Fragen, wird dieser vom Patienten und vom aufklärenden Arzt unterschrieben. In der Akte wird vermerkt, was auf dem OP-Plan erscheinen soll, also das zu operierende Auge, weiterhin Besonderheiten wie PEX-Syndrom, Cornea guttata, enge Vorderkammer, Zustand nach Trauma, Oculus-ultimus-Situation, die Einnahme von Blutverdünnern, Diabetesmedikamenten sowie Medikamenten, die ein Floppy-Iris-Syndrom verursachen können. Letzteres muss der Operateur lediglich wissen, ein kurzzeitiges Absetzen bewirkt nichts (Tab. 8.3).

Der OP-Plan wird im Vorfeld erstellt. Enthalten sein müssen neben dem Patientennamen die geplante Operation, das zu operierende Auge und ggf. die zu implantierende Linse, Besonderheiten, die für den Operateur wichtig sind (siehe Abschn. 8.1), die gewählte Anästhesieform sowie die Krankenkasse. Der Operateur vervollständigt den OP-Plan, kontrolliert die Seite des zu operierenden Auges und die Stärke der ausgewählten Intraokularlinse. Wünscht der Patient eine Sonderlinse, erfolgt im Vorfeld Berechnung der Linenparameter und die Bestellung bei der jeweiligen Firma bestellt. In Tab. 8.4 ist das Beispiel eines OP-Programmes in anonymisierter Form dargestellt:

Der Plan ist in der OP-Abteilung überall in Abhängigkeit von den etablierten Abläufen dort zu platzieren, wo er benötigt wird – unter anderem am OP-Tresen, weiterhin im Vorbereitungsraum, am Arbeitsplatz des Anästhesisten, im OP am Mikroskop (gut sichtbar für den Operateur) sowie an der Phakomaschine (für die instrumentierende Schwester).

▶ Es muss im Vorfeld sichergestellt werden, dass alle ausschlaggebenden Daten korrekt (vom Operateur überprüft) enthalten sind und von ihm während des OP-Programmes übersichtlich schnell („auf einem Blick") erfasst werden können. Nur dann kann sich der Chirurg voll und ganz auf den Eingriff konzentrieren.

An der Praxisanmeldung erhält der Patient seinen OP-Termin, den Durchschlag des Aufklärungsbogens, eine Auflistung der Verhaltensregeln nach erfolgter Operation, die Unterlagen für den Hausarzt sowie einen Anästhesieaufklärungsbogen, den er ausgefüllt und unterschrieben zur Operation mitbringt. Darin wird nach früheren Operationen und Narkosen und eventuellen Komplikationen gefragt (Kap. 8).

Erscheint der Patient mit allen Unterlagen am OP-Tag in der Praxis, wird an der OP-Anmeldung nochmals erfragt, ob er nüchtern ist und die angegebenen Medikamente abgesetzt hat. Weiterhin wird er nach seiner Chipkarte und der Überweisung vom behandelnden Augenarzt gefragt sowie der ausgefüllte und unterschriebene Anästhesiebogen entgegengenommen. Sollte der Patient eine Sonderlinse wünschen, wird überprüft, ob eine unterschriebene Kostenübernahmevereinbarung vorliegt.

Sollte der Patient doch gefrühstückt habe oder die Hausarztbefunde unvollständig sein, wird mit dem Anästhesisten und dem Operateur Rücksprache gehalten und entschieden, ob die Art der Anästhesie geändert oder der Eingriff verschoben werden muss (Kap. 9).

Tab. 8.3 Medikamente, deren Einnahme zu einem Floppy-Iris-Syndrom führen kann [5]

Medikament	Wirkungsmechanismus	Anwendung	Medikament	Wirkungsmechanismus	Anwendung
Tamsulosin	Selektiver α1-Rezeptorenblocker	BPH	**Phentolamin**	Nichtselektiver α-Rezeptorenblocker	Hypertonie bei Phäochromozytom Erektile Dysfunktion
Terazosin	Selektiver α1-Rezeptorenblocker	BPH	**Yohimbin**	α2-Rezeptorenblocker Affinitäten für Serotoninrezeptoren	Erektile Dysfunktion
Alfuzosin	Selektiver α1-Rezeptorenblocker	BPH	**Clomipramine**	α1-Rezeptorenblocker, Serotonin- und Noradrenalinblocker	Depressionen, Angststörungen, Zwangsstörungen
Silodosin	Selektiver α1-Rezeptorenblocker	BPH	**Duloxetine**	Affinität für α1-, α2-, Dopamin,-Serotonin-Rezeptoren	Depressionen, Angststörungen, Polyneuropathie
Doxazosin	Selektiver α1-Rezeptorenblocker	BPH, Hypertonie	**Risperidon**	Dopamin- u. Serotonin-Rezeptoren-Antagonist,	Schizophrenie, schizoaffektive Störungen
Indoramin	Selektiver α1-Rezeptorenblocker	BPH, Hypertonie	**Quetiapin**	Histamin-, Dopamin- u. Serotoninrezeptoren-Antagonist, NAT	Depressionen, Schizophrenie, Zwangsstörungen,
Prazosin	Selektiver α1-Rezeptorenblocker	Hypertonie	**Zuclopenthixol**	Dopamin- u. Serotoninrezeptorenantagonist	Psychosen
Urapidil	Selektiver α1-Rezeptorenblocker	Hypertonie	**Imipramin**	α- und Serotoninrezeptorenantagonist	Depressionen
Labetalol	α1-, β1- und β2-Rezeptorenblocker	Hypertonie	**Mianserin**	α1-, α2- und Serotoninrezeptorenantagonist	Depressionen
Carvedilol	α1-, β1- und β2-Rezeptorenblocker	Hypertonie, Angina pectoris	**Ergotamin**	Affinitäten für α1- und α2-, Dopamin- und Serotoninrezeptoren	Migräne
Phenoxybenzamin	α1- und α2-Rezeptorenblocker	Hypertonie bei Phäochromozytom	**Finasterid**	Selektiver 5α-Reduktaseblocker	Androgener Haarausfall, BPH

Tab. 8.4 Beispiel eines OP-Planes (auszugsweise)

OP-Plan für den (Datum) Name des Operateurs									
Zeit	Name, Vorname	Geb. Datum	Anästhesie	OP	Auge	Linse	Stärke	Bemerkungen	KK
07:00	Test, Otto	01.01.1930	Topisch	Phako+HKL	RA	EyeCeeOne	+24,0	po. Glaupax,	Techniker KK
07:15	Muster, Hagen	02.02.1940	Topisch	Phako+HKL	RA	Panoptix	+21,5	Cave PEX	AOK Sachsen-Anhalt
07:30	Hahn, Hildegard	03.03.1950	Topisch	Phako+HKL	RA	TIOL	+22,0 T3	C.guttata, HH-Schutz!	Nürnberger BKK
07:45	Prof. Prima, Klaus	04.04.1960	Parabulbär	Phako+HKL	RA	Polytech	+27,5	Sehr ängstlich, Tremor capitis	**Selbstzahler**
08:00	Blume, Blumhild	05.05.1960	ITN	ECCE	LA	Hoya	+25,0	Z. n. Trauma, mature Kat.	**Selbstzahler**
08:30	Klemm, Klemmhild	06.04.1970	Topisch	Phako+HKL	RA	SN60WF	+29,5	Zielrefr. – 2,5 D Eliquis abs.	AOK Halle

8.2 Medikamentöse Vorbehandlung

Nachdem sich die Schwester am OP-Tresen vergewissert hat, dass der Patientenname und das zu operierende Auge korrekt sind und keine Allergien gegen Augentropfen bekannt sind, werden mehrmals Mydriatika (Cyclopentolat®, Mydrum ® und Neosynephrin ®) getropft. Außerdem wird das zu operierende Auge mit Novesine-Tropfen oberflächlich betäubt. Möglich ist auch die zusätzliche Applikation von Xylo-Gel (Kap. 9).

▶ Das OP-Auge kann zur Absicherung der zu operierenden Seite durch ein Farbstift- oder Pflasterkreuz auf der Stirn markiert werden. Unabhängig davon müssen die korrekte Seite des OP-Auges und die Identität des Patienten mehrfach kontrolliert werden.

8.3 Einschleusen in den OP

Der Patient wird mit einer Kopfhaube sowie Überziehern für die Füße versehen. Persönliche Sachen werden in einem Spind deponiert. Das trifft unbedingt auch für das Handy zu! Schmuck sollte aus hygienischen Gründen abgelegt werden. Dann wird der Patient in der OP-Schleuse vom Anästhesisten in Empfang genommen und in den OP geführt. Hier erfolgt die Lagerung des zu Operierenden und die Vorbereitung der Anästhesie (Abschn. 4.3 und Kap. 9). Dabei gilt es, den Patienten auf die Abläufe im OP einzustimmen und ihm dabei gleichzeitig das Gefühl der Geborgenheit zu vermitteln. Sowohl im Vorbereitungsraum als auch im OP-Saal hat sich das Abspielen geeigneter Musik bewährt. Im Rahmen einer randomisierten Studie mit 330 Patienten aus dem Jahr 2021 konnte der positive Effekt der Musik während des Operationsablaufes gezeigt werden. Hierzu wurden die systolischen und diastolischen Blutdruckwerte kontrolliert [4].

8.4 Lagerung

Entscheidend ist, dass der Patient bequem liegt [3]! Er darf keine Schmerzen im Rücken oder Nacken verspüren, da er sonst während der Operation unruhig werden könnte. Durch Pressen beim Atmen resultiert ein „Vis a tergo" (erhöhter Glaskörperdruck), der zu einer Abflachung der Vorderkammer führt. Zusätzlich werden alle Patienten mit einer Knierolle gelagert, was eine Entlastung der Lendenwirbelsäule bewirkt und als sehr angenehm empfunden wird. Bei Beschwerden im Nacken können diese durch ein kleines, zusammengerolltes Handtuch gelindert werden [2]. Der Kopf liegt locker fixiert durch die Lagerung in einer Kopfschale (Abschn. 4.3).

Liegt beim zu Operierenden ein Kopftremor vor, kann der Kopf nach Absprache mit Pflaster an der Kopfstütze der OP-Liege fixiert werden.) Der Oberkörper sollte leicht erhöht, aber der Kopf flach platziert sein, sodass die Hornhaut eine horizontale Position einnimmt. So hat der Operateur während des Eingriffes einen optimalen Einblick.

▶ Der Kopf des Patienten sollte dabei so weit nach temporal geneigt sein, dass die Spülflüssigkeit stets gut abfließen kann und sich nicht im nasalen Lidwinkel ansammelt!

8.5 Dokumentation nach der Operation

Im OP-Protokoll (auch OP-Bericht) werden Patientenname, Geburtsdatum, OP-Zeiten und eventuelle Besonderheiten des Eingriffs vermerkt. Nach der Freigabe durch den Operateur, die instrumentierende und die unsterile („Springer") Assistenz kann das Protokoll in die Patientenakte eingefügt (eingescannt) werden. Die Chargen-Aufkleber der verwendeten Medizinprodukte werden zur Dokumentation in der Patientenakte genutzt. Für die implantierten IOLs werden diese auf einem Formular gesammelt, das am Ende der OP-Tages an die Lieferfirma zur Ersatzbestellung versandt wird.

8.6 Nach dem Eingriff

Während der postoperativen Beobachtung im Aufwachraum (für ca. 10 Minuten, Kap. 9) wird der Operierte mit einem Getränk versorgt.

Im Falle einer durchgeführten Kataraktchirurgie wird ihm sein „Linsenpass" (mit den Namen von Patient und Operateur, OP-Datum, sowie Linsentyp, Herstellerfirma und Stärke der implantierten IOL) sowie ein Brief und eine Rücküberweisung an den weiterbehandelnden Augenarzt ausgehändigt. Außerdem erhält er die Kontaktdaten der Praxis mit einer Telefonnummer, um den Operateur bei Beschwerden innerhalb der ersten 24 Stunden nach der Operation erreichen zu können [1].

▶ Bei subjektivem Wohlbefinden und Beschwerdefreiheit darf der Patient die Praxis **ausschließlich in Begleitung** verlassen.

Literatur und weiterführende Literatur

1. Gerl G (1997) Ambulante Operationen in der Augenheilkunde. Hippokrates, Stuttgart
2. Kuhn F (2016) Vitreoretinal surgery: strategies and tactics. Springer, Berlin
3. Liehn M, Lengersdorf B, Steinmüller L, Döhler R (Hrsg) (2021) OP-Handbuch. Springer, Berlin/Heidelberg
4. Muddane SK et al (2021) Preoperative and perioperative music to reduce anxiety during first-time phacoemulsification cataract surgery in the high-volume setting: randomized controlled trial. J Cataract Refract Surg 47:471–475
5. Wilhelm U, Kohlhaas M, Weitschies W, Wölfelschneider P (2016) Welche Medikamente induzieren eine „Floppy Iris" bei der Kataraktoperation? Vortrag, gehalten 2016 in Dortmund, 30. Kongress der DGII

Anästhesie in der Augenheilkunde 9

Alexandra Stein, Frank Zimmermann,
und Frank Wilhelm

Inhaltsverzeichnis

9.1 Welche Anästhesieverfahren werden bei welchen Eingriffen in der Augenheilkunde eingesetzt?

In der Ophthalmochirurgie hat sich in den letzten Jahren, auch aufgrund der verbesserten OP-Techniken und den dadurch kürzeren Eingriffszeiten, überwiegend die ambulante Durchführung der Eingriffe bewährt. Die Allgemeinanästhesie hat jedoch nach wie vor im Augen-OP-Bereich ihre Daseinsberechtigung. Nach einer repräsentativen Umfrage kommen aktuell in Deutschland die verschiedenen Anästhesietechniken in der folgenden Verteilung zum Einsatz: 43 % topische Verfahren, 46 % Retro- oder peribulbäre Injektionen, 12 % Rausch- oder ITN-Narkose [1].

Verantwortlich dafür, welches Verfahren in der Einzelsituation den Vorzug erhält, ist der ophthalmologische Operateur [2].

Nach Velhagen ist:

> Alles was der Patient falsches tut, in erster Linie Schuld des Arztes und nicht des Patienten, und wenn dieser noch so töricht erscheint, also plötzlich aufsteht.

Die Forderung nach „einer gründlichen Allgemeinuntersuchung vor einer Operation" [3], um

A. Stein (✉)
Pampow, Deutschland

F. Zimmermann · F. Wilhelm
Greifswald, Deutschland

F. Wilhelm (Hrsg.), *Ophthalmochirurgie für Einsteiger*,
https://doi.org/10.1007/978-3-662-64336-5_9

„den allgemeinen Körperzustand des Patienten besonders zu berücksichtigen" [4], ist in einer engen und kollegialen Zusammenarbeit mit dem Anästhesisten und dem Hausarzt des Patienten wichtig.

Die Einführung der elektronischen Patientenakte wird die Erfassung der Vorgeschichte der Patienten zukünftig möglicherweise vereinfachen. Wichtige Aspekte einer umfassenden Anamnese finden sich in Tab. 9.1.

Das Aufklärungsgespräch für den geplanten Eingriff mit dem Patienten sollte durch den Operateur genutzt werden, um die zu erwartende intraoperative Compliance einzuschätzen und in die Entscheidung bei der Auswahl des Anästhesieverfahrens einfließen zu lassen.

Ein Beispiel eines OP-Vorbereitungsbogens für den Hausarzt stellt die folgende Übersicht dar:

Tab. 9.1 Wichtige anamnestische Parameter

Medikamente	z. B. Tamsulosin, ASS, Xarelto, Falithrom, Metformin
Erkrankungen	z. B. Immundefekte, Hepatitis C, HIV, Diabetes, Angststörungen, geistige Beeinträchtigungen
Spezielle Behandlungen	z. B. Chemotherapie
Allergien	z. B. Antibiotika, Lokalanästhetika
Labor	BB, Gerinnung
EKG	

Hausärztlicher Bericht zur OP-Vorbereitung

Sehr geehrte Frau Kollegin, sehr geehrter Herr Kollege,

bei unserem/r gemeinsamen Patienten/in:

Um einen problemlosen Anlauf der Operation zu ermöglichen, bitten wir Sie, uns einige

Informationen zu Ihrem/r Patienten/in mitzuteilen. Wir bitten um folgende Informationen:

Grunderkrankungen:

Aktuelle Medikation:

Aktuelle/ Relevante Befunde, inkl. multiresistente Erreger:

Vielen Dank und freundliche Grüße.

Gelanästhesie mit Analgosedierung	Peribulbäranästhesie mit Analgosedierung	Allgemeinanästhesie
Vorbereitung laut EBM 31011-13	Vorbereitung laut EBM 31011-13	Vorbereitung laut EBM 31011-13
Antikoagulanzien belassen	Antikoagulanzien umstellen Quickwert >60%	Antikoagulanzien belassen umstellen Quickwert>60%

9.2 Lokalanästhesie bei Eingriffen in der Augenheilkunde

Die Anzahl der durchgeführten Operationen in der Augenheilkunde hat sich durch die Verbesserung der diagnostischen und therapeutischen Möglichkeiten, von der Behandlung des grauen Stars als einer der ältesten Eingriffe über die Vitrektomie bzw. glaukomchirurgischen Eingriffe bis zur Einführung der IVOM, deutlich erhöht. Zu den etablierten Formen der Anästhesieverfahren in der Augenheilkunde gehören heute neben der Vollnarkose die Para- oder Peribulbäranästhesie und Verfahren mit Oberflächenanästhesie. Die Oberflächenanästhesie gewinnt dabei immer mehr an Bedeutung. Ihre Anwendung wurde zum Standard mit 28,1 % im Jahr 2008 und 71,7 % im Jahr 2017. Auslösend hierfür sind die reduzierte Operationszeit und die größtenteils ambulante Durchführung der Operation bei teilweise multimorbiden Patienten.

9.2.1 Schmerz und Lokalanästhetika

Beim Schmerz handelt es sich definitionsgemäß um ein unangenehmes Sinnes- und Gefühlserlebnis, das mit einer aktuellen und potenziellen Gewebsschädigung verknüpft ist oder mit Begriffen einer solchen Schädigung beschrieben wird.

Lokalanästhetika blockieren in einem umschriebenen Gebiet die Schmerzwahrnehmung auf neuronaler Ebene. Das bedeutet eine primäre spezifische Blockade schneller spannungskontrollierter Natriumkanäle des Axons mit Verhinderung der Ausbildung eines Aktionspotentials.

Im klinischen Einsatz handelt es sich bei den Lokalanästhetika meistens um eine Hydrochloridlösung mit einem pH-Wert von 4–7. Diese sind gut wasserlöslich und gewebsverträglich. Da nur die basische Form an den Wirkungsort diffundieren kann, ist ein extrazellulärer Bicarbonatpuffer notwendig. Daher ist die Wirkung von Lokalanästhetika in einem sauren pH-Wert (z. B. Entzündung) deutlich verringert bis aufgehoben.

9.2.2 Anästhesieverfahren in der Kataraktchirurgie

Die etablierten Lokalanästhesieverfahren am Auge werden durch ihren anatomischen Applikationsort definiert. Es wird zwischen „injektiven“ und „nicht-injektiven“ Verfahren unterschieden.

Nicht-injektive Verfahren

Hierzu gehören die verschiedenen Formen der Oberflächenanästhesie, wobei mittels Trägermedien oder Applikation von Tropfen eine Anästhesie der Augenoberfläche erreicht wird.

Oberflächenanästhesie

Bei der topischen Anästhesie wird die Analgesie der Kornea und der Konjunktiva bei Reduzierung, aber nicht Aufhebung der reflektorischen Bewegungen erreicht (Abb. 9.1). Sie ist etabliert für kleinere und kurze Eingriffe, bei denen eine Akinesie nicht zwingend notwendig ist, wie z. B. bei Kontaktglasuntersuchungen, der Tonometrie, Fremdkörperentfernungen, IVOMs oder in der Kataraktchirurgie.

Die genutzten Substanzen benötigen eine kurze Anschlagzeit von 30 bis 60 s und haben eine Wirkdauer von 10–20 min. Dabei wird durch das Einträufeln von Oberflächen-anästhesierenden Augentropfen oder die Auflage eines getränkten Trägers (z. B. Tupfer) eine gleichmäßige Benetzung der Kornea und Konjunktiva erreicht (Abb. 9.2). Bei der ersten Gabe kommt es zunächst zu einem unangenehmen Empfinden (z. B. einem

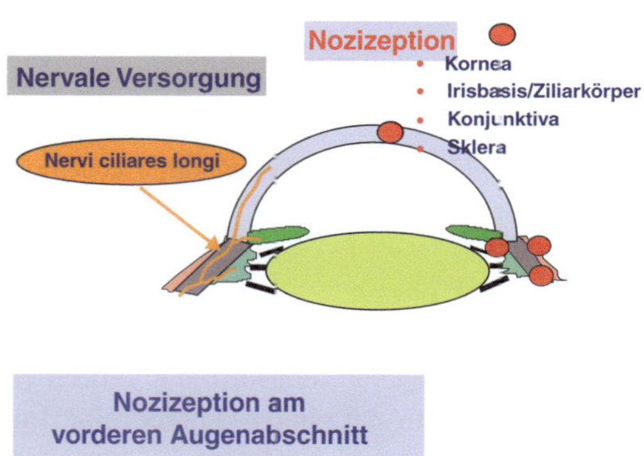

Abb. 9.1 Schmerzrezeptoren am vorderen Augenabschnitt. (Aus [5])

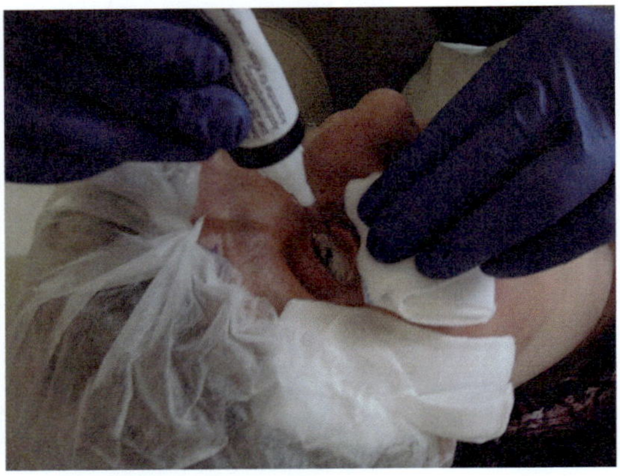

Abb. 9.2 Klinisches Bild für die Applikation der topischen Anästhesie durch die Vorbereitungsschwester

Brennen), danach wird die Applikation nicht mehr als solche registriert. Die Augen müssen anschließend geschlossen gehalten werden, um eine Austrocknung des Hornhautepithels und damit einen reduzierten Einblick in das Auge während des Eingriffes zu vermeiden.

Medikamentenapplikation am Beispiel der Gel-Anästhesie

- Beginn mit der Gabe der Augentropfen zur Weitstellung und Betäubung des Auges

Es wird in drei „Runden" im Abstand von jeweils 10 min getropft, pro Runde

- 1 Phiole Conjuncain,
- 1–2 Tropfen Mydrum, Neosynephrin und Zyklolat,
- abschließend das Xylocain-Gel.

Der Patient muss darauf hingewiesen werden, dass die Augen zwischen den Runden geschlossen bleiben sollen.

Injektive Verfahren

Bei diesen Anästhesieformen wird ein Lokalanästhetikum eingegeben, um im Sinne einer Leitungsanästhesie in peripheren Nerven eine Impulsfortleitung zu unterbrechen. In der Augenheilkunde werden hauptsächlich die Para- oder Peribulbär- sowie Subtenonanästhesie als injektive Verfahren eingesetzt. Die Retrobulbäranästhesie verliert aufgrund der höheren Komplikationsraten an Bedeutung.

Para- oder Peribulbäranästhesie

Die Para- oder Peribulbäranästhesie ist im Prinzip eine orbitale Infiltrationsanästhesie, da es primär zu einer gewollten Ausbreitung des Lokalanästhetikums in einem großen Bereich der Orbita kommt. Bei der ursprünglichen Technik nach Davis und Mandel wurden zwei Injektionen, eine temporal unten und eine nasal oben, in Primärposition transkutan oder transkonjunktival durchgeführt. Dabei wird die Kanüle parallel zum Orbitaboden vorgeschoben. Eine intrakonale Eingabe ist so nicht möglich. Als direkte Erfolgskontrolle ist das schnell zu beobachtende Herabsenken des Oberlides zu werten. Heute erfolgt in der Regel nur noch eine Injektion temporal unten (Abb. 9.3a, b). Danach wird ein Okulopressor (40 mmHg für 15 min) zur Reduzierung des Glaskörperdruckes platziert. Der Intraokulardruck steigt und damit erreicht man eine Volumenreduktion in den okulären Kompartimenten. Nach dem Absetzen des Okulopressors fällt der Intraokulardruck ab und es kommt zur Vertiefung der Vorderkammer. Außerdem ergibt sich dadurch eine bessere Gewebepenetration der Lokalanästhetika.

▶ Die Öffnung des Kanülenschliffes sollte zum Bulbus zeigen, um die Perforationsgefahr zu minimieren. Des Weiteren hat sich eine Fixation der Kanüle zwischen zwei Fingern und damit gleichzeitiger Druckgabe auf das orbitale Gewebe als sehr hilfreich erwiesen.

Retrobulbäranästhesie

Diese ist die älteste Regionalanästhesiemethode. Bei der Technik nach Atkinson wird die Kanüle transkutan durch das temporale Unterlid eingestochen und bis hinter den Äquator parallel zum Orbitaboden vorgeschoben. Dann wird die Richtung durch leichte Kippung in Richtung der Orbitaspitze geändert. Nachdem ein geringer Widerstand überwunden wurde, kann die Injektion

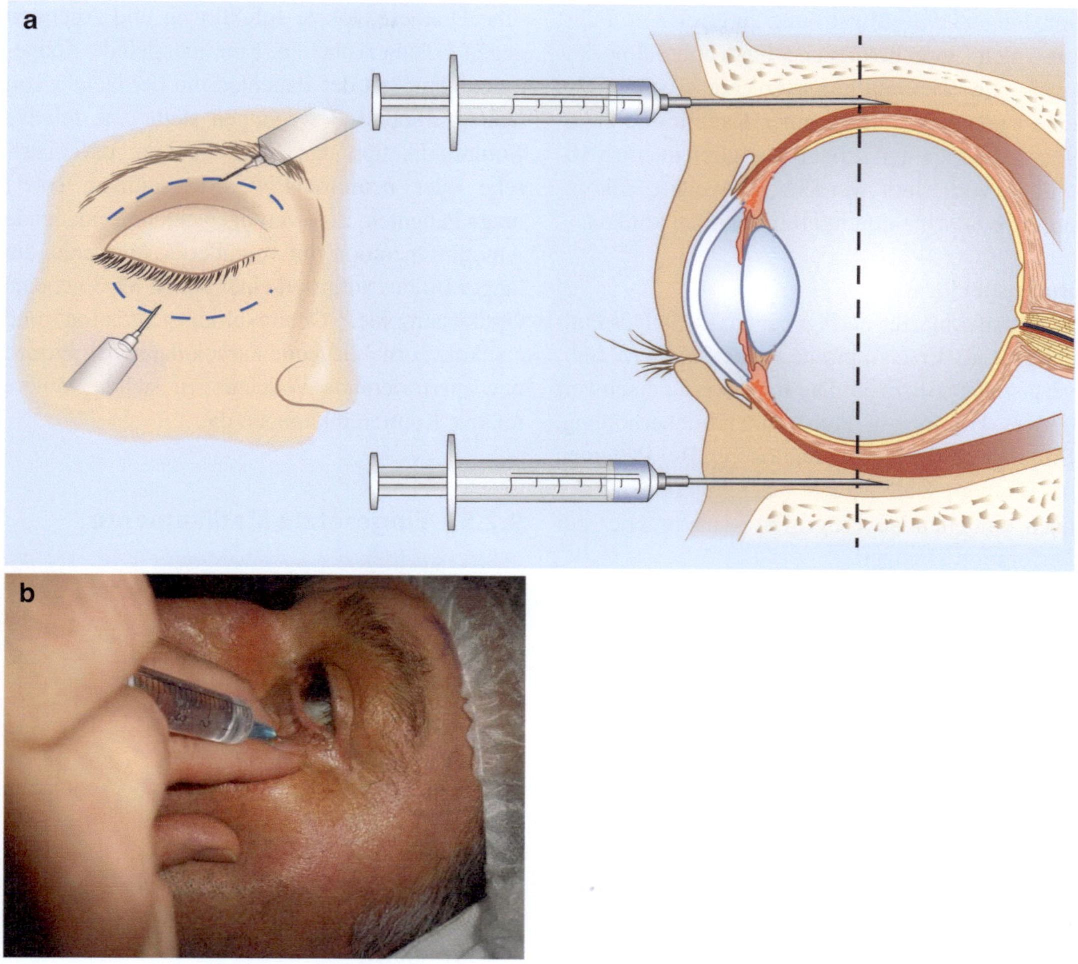

Abb. 9.3 (**a**, **b**) (**a**) Schematische Darstellung der parabulbären Injektion der Anästhesiologie aus „Praxis der Anästhesiologie" [6]. (**b**) Klinisches Bild einer parabulbären Injektion: Der Zeigefinger markiert die Injektionsstelle

innerhalb des retrobulbären Muskelkonus erfolgen. Anschließend wird wie bei der Para- oder Peribulbäranästhesie verfahren und ein Okulopressor aufgesetzt.

Subtenoranästhesie
Hierbei soll das Lokalanästhetikum in den Subtenonraum eingebracht werden, um die Erregungsleitung der Nerven am Auge beim Durchtritt zu blockieren. Dabei wird meistens temporal oben oder nasal unten im muskelfreien Bereich die Bindehaut eröffnet und das Lokalanästhetikum hinter dem Äquator mit einer gebogenen stumpfen Nadel injiziert.

9.2.3 Mögliche Komplikationen

Da wichtige anatomische Strukturen im Orbitabereich dicht beieinander liegen, ist die Gefahr einer Komplikation durch Verletzung mit der Kanülenspitze gerade bei den injektiven Verfahren gegeben.

Retrobulbärhämatom
Mit einer Wahrscheinlichkeit von ca. 1 % ist es die häufigste schwerwiegende Komplikation. Hierbei kann es zur venösen oder arteriellen Blutung hinter dem Bulbus kommen. In diesem Falle kann man versuchen, durch Druck (Okulopres-

sor, Finger) eine Blutstillung zu erreichen. Führt dies nicht zum Erfolg und liegt ophthalmoskopisch ein Zentralarterienverschluss vor, muss eine Entlastung mittels einer Kantotomie erfolgen und der Patient schnellstmöglich in einer Abteilung vorgestellt werden, wo weitere dekompressive Schritte durchgeführt werden können.

Bulbusperforation

Das Risiko hierfür beträgt ca. 0,075 %. Der Patient gibt als Erstsymptome meist Schmerz, Sehverlust oder Blitze an. Die Injektion ist erschwert und es kommt zur Augeninnendruckerhöhung, Blutungen oder Netzhautablösung. Bei Patienten mit langem Bulbus, bei Nachinjektionen oder nach eindellenden Eingriffen kann es eher zur Perforation kommen.

Muskelparesen

Sie werden durch direktes Trauma mit der Kanüle, Hämatome oder Toxizität des Lokalanästhetikums verursacht. Nach einer Retrobulbäranästhesie können sie in bis zu 4 % der Fälle auftreten.

Zentralvenöse Reaktionen

Diese treten in der Ophthalmologie selten und meist nur bei intravasalen Injektionen oder bei Mengen >10 ml (d. h. Retrobulbäranästhesie oder Nachinjektionen) auf. Hierzu gehören Unruhe, Erbrechen, Sehstörungen, Taubheitsgefühl von z. B. Mund und Zunge sowie Krampfanfälle, Atemstillstand und Koma.

Allergische Reaktionen

Hierbei handelt es sich um bekannte Hautveränderungen wie Urtikaria, Pruritus und Rötungen bzw. Schwellungen im Injektionsbereich.

9.2.4 Kontraindikationen

Bei jedem operativen Eingriff muss im Vorfeld geklärt werden, welche Anästhesieform die geeignetste für den jeweiligen Patienten ist.

Der Quickwert bzw. INR sollte bei den injektiven Verfahren über 50–60 % bzw. <1,3 liegen. Als absolute Kontraindikation gelten eine hämorrhagische Diathese, lokale Infektionen und Allergien gegen Lokalanästhetika. Eine mangelnde Kooperationsfähigkeit des Patienten mit der Gefahr von unkontrollierten Bewegungen stellt eine relative Kontraindikation dar. Dazu gehören psychiatrische oder neurologische Erkrankungen sowie junge Patienten. Eine vorangegangene eindellende Amotio-Operation mit veränderter Anatomie, ein langer Bulbus aufgrund einer hohen Myopie, eine Optikusatrophie, Oculus-ultimus-Situation und erst kurz zurückliegende intraokulare Operationen bzw. perforierende Verletzungen stellen weitere relative Kontraindikationen dar.

9.2.5 Eingesetzte Medikamente

Gängige, häufig zum Einsatz kommende Medikamente werden im Folgenden aufgeführt:

Lokalanästhetika

- Ropivacain: z. B Naropin
- Oxybuprocainhydrochlorid: z. B. Conjuncain EDO AT
- Lidocainhydrochlorid: z. B. Xylocain-2 %-Gel

Hyaluronidase

Das Enzym Hyaluronidase (z. B. Hylase Dessau) bewirkt durch die Auflösung der interstitiellen Gewebsbarriere eine erhöhte Permeabilität, z. B. für Lokalanästhetika. Hierdurch kommt es zu einer ausgeprägteren Bulbusakinesie. Es wird die Anschlagzeit, aber gleichzeitig auch die Wirkdauer verkürzt.

9.3 Ophthalmochirurgische Eingriffe in Allgemeinanästhesie

Das Altersspektrum der zu betreuenden Patienten reicht vom Neugeborenen bis zum greisen, multimorbiden Menschen. Die Kollegen der Anästhesie betreuen die Patienten mit „Stand by/Monitoring“, in Analgosedierung bei/mit unterschiedlichen Regionalanästhesieverfahren bis zur Allgemeinanästhesie.

In Vorbereitung zur Operation stellen sich die Patienten beim Hausarzt vor und werden über die notwendigen operativen Maßnahmen rechtzeitig durch den Operateur informiert. Im Anschluss erfolgt die Aufklärung zur Sedierungsbehandlung oder Allgemeinanästhesie durch den Anästhesisten.

Die Patienten erhalten während des Eingriffes eine kontinuierliche Überwachung mit Sauerstoffsättigungskontrolle, Elektrokardiografie, Blutdruckmessung und einen intravenösen Zugang.

Das EKG-Monitoring ist zur Erkennung eines möglichen okulokardialen Reflexes unverzichtbar.

Die Allgemeinanästhesie wird als balancierte Anästhesie oder TIVA mit Atemwegssicherung mittels Larynxmaske oder Intubation, Standardmonitoring mit kontinuierlicher Kohlendioxidmessung durchgeführt.

Als Besonderheit für die Arbeit des Anästhesisten im Augen-OP ist zu berücksichtigen, dass es während des operativen Eingriffes keinen Zugang zum Kopf des Patienten gibt bzw. dieser stark eingeschränkt ist. Deswegen ist präoperativ ein definitives und sorgfältiges Sichern des Atemweges umso wichtiger.

Fachspezifische Gesichtspunkte zur Anästhesie bei Augenoperationen sind. (Nach [7])

1. Hoher Anteil von Kindern und geriatrischen Patienten
2. Ruhigstellung des Auges aus mikrochirurgischen Gründen
3. Interaktion von Lagerung und Narkoseführung mit intraokulären Druck- und Volumenverhältnissen
4. Der okulokardiale Reflex und seine Komplikationen
5. Systemische Wirkungen lokal applizierter Substanzen
6. Sicherheitsanforderungen aufgrund spezieller Lagerungs- und Abdeckungsbedingungen
7. Spezielles Patientenmonitoring empfehlenswert

Auslösungsursachen für den okulokardialen Reflex. (Nach [7])

1. Zug an extraokularen Muskeln
2. Bulbusdruck
3. Retrobulbäres Hämatom
4. Verletzungen von Auge und/oder Orbita
5. Retrobulbäre Injektion
6. Irismanipulation beim Irisprolaps
7. Manipulationen am Apex orbitae bei Exenteration und Enukleation

9.4 „Was ist zu beachten?" – Vorteile und Nachteile der Verfahren un Komplikationen

Prinzipiell ist die topische Anästhesie als die schonendste und für den Patienten am wenigsten belastende anzusehen. Sie erfordert für den Operateur den geringsten Aufwand und birgt von der anästhesiologischen Seite her das geringste Risiko an Komplikationen. Hinzu kommt, dass nach jedem Eingriff in Lokalanästhesie weniger eine Neigung zum Brechreiz und zum Erbrechen folgt, die Störungen der endokrinen Regulationen und des Elektrolythaushaltes reduziert werden können, eine geringere Blutungsneigung resultiert und bei einer schnelleren Mobilisierung nach dem Eingriff der Pflegeaufwand geringer und die ambulante Durchführung des Eingriffes sicherer ist [2].

- Der Operateur muss sich darüber im Klaren sein, dass dieses Verfahren nicht bei jedem operativen Eingriff und Patienten eingesetzt werden kann. Deshalb sollte in folgenden Situationen die Allgemeinanästhesie unbedingt den Vorzug erhalten:

- Operationen an Kindern, Säuglingen und mental retardierten Patienten, bei denen ein angemessenes Verhalten in Lokalanästhesie nicht sicher zu erwarten ist;

- Patienten, die einen Eingriff in Lokalanästhesie fürchten (ablehnen) und daher den Wunsch nach einer Allgemeinanästhesie äußern – es sei denn, dass der Allgemeinzustand eine Vollnarkose verbietet;

- ausgedehnte Operationen wie Tumorentfernungen, Eingriffe an der Orbita, Versorgung von Bulbustraumata bei Lazerationen, komplizierte Netzhautchirurgie, perforierende Keratoplastiken, langdauernde Eingriffe bei denen eine Infiltration des OP-Gebietes störend wirkt.

Bei den bulbuseröffnenden Eingriffen hängt die Entscheidung für oder gegen eine peribulbäre Injektion von der Erfahrung und von den Ansprüchen des Operateurs ab. Ein großer Vorteil besteht neben der geringeren Belastung für den Patienten in der Vermeidung des Risikos von Skleraperforationen und Blutungen, die durch den Kanülenstich erzeugt werden können. Des Weiteren müssen gerinnungshemmende Medikamente nicht abgesetzt werden. Der Ophthalmochirurg muss sich aber darüber im Klaren sein, dass die Bulbusmotilität erhalten bleibt. In schwierigen Situationen ist eine Umwandlung der topischen Lokalanästhesie in eine peribulbäre nicht ohne weiteres möglich ([8])!

Tipps und Tricks für einen reibungslosen OP-Ablauf

1. Das Operationsgebiet präoperativ markieren
2. Verwenden von Checklisten
3. Das Personal stellt sich namentlich beim Patienten vor
4. Ruhige und offen kommunizierende Arbeitsatmosphäre
5. Anwendung beruhigender Musik
6. Numerische Operationspläne der zu behandelnden Patienten
7. Feste OP-Abläufe und Zuständigkeiten
8. Postoperative Besprechung des Arbeitstages
9. Positive Fehlerkultur

Literatur und weiterführende Literatur

1. Wenzel M et al „Intraokulare Operationen: Ergebnisse der Jahresumfrage 2019/20“ v. DGII, DOG
2. Mackensen G, Neubauer H (1988) Augenärztliche Operationen 1. Springer, Berlin, 660 S
3. Fasanella RM (1968) „Komplikationen in der Augenchirurgie und ihre Behandlung“, Enke Stuttgart, 592 S
4. Barraquer J, Troutman RC, Rutllan J (1965) Die Chirurgie des vorderen Augenabschnittes. Enke Stuttart 515 S
5. Weindler J, Weindler M, Ruprecht KW (2004) Lokalanästhesie in der Ophthalmochirurgie. Ophthalmologe 847–865
6. Hemping-Bovenkerk A, Möllmann M (2017) Anästhesie in der Augenheilkunde. In: Wilhelm W (Hrsg) Praxis der Anästhesiologie. Springer, Berlin/Heidelberg. https://doi.org/10.1007/978-3-662-54568-3_59
7. Heuser D, Decker K. Anästhesie bei Eingriffen am Auge. Das Buch heißt: Anästhesie für Operationen im Kopfbereich, von E. Rügheimer, aus der Buchserie: Klinische Anästhesiologie und Intensivtherapie, Springer Verlag , Kapitel: Anästhesie bei Eingriffen am Auge, D. Häuser und K. Deckel, Seite 154–171
8. Kohnen S (2020) Umwandlung der Operation unter Tropfanästhesie und CCI ist schwierig. Ophthalmochirurgie 32:37–40
9. BVA und BDOC (2020) In: Pfeiffer N et al (Hrsg) 34. Kongress der DGII. TZ Verlag Print GmbH, Roßdorf, S 55–58
10. van Aken, „Lokalanästhesie, Regionalanästhesie, Regionale Schmerztherapie“ Thieme Verlag, 3. vollständig überarbeitete und erweiterte Auflage von 2010
11. H. Wulf, 3., vollst überarb u. erw. Aufl. „Lokalanästhesie, Regionalanästhesie, Regionale Schmerztherapie“,Thieme Verlag, 3. vollständig überarbeitete und erweiterte Auflage von 2010
12. Naumann GOH, Lang GK (1988) Anästhesie in der Augenheilkunde. Pathophysiologische und operationstechnische Besonderheiten aus der Sicht des Ophthalmochirurgen. Springer, Berlin
13. Meyer-Bothling U, Jörgensen JS, Mann M (1998) Tropfanästhesie, Alternative zur Retro- oder Parabulbäranästhesie in der Kataraktchirurgie. Springer, Ophthalmo-Chirurgie, S 204–208
14. Velhagen K (1964) Probedeutische Operationslehre. Springer, Thieme Leipzig, 257S
15. Lundström M et al (2021) Changing practice patterns in European cataract surgery as reflected in European Registry of Quality Outcomes for Cataract and Refractive Surgery 2008–2017. J Cataract Refract Surg 47:373–378

Intraokularlinsen – ein Überblick 10

Dirk Ehrich, Christine F. Kreiner,
und Frank Wilhelm

Inhaltsverzeichnis

10.1 Einführung

Ein zentrales Element jeder Kataraktchirurgie ist die Auswahl einer passenden Intraokularlinse. Am Anfang einer chirurgischen Ausbildung fokussiert sich die Auswahl zunächst auf die richtige Linsenstärke entsprechend der gewünschten Zielrefraktion aus einem vorhandenen Konsignationslager. Je nach Ausbildungsstätte stehen wahrscheinlich nur eine oder mehrere Linsentypen zur Auswahl. Deren Eigenschaften, insbesondere deren immer vorhandenen spezifischen Implantationsbesonderheiten, müssen nicht unbedingt für Anfänger geeignet sein, da die Auswahl der Konsignationslager der Leitungsebene obliegt und hier oftmals andere Prämissen bestehen.

▶ Es macht Sinn vor der Implantation der ersten Intraokularlinse mit einem unsterilen Exemplar der Linse vom identischen Typ die Handhabung zu üben. Viele Hersteller stellen auf Anfrage für derartige Vorbereitungen unkompliziert unsterile Implantate zur Verfügung.

Eine gute Quelle, um einen Überblick über die aktuellen Intraokularlinsen zu bekommen, ist im Internet über www.iolcon.org der Firma Steinbeis GmbH & Co. Zu finden, wo alle in Deutschland verfügbaren Intraokularlinsen exklusive Spezialdesigns wie Irisprintlinsen o. ä. aufgelistet sind. Das besondere Feature dieser Seite ist die sehr umfangreiche Datenbank für die Eintragungen verschiedener Berechnungsformeln im IOL-Master, inklusive einer A-Konstante für eine ultraschallbasierte Berechnung. Eine weitere empfehlenswerte Quelle ist www.icl-finder.de vom Biermann-Verlag GmbH (Herausgeber der

D. Ehrich (✉)
Augenklinik, Helios Vogtland-Klinikum Plauen, Plauen, Deutschland
e-mail: dirk.ehrich@helios-gesundheit.de

C. F. Kreiner
KreCo, Consulting-Gesellschaft f. wiss.-techn. Projektmanagement, München, Deutschland

F. Wilhelm
Greifswald, Deutschland

F. Wilhelm (Hrsg.), *Ophthalmochirurgie für Einsteiger*,
https://doi.org/10.1007/978-3-662-64336-5_10

„Ophthalmologische Nachrichten“), die dort auch als Printexemplar bestellt werden können.

▶ Eine erfolgreiche Kataraktchirurgie beginnt mit einer exakten Ausmessung des Auges. Dies obliegt in der Regel nicht dem Operateur. Unerfahrenes Handling der Ultraschallsonde oder fehlerhafte Bedienung des IOL-Masters sind Fehlerquellen, die beachtet werden müssen. Jeder Berufsanfänger sollte dies sehr ernst nehmen, um systematische Fehler in ganzen Patientenclustern zu vermeiden.

Es ist für den Ausbilder eine besondere Aufgabe, am Anfang den Schüler nicht mit Misserfolgen aufgrund schwierigem Implantationsverhalten zu demotivieren, gleichzeitig aber von Beginn an das notwendige Geschick zu formen, auch mit schwierigeren Linsentypen erfolgreich zu sein, wenn die Patientensituation dies erfordert.

Entscheidende Unterschiede bestehen hinsichtlich Linsenmaterial und dessen Langzeitstabilität sowie dem Design der Linse, welches über eine Vielzahl von Eigenschaften wie Implantationsverhalten, Refraktionsstabilität oder Nachstarinzidenz entscheidet. Viele Intraokularlinsen haben besondere Konstruktionsmerkmale wie Aspherizität, spektrale Filter, Torus, multiple Fokusse oder Sonderdesigns. Nicht jede Speziallinse kann und soll in diesem Abschnitt behandelt werden. Die Autoren verzichten bewusst auf die Nennung von Firmen oder einzelnen Linsentypen.

Seit der ersten erfolgreichen Implantation einer starren Intraokularlinse aus Acrylglas durch Ridley im Jahre 1949 wurden die Implantate ständig weiterentwickelt. Heute kommen formstabile Implantate aus PMMA (Polymethylmethacrylat) hauptsächlich als retropupillar an die Iris geklippte Klauenlinse (Abb. 10.4) bei Aphakie und nur noch sporadisch als sklerafixierte Sekundärlinse (Abb. 10.1) zum Einsatz.

In Entwicklungsländern (Abschn. 21.4) kommen PMMA-Linsen allerdings aufgrund notwendiger geringerer Kosten noch vermehrt zur Anwendung.

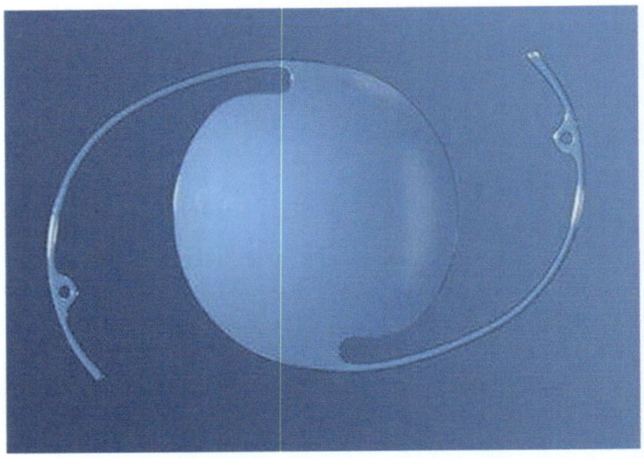

Abb. 10.1 PMMA-Linse mit Fadenösen zur Sklerafixation

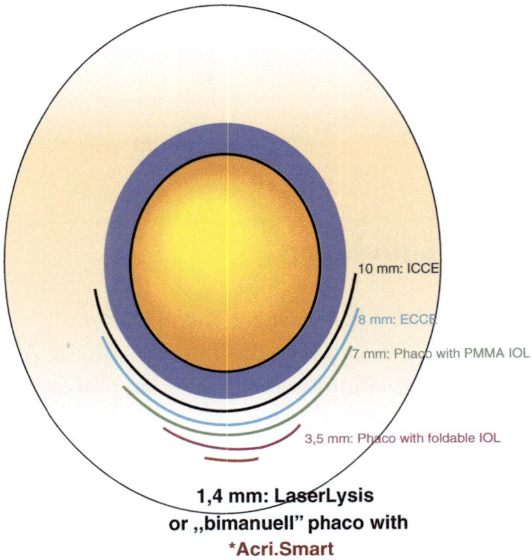

Abb. 10.2 Schematische Darstellung der notwendigen Schnittgrößen für ICCE, ECCE und Phakoemulsifiaktion mit formstabilen und faltbaren Linsen

▶ Jeder angehende Ophthalmochirurg wird schnell lernen, dass es für ein Auge einen großen Unterschied bedeutet, ob er einen 8-mm- oder einen 2,5-mm-Zugang zur Implantation benötigt (Abb. 10.2).

Zum heutigen Standard gehören faltbare Linsen (anfänglich aus Silikon, später vorzugsweise aus polymerisierten Acrylaten). Damit verbunden war die Geburtsstunde der dreiteiligen Linsen. Diese bestehen aus einem Linsenköper, der wie ein Blatt Papier auf die Hälfte der Größe zusammengefaltet werden kann, ohne dabei Schaden zu nehmen, und im Auge wieder zur vorbestimmten Refraktion zurückkehrt. Daran befestigt sind zwei c-förmige Bügel aus einem steifen Material mit hoher Eigenspannung, um die Kunstlinse sicher im Kapselsack zu fixieren und zentrieren (Abb. 10.3).

Der entscheidende Vorteil war die dadurch mögliche Verkleinerung des Implantationsschnittes mit einem kleineren, operationsinduzierten Astigmatismus und reduziertem Auftreten von Schnittinsuffizienzen mit Fistelung oder Prolaps von Iris sowie geringeren Infektionsrisiken und Reizzuständen. Letztendich war es auch der Beginn der nahtlosen Kataraktchirurgie.

Für einen jungen Operateur sind diese Linsen nicht leicht zu implantieren. In den ersten Jahren gab es noch keine Shootersysteme, sondern sie wurden mit einer Faltpinzette implantiert. Besonders die Silikonlinsen waren aufgrund ihrer höheren Eigenspannung schwierig in der Pinzette zu halten und entfalteten sich im Auge eher sprunghaft. Die Haptiken waren aufgrund ihrer Steifheit dabei schwierig zu kontrollieren, um Endothelkontakt oder Hinterkapselrupturen zu vermeiden. Es war naheliegender, die bald auf dem Markt erscheinenden einteiligen hydrophilen Acrylfaltlinsen zu verwenden, die sich aufgrund ihres soften Charakters viel sanfter entfalteten. Anfänglich waren diese Linsen aber mittelfristig problematischer mit Refraktionsänderungen bei Kapselsackschrumpfungen und vermehrten Nachstaraufkommens. Erfahrene Operateure tendierten in dieser Zeit zu dreiteiligen Intraokularlinsen.

Eine wesentliche Verbesserung brachten hydrophobe Acrylate, Angulierung der Haptiken, Entschärfung der Haptikenden, scharfe Kanten der Optiken zur Nachstarminimierung und die Einführung von kartuscheführenden Shootern. Insbesondere letzteres brachte eine deutliche Minimierung des Infektionsrisikos, da die Linse ohne jeden Kontakt mit der Augenoberfläche implantiert werden konnte. Zusätzlich wird die Linse im Shooter nicht nur gefaltet, sondern eher gerollt, sodass Intraokularlinsen mit 6 mm Durchmesser üblicherweise je nach verwendetem System durch 2,2–2,5 mm große Zugänge passen, im Extremfall durch 1,4 mm [1].

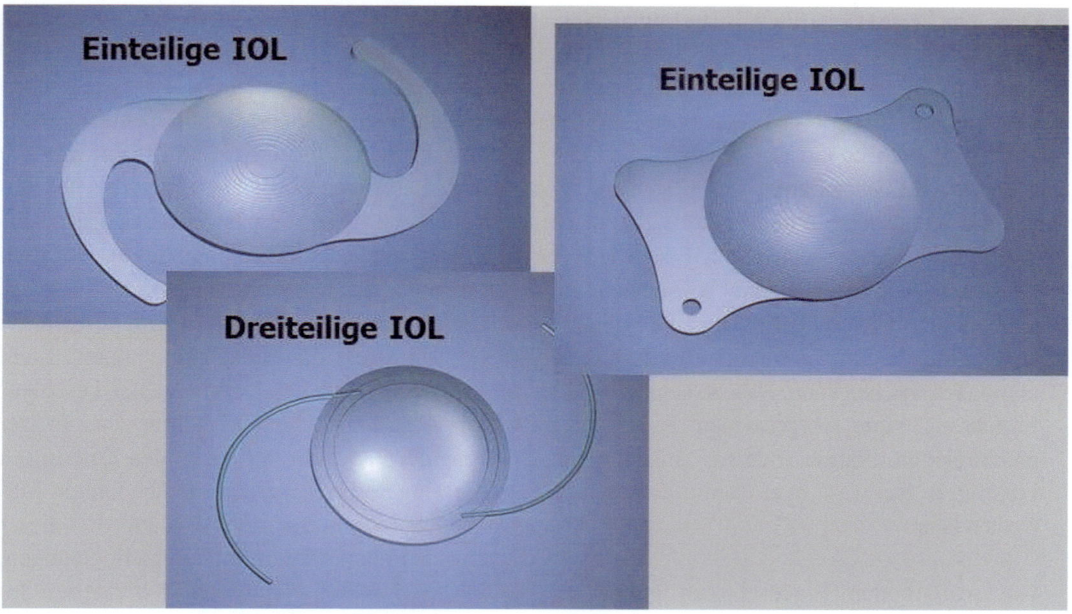

Abb. 10.3 Schematischer Vergleich einteilig/dreiteilige IOL

▶ Wie bei jeder technologischen Weiterentwicklung gab es auch Irrwege. In den letzten 20 Jahren traf dies auf zwei durchaus renommierte Firmen mit Implantatversagen aufgrund Eintrübung des zentralen Linsenkörpers Monate bis Jahre nach Operation zu. Die verwendeten Polymere waren offensichtlich nicht so langzeitstabil wie erhofft. Da in der Zwischenzeit tausende von Patienten diese Linsen bekommen hatten, bedurfte es einer hohen Anzahl von Explantationen, um das Problem wieder zu beheben.

Eine besondere Form von unerwünschten Veränderungen der Acrylpolymere ist das sogenannte Glissening (multiple winzige wassertröpfchenartige Veränderungen, bedingt durch die Polymersynthese), was zu einer vermehrten Blendempfindlichkeit führt. Neuere Linsenacrylate sind weitestgehend frei davon.

Die übergroße Mehrheit der aktuell verfügbaren Linsen sind einstückig und zum Teil schon im Shooter preloaded ab Werk.

▶ Drehen oder pushen? Das ist ein gutes Beispiel, um die notwendige operative Diversität zu verstehen. Zum Drehen am Shooter braucht der Operateur beide Hände, dafür ist die Implantation sehr kontrolliert möglich, insbesondere bei höheren Dioptrien und kleinem Zugang oder schwierigen Kapselsacksituationen. Zum Pushen braucht er nur eine Hand, die zweite kann den Bulbus fixieren, was besonders bei andockenden Shoutern notwendig ist. Dafür ist die Implantationsgeschwindigkeit schwieriger zu steuern. Viele Operateure bevorzugen das eine oder das andere System, was die Einigung auf eine Standardlinse in einem Einkaufsverbund unmöglich machen kann. Nahezu genial war die Einführung einer vorgeladenen Linse einer renommierten Firma, deren Injektor so konstruiert ist, dass man damit drehen und pushen kann.

Die strukturellen Eigenschaften gelten als weitgehend ausgereift. Im Fokus der technologischen Weiterentwicklung stehen heute verbesserte optische Eigenschaften.

Dafür gibt es eine Vielzahl von zusätzlichen Eigenschaften, die es ermöglichen, sehr patientenindividuelle Lösungen zu finden.

10.2 Linsentypen

Die gängigen Linsentypen werden im Folgenden kurz vorgestellt.

10.2.1 Asphärische Linsen

Die Hornhaut ist asphärisch aufgebaut, daher ist es naheliegend, diese Aspherizität auch auf den Linsenkörper zu übertragen. In der Tat führt dies im Idealfall zu einer verbesserten Abbildungsqualität. Grundvoraussetzung ist aber eine sehr gute Zentrierung der IOL. Das Ausmaß der Aspherizität ist dabei noch herstellerabhängig verschieden ausgeprägt. Es braucht daher auch Erfahrung, damit der Patient aus einer asphärischen IOL auch einen Nutzen ziehen kann.

10.2.2 Blau-/Violettfilterlinsen

Die Ärzteschaft zeigt sich gespalten hinsichtlich Blau-/Violettfilterlinsen. Diese wurden ab 2003 aufgrund der experimentell nachgewiesenen Phototoxizität des blau/violetten Spektrumanteils auf die retinale Physiologie eingeführt. Da die alternde natürliche Linse auch ein gelbliches Kolorit aufweist, wird die postoperative Farbwahrnehmung seitens Patienten durchaus als natürlich wahrgenommen. Dadurch fanden diese Filterlinsen eine große Verbreitung. Mit dem vermehrten oxidativen Stress durch das blaue/violette Licht und den theoretisch damit verbundenen beschleunigten Alterungsvorgängen würde man in der Gruppe der Patienten mit spektralen Filterlinsen eine geringere Inzidenz der altersbedingten Makuladegeneration erwarten. Bislang ist dieser Nachweis in belastbaren Studien nicht gelungen, aber weiterhin Ziel wissenschaftlicher Arbeit. Jeder Operateur muss sich dazu selbst positionieren. Viele Patienten fragen auch nach einem UV-Schutz. Diesen haben alle Linsen, wobei bekanntermaßen der Hauptteil der UV-Strahlung bereits korneal gefiltert wird (Keratopathia photoelectica bei Schweißern oder der Besuch im Sonnenstudio ohne Schutzbrille).

10.2.3 Torische Linsen

Für eine erfolgreiche Astigmatismuskorrektur sind mehrere Dinge notwendig: Es beginnt mit einer exakten Ausmessung des Auges, die fehleranfällig ist. Relevante Schlagworte sind „ausreichende Kontaktlinsenkarenz“, die vorhandene „Gerätebasis“, „Messungenauigkeiten durch reduzierte Patientencompliance oder Anwenderunerfahrenheit“ sowie die „Nutzung der richtigen Berechnungsformel“. Da es eine Vielzahl von möglichen Kombinationen von Sphäre und Torus gibt, wird jede Linse patientenindividuell hergestellt und stellt damit in der Regel eine zuzahlungspflichtige Sonderlinse dar.

Noch mehr als bei asphärischen Linsen stellt bei den torischen Implantaten eine gute Zentrierung mit exakter Achseneinstellung eine Grundlage des Erfolges dar. Anfängliche Probleme der torischen Linsen hinsichtlich Rotationsstabilität oder postoperativen Verformungen „in loco“ sind heute technologisch bedingt deutlich reduzierter ausgeprägt. Wichtig ist eine ordentliche Absaugung des Viskoelastikums am Ende der Operation. Manchmal muss am ersten postoperativen Tag bei abweichender Achsenlage eine Nachrotation erfolgen.

Kapselsackrupturen, Zonulainsuffizienzen oder Glaskörpervorfall können das Einlegen einer torischen Linse unmöglich machen. Damit gehört die Implantation einer torischen Linse in operativ erfahrene Hände.

10.2.4 Multifokale Linsen (die auch zusätzlich torisch sein können)

Dieser Linsentyp ist sicher der Prototyp der Premiumlinse. Das gewünschte Ziel der Brillenlosigkeit ist die am meisten wahrgenommene Werbebotschaft aus augenärztlicher Sicht. Sie sind aber gleichzeitig auch die Intraokularlinsen mit dem größten Konfliktpotenzial, denn sie beinhalten einen Kompromiss aus gewünschten und unerwünschten Eigenschaften. Wird das einfallende Licht auf zwei oder mehr Foci aufgeteilt, sinkt der Kontrast. Die typische Ringstruktur führt an den jeweiligen Übergängen durch Lichtbrechung und Beugung zu vermehrten Blendungserscheinungen und Halobildung, die insbesondere bei Autofahren in Dunkelheit durchaus relevant störend sein können. Im Gegensatz zu den vorgenannten IOL benötigen Multifokallinsen auch eine gewisse neuronale Eingewöhnungszeit, da der Bildeindruck in der Sehrinde entsteht und die multifokale Wahrnehmung gewöhnungsbedürftig ist und nach dem jeweiligen Bedürfnis und den Fähigkeiten des Patienten entschieden werden muss.

Häufig steht der Wunsch nach Brillenlosigkeit im Vordergrund, ohne dass dabei schon eine relevante Linsentrübung vorhanden ist, da durch den Verlust der Akkommodationsfähigkeit aus einfachen oder bislang nicht vorhandenen Brillensituationen sehr komplizierte werden können. Bei diesen Linsen ist die Vorauswahl der Patienten in geeignete und eher ungeeignete Multifokallinsenträger die eigentliche Kunst, für die es viel Erfahrung braucht.

Ebenfalls wichtig ist eine je nach Lebensumstand und beruflichen Erfordernissen angepasste Auswahl des konkreten Linsentyps, da sich diese in der Ausprägung von Nah-, Intermediär- und Fernsicht stark unterscheiden. Anfänglich waren Multifokallinsen eher bifokal ausgelegt und fern- oder nahdominant, inzwischen sind heutige Modelle eher trifokal.

Mit Einführung der EDOF (Extended Depht Of Focus)-IOL in den letzten Jahren wird den Problemen der Multifokallinsen dahingehend Rechnung getragen, in dem Halos und nächtliche Blendung reduzierter auftreten und insbesondere der Intermediärbereich aufgewertet wird, der in der heutigen bildschirmdominierten Zeit im alltäglichen Leben eine viel größere Rolle als früher spielt. Noch mehr als bei den torischen Linsen führen eine perfekte Rhexis und Zentrierung eine Grundvoraussetzung zum Erfolg, daher gehören auch diese Patienten in die Hände erfahrener Operateure [2].

10.2.5 Add-on-Linsen

Es handelt sich um Huckepackimplantate auf bereits vorhandene Kunstlinsen, die in den Sulcus zwischen Iris und Pseudophakos eingesetzt werden. Es gibt sie sphärisch, torisch und multifokal, sodass diese Eigenschaften nachträglich hinzugefügt oder bei fehlendem Erfolg oder Akzeptanz wieder relativ einfach entfernt werden können. Das können Patienten sein, die sich primär für eine andere Zielrefraktion oder gegen Torus und Multifokalität entschieden hatten oder bei denen zum Zeitpunkt der Kataraktoperation diese Sonderlinsen noch gar nicht zur Verfügung standen. Aufgrund der Sulkuslage ist die Vorhersagbarkeit der optischen Korrekturen naturgemäß etwas schwieriger.

10.2.6 Iris-clip-Linse zur Aphakiekorrektur

Die eigentlich für die Vorderkammerimplantation entwickelte phake PMMA-Intraokularlinse (Abb. 10.4), deren Fixierung mit je zwei Klauen pro Seite am Irisstroma erfolgt, hatte die Entwicklung einer Operationsmethode zur Folge, bei der diese Linsen umgedreht retropupillär von hinten an die Iris geklippt werden. Damit ist eine elegante Aphakiekorrektur möglich geworden und hat in weiten Teilen die bis dahin übliche Sklerafixierung weitgehend abgelöst. Aufgrund der Implantation in der Hinterkammer bleibt das Hornhautendothel selbst bei relevanter Iridodonesis, wie sie bei PEX induzierter Aphakie häufig vorzufinden ist, geschützt.

10.2.7 Phake Intraokularlinsen

Diese dienen der Korrektur insbesondere höherer Refraktionsanomalien bei jüngeren Menschen ohne Linsentrübung und noch relevant vorhandener Akkommodationsfähigkeit. Neben den schon unter Abschn. 10.2.6 erwähnten irisfixierten Vorderkammerlinsen aus PMMA oder Silikon, kommt hauptsächlich die intraokulare Kontaktlinse (ICL) zum Einsatz (Abb. 10.5). Diese wird retropupillar zwischen Irisrückfläche und Linse implantiert. Bei einigen Patienten entwickelt sich durch die ICL eine Katarakt oder ein Sekundärglaukom. Diesen zwei hauptsächlichen Komplikationen steht aber eine hohe Patientenzufriedenheit gegenüber, da damit in der Regel hohe Refraktionsanomalien bis +12 und −22 Dioptrien korrigiert werden können, bei denen ein refraktiver Lasereingriff an der Hornhaut nicht mehr ausreichend wäre [3]

Wer Kunstlinsen implantiert, wird kurz- oder langfristig mit dem Thema der Dysphotopsien konfrontiert. Diese sind deshalb frustran, da sie weder über eine Patientenselektion wie bei den Multifokallinsen noch durch eine exakte OP-Technik verhindert werden können. Im Ge-

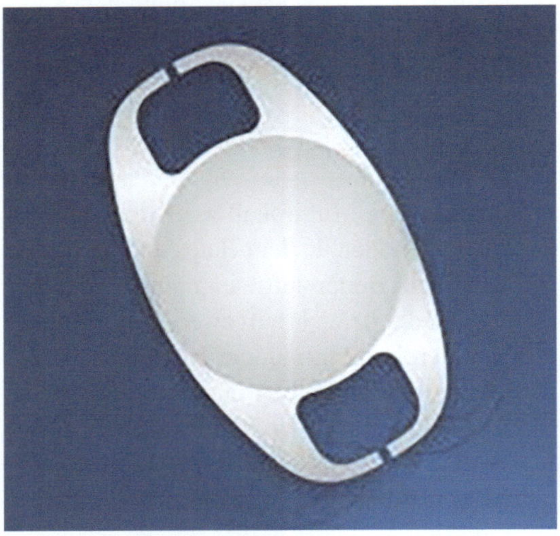

Abb. 10.4 Iris-Klauen-Linse

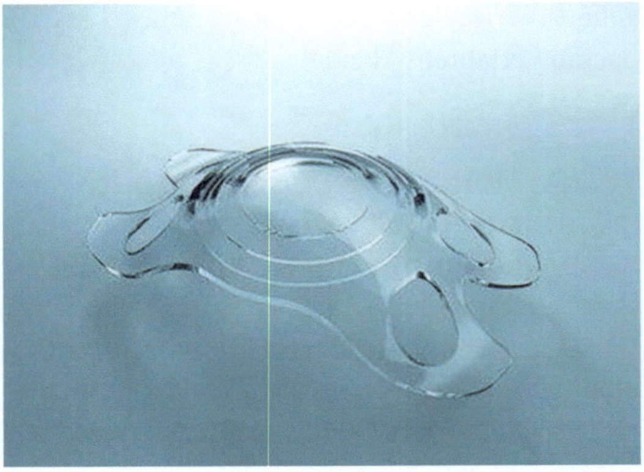

Abb. 10.5 Phakes Implantat

genteil: Der typische Dysphotopsiepatient hat eine exakt positionierte Linse bei idealer Rhexis und postoperativ vollem Visus und ist trotzdem unglücklich.

Unterschieden werden positive von negativen Dysphotopsien. Typische positive Dysphotopsien sind Farbverfälschungen oder blinkernde Lichtreflexe, negative Dysphotopsien äußern sich in einer dunklen temporalen Sichel oder prismatischen Wahrnehmungen.

Wahrscheinlich ist die Inzidenz der Dysphotopsien direkt postoperativ deutlich höher als bekannt, wird von vielen Patienten aber toleriert. Erfreulicherweise verblassen die unangenehmen Wahrnehmungen in der Regel mit der Zeit, wobei es sich wohl um kognitive Prozesse handelt. Es bleiben aber trotzdem einige Patienten, die so darunter leiden, dass sogar Linsenexplantationen erfolgen müssen.

▶ Die möglichen Dysphotopsien dürfen in der Aufklärung der Patienten nicht vergessen werden!

Literatur und weiterführende Literatur

1. Burrato L, Brint S, Boccuzzi D (2014) Cataract surgery and intraocular lensens. Slack Incorporated. ISBN 9781617116049
2. Alio JL, Pikkel J (2019) Multifocal intraocular lenses. Springer. ISBN 9783319380148
3. Assia EI, Apple DJ, Kleinmann G (2014) Premium and specialized intraocular lenses. Bentham Science Publishers. ISBN 9781608058327

Intraokular eingesetzte Flüssigkeiten und Arzneimittel

11

Peter Wölfelschneider und Christine F. Kreiner

Inhaltsverzeichnis

11.1 Einführende Hinweise

In diesem Kapitel werden zusammengefasst Substanzen besprochen, die dem Anfängerwährend des Operierens zur Verfügung stehen, um einzelne Operationsschritte möglichst schonend für das Gewebe durchführen zu können. Die Auswahl erhebt keinen Anspruch auf Vollständigkeit, diese Beispiele stehen für Gruppen von Stoffen, die jeder Anfänger kennen sollte. Ziel ist es, die einzelnen Präparate im Überblick vorzustellen, wobei besonderes Augenmerk darauf gelegt wird, die Prinzipien ihrer Wirkungen und Anwendung zu erklären.

P. Wölfelschneider (✉)
Praxisklinik, Bergkamen, Deutschland

C. F. Kreiner
KreCo, Consulting-Gesellschaft f. wiss.-techn. Projektmanagement, München, Deutschland

F. Wilhelm (Hrsg.), *Ophthalmochirurgie für Einsteiger*,
https://doi.org/10.1007/978-3-662-64336-5_11

Tab. 11.1 Übersicht der vorgestellten Substanzen

Substanz	Anwendung	Volumen
„balanced salt solution" (BSS)	Spülung, Flüssigkeitsersatz	Variabel
Luft	Stabilisierung präformierter Räumen	Bis 400 µl
Viskoelastika	Stabilisierung präformierter Räume, schonende Manipulation von Geweben	Variabel bis zu mehrfacher Füllung der VK
Farbstoffe	Darstellung von Grenzstrukturen	Bis 400 µl
Miochol	Pupille engstellen	Bis 400 µl
Adrenalin, Mydrane	Pupille erweitern	Bis 100 µl
„recombinant tissue-type plasminogen activator" (rTPA)	Lösen von Fibrin	Bis 200 µl
Anästhetika	Schmerzbehandlung	Bis 150 µl
Antibiotika	Antiinfektiöse Prophylaxe und Therapie	Meist < 100 µl, (dosisabhängig)

11.2 Substanzen

Berücksichtigt werden in diesem Überblick „balanced salt solution" (BSS), Viskoelastika, Luft, Farbstoffe, Medikamente, die die Pupillenweite beeinflussen, „recombinant tissue-type plasminogen activator" (rtPA), Anästhetika und Antibiotika (siehe Tab. 11.1).

Die intravitreale Eingabe von Medikamenten wird gesondert im Kap. 18 behandelt.

11.3 Volumenverhältnisse bei der intraokularen Injektion

Bevor die eigentliche Handhabung besprochen wird, soll auf die dabei eingegebenen Volumina eingegangen werden. Das Volumen der Vorderkammer beträgt zwischen 200–400 µl, diese ist in der Regel 3,5 mm tief und hat einen Durchmesser ca. 12,3 mm. Im Durchschnitt befindet sich vor der Iris ca. 250 µl Flüssigkeit und hinter ihr noch einmal ca. 60 µl. Pro Minute werden etwa 2–3 µl Kammerwasser gebildet, welches einen pH von 7,2 hat. Zum Vergleich dazu sei erinnert, dass in der Pharmazie das Volumen von einem Tropfen Wasser mit 50 µl angegeben wird.

Die Tab. 11.2 gibt einen Überblick über die speziellen Anforderungen, die Flüssigkeiten für die intraokulare Anwendung erfüllen müssen.

Tab. 11.2 Anforderungen an Flüssigkeiten für die intraokulare Anwendung

Osmotisch kompatibel mit okulären Flüssigkeiten
Ohne immunologisches Potenzial
Frei von Endo- und Exotoxinen
Biokompatibel, besser: bioinert*
Optisch transparent
Partikelfrei
Keine oder nur geringe Auswirkung auf den Augendruck
Einfach zu entfernen am Ende der OP
Einfach anzuwenden

* Unter *biokompatibel* versteht man, dass kein feststellbarer negativer Einfluss auf vitale Zellen in der Umgebung erfolgt. Bei *biokompatiblen* Stoffen kann zwischen *bioinert* und **biotolerant** unterschieden werden. *Bioinerte* Stoffe erzeugen keine chemischen, physikalischen oder biologischen Wechselwirkungen zwischen Gewebe und Implantat sowie keine Freisetzung toxischer Substanzen. *Biotolerant* bedeutet, dass sich eine bindegewebige Membran an der Grenzfläche zwischen Implantat und Material bildet, die nicht abgestoßen wird. Dies ist eine Eigenschaft, die beispielsweise für intraokulare Implantate eher nicht erwünscht ist!

11.4 Operativer Zugang

Dieser erfolgt in der Regel über lamelläre Schnitte (Phakotunnel und Parazentesen) limbusnah im Hornhautgewebe (Kap. 13). Grundsätzlich ist der Zugang so zu wählen, dass während der OP möglichst unter sicherer Sicht agiert werden kann, ohne vulnerables Gewebe außerhalb des Schnittbereiches zu tangieren. So kann auch die zusätzliche Transparenzminderung durch Narbenbildung vermieden werden. Die Schnittgeometrie erfolgt dabei nach dem Prinzip, dass die Länge des Schnittes im Gewebe gut die Hälfte der Breite betragen soll, um zur Endophthalmitisprophylaxe einen wasserdichten Wundverschluss zu erreichen. Dieser kann durch die intrastromale Injektion von BSS zum Abschluss des Eingriffs abgesichert werden. Die Stromaquellung wird dabei anhand einer umschriebenen Weißfärbung des Hornhautgewebes im betroffenen Gebiet sichtbar. Unter Umständen kann eine Naht erforderlich sein, die in der Regel mit 10 × 0 Nylonmaterial erfolgt. Die geplante Schnittbreite sollte im ersten Anlauf erreicht werden. Ein zu schmaler Schnitt hat zur Folge, dass das Einführen der Instrumente während des Eingriffes einen erhöhten Krafteinsatz erfordert, woraus eine zusätzliche Traumatisierung des Gewebes resultiert. Ein zu breiter Schnitt führt zum vermehrten Abfluss von Kammerwasser und damit zur Abflachung der Vorderkammer. Das erschwert die intraokuläre Manipulieren während des Eingriffes (Kap. 13). Durch die meist kontinuierliche Irrigation können erhebliche Drucksteigerungen resultieren. Um dem vorzubeugen, muss intraoperativ stets gewährleistet sein, dass ausreichend Flüssigkeit abfließen kann!

11.5 Handhabung von Spritzen und Kanülen

Die zu verabreichenden Substanzen befinden sich in einer Spritze, die an die notwendige Menge an Substanz und die Dimension der Vorderkammer angepasst ist. Dabei kommen industriell vorgefertigte und bereits aufgezogene Produkte zum Einsatz oder das Aufziehen in eine Spritze wird notwendig. Die Substanz muss mit einer zu wählenden „Kanüle" in das Auge eingebracht und/oder daraus entfernt werden.

▶ Es sind drei wichtige Fragen zu beantworten, für die die Antwort vor dem Einsatz am Auge erfolgen muss:

1. Lässt sich der Kolben der Spritze gewaltfrei bewegen? Hierfür sollte der Kolben so weit bewegt werden, bis ein Tropfen an der Kanülenspitze sichtbar wird.
2. Damit wird gleichzeitig die Frage nach der Durchgängigkeit der Kanüle beantwortet!
3. Ist die Verbindung von Kanüle und Spritze sicher, sodass die Kanüle sich bei der Injektion nicht wie ein Geschoss durch das Auge bewegt und schwere Verletzungen verursacht? Der Operateur behält während der Injektion in das Auge immer eine Fingerspitze an der Verbindung von Kanüle und Spritze. So bemerkt er sofort, wenn die Kanüle sich lösen sollte!

In der Regel werden 1-, 2- und 5-ml-Spritzen verwendet. Es sollte möglichst so sein, dass die Kanüle auf die Spritze aufgeschraubt werden kann (beispielsweise als Luer-Lock-Verbindung), um ein Lösen der Kanüle von der Spritze zu verhindern. Die Wahl der Kanüle hängt von den Eigenschaften der zu verwendenden Substanz ab. Ist diese viskös, muss der Durchmesser entsprechend größer gestaltet sein, damit gefahrlos mit angemessenem Kraftaufwand und den entsprechend feinen Bewegungen operiert werden kann.

11.6 Beispiele für häufig eingesetzte Kanülen

Eine **„Round-end"-Kanüle** kann zwischen 25 und 45° abgewinkelt sein. Mit einem Innendurchmesser von bis zu 19 Gauge ist sie die erste Wahl für die Eingabe von Substanzen mit höherer Viskosität. Zusätzlich sind diese Kanülen an der Öffnung so geschliffen, dass keine scharfen Kanten resultieren und der Zugangskanal möglichst atraumatisch passiert werden kann.

Die **„Sautter-Kanüle“** ist stumpf, an der Spitze abgeflacht und insgesamt leicht gebogen. Sie hat einen 27-Gauge-Durchmesser, um einen lamellären Schnitt gut und atraumatisch passieren zu können. Deshalb ist sie ideal, um Flüssigkeiten mit niedriger Viskosität schonend und kontrolliert dosiert in das Augeninnere einzugeben.

11.7 Balanced-salt-solution (BSS) als Spülflüssigkeit für die intraokulare Chirurgie

Bereits in den 1950er- bis 1960er-Jahren wurden die ursprünglich verwendeten Salzlösungen aufgrund ihrer toxischen Effekte durch physiologische gepufferte Kochsalzlösungen („balanced salt solution“) ersetzt. Mit der Einführung der vitreoretinalen Chirurgie wurde versucht, die physiologische Zusammensetzung des Glaskörpers noch besser zu simulieren. Dies führte dann zur Entwicklung von optimiertem BSS (z. B. kommerziell auch erhältlich als BSS plus® oder Opeguard MA®), das durch die Zusätze von Bikarbonat, Glukose und dem endogenen Antioxidans Glutathion der Zusammensetzung des humanen Glaskörpers besser entsprach und in vergleichenden Studien Vorteile zeigen konnte [1].

BSS kommt auch bei Vorderkammerspülungen mit gerätegesteuerter Irrigation und Aspiration zum Einsatz (Kap. 20). Üblich sind zwei Parazentesen und eine bimanuelle Vorgehensweise. Dazu werden meistens Handstücke im 23-Gauge-Format verwendet, die leicht gebogen verlaufen. Das Irrigationshandstück verfügt über zwei seitliche Öffnungen und das Aspirationshandstück eine Öffnung nahe der Spitze, innen in der Konvexität des Instrumentes. Die Zugänge werden bevorzugt bei 10 und 170° platziert. So kann der Chirurg die beiden Instrumente bei ausgewogener Ergonomie und guter Sicht auf das OP-Feld frei führen, ohne dass sich die Hände behindern. Dabei ist darauf zu achten, dass die Hornhaut beim intraokularen Manipulieren nicht verformt wird. So wird der Bildung von Deszemetfalten ebenso wie dem Klaffen der Zugänge und damit vermehrtem Abfließen von Flüssigkeit aus der Vorderkammer vorgebeugt. Der Strahl der Irrigationsflüssig darf dabei nicht gegen das Endothel gerichtet und die Vorderkammer durch eine übermäßige Aspiration nicht zum Kollaps gebracht werden (vgl. Kap. 20).

11.8 Viskoelastika

In der Tab. 11.3 werden die Eigenschaften der häufigsten eingesetzten Viskoelastika anhand von Osmolarität, Viskosität, Elastizität, Pseudoplastizität und Kohäsion übersichtlich zusammengefasst.

Tab. 11.3 Übersicht der Viskoelastika in der Ophthalmochirurgie

Viskoelastische Substanzen, die in der Ophthalmochirurgie zum Einsatz kommen
Natriumsalz der linearen Hyaluronsäure, ursprünglich ausschließlich gewonnen aus Hahnenkämmen, mittlerweile überwiegend durch Biofermentation aus Bakterienstämmen (*Streptoccocus equisimilis*, *Streptoccocus pyogenes*, *Pasteurella multiocida*) mit unterschiedlichem Molekulargewicht hergestellt
Hypromellose (Hydroxypropylmethylzellulose, HPMC): Die immer noch am häufigsten eingesetzte, weil preisgünstige Variante
Chondroitinsulfat: Wird heute nicht mehr routinemäßig als intraoperative Flüssigkeit eingesetzt, sondern vorwiegend in der Dermatologie

Physikalisch-chemische Eigenschaften

Osmolarität
Gibt den osmotischen Druck auf das Gewebe an.
Wird in mOsm/l gemessen.
Die Werte für in der Kataraktchirurgie eingesetzte Flüssigkeiten liegen bei 270–340 mOsmol (isoosmotisch).
Ist eine intraokulare Flüssigkeit hyperosmotisch, liegt somit über diesem o. a. Wert, so führt dies zu einer Dehydratisierung der Kornea (irrtümlicherweise oft „Dehydrierung" genannt).
Ist eine intraokulare Flüssigkeit hypoosmotisch, liegt also unter diesem Wert, resultiert eine Schwellung der Kornea und damit ein Stromaödem.

Viskosität
- Ist das Maß für die Zähflüssigkeit einer Flüssigkeit.
- Wird in mPa.s („centistokes"; cs oder centipoise (cps) gemessen).
- Ändert sich mit der Temperatur.
Die Viskosität intraokular eingesetzter Substanzen liegt zwischen 4000–200.000 cps.

Elastizität
Darunter versteht man die Fähigkeit, nach Einwirkung externer Kräfte die Ausgangsform wiederherzustellen.
Für den intraokularen Einsatz ist die Viskoelastizität der Substanz von wesentlicher Bedeutung, da nach einer Phakoemulsifikation die Viskosität und damit die Schutzwirkung wiederhergestellt werden muss.
Alle derzeit intraokular verwendeten Viskoelastika besitzen die Eigenschaft der Viskoelastizität.

Pseudoplastizität
Darunter versteht man die Fähigkeit einer Substanz, unter Scherkräften vom Gelzustand in weniger visköse Zustände zu wechseln.
Scherkräfte werden in verwendeten viskoelastischen Flüssigkeiten wirksam bei:
- Manipulationen mit einem Instrument :1–10 (1/sec),
- Irrigation: 10–100 (1/sec),
- Phakoemulsifikation: 100–300 (1/sec),
- Passage durch die Kanüle: 1 000 (1/sec).

Kohäsion
Darunter versteht man die Fähigkeit von Molekülen eine Substanz durch echte chemische Bindungen oder intramolekulare Kräfte mithilfe gegenseitiger Effekte zusammenzuhalten.
Lange Molekülketten drehen sich ineinander und mischen sich. Das ist charakteristisch für Flüssigkeiten mit einem hohen Molekulargewicht.
Intraokulare Flüssigkeit mit einer hohen Kohäsivität haben intraoperativ den Vorteil, dass sie leicht zu aspirieren sind, haben aber einen geringere Schutzwirkung für das Gewebe während der Phakoemulsifikation.

11.8.1 Aufgabe intraoperativ eingesetzter viskoelastischer Flüssigkeiten

Da die Endothelzellen der Hornhaut bei Erwachsenen nicht über die Fähigkeit zur Regeneration verfügen, ist die wichtigste Aufgabe intraoperativ eingesetzter viskoelastischer Flüssigkeiten, die Zellen und das Gewebe bei direktem Kontakt mit Instrumenten, dem Spüljet aus der Infusion oder der Kanüle, der Ultraschallenergie, weiteren Noxen sowie vor Ablagerungen zu schützen.

Sie beschichten die Instrumente und verhindern das Austrocknen des Gewebes während der OP. Der OP-Bereich wie die Vorderkammer oder der Kapselsack kann hinsichtlich der Ausdehnung stabilisiert oder erweitert werden.

► Vor dem Einsatz sollte die Kanüle unbedingt luftleer sein, da sonst Luftblasen in das OP-Gebiet gelangen können und intraoperativ die Sicht beeinträchtigen.

Viskoelastika helfen bei der Positionierung von Objekten wie z. B. einer Kunstlinse. Sie ermöglichen das Reponieren und Stabilisieren des Glaskörpers der im Fall einer Kapselruptur oder Linsenluxation instrumentell nicht gefasst werden kann. Prolabierte Iris kann mit ihrer Hilfe schonend zurückgedrängt werden.

► Besonders in diesen Situationen bewähren sich Viskoelastika als das schonendste Instrument!

Weitere Einsatzmöglichkeiten (wenn auch wesentlich seltener) sind die Lösung von Synechien, das Stoppen von Blutungen, Unterstützung bei der Entfernung des Linsenkerns oder der Rinde, Unterstützung bei Keratoplastiken zum Schutz des Endothels der Kornea.

Viskoelastische Flüssigkeiten können präkorneal, in der Vorder- und Hinterkammer eingesetzt werden, sowie zur Beschichtung von Intraokularlinsen.

Dispersive Flüssigkeiten, also solche mit sehr geringer Kohäsion und der Neigung das Gewebe zu überlagern sind schwieriger aus dem Auge zu entfernen.

▶ Es ist darauf zu achten, dass viskoelastische Substanzen möglichst vollständig aus dem Auge entfernt werden, da sonst extreme postoperative Augendruckentgleisungen resultieren können!

11.9 Empfehlungen zur Lagerung

Die meisten viskoelastischen, intraokular einsetzbaren Substanzen auf Basis von Hyaluronsäure müssen kühl gelagert werden, da eine längere Lagerung bei Raumtemperatur (mehr als eine Woche) zu einer Abnahme der Viskosität führen kann.

▶ Es wird empfohlen, das Viskoelastikum erst am Tag der Anwendung aus dem Kühlschrank herauszunehmen [2–4].

11.9.1 Luft

Der Einsatz von Luft kann in verschiedenen OP-Schritten notwendig sein, um zwei Gewebe schonend voneinander zu distanzieren, wie z. B. eine atone Iris von der Hornhautrückfläche. Sie kommt zum Einsatz, um einen präformierten Raum zu stabilisieren, wie z. B. die Vorderkammer, während eine Wunde durch eine Naht adaptiert wird. Sie dient auch dazu, Flüssigkeit von Gewebsstrukturen fernzuhalten wie z. B. Farbstoff von der Hornhautrückfläche.

▶ Luft muss zwingend über einen sterilen Mikrofilter aufgezogen werden, um die Sterilität und Partikelfreiheit zu gewährleisten.

11.9.2 Farbstoffe

Brilliant Blue G
Dies ist ein synthetischer Farbstoff, der als Nahrungszusatz und zur Markierung von Proteinbanden in der Biochemie verwendet wird. Er ist für die intraoperative Färbung der Linsenkapsel und auch die Verwendung zum Vitalstaining bei der Hinterabschnittschirurgie zugelassen. Es konnten so gut wie keine toxischen Effekte nachgewiesen werden bei mäßiger Färbeintensität [5].

Trypanblau (TB)
Der anionische Diazofarbstoff wurde 1904 von Paul Ehrlich erstmals beschrieben. **Trypanblau** wird z. B. zu Vitalitätstestungen („live dead assay") eingesetzt, da er aufgrund seines hohen Molekulargewichts nur die Zellmembran toter Zellen überwinden kann. Dieser Effekt wird auch an okulärem Gewebe, z. B. zur Evaluierung von Spenderhornhäuten, genutzt. Bezüglich der Biokompatibilität in lebenden Organismen ist schon seit den 1940er-Jahren eine Zellschädigung der Leber bekannt (bei TB 0,5 %); außerdem besteht ein teratogenes Potenzial. Intraokular wird TB seit den 1990er-Jahren zur Anfärbung der vorderen Linsenkapsel zur Sichtbarmachung bei reifer Katarakt verwendet, für die vitreoretinale Chirurgie ist es erst seit ca. 6–7 Jahren in Gebrauch. Die üblichen klinisch verwendeten Konzentrationen in der vitreoretinalen Chirurgie liegen normalerweise zwischen 0,6 mg/ml und 1,5 mg/ml. Allerdings konnten auch für TB signifikante toxische Effekte auf unterschiedliche retinale Zellen gezeigt werden, z. T. bei klinisch gebräuchlichen Konzentrationen. Die neurosensorische Retina scheint hierbei empfindlicher auf TB zu reagieren als das retinale Pigmentepithel [6].

▶ Farbstoffe sind sehr mit Bedacht einzusetzen. Vor der Eingabe in die vordere Augenkammer sollte das Endothel durch eine Luftblase geschützt werden, um der toxischen Schädigung auch von chirurgischer Seite entgegenzutreten.

11.10 Medikamente, die die Pupillenweite beeinflussen

Intraoperative medikamentöse Beeinflussung der Pupillenweite ist in der intraokularen Chirurgie nicht selten erforderlich.

Acetylcholinchlorid (Miochol)
Zur Pupillenverengung genügt es in der Regel, ein geringes Volumen von **Acetylcholin** als 1 %ige

Lösung in die Vorderkammer einzubringen. Es wirkt dann durch direkte Stimulation des M. sphincter pupillae. Bei entsprechend lokaler Applikation mit einer feinen Kanüle kann die Pupillenverengung sogar vorzugsweise in bestimmten Sektoren bewirkt werden. Waren die Cholinozeptoren an den Effektorzellen vorher jedoch durch anticholinerge Substanzen blockiert (Tropicamid, Homatropin, Scopolamin, Atropin), so reduziert sich die Ansprechbarkeit auf Acetylcholin [7]. Die Lösung muss frisch zu bereitet werden. Das Medikament ist in dem mitgelieferten Manitol zu lösen und darf nur über den ebenfalls mitgelieferten Filter appliziert werden. Es sollten nicht mehr als insgesamt 2 ml angewendet werden, da es zur Sphinkteratrophie kommen kann. Sehr empfindliche Patienten können eine Bradykardie und Atemschwierigkeiten mit Verengungen im Bereich des Bronchialsystems bekommen.

Adrenalin (engl.: Epinephrine), Mydrane® (0,2 mg Tropicamid, 3,1 mg Phenylephrinhydrochlorid u. 10 mg Lidocainhydrochlorid)

Zur Pupillenerweiterungen am eröffneten Auge kommen Sympathomimetika, also **Adrenalin** und **Phenylephrin** (Neo-Synephrine) infrage. Nach Instillation von Adrenalin in der üblichen Verdünnung von 1:1000 sind jedoch klinisch Dauerschäden des Hornhautendothels beobachtet und im Tierversuch bestätigt worden. Schädlich ist hier offenbar das dem Adrenalin als Stabilisator beigegebene Natriumdisulfit. Deshalb empfiehlt sich eine Verdünnung auf 1:5000 und zwar vor allem, wenn schon präoperativ eine Endothel-"Schwäche" erkennbar ist. Auch die beigemischten Lokalanästhetika im Fall von Mydrane können endothelschädigend wirken.

Aber auch **gewebseigene Wirkstoffe** können die Pupillenweite während eines operativen Eingriffs infolge mechanischer Irisirritation beeinflussen. Individuell unterschiedlich können sie sich gegen applizierte Sympathomimetika und Parasympatholytika durchsetzen [7].

Sehr empfindliche Patienten können eine Tachykardie, Herzrhythmusstörungen und eine Hypertonie entwickeln.

Gewebeplasminogenaktivator

Der „recombinant tissue-type plasminogen activator“ (rTPA) wird intraokular zur Behandlung persistierender Fibrinmembranen bei guter Verträglichkeit eingesetzt. Im vorderen Augenabschnitt werden 25 µg rTPA (Actilyse) in die Vorderkammer eingebracht. Ein Rückgang des Fibrins ist manchmal nur allmählich. Postoperativ kann es zu beherrschbaren geringen Nachblutungen kommen, sehr selten auch zu umschriebenen Hornhauttrübungen.

Anästhetika

Sehr häufig können Eingriffe an der vorderen Augenkammer in einer Kombination aus Tropfanästhesie und intraokular appliziertem lokalen Anästhetikum durchgeführt werden. Als unkritisch in Bezug auf die Schädigung des Endothels und gut in Bezug auf die schmerzlindernde Wirkung hat sich auch bei der Kataraktchirurgie eine Verwendung von 0,15 ml Lidocain 1 % gezeigt. Auch das o. a. Mydrane ist bewährt.

▶ Jede Manipulation an der Iris ist zu vermeiden, da diese häufig mit dieser Anästhesieform nicht ausreichend schmerzfrei gestellt werden kann.

Antibiotika

Vor der Eingabe sollte der Anwender sich über die Indikation respektive über das Antibiogramm und die entsprechende Indikation Klarheit verschaffen. Konzentration und Volumina müssen zwingend festgelegt sein, da sonst erhebliche Gewebsschäden, insbesondere am Hornhautendothel drohen. Es sei noch einmal angemerkt, dass ein gefordertes Volumen nur nach entsprechendem Entfernen eines eben solchen Anteiles hinterlassen werden kann (Kap. 18).

Literatur und weiterführende Literatur

1. Thaler S, Haritoglou C, Schuettauf F (2013) Neuroprotektive Ansätze. Ophthalmologe 110:941–947
2. Auffarth GU (2001) Viskoelastische Substanzen in der Opthalmochirurgie. Uni-med, Bremen-London-Boston
3. Kuhn F (2016) Vitreoretinal surgery, strategies and tactics. Springer, Bremen-London-Boston
4. Meyer-Schwickerath G (1984) Viskochirurgie des Auges. Enke, Bremen-London-Boston
5. Gerding H (2009) [Aktueller Stand der Entwicklung und Anwendung von Farb- und Markierungsstoffen für die vitreoretinale Chirurgie]. Klin Monatsbl Augenheilkd 226:220–223
6. Thaler S, Schüttauf F, Haritoglou C (2009) Biokompatibilität von Farbstoffen für die vitreoretinale Chirurgie. Ophthalmologe 106:11–15
7. Mackensen G, Neubauer H (1988) Augenarztliche Operationen. Springer, Bremen-London-Boston

Grundlagen für das Nähen und Knoten in der Ophthalmochirurgie

12

Frank Wilhelm, Erik Chankiewitz,
und Uwe Wilhelm

Inhaltsverzeichnis

Mit der Einführung der Clear-Cornea-Phakoemulsifikation wurde die Naht der Hornhaut überflüssig. Bei refraktiv-chirurgischen Maßnahmen und bei intravitrealen operativen Medikamenteneingaben (IVOM) muss nur in Ausnahmefällen genäht werden. Auch bei den neuen Techniken der lamellären Keratoplastiken und den trokargeführten Pars-plana-Vitrektomien sind kaum noch Nähte notwendig. Erfreulicherweise hat in den vergangenen Jahrzehnten die Zahl der Verletzungen des Augapfels, bei denen eine Versorgung durch Hornhautnähte notwendig ist, kontinuierlich abgenommen. In der Folge ist bei gleichzeitiger Zunahme der chirurgischen Eingriffe in der Augenheilkunde in den letzten Jahrzehnten der Anteil der Operationen gesunken, in denen unter dem Mikroskop Nähte gelegt werden.

Aufgrund dieser Entwicklung gibt es für den angehenden Ophthalmochirurgen wenige Möglichkeiten, in der klinischen Routine Erfahrung beim Nähen unter dem Mikroskop zu sammeln. Dennoch muss er sich darum bemühen, diese Fertigkeit zu erlernen. Sie zu besitzen, ist in den zwar seltenen aber oft komplizierten Situationen besonders wichtig!

▶ Sauberes Nähen und Knoten ist die Voraussetzung für einen sicheren Wundverschluss.

F. Wilhelm (✉)
Greifswald, Deutschland

E. Chankiewitz
Augenklinik, Städtisches Klinikum Braunschweig gGmbH, Braunschweig, Deutschland
e-mail: erik@chankiewitz.de

U. Wilhelm
MVZ Roswitha und Daniel Krause, Dortmund, Deutschland

F. Wilhelm (Hrsg.), *Ophthalmochirurgie für Einsteiger*,
https://doi.org/10.1007/978-3-662-64336-5_12

In diesem Beitrag werden Grundregeln vorgestellt und Tipps gegeben, wie das Nähen bei ophthalmochirurgischen Eingriffen durchgeführt wird.

▶ Jeder Schritt eines Eingriffes erfordert eine sorgfältige Planung!

Bei der Vorbereitung jeder Operation muss der Operateur zuvor ein Konzept erstellen, was zu tun ist.

▶ Dabei gilt stets die Grundregel, dass „so viel wie nötig und so wenig wie möglich" am Auge manipuliert wird! Nicht selten ist der beste Eingriff jener, der überhaupt nicht durchgeführt werden muss!

Beispielsweise kann man bei einer Hornhautwunde, die eine lamelläre Konfiguration aufweist, oftmals dadurch auf eine Naht verzichten, dass man eine Kontaktlinse einsetzt. So wird die Narbenbildung mit zusätzlicher Fibrose im Fadenbereich vermieden.

Neben Operationslehrbüchern, die die verschiedenen Eingriffe detailliert erklären, aber über Ausführung von Nahttechniken und die dabei möglichen Probleme nur wenig enthalten, werden für angehende Ophthalmochirurgen Kurse und Wetlabs angeboten, um diese zu üben (Abschn. 7.2) Im Operationssaal werden Kniffe und Tricks oft je nach Situation vom ausbildenden Mentor vermittelt.

▶ Nicht zu vernachlässigen sind Hinweise, die eine erfahrene Operationsschwester dem Anfänger zum Umgang mit dem Nahtmaterial und Instrumenten geben kann!

Auch wenn in der Regel die OP-Assistenz dem Operateur den Nadelhalter bereits mit der Nadel bestückt anreicht, muss der Operateur selbst dazu in der Lage sein, die Nadel mit dem Faden unversehrt aus der Verpackung zu entnehmen. Es ist notwendig, dass sich jeder Operateur vor einem Eingriff einen Überblick über das in der Klinik vorhandene Sortiment an Nahtmaterial und über die verfügbaren Instrumente verschafft (Kap. 5 und 6).

12.1 Geeignetes Nahtmaterial

Von den verschiedenen Nahtmaterialherstellern werden jeweils Fäden und Nadeln für die einzelnen Indikationsstellungen empfohlen (vgl. Kap. 6). Es hat sich jedoch gezeigt, dass die Umsetzung je nach den Erfahrungen der einzelnen Operateure einschließlich der von ihnen bevorzugten Instrumente in Abhängigkeit von der gewählten OP-Technik und dem zu nähenden Gewebe deutlich abweichen kann [10].

12.1.1 Haut, Bindehaut und Tenon

Bei gut durchblutetem Gewebe wie Haut und Bindehaut ist der Heilungsvorgang nach wenigen Tagen beendet. Beim Nähen der Bindehaut ist außerdem besonders darauf zu achten, dass die Schnittränder, welche sich durch die Eigenelastizität oft einrollen, mit den Zähnen der feinen Pinzette hervorgeholt und durch die Nähte akkurat aneinander gebracht werden. Hier werden gerade für den Anfänger Einzelknopfnähte empfohlen [11]. Um postoperative Störungen durch prominente Knoten zu verhindern, wird der Knoten, wenn immer es möglich ist nach unten gelegt. Das heißt der erste Einstich erfolgt im lockeren Anteil von unten nach oben dann im festen Anteil von oben nach unten. Die bindegewebige Tenon unterhalb der Bindehaut sollte bei der Wundadaption sorgfältig beachtet werden. Durch eine geschickte Nadelführung kann sie oft gleichzeitig mit der Bindehautnaht gegriffen und ohne Lücken vernäht werden.

12.1.2 Hornhaut

An der gefäßfreien Hornhaut verläuft die Wundheilung anders und auch langsamer. Korneale Wunden verkleben primär durch Fibrin, vorausgesetzt, die Wundränder sind sauber adaptiert. Wenn der Wundverschluss nicht korrekt durchgeführt wird, drohen infolge einer Dehiszenz der Wunde Komplikationen wie Fisteln, Infektionen und Epithelimplantation [3].

12.2 Nähen

Im Folgenden werden wichtige Tipps hinsichtlich der richtigen Nahttechnik vermittelt.

12.2.1 Üben Sie den Knoten von Hand und den Instrumentenknoten

Im Operationssaal muss der Augenarzt in jeder Situation möglichst schnell einen sicheren Knoten fertigen können. Deshalb ist es für den Anfänger sinnvoll, beispielsweise mit einem Bindfaden die einzelnen Abläufe vor der ersten Naht am Patienten zu üben. Während man unter dem chirurgischen Knoten das Knüpfen mit den Fingerspitzen versteht, welches bei Bedarf auch halbinstrumentell erfolgen kann, hat sich unter dem Operationsmikroskop infolge der eingeschränkten Übersicht der Instrumentenknoten mittels Nadelhaltern und/oder Knüpfpinzetten durchgesetzt.

► Aufgrund des begrenzten OP-Feldes, das sich für den Operateur beim Blick durch das Mikroskop ergibt, ist ein sicherer Sitz der Nadel im Nadelhalter unbedingt notwendig, um so eine sichere Führung zum schonenden Nähen mit möglichst niedriger Penetrationskraft zu erreichen.

12.2.2 Nadelhalter und Nadel

Das Nähen beginnt mit der Auswahl des Nadelhalters und dem Einspannen der Nadel. Für Hornhaut und Bindehautnähte haben sich in der Augenheilkunde Nadelhalter ohne Schloss etabliert. Viele Chirurgen bevorzugen dabei gekrümmte Nadelhalter. In diesem Fall muss die Nadel so gegriffen werden, dass die konvexe Krümmung des Nadelhalters und die Nadelspitze in die gleiche Richtung weisen und die Nadel mit der Krümmungssehne des Nadelhalters einen rechten Winkel bilden. So ist es möglich, die Nadel bei der Gewebepenetration gezielt und sicher zu führen.

In besonderen Situationen kann es notwendig werden, die Nadel schräg einzuspannen (Abb. 12.1). Die Nadel kann in diesen Fällen zum Nähen nur mit einem geraden Nadelhalter sicher gefasst werden.

Wird die Nadel beim Einspannen versehentlich im Spitzenbereich gegriffen, dann resultieren Verletzungen der Spitze, was dazu führt, dass diese stumpf wird und das schonende Penetrieren des Gewebes erschwert ist.

► Bei unsachgemäßem Umgang sind beispielsweise nach dem Berühren oder Anstoßen der Nadelspitze in der Folge unter dem OP-Mikroskop perlenartige Verdickungen zu erkennen (Abb. 12.2). In diesem Fall wird unbedingt zum Austausch der beschädigten Nadel geraten!

► Das Fassen der Nadel zu weit am armierten Ende führt zum Verdrehen und kann beim Nähvorgang zum Verbiegen oder gar zum Bruch führen. Empfohlen wird das Einspannen am Übergang zum hinteren Drittel (Abb. 12.3), jedoch hängt der optimale Punkt, an dem die Nadel gefasst wird, auch von der Krümmung sowie der Biege- und Bruchfestigkeit und von der Konsistenz des zu nähenden Gewebes ab.

► Je fester die Konsistenz des zu nähenden Gewebes ist, umso weiter zur Mitte hin muss die Nadel eingespannt werden.

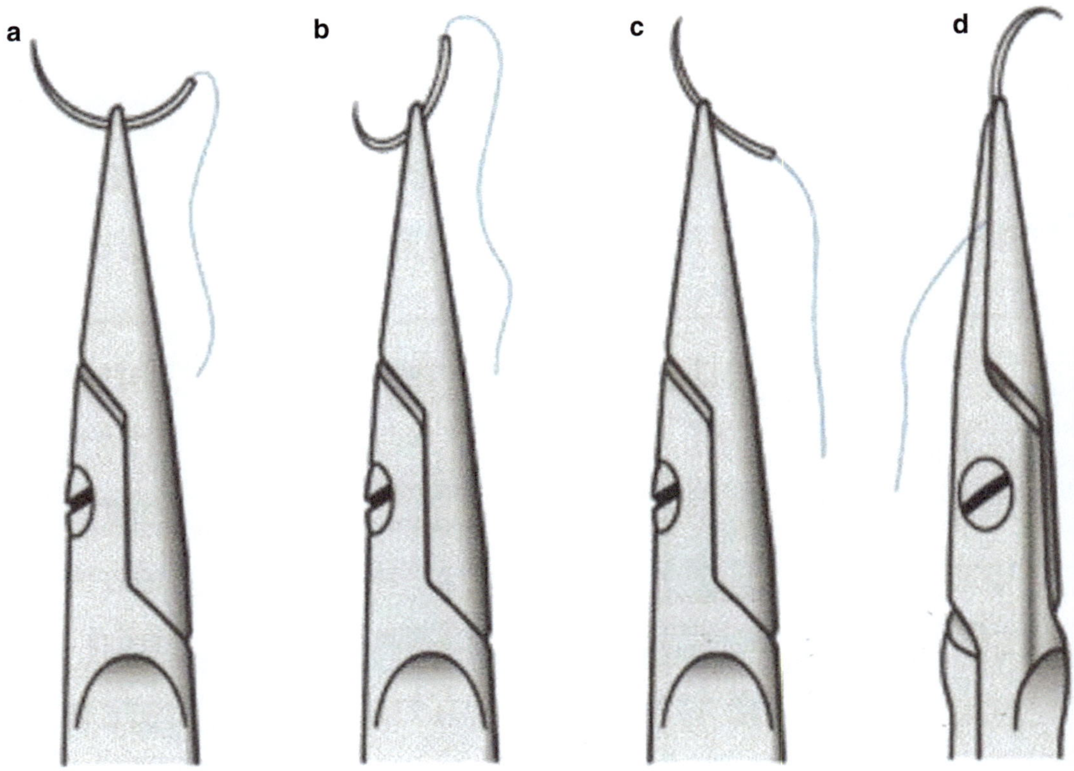

Abb. 12.1 Die Nadel muss mit der Führungslinie des Nadelhalters einen rechten Winkel bilden (**a**), um die Nadel bei der Gewebepenetration gezielt und sicher führen zu können. In besonderen Situationen kann es notwendig werden, die Nadel schräg einzuspannen (**b-d**). (Mod. nach 2)

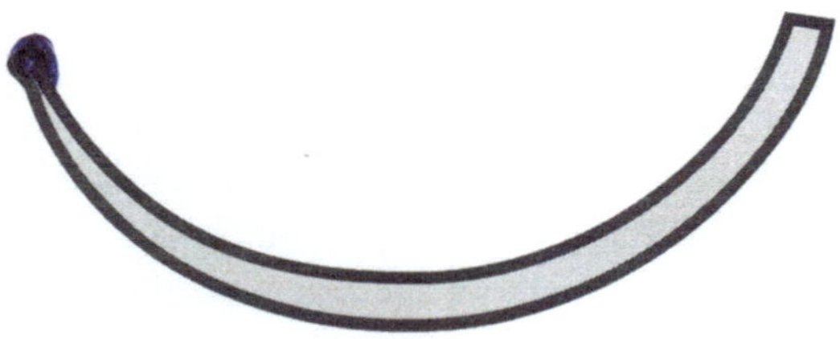

Abb. 12.2 Bei Verletzung der Nadelspitze resultiert eine perlenartige Verdickung

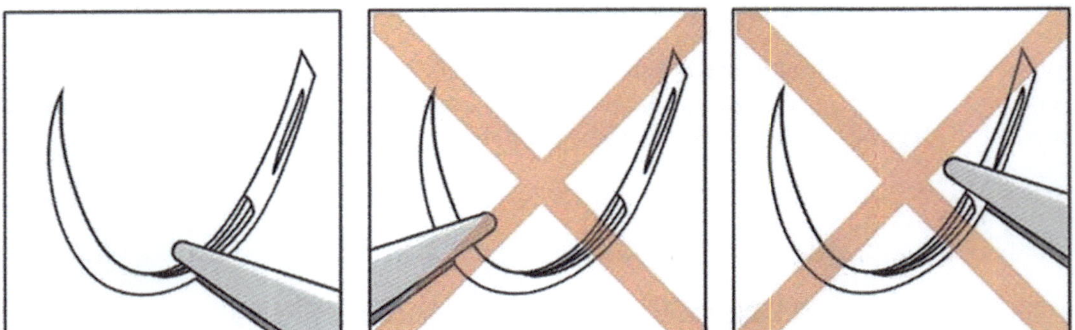

Abb. 12.3 Es wird empfohlen, die Nadel zwischen dem mittleren und dem hinteren Drittel zu fassen

12.2.3 Grundlagen des mikrochirurgischen Nähens

Beim Nähvorgang ist die Durchführung der Penetration durch die Krümmung der Nadel vorgegeben. Da prinzipiell „auf sich zu" genäht wird, wird die Nadel in „Vorhand" gefasst. Hierbei wird unterschieden, ob der Operateur mit der linken oder mit der rechten Hand näht. Durch die Supination der Hand des Operateurs resultiert eine bogenförmige Bewegung, die der Biegung der Nadel folgt, sodass das Gewebe mit möglichst geringem Druck und ohne wesentliche Verformung schonend penetriert werden kann (Abb. 12.4).

In ausgewählten Situationen kann es erforderlich sein, „von sich weg" zu nähen. Dazu wird die Nadel in Rückhand eingespannt und die bogenförmige Bewegung erfolgt durch die Pronation der Hand. (Dieses Vorgehen ist zum Beispiel beim Einnähen von Hornhauttransplantaten notwendig.)

- Es muss darauf geachtet werden, dass senkrecht zum Wundrand gestochen wird, um so beim Festziehen des Knotens eine Verschiebung der Wundflächen mit Verziehen des Gewebes zu vermeiden.

Dabei hat sich bewährt, die Nadel zuerst nur durch eine Kante der Wunde zu stechen und dann die Nadel freizugeben, sodass die Nadelspitze die Richtung anzeigt, in die der Faden durch die zweite Wundlippe geführt werden muss, um eine exakte Adaptation der einander gegenüberliegenden Fixationspunkte zu erreichen (Abb. 12.5).

Dann wird die Nadel hinter der Spitze erneut gefasst und präzise in der vorgegebenen Richtung durch die zweite Wundlippe gestochen. Für Anfänger ist dieses Vorgehen prinzipiell zu empfehlen, für den erfahrenen Operateur in schwierigen Ausgangssituationen bei gequollenem Hornhautstroma, da so ein sicherer und exakter Wundverschluss resultiert und das Ausmaß des nahtinduzierten Astigmatismus geringgehalten wird.

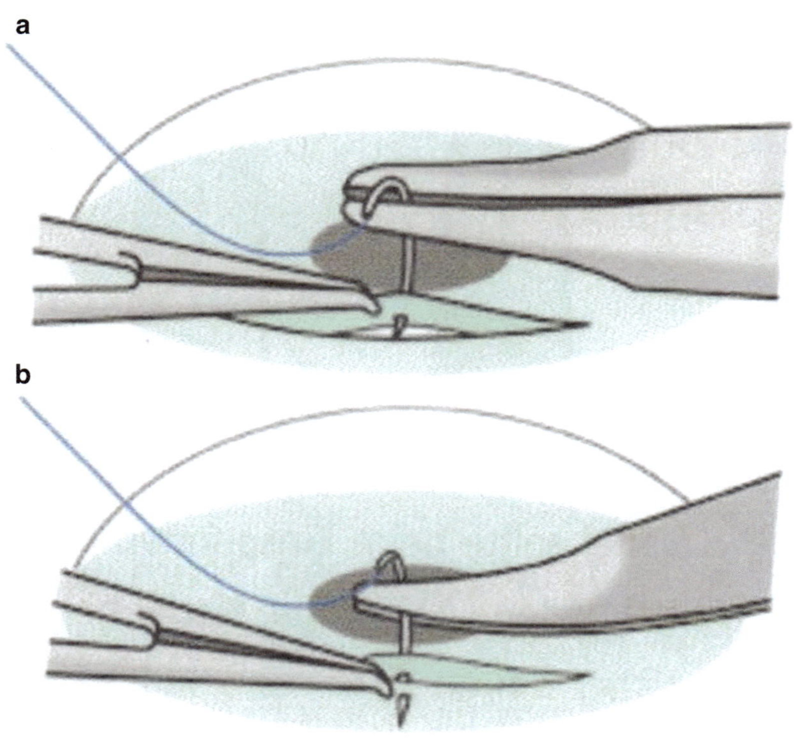

Abb. 12.4 Die Nähbewegung folgt der Nadelkrümmung: (**a**) senkrechter Einstich der Nadelspitze, (**b**) schonende Penetration des Gewebes durch die bogenförmige Supinationsbewegung des Operateurs mit der Nadel

Eine Ausnahme stellt die doppelte fortlaufende diagonale Naht bei der perforierenden Keratoplastik nach Hoffmann dar [7]. Dabei wird schräg zur Wundkante ein- und ausgestochen. Durch die Führung der beiden Nähte, von denen jeweils immer die Eine oberflächlich und die Andere in der Tiefe verläuft, resultiert eine saubere Adaptation ohne klaffenden inneren oder äußeren Wundspalt.

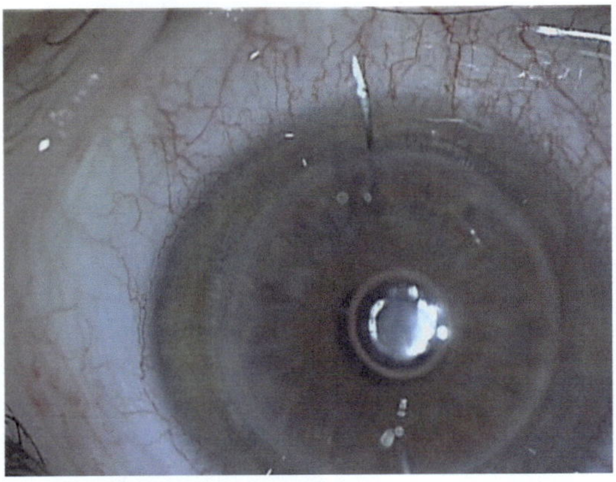

Abb. 12.5 Die Nadel wird durch die erste Wundlippe gestochen und dann vom Nadelhalter freigelassen, um die Richtung anzuzeigen, in die Naht durch die zweite Wundlippe geführt werden muss, ohne dass nach dem Knoten eine Verschiebung der Wundränder gegeneinander resultiert

Bei Einzelnähten an der Hornhaut ist es wichtig, dass die Wundränder in der gleichen Tiefe mit der Gegenseite adaptiert werden (Abb. 12.6). Das Ausmaß des inneren Wundspaltes hängt von der Tiefe der Nahtführung ab.

Dazu kann der Operateur bei Bedarf das Bild unter dem Operationsmikroskop so weit vergrößern, dass die Grenze zwischen dem Stroma und der Descemet-Membran in der Tiefe gut erkennbar ist. Die Nadel kann so kontrolliert dicht davor ein- und ausgestochen werden, dass ein sicherer Wundverschluss über die gesamte Hornhautdicke erreicht wird.

► Da klaffende Wunden der Augenoberfläche durch Granulationsgewebe ausgefüllt werden und oft bakteriell besiedelt sind, resultieren bei unvollständiger Adaptation Fisteln sowie Stufenbildungen, die einen Fremdkörperreiz mit späterer Vaskularisation beim Patienten

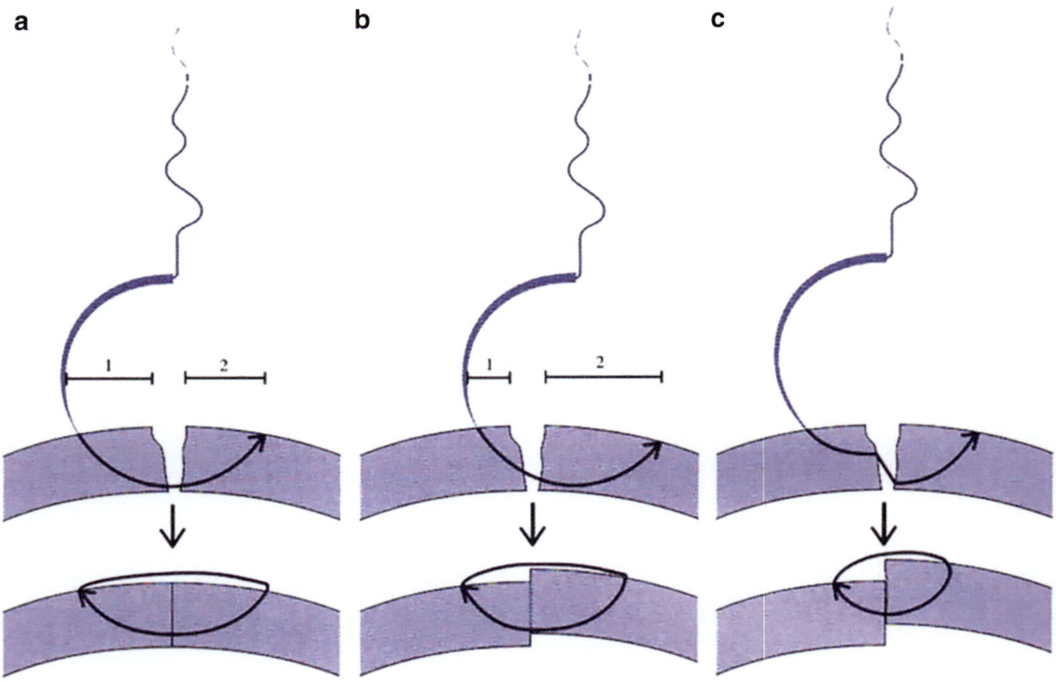

Abb. 12.6 Die Exakte Adaptation gegenüberligender Wundränder tief lamellär vor der DM (**a**) gewährleistet einen dichten Wundverschluss, was bei unterschiedlicher Stichweite (**b**) oder Pentrationstiefe (**c**) nicht der Fall ist. (Mod. nach 9)

hervorrufen und einen höheren Astigmatismus induzieren können!

12.2.4 Begonnen wird mit der Limbusnaht!

Vor dem Verschluss jeder Wunde muss geklärt sein, an welcher Stelle mit dem Nähen begonnen wird. Bei einer Hornhaut-Sklera-Wunde aufgrund einer Verletzung muss die erste Naht immer die Limbusnaht sein [12]. Danach kann entschieden werden, wie viele Nähte voraussichtlich gelegt werden müssen. Diese sollten sukzessive entsprechend dem Wundverlauf verteilt werden, um die Abstände zwischen den einzelnen Nähten so zu gestalten, dass kein Gewebeüberstand resultiert [4]. Verziehungen und Falten der Wundkanten, die an der Haut vor allem das kosmetische Ergebnis beeinflussen, verursachen an der Hornhaut einen erheblichen Astigmatismus.

Anfänger in der Ophthalmochirurgie sollten sich daher auf jeden Fall für Einzelknopfnähte – sowohl an der Hornhaut als auch an der Bindehaut und der Haut – entscheiden.

▶ Es ist wichtig, die Stiche so anzuordnen, dass mit möglichst wenigen Nähten ein sicherer Wundverschluss erreicht wird (Abb. 12.7).

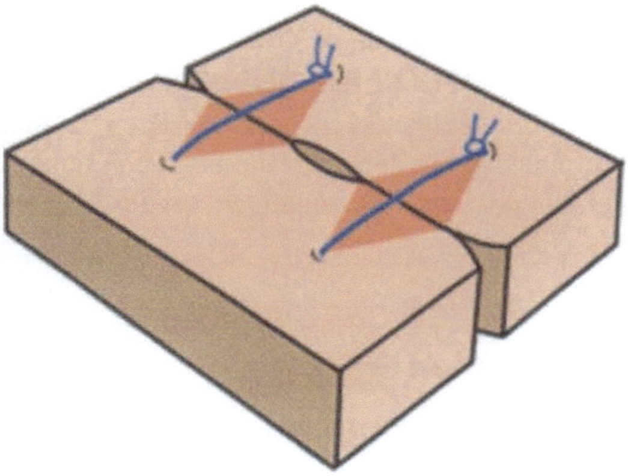

Abb. 12.7 Bei Adaptation durch EKN werden die Wundränder nur im durch die Naht komprimierten Bereich abgedichtet. Dazwischen können Undichtigkeiten resultieren! (Mod. nach 4)

▶ Mit zunehmender Erfahrung können dann die Einzelknopfnähte durch fortlaufende bzw. Kreuznähte ersetzt werden. Bei gequollenen und zerklüfteten Wundrändern kann es durchaus notwendig sein, einzelne Nähte vorübergehend als temporäre „Montagehilfen" oder Situationsnähte zu setzen, um danach die endgültigen Adaptionsfäden besser legen zu können. Anschließend sind die Situationsnähte wieder zu entfernen. Insbesondere beim Legen mehrerer Einzelknopfnähte mit gleicher Zugrichtung kann es nach der Entquellung des Hornhautstromas zur Lockerung von vorher gelegten Fäden kommen. In diesem Falle ist zu entscheiden, welche Naht ersetzt werden muss.

12.3 Knoten

Beim Knüpfen eines Knotens müssen einige Grundregeln beachtet werden. Die Fadenenden müssen ausreichend lang sein, um den Knoten überhaupt bilden zu können. Welche Länge das längere Fadenende haben muss, um den Knoten ausführen und das kurze Ende fassen zu können, hängt von der Anzahl der geplanten Windungen ab (Abb. 12.8).

Das zweite Fadenende sollte nach Möglichkeit nicht zu lang sein, da sonst beim Durchziehen Schlaufen entstehen können, die sich festziehen und unter Umständen nicht einfach wieder zu lösen sind. Das kurze Fadenende wird mit dem Nadelhalter gegriffen, dann wird das lange Ende um das Instrument gewunden und das kurze Fadenende durch die beim Winden resultierende Schlinge gezogen [6]. Zum Üben des Bewegungsablaufes beim Instrumentenknoten empfehlen sich Trockenübungen an geeigneten Modellen (Abb. 12.9).

▶ Die Nadel selbst darf nicht zum Knoten genutzt werden! Sie wird innerhalb des Mikroskopfeldes abgelegt, sodass sie nach dem Abschneiden nicht gesucht werden muss.

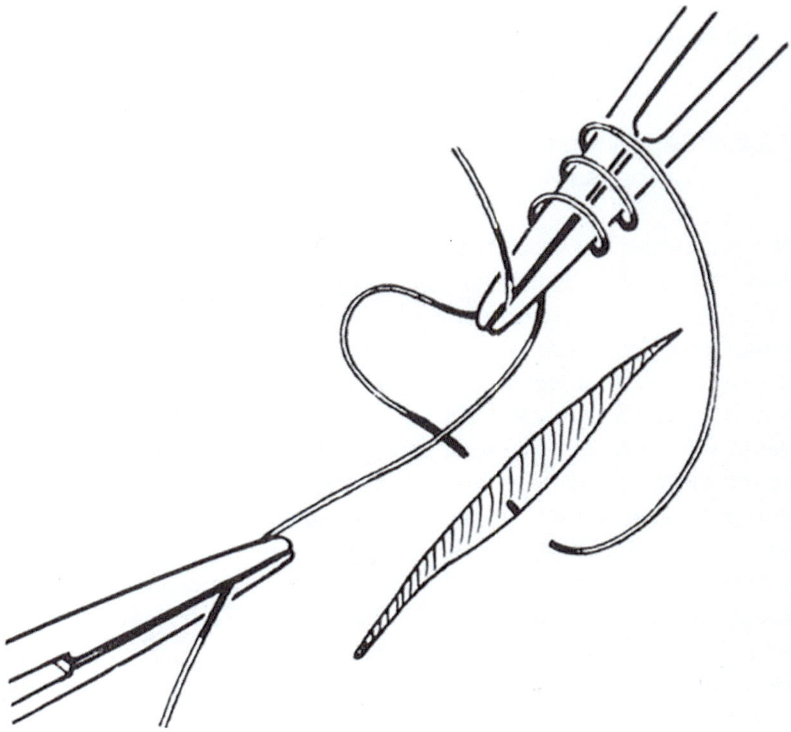

Abb. 12.8 Beim Knoten mit Instrumenten müssen die Fadenenden ausreichend lang sein, um den Knoten überhaupt bilden zu können!

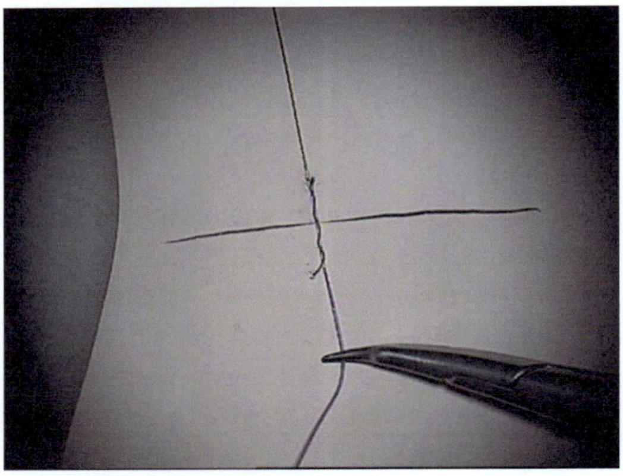

Abb. 12.9 Am Modell im Drylab kann der Bewegungsablauf beim Instrumentenknoten geübt werden

▶ Beim Knüpfen mit Instrumenten muss besonders darauf geachtet werden, dass die Kanten von Nadelhalter und Pinzetten glatt sind, da es sonst leicht zur Verletzung des vulnerablen Fadens kommen kann. Dies ist vor allem dann wichtig, wenn sehr dünnes monofiles Nahtmaterial verwendet wird. Monofile Fäden dürfen niemals zu stark gedehnt werden, da sie sich sonst verdrillen und unter Umständen reißen können.

In Abhängigkeit von der Richtung, in die der Faden bei der Durchführung der zweiten Windung geschlungen wird, entsteht ein „Weiberknoten" oder ein „Schifferknoten" [1]. Während der Schifferknoten in der Regel durch zwei Einzelschlingen die Wundränder bereits sehr stabil adaptiert, lässt der Weiberknoten die Möglichkeit offen, dass er nach Bilden der zweiten Schlinge noch fester angezogen werden kann (Abb. 12.10). Der Schifferknoten ist aus dem Segelhandwerk auch als Kreuzknoten bekannt [5], bei dem sich die beiden aufeinanderliegenden Fadenwindungen gegenseitig arretieren.

12.3.1 Der erste Knoten

Der erste Knoten sollte als chirurgischer Knoten exakt in einer doppelten Windung gelegt werden, um die Reibung zwischen den Fadenschlingen zu erhöhen und so dem Auseinanderweichen der Wundränder durch die Gewebespannung entgegenzuwirken. Dieser Knoten muss immer in „Laufrichtung" der Windungen festgezogen wer-

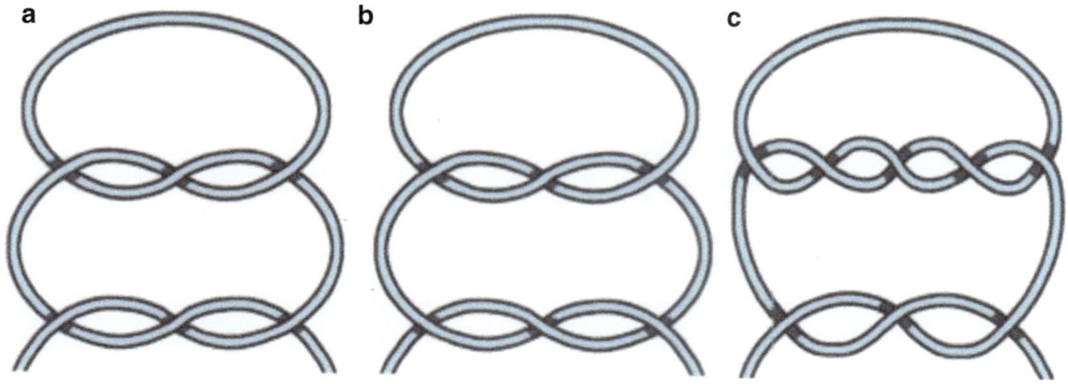

Abb. 12.10 **a,b** **a** Altweiberknoten. **b** Kreuzknoten. **c** chirurgischer Knoten. (Mod. nach 1)

den. Dann muss geprüft werden, ob die Spannung ausreicht oder ob die Wundränder sich aufgrund der Gewebespannung wieder voneinander distanzieren.

Klaffen die Wundränder auseinander, dann kann man ein Fadenende nochmals unter dem gegenläufigen Faden hindurchführen und so eine zusätzliche Windung erreichen. Das ist schonender als den Knoten wieder zu öffnen und neu zu schlingen.

Spätestens hier stellt sich die Frage, wie viele Windungen beim Knoten überhaupt notwendig sind.

12.3.2 Anzahl der Windungen

Die Anzahl der Windungen richtet sich sowohl nach der Art des Nahtmaterials als auch nach der Spannung des zu nähenden Gewebes. Bei hoher Gewebespannung und monofilem Material sind mehr Windungen für eine dichte Wundadaptation notwendig.

Prinzipiell gilt, dass ein Knoten mit der kleinstmöglichen Windungszahl geschlungen werden sollte, um ihn so insgesamt kleiner zu gestalten. Das ist bei Hautnähten, die frühzeitig gezogen werden, nicht von Bedeutung. Große Knoten an Bindehaut und Hornhaut führen jedoch durch den Fremdkörperreiz zu Schmerzen und Blepharospasmus und werden von den Patienten oft nicht toleriert.

12.3.3 Glatter oder überschlagener Knoten

Beim Bilden des Knotens wird bei der ersten Windung zwischen einem glatten Knoten und einem überschlagenen Knoten unterschieden (Abb. 12.11). Werden die Fäden nicht in Laufrichtung festgezogen, überschlägt sich der Knoten und gleitet auf dem zweiten Fadenende.

▶ Prinzipiell sollten sich die beiden aufeinanderfolgenden Schlaufen eines Knotens nur um eine Windung unterscheiden (Abb. 12.10), da sich dieser sonst beim Festziehen überschlägt und nicht hält. Jedoch wird der Knoten infolge des vermehrten Einsatzes von Fadenmaterial sperriger, weshalb auch empfohlen wird, bei Hornhautnähten gegebenenfalls von dieser Regel abzuweichen [8].

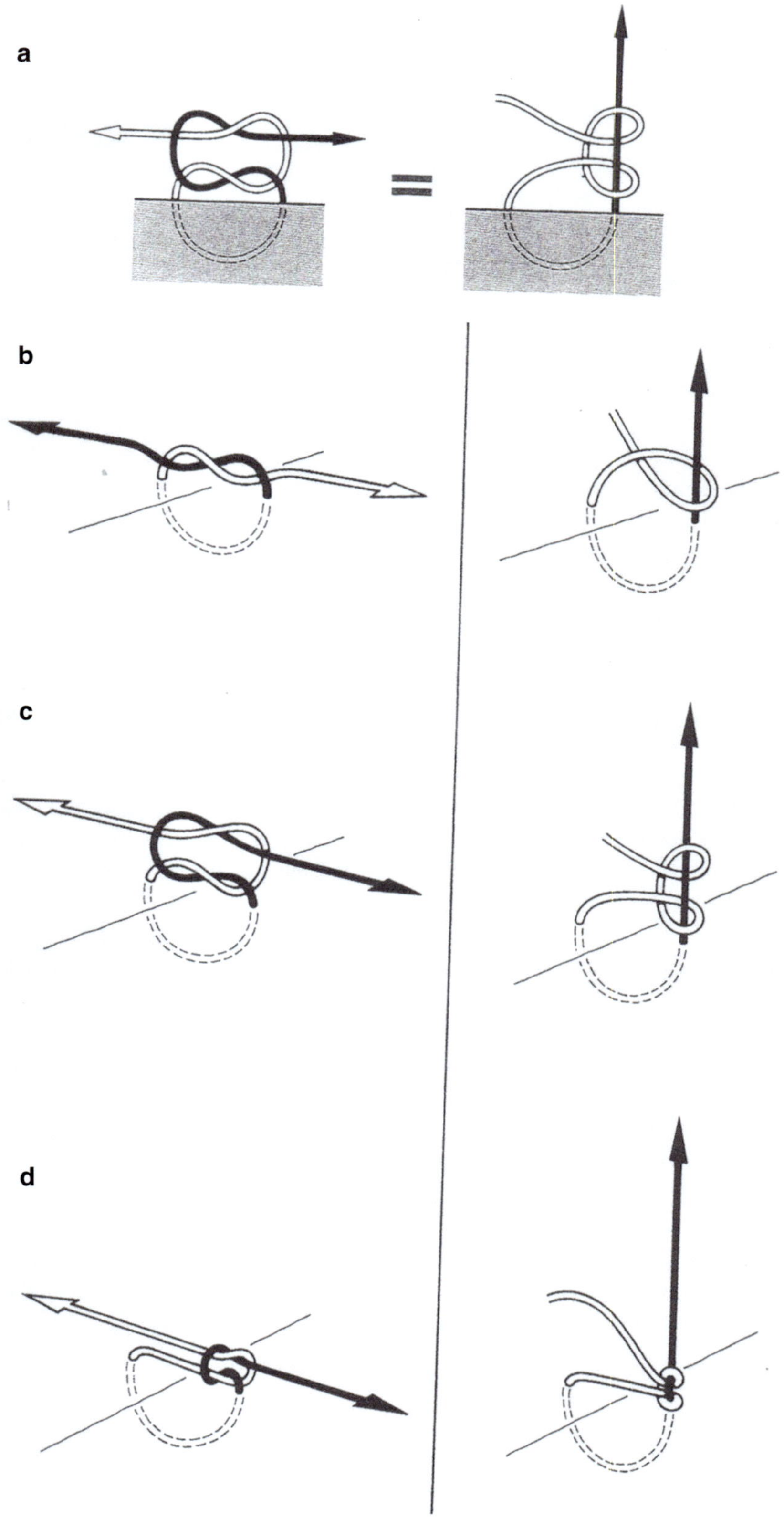

Abb. 12.11 (**a–d**) linke Seite glatter galtter/ Kreuzknoten, rechte Seite überschlagener Knoten. (Mod. nach 4)

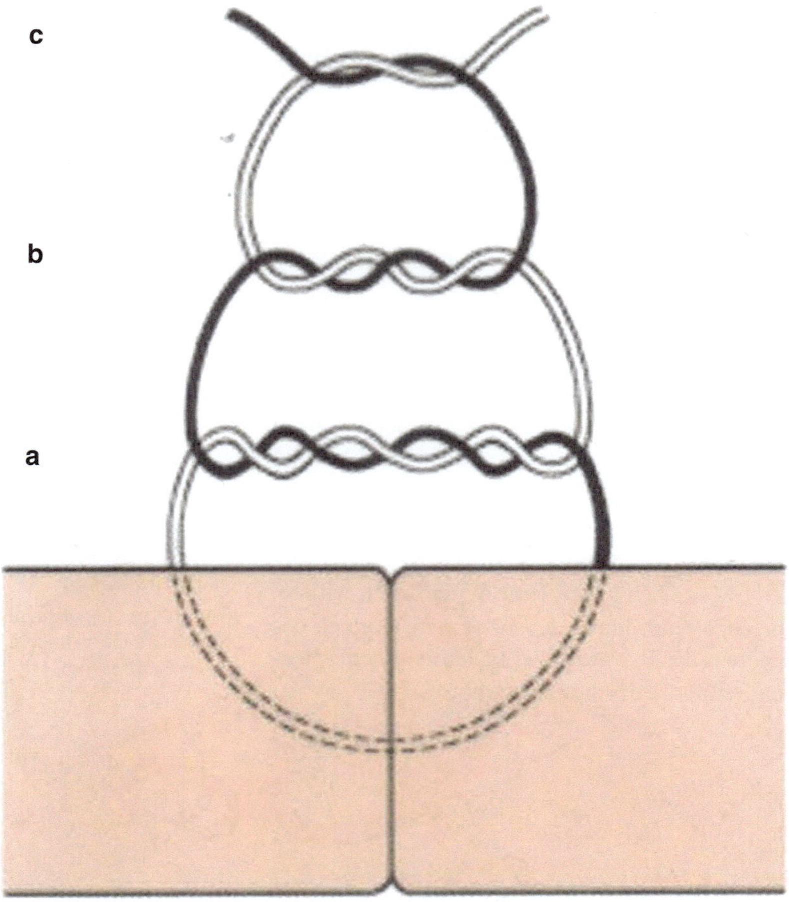

Abb. 12.12 **a–c** Bei monofilem Fadenmaterial folgt auf den Adaptationsknoten **a** und die Sicherungsschlinge **b** noch eine zweite Sicherungsschlinge **c**. (Mod. nach 4)

12.3.4 Versenken des Knotens

Korneale Fäden sollten versenkt werden. Deshalb ist es notwendig, den Knoten hier besonders sorgfältig zu gestalten, entsprechend sicher festzuziehen und die Fadenenden möglichst kurz abschneiden. Das gelingt am besten, indem der straff gehaltene monofile Faden dicht vor dem Knoten durchtrennt wird. über die Schneide eines Mikroskalpells gebrochen wird (Abb. 12.13). Dabei kann der Operateur den Abstand zum Knoten genau festgelegen, während beim Einsatz einer Schere der Knoten möglicherweise durch die Branchen dieses Instrumentes verdeckt wird und damit die Länge der Fadenenden am Knoten nicht sicher eingeschätzt werden kann.

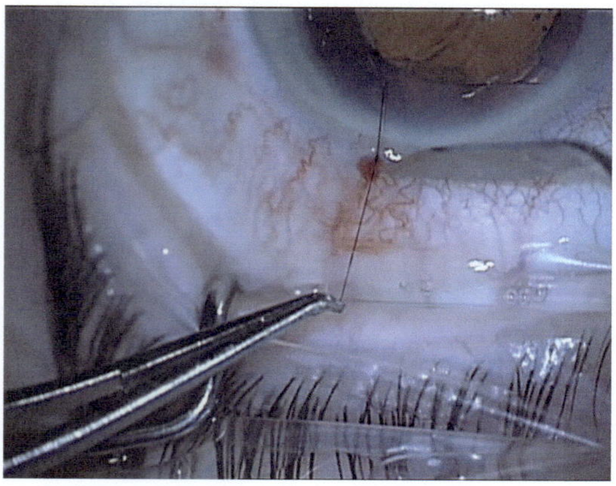

Abb. 12.13 Um die monofile Naht dicht vor dem Knoten über die Schneide des Mikroskalpells zu brechen, muss der Faden straff gehalten werden!

▶ Dieses Vorgehen ist ausschließlich bei monofilen Nähten zu empfehlen, um mit einer einzelnen, kontrollierten Aktion die Enden zu kürzen.

Bei der Verwendung von mehrfaserigem Nahtmaterial an der Haut und der Bindehaut macht dies wenig Sinn, da sich der Faden sonst dabei in seine Einzelfasern aufteilt. Hier ist einer geeigneten Schere der Vorzug zu geben (Abb. 12.14).

Beim Versenken der Knoten in das Hornhautgewebe sollte dafür gesorgt werden, dass die Fäden später möglichst schonend entfernt werden können. Deshalb wird der Knoten, nachdem er in das tiefere Stroma luxiert wurde, anschließend wieder bis dicht unter die Oberfläche zurück rotiert. Dadurch richten sich die Fadenenden in Zugrichtung aus, während sie beim Unterlassen dieses Rückziehens wie kleine Widerhaken wirken, die nach Ausbildung der Fibrose im Bereich des Knotens das Entfernen der Fäden zu einem späteren Zeitpunkt erschweren (Abb. 12.15).

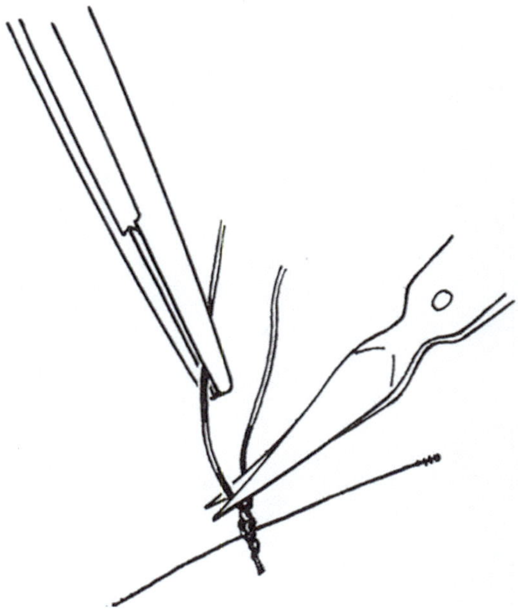

Abb. 12.14 Die Kürzung der Fadenenden in entsprechender Länge erfolgt bei Haut- und Bindehautnähten mittels Schere

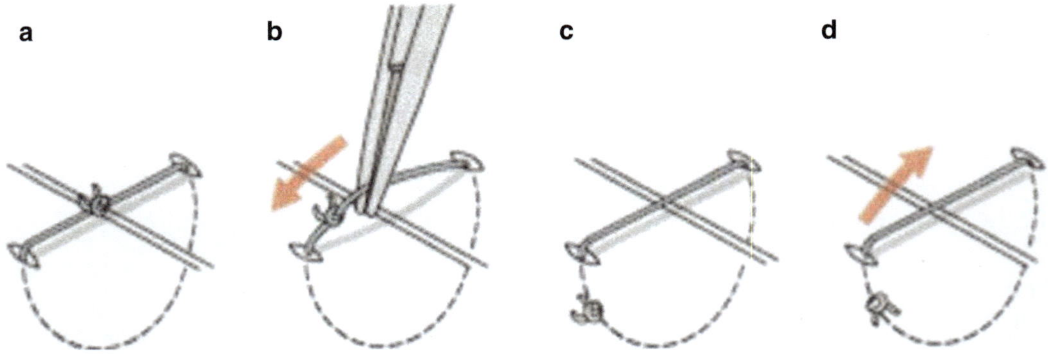

Abb. 12.15 **a–c** Nach dem Knüpfen wird der Knoten festgezogen **a** und in das Hornhautstroma rotiert **b**. Dabei richten sich die Fadenenden so aus, dass sie wie Widerhaken wirken **c**, was insbesondere durch die Fibrose nach Umbauprozessen im Rahmen der Wundheilung die Entfernung der Knoten erschwert. Deshalb werden die Knoten durch erneuten Zug am Faden in die andere Richtung bis dicht unter die Hornhautoberfläche rotiert, wodurch sich die Enden so ausrichten (**d**), dass der Faden samt Knoten leichter gezogen werden kann

Literatur und weiterführende Literatur

1. Becker T (1989) Kurzgefasster Operationskurs. Johann Ambrosius Barth Leipzig. 315 S
2. Castroviejo R (1968) Keratoplastik. Thieme, Stuttgart, S 453 S
3. Domarus v D et al (1996) Trauma, Operationen und Wundheilung des Auges. In: Naumann GOH (Hrsg) Pathologie des Auges, Band I, S 301–377. Springer, Berlin
4. Eisner G (1978) Augenchirurgie. Einführung in die operative Technik. Springer, Berlin
5. Friedrichsen W (1986) Das Segelhandbuch. Hoffmann und Campe, Hamburg
6. Harms H, Mackensen G (1966) Augenoperationen unter dem Mikroskop. Thieme, Stuttgart
7. Hoffmann F (1976) Nahttechnik bei perforierender Keratoplastik. Klin Monatsbl Augenheilkd 169:584–590
8. Kuhn F (2008) Ocular Traumatology. Springer, Berlin
9. Rohrbach M, et al. (2002) „Ophthalmologische Traumatologie“. Textbuch und Atlas. Schattauer Stuttgart – New York. 434 S
10. Schargus M (2017) Einführung in die Ophthalmochirurgie, Teil 1: Nahtmaterial und Instrumentarium – was nehme ich wozu? Ophthalmo-Chirurgie 29:127–138
11. Sundmacher R et al (1988) Chirurgie der Konjunktiva und Sklera. In: Mackensen G, Neubauer H (Hrsg) Augenärztliche Operationen Teil 1, Springer, Berlin, S 333-382
12. Viestenz A et al (2018) Einführung in die Ophthalmochirurgie, Teil 9: Verletzungen des Auges – was ist zu tun bei der Erstversorgung? Ophthalmo-Chirurgie 30:317–324

Schnitttechniken in der Ophthalmochirurgie

13

Jens Heichel und Thomas Hammer

Inhaltsverzeichnis

Um im Bereich der Augenoberfläche (Bindehaut) als auch intraokular operieren zu können, bedarf es einer möglichst genauen Planung. Welches Ziel wird mit dem Eingriff verfolgt und welche Interventionen stehen ggf. im weiteren Verlauf noch an? Diese Fragen sind grundsätzlich vor jeder Operation zu stellen, besonders aber, wenn im Bereich der Augenoberfläche operiert wird (Kap. 15).

Über verschiedene Inzisionen kann der Chirurg Zugang zum vorderen Augensegment (Vorderkammer) erlangen. Auch hierfür ist es unbedingt erforderlich, sich bereits im Vorfeld einen gründlichen Gedankengang zum Ablauf der Operation mit klarer Definition der Zielstellung des operativen Eingriffes vorzunehmen.

Die moderne Kataraktchirurgie erfolgt zunehmend nahtlos und zeigt einen klaren Trend hin zum minimalinvasiven Vorgehen. Demnach werden möglichst kleine Inzisionen im Bereich der Hornhaut bevorzugt, wohingegen ältere Zugangstechniken mit skleralen Präparationstechniken zu Unrecht etwas in Vergessenheit geraten sind. Die Realisierung eines suffizienten Wundverschlusses und die Induktion eines möglichst geringen postoperativen Astigmatismus bei dennoch bequemem OP-Handling sind dabei anzustreben.

13.1 Schnitttechniken im Bereich der Bindehaut

Die Hauptindikationen für eine Operation im Bereich der Bindehaut sind Tumorexzisionen, Wundverschlüsse nach Trauma und Pterygiu-

J. Heichel (✉)
Klinik und Poliklinik für Augenheilkunde, Universitätsklinikum Halle/Saale, Halle/Saale, Deutschland
e-mail: jens.heichel@uk-halle.de

T. Hammer
Klinik und Poliklinik für Augenheilkunde, Universitätsklinikum Halle/Saale, Martin-Luther-Universität Halle-Wittenberg, Halle/Saale, Deutschland

Augenarztpraxis, Augenzentrum „Frohe Zukunft“, Halle/Saale, Deutschland
e-mail: thomas.hammer@uk-halle.de

F. Wilhelm (Hrsg.), *Ophthalmochirurgie für Einsteiger*,
https://doi.org/10.1007/978-3-662-64336-5_13

mabtragungen. Größere Operationen wie zum Beispiel die Rekonstruktion bei Symblephara sollen an dieser Stelle ausgespart bleiben (Kap. 15).

▶ Im Vorfeld ist das Operationsareal spaltlampenmikroskopisch zu untersuchen, um Veränderungen der Bindehaut zu erkennen. Hierzu gehören neben postoperativen Folgezuständen (Cave: Sickerkissen nach Glaukom-OP) auch krankhafte Veränderungen im Rahmen infektiöser oder entzündlicher Pathologien (Cave: Pemphigoid).

Grundsätzlich verfügt die Bindehaut über eine gute Wundheilung. Gründe sind die reichhaltige Vaskularisierung und das regenerationsfreudige Epithel. Dennoch ist die Fläche begrenzt, sodass prinzipiell gewebesparend und sorgfältig operiert werden muss. Die Präparation wird mit eine Schere (z. B. Westcott oder Vanas) vorgenommen, da bereits im Rahmen der Schnittdurchführung Gefäßkompressionen zur Blutstillung ermöglicht werden (Kap. 2, 5, 15).

Die gute Verschieblichkeit und elastische Verbindung zur Bulbusoberfläche über die Tenon-Kapsel kann hilfreich sein. So erleichtert die subkonjunktivale Injektion von Anästhetika die Präparation erheblich und stellt zudem eine Möglichkeit zur postoperativen Schmerzprophylaxe dar.

Zur Präparation können feine chirurgische Pinzetten genutzt werden. Zum Teil ist auch eine Zuhilfenahme von Tupfern ausreichend und gewährleistet eine bessere Schonung der Schleimhaut. Ein Lidsperrer ermöglicht das Aufhalten des OP-Feldes. Muss nahe der Bindehautumschlagsfalten präpariert werden, können Haltenähte zur Bulbusrotation hilfreich eingesetzt werden.

13.1.1 Schnittführung

Die Bindehaut verfügt über keine klassischen Spannungslinien. Dennoch sind radiäre Wundverläufe im Lidspaltenbereich günstig, da diese durch den Lidschlag komprimiert werden und bei horizontalen Blickbewegungen weniger Scherkräften ausgesetzt sind.

Durch leichtes Anheben mit einer chirurgischen Pinzette und Bildung einer Bindehautfalte kann die Inzision mit dem Scherchen erfolgen. Anschließend eignet sich der kleine Zugang für ein stumpfes Unterminieren, um die weitere Wunderöffnung einfacher umsetzen zu können. In die so erzeugte Tasche kann mit dem Scherchen eingegangen werden, um die weitere Schnittführung zu vollziehen.

13.2 Zugangswege zum vorderen Augensegment

Operationen im vorderen Augenabschnitt gelten als häufige Interventionen in der Ophthalmochirurgie. Nicht nur im Rahmen einer Katarakt-OP, auch bei akuter Druckentlastung, Medikamenteneingaben oder diagnostischen Kammerwasserentnahmen sind Parazentesen vonnöten. Weitere häufig durchgeführte Interventionen in diesem Bereich sind DMEK (Descemet Membrane Endothelial Keratoplasty), Kanaloplastik ab interno, Glaukomstentimplantation oder aber refraktive Eingriffe (Kap. 20).

Eine Auswahl verschiedener mikrochirurgischer Skalpelle, welche in der Vorderabschnittschirurgie Verwendung finden, gibt Abb. 13.1. Tab. 13.1 gibt einen Überblick zur Charakteristik kornealer und sklerokornealer Inzisionen.

▶ Vor einem Eingriff an der vorderen Augenkammer sind Kenntnisse zur vorliegenden Hornhautarchitektur inkl. Dickenverhältnisse und Vorderkammertiefe essenziell.

13.2.1 Lokalisation der Inzision

Im Vorfeld muss klar sein, wofür der Zugang schlussendlich genutzt werden soll. Handelt es sich lediglich um eine Medikamenteneingabe oder eine Punktion der vorderen Augenkammer zur Probengewinnung, kann dabei auch die einfache Präferenz des Operateurs hinsichtlich seiner Händigkeit berücksichtigt werden.

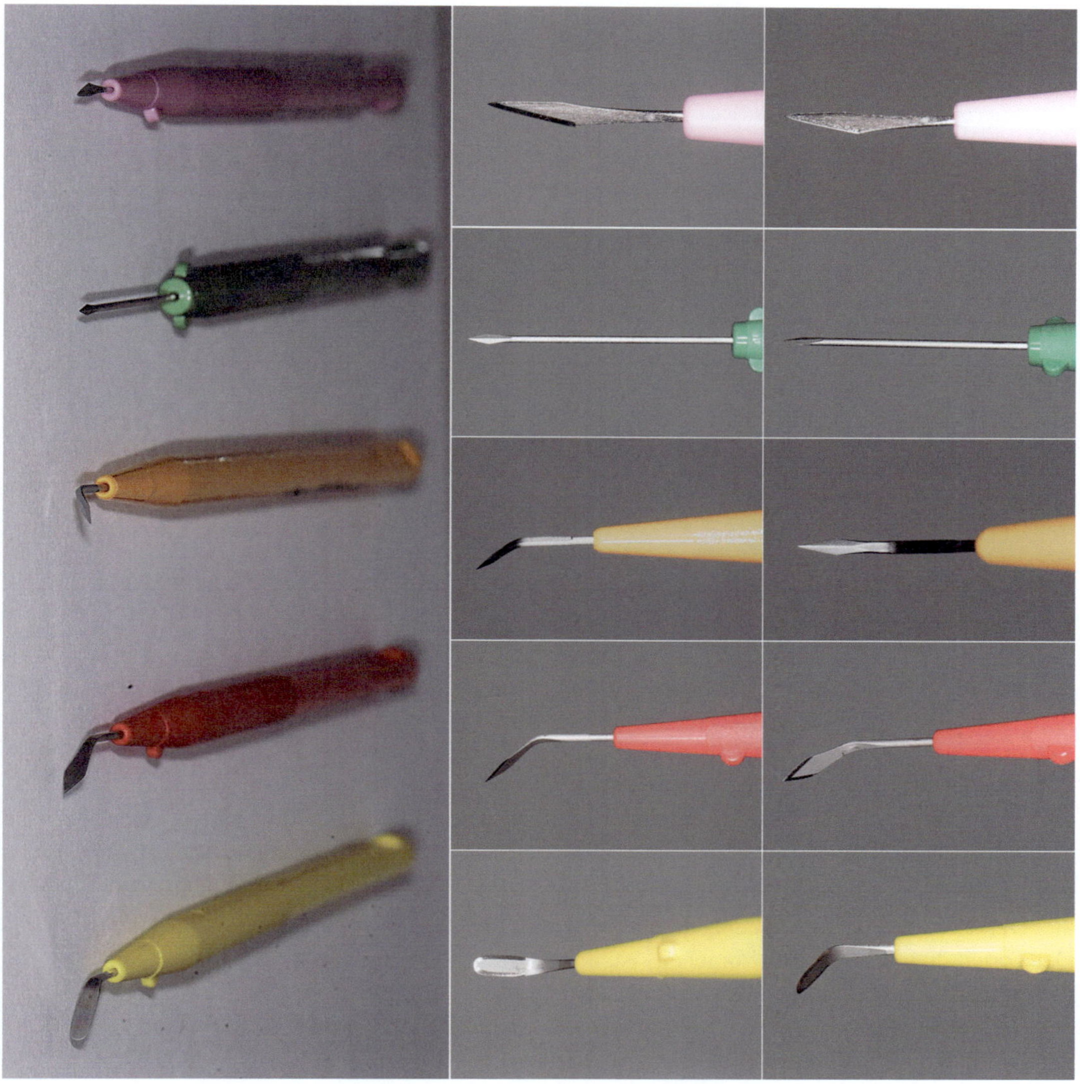

Abb. 13.1 Mikrochirurgische Skalpelle der Vorderabschnittschirurgie (Übersicht links; Detailaufnahmen in unterschiedlichen Aufnahmewinkeln). **Rosa:** 15°-Parazentesemesser. **Grün:** 20-Gauge-Lanze in gerader Ausführung (für vitreoretinale Infusionsöffnungen oder Parazenteseeinschnitte in der Hornhaut von 1,18 mm Schnittbreite). **Orange:** 20-Gauge-Lanze in abgewinkelter Ausführung. **Rot:** Phakolanze mit 45°-Biegung und 2,4 mm Schnittbreite. **Gelb:** Tunnelmesser mit 45°-Biegung und 2,0 mm Breite für lamelläre Präparationen

- Die Fixation mit einer chirurgischen Pinzette (Kolibri) beim Eingehen in den Augapfel sollte genau oppositionell (von gegenüber) erfolgen, um ein Rotieren des Augapfels zu vermeiden.

Weiterhin muss der Operateur sich im Klaren sein, wohin er mit einem Instrument über die Parazentese in der Vorderkammer gelangen möchte. Soll Gewebe oder ein Fremdkörper aus der Vorderkammer geborgen werden, ist es häufig nötig, den Zugang von der gegenüberliegenden Seite oder im rechten Winkel zu wählen. Die gleiche Überlegung gilt, wenn zwei Zugänge anzulegen sind, welche letzten Endes über ein bimanuelles System (Irrigation/Aspiration) genutzt werden sollen. Hier ist es zumeist sinnvoll, den Abstand zwischen beiden Inzisionen in etwa 150 bis 180 Grad Versatz zu wählen (z. B. 3 Uhr-/9-Uhr-Position).

Tab. 13.1 Korneale und sklerokorneale Inzisionen im Vergleich

	Korneal	Sklerokorneal
Indikationen	- Z. n. fistulierender Glaukom-OP - vordere Synechien - limbale konjunktivale Narben	- bei Katarakt-OP mit Kernextraktion - große, nicht oder nur eingeschränkt faltbare IOL
Vorteil	- geringe Blutungsneigung - Schonung des Trabekelmaschenwerkes - postoperativ tiefe Vorderkammer, weitgehend selbstständiger wasserdichter Wundverschluss durch Stromaquellung - kaum relevante Vernarbung	- suffizienter Wundverschluss durch Durchblutung und Bindehautabdeckung - keine Hornhautaffektion
Nachteil	- kleine innere Wundlefze - mehr Hornhautödem - langsame Vernarbung und damit längere Anfälligkeit für Rupturen - Gefahr der Deszementolyse	- blutiger Zugang - essenzielle Schädigung des Trabekelmaschenwerkes - größerer präparatorischer Aufwand
Kontraindikation	- Mikrokornea - Hornhautausdünnungen im Rahmen von Dystrophien und Degenerationen	- Skleromalazie
Komplikation	- Insuffizienz - Notwendigkeit der zusätzlichen Naht, z. B. bei hoher Myopie	- Skleraperforation mit Ziliarkörperverletzung
Einfluss auf die Refraktion	Der Einfluss auf den induzierten Astigmatismus nimmt von skleral nach korneal zu. Somit induziert ein 3,5 mm großer skleraler Schnitt weniger Astigmatismus als eine gleich lange korneale Inzision (vgl. Abb. 13.3)	

Als eine Grundregel gilt, möglichst weit peripher zu inzidieren. Die Grenze zur vaskularisierten Limbusregion zur klaren Hornhaut bietet sich an. Dabei dürfen kleine Blutungen entstehen. Der Vorteil dieses peripheren Vorgehens ist, dass die optische Achse weniger affektiert wird. Zudem ist der Zugang weitgehend astigmatismusneutral und aufgrund der Vaskularisation verspricht er eine sicherere Wundheilung.

Zuletzt muss auch das Oberflächengewebe des Auges Berücksichtigung finden. Besteht bereits eine deutliche Ausdünnung des Hornhautstromas, z. B. durch eine Narbe oder einen anderweitigen Substanzdefekt, oder ist in der betreffenden Region bereits eine Benetzungsstörung, z. B. durch eine Bindehautprominenz, zu erwarten, sollte der Bereich nicht für einen Zugang gewählt werden. Nur eine ausreichend große stromale Dicke ermöglicht die selbstständig abdichtenden kornealen Inzisionen (Kap. 20).

▶ Die Lage der Inzision kann für die Abschwächung eines kornealen Astigmatismus genutzt werden (Ausrichtung auf den steilen Meridian).

13.2.2 Größe der Inzision

Die Größe der Inzision wird bestimmt durch die Größe des Instrumentes/Implantates, mit dem man in das Auge eindringen möchte, oder durch die Struktur im Auge, welche man über den Zugang entfernt haben möchte. Dabei gilt, dass der Zugang so klein wie möglich gehalten werden sollte. Bei einer einfachen Vorderkammerspülung mit Medikamenteneingabe oder zur Probengewinnung ist es wichtig, die Inzision möglichst kleinzuhalten, um hier keinen unnötigen Druckabfall zu induzieren und dabei einen guten Wundverschluss zu erreichen. Wird lediglich eine Punktion erforderlich, kann die Parazenteseöffnung gerade so groß sein, dass der Stutzen der stumpfen Kanüle eindringen kann und der Zugang später durch die Wundlefzen abgedichtet wird. Hierdurch kann verhindert werden, dass man unnötig Vorderkammerwasser durch eine Verschiebung in der x-y-Achse verliert.

▶ Eine intraoperativ stabile vordere Augenkammer kann zahlreiche Komplikationen vermeiden und ist durch eine gute Zugangspräparation anzustreben. Postoperativ lassen sich hierdurch Wundleckagen minimieren.

In eine Größenplanung müssen neben den Instrumenten natürlich auch mögliche Implantate einbegriffen werden. So ist es bei bestimmten Intraokularlinsen (IOL) nötig, den kleinstmöglichen Durchmesser als Schnittgröße zu wählen (z. B. 6 mm große IOL-Optik). Diese Schnittweite muss erst kurz vor der anstehenden Nutzung angelegt werden, da sonst eine unnötig instabile Vorderkammer durch Flüssigkeitsverlust resultieren kann.

▶ Ein zu klein gewählter Zugang birgt das Risiko einer stumpfen Gewebstraumatisierung bis hin zu Einrissen des Hornhautstromas oder Descemetolysen. Das möglichst schonende Einführen der Instrumente in die vordere Augenkammer muss durch eine geeignete Inzisiongröße gewährleistet werden.

13.2.3 Richtung des Schnittes

Die Schnittführung kann prinzipiell von außen nach innen, aber auch von innen nach außen durchgeführt werden. Dabei ist die von außen beginnende Schnittführung leichter zu lernen und auch weiterverbreitet. Das Eindringen in das Auge und die Vollführung des Schnittes von innen nach außen erfordert eine größere Erfahrung des Chirurgen und ist zum Teil bei der Anlage größerer Zugänge erforderlich (v. Graefe-Schnitt). Der Chirurg schneidet nach dem Einführen des Messers „auf dem Rückweg“ beim Zurückziehen.

Bei der Wahl der Richtung muss aber auch der Eindringwinkel in die Kornea berücksichtigt werden. So kann die Schnittführung senkrecht zur Oberfläche (kurzer Wundkanal) oder nahezu oberflächenparallel tangential (langer Wundkanal) durchgeführt werden. Je länger der stromale Wundspalt, desto einfacher ist ein Wundverschluss durch Stromahydratation oder Naht möglich. Hierbei ist es wichtig, die Anatomie des Auges zu kennen. So prädisponieren flache Vorderkammern für eine Irisinkarzeration in die Parazentese (Cave: intraoperatives Floppy-Iris-Syndrom [IFIS] bei Alpha-1-Antagonisten) (Kap. 2, 20).

Folgende Schnittlagen werden differenziert (vgl. Abb. 13.2)

1. Skleraler Schnitt (Skleratunnel)
2. Sklerokorneale Schnitte
   - hinterer Schnitt über dem Sklerasporn und Trabekelmaschenwerk
   - mittlerer Schnitt über der Schwalbe-Linie
   - vorderer Schnitt über Ende der Bowman-Lamelle
3. Clear-cornea-Schnitt (vor Bindehautansatz)

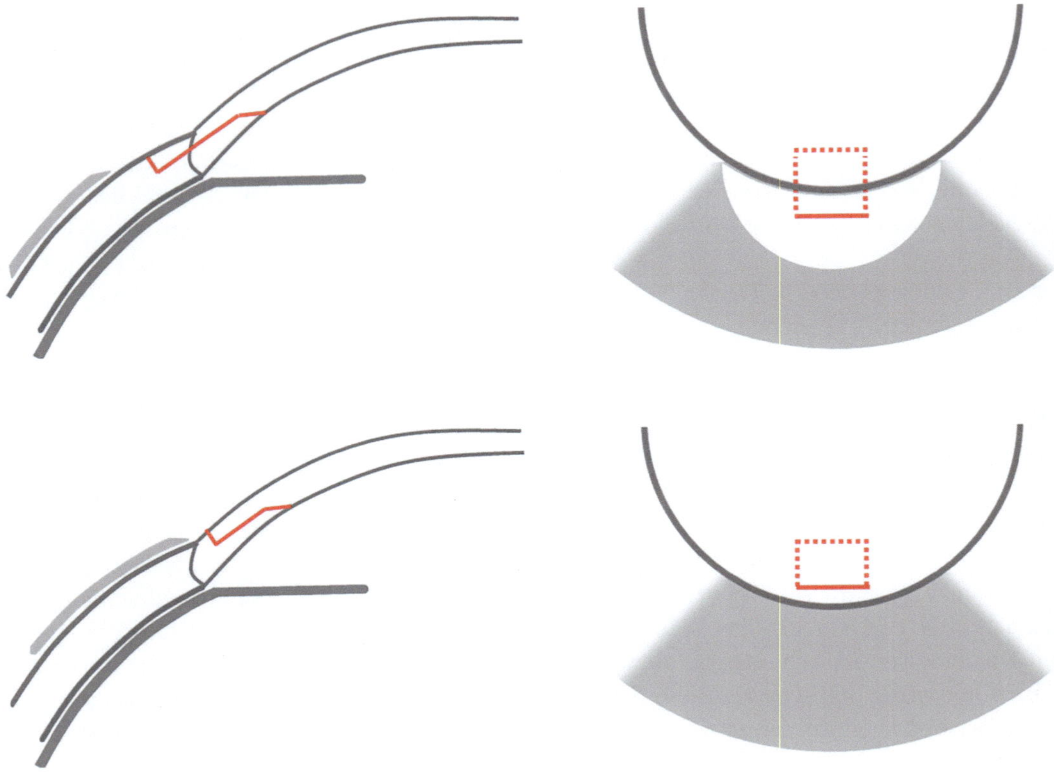

Abb. 13.2 Sklerale und korneale Inzision (schematische Darstellung). Obere Reihe: Sklerale Inzision mit vorausgegangener Bindehautpräparation (links im Querschnitt, rechts aus der 12-Uhr-Position). Untere Reihe: Korneale Inzision (links im Querschnitt, rechts aus der 12-Uhr-Position)

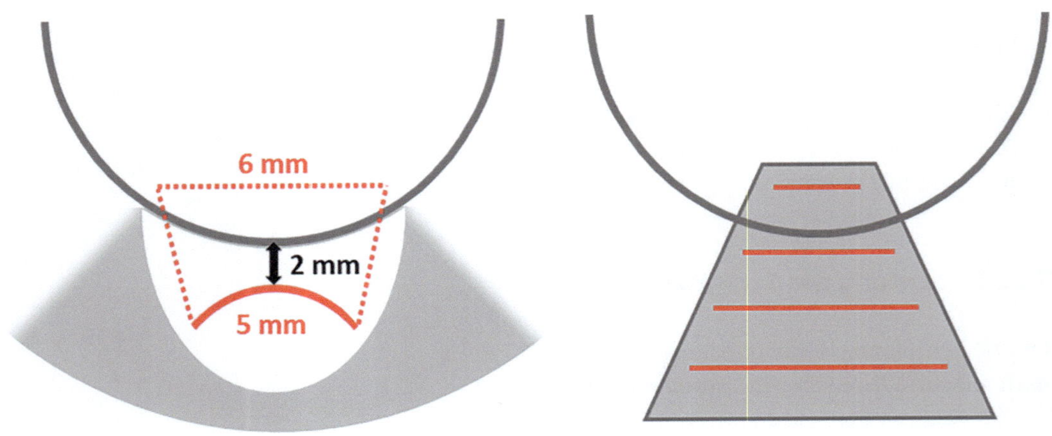

Abb. 13.3 „Frown-Incision" (links) und „Incisional Funnel" (rechts, schematische Darstellungen aus der 12-Uhr-Position). Über eine intrasklerale bogenförmige Tunnelpräparation (Bogenmaß: 5 mm; mindestens 2 mm Abstand zum Limbus) kann eine Eröffnung der Vorderkammer über 6 mm (je nach Präparationstechnik sogar 8 bis 10 mm) erzielt werden. Der „Incisional Funnel" beschreibt den Zusammenhang gleicher astigmatischer Wirkungen in Abhängigkeit der Schnittbreite und -lokalisation in Bezug auf die Hornhaut

Trotz der Größe können Skleratunnel häufig nahtlos bleiben. Es besteht jedoch ein leicht erhöhtes Risiko für intra- und postoperative Blutungen (Cave: Präparation durch vaskularisiertes Gewebe). Der Wundverschluss nach Abschluss der Wundheilung ist durch eine stärkere Fibrinreaktion suffizienter als beispielsweise der Clear-cornea-Zugang.

Literatur und weiterführende Literatur

1. Anders N, Pham DT, Antoni HJ, Wollensak J (1997) Postoperative astigmatism and relative strength of tunnel incisions: a prospective clinical trial. J Cataract Refract Surg 23:332–336
2. Ernest PH, Neuhann T (1996) Posterior limbal incision. J Cataract Refract Surg 22:78–84
3. Ernest PH (1994) Cataract incision architecture. Int Ophthalmol Clin 34:31–57
4. Kohnen T, Lambert RJ, Koch DD (1997) Incision sizes for foldable intraocular lenses. Ophthalmology 104:1277–1286
5. Rainer G, Menapace R, Vass C, Annen D, Findl O, Schmetterer K (1999) Corneal shape changes after temporal and superolateral 3.0 mm clear corneal incisions. J Cataract Refract Surg 25:1121–1126
6. Rainer G, Vass C, Menapace R, Papapanos P, Strenn K, Findl O (1998) Long-term course of surgically induced astigmatism after a 5.0 mm sclerocorneal valve incision. J Cataract Refract Surg 24:1642–1646
7. Singer JA (1991) Frown incision for minimizing induced astigmatism after small incision cataract surgery with rigid optic intraocular lens implantation. J Cataract Refract Surg 17(Suppl):677–688

Kleine Lid- und Tränenwegschirurgie

14

Jens Heichel, Christoph Schmidt, und Anke Steinmann

Inhaltsverzeichnis

Die Lider dienen dem Schutz des Auges durch die Abwehr von Fremdkörpern und UV-Strahlung. Sie beteiligen sich an der Tränenproduktion und verteilen die Tränenflüssigkeit. Somit tragen sie wesentlich zu dem Erhalt der Oberflächenhomöostase (Erhalt der optischen Eigenschaften, Schutz vor Austrocknung) des Auges bei. Als funktionelle Einheit mit den ableitenden Tränenwegen (TNW) sind die Lider zudem für den Tränenabtransport mit verantwortlich.

Okuloplastische Eingriffe an den Lidern und TNW stellen eine besondere Situation für Patienten und Behandler dar. Einerseits führen Erkrankungen dieser Bereiche zu einem hohen Leidensdruck, da sie durch starke funktionelle Störungen (z.B. tränendes Auge, sog. Epiphora) gekennzeichnet sind. Andererseits sind die Strukturen im zentralen Mittelgesicht lokalisiert, somit unmittelbar der optischen Wahrnehmung zugänglich und prägen hierdurch das ästhetische Bild der Person.

Die Chirurgie der Lider umfasst die Entfernung von Tumoren, die Korrektur von Lidfehlstellungen und die Verbesserung der Ästhetik. Bei jeder okuloplastischen Intervention muss so-

J. Heichel (✉)
Klinik und Poliklinik für Augenheilkunde, Universitätsklinikum Halle/Saale, Halle/Saale, Deutschland
e-mail: jens.heichel@uk-halle.de

C. Schmidt
Augenärztliche Gemeinschaftspraxis „Augen im Zentrum“, Greifswald, Deutschland
e-mail: schmidthbs@cooper-network.de

A. Steinmann
Coesfeld, Deutschland

F. Wilhelm (Hrsg.), *Ophthalmochirurgie für Einsteiger*,
https://doi.org/10.1007/978-3-662-64336-5_14

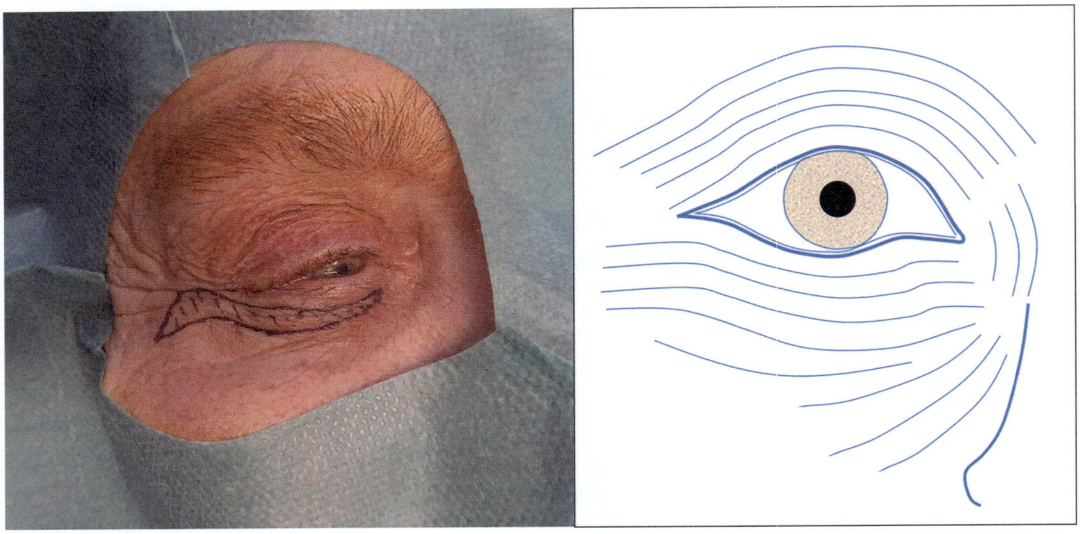

Abb. 14.1 Physiologische Spannungslinien der Haut, wie sie im hier gezeigten Beispiel bei einer Blepharoplastik des Unterlides Berücksichtigung finden

mit neben der Heilung die bestmögliche Wiederherstellung der Funktion bei angemessener ästhetischer Rehabilitation als Ziel Berücksichtigung finden. Dabei können diese Ziele und Wahrnehmungen zwischen Patienten und Ärzten erheblich divergieren, weshalb eine gute präoperative Evaluation der Möglichkeiten und Grenzen sowie die Definition der Behandlungsziele vor jeder okuloplastischen Maßnahme unabdingbar sind.

Bei den TNW sind zwei Leitsymptome kennzeichnend: das vermehrte Tränen (Epiphora) und eine – nicht-immer koexistente – mukopurulente Sekretion. Die Behandlung einer Tränenabflussstörung umfasst eine operative Sanierung der TNW. Dieser muss eine gezielte Diagnostik vorausgehen.

▶ Die physiologischen Spannungslinien der Haut müssen bei der periokulären Chirurgie beachtet werden (Abb. 14.1). Lider und ableitende Tränenwege bilden zudem eine funktionelle Einheit (Kap. 2).

14.1 Allgemeine Vorbetrachtungen

Vor einer chirurgischen Maßnahme an den Lidern ist eine gute Vorbereitung essenziell. Hierzu gehört neben einer exakten Indikationsstellung eine umfangreiche Patientenaufklärung, bei welcher die Wünsche des Patienten aber auch die medizinischen Ziele, Grenzen und Möglichkeiten genau definiert werden müssen. Da es sich zumeist um elektive Operationen handelt, sollte hiervon nicht abgesehen werden. Im Zweifelsfall ist dem Patienten eine längere Bedenkzeit einzuräumen.

14.1.1 Untersuchung der Lider

Zahlreiche pathologische Veränderungen können an den Augenlidern auftreten. Dies liegt u. a. an der enormen Vielfalt von Geweben, die hier auf engstem Raum vorzufinden ist. Neben entzündlichen Veränderungen (z. B. Blepharitis) können zahlreiche Tumoren und degenerative Prozesse auftreten.

Durch eine sorgfältige Untersuchung muss und kann die vorgesehene chirurgische Maßnahme simuliert und somit auf deren Eignung geprüft werden. Dabei sind die horizontalen Spannungsverhältnisse (Snap-Back-Test, horizontaler Traktionstest, Distraktionstest) zu bewerten. Dies kann im Rahmen eines forcierten Lidschlusses beurteilt werden. Weiterhin ist nach Tumoren und Narben zu schauen, um eine sekundäre mechanische Komponente auszuschließen. Auch die physiologischen Schutzreflexe sollten evaluiert werden (Bell-Phänomen, Kornealreflex) (Kap. 2).

▶ **Wichtig** Beim Snap-Back-Test wird das Unterlid mit dem Finger nach unten verlagert und losgelassen. Normalerweise kommt es sofort zur Wiederanlage der Lidkante auf die Bulbusoberfläche. Die Zeit bis zum Erreichen der Ausgangsposition wird in Sekunden (s) gemessen (Grad I = 2–3 s; Grad II = 4–5 s; Grad III = > 5 s; Grad IV = Unterlid verbleibt in Ektropiumstellung).

Durch horizontale Traktion lässt sich das Tränenpünktchen physiologischerweise maximal um 1 mm nach lateral verlagern (horizontaler Traktionstest).

Das Abheben des Lides sollte nicht mehr als 5 bis 6 mm vom Augapfel möglich sein (Distraktionstest).

Für die Ptosischirurgie ist eine Vermessung der Lidspaltenhöhe in Primärposition sowie im Auf- und Abblick essenziell. Die Position des Lides kann mit der MRD (Margin-Reflex-Distanz 1 für das Oberlid und 2 für das Unterlid) quantifiziert werden. Weiterhin ist die Levatorfunktion unter Ausschluss des Mitwirkens des M. frontalis zu vermessen. Die Untersuchungen werden in Abschn. 14.3.2 erläutert.

▶ Eine Fotodokumentation ist bei okuloplastischen Fragestellungen stets anzustreben.

14.1.2 Operationstisch

Die Planung der Operation im Vorfeld ermöglicht eine genaue Vorbereitung der Instrumentarien und Verbrauchsmaterialien. Dies fängt mit der Art der Desinfektion und Analgesie an und hört mit dem Verbandsmaterial auf. Mögliche Allergien und die Blutungszeit verlängernde Medikationen sind zu beachten. Welches Nahtmaterial und welche Implantate (z. B. Lid-Loading) werden benötigt?

In der Regel ist das Instrumentarium bei okuloplastischen Eingriffen überschaubar (Abb. 14.2). Dennoch sollte man auf bestimmte Situationen vorbereitet sein (z. B. vermehrte Blutung → Kauterisierung; vermehrte Blendemp-

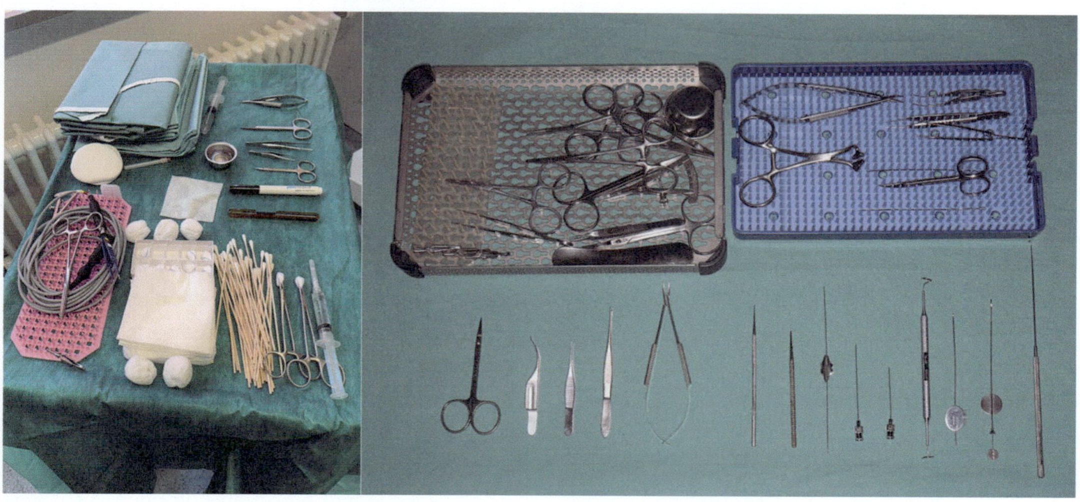

Abb. 14.2 OP-Tisch für kleine lid- und tränenwegschirurgische Eingriffe

findlichkeit oder reduzierte Compliance → Bulbusschutzkappe) (Kap. 5).

14.1.3 Patientenführung unter der Operation

Die Kommunikation mit dem Patienten ist ein sehr wichtiger Faktor. Das Sprechvermögen und Sprachverständnis aber auch das Hörvermögen sollten seitens des Patienten ausreichend gegeben sein. Fehlerhaft angewandt kann die Kommunikation aber auch zum Nachteil werden. Insofern muss ein Gespür für die Situation entwickelt werden, da nicht jeder Patient gleichermaßen über die Abläufe unmittelbar während der Operation informiert werden möchte. In der Regel wünschen die Patienten eine grobe Information, was gerade passiert und wie lange der Eingriff voraussichtlich noch dauert.

Auf jeden Fall sind die Patienten auf potenziell unangenehme Situationen im Vorfeld im Rahmen des Aufklärungsgespräches vorzubereiten (z. B. Schmerz). Die Aussage, dass es gleich „weh tun kann", aber dies auch „schnell vorbeigeht", erzeugt eine entsprechende Erwartungshaltung und lässt Bewältigungsstrategien zu. Aussagen wie „Das blutet aber heute stark." oder „So etwas habe ich ja noch nie gesehen.", aber auch „Der Blutdruck geht ja immer mehr nach oben." sollten unbedingt vermieden werden.

Gelingt es, mit einer ruhigen und sachlichen Art, die Patienten durch die unangenehme Situation der OP zu begleiten, wird man auf große Dankbarkeit und Mitarbeit stoßen.

▶ Während einer Operation in Lokalanästhesie bilden Arzt, OP-Assistenz und Patient ein Team.

14.2 Lidfehlstellungen

Die Lidfehlstellungen, auf welche hier eingegangen werden soll, sind das Entropium und das Ektropium des Unterlides sowie die Ptosis. Aus Platzgründen können lediglich die häufigsten Ursachen, nämlich die involutiven (senilen) Formen, beleuchtet werden.

14.2.1 Seniles Entropium

Durch eine reduzierte Spannung des Lidhalteapparates kommt es zu einem Einwärtskippen der Lidkante mit konsekutivem Wimpernscheuern (Trichiasis). Die Folgen sind neben einem starken Fremdkörpergefühl ein vermehrtes Tränen (durch Reflexsekretion) und Mikroläsionen im Bereich des konjunktivalen und kornealen Epithels. Darüber hinaus kann es zu Ulzerationen (an Lidkante, Bindehaut und Hornhaut) kommen. Die reduzierte Toleranz der senilen Augenoberfläche gegenüber dieser dauerhaften mechanischen Belastung ist von besonderer Bedeutung.

Vorübergehende Maßnahmen

Wenn eine größere chirurgische Sanierung zeitnah unmöglich ist, können folgende Maßnahmen zur temporären Stabilisierung eingesetzt werden:

- Verbandskontaktlinse,
- Pflasterzug,
- Injektion von Botulinumtoxin A in den präseptalen Orbikularismuskel,
- evertierende Nähte ([22]; Abb. 14.3).

Operation nach Wies

In ca. 5 mm Lidkantenabstand (Tarsushöhe am Unterlid ca. 4 mm) wird eine durchgreifende, lidkantenparallele Inzision über nahezu die gesamte Lidbreite vorgenommen. Nun erfolgt die Anlage von drei U-Nähten, welche im Bereich der inferioren Wundlefze, ausgehend von der Bindehaut und den Unterlidretraktoren, zur superioren Wundlefze ventral des Tarsus und 2 mm subziliär ausgeleitet werden. Der Abstand der U-Schenkel beträgt ca. 3 mm. Hierdurch wird eine Auswärtskippung erreicht. Des Weiteren verhindert die postoperative Muskelfibrose ein Überreiten präseptaler Orbikularisanteile. Der übrige Wundverschluss erfolgt fortlaufend im Bereich der Haut-Muskel-Schicht (Abb. 14.4). Für die U-Nähte können resorbierbare oder nicht-resorbierbare Nahtmaterialien der

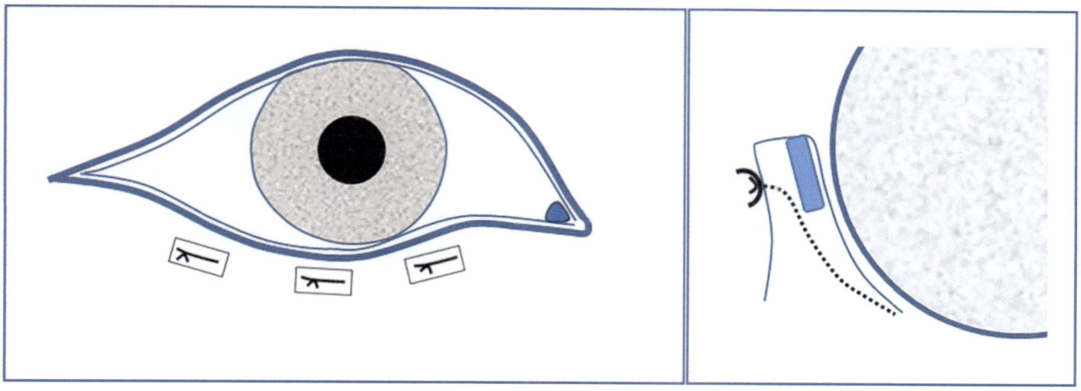

Abb. 14.3 Evertierende Nähte. Die U-Nähte werden ausgehend von der unteren Umschlagsfalte etwa 2 mm unterhalb der Zilienreihe anterior des Tarsus ausgeleitet und über Silikonlaschen geknüpft. (Verwendetes Nahtmaterial: 4-0 bis 5-0, resorbierbar oder nicht-resorbierbar)

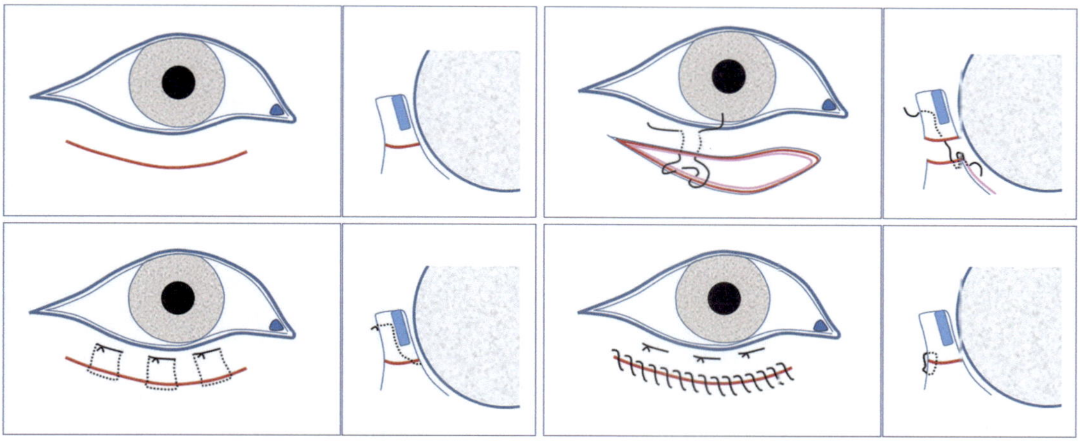

Abb. 14.4 Ablauf der Operation nach Wies. (Von oben links nach unten rechts)

Stärke (4-0), 5-0 oder 6-0 verwendet werden. Der Haut-Muskel-Verschluss erfolgt mit resorbierbaren oder nicht-resorbierbaren Nahtmaterialien der Stärke 6-0 oder 7-0.

▶ Ein unmittelbar postoperativer Übereffekt (Ektropium) ist bei der Operation nach Wies durchaus gewünscht. Besteht dieser über fünf Tage, können einzelne der U-Nähte vorzeitig entfernt werden.

Operation nach Wies-Quickert

Liegt neben dem Überreiten des Orbikularismuskel eine reduzierte horizontale Spannung des Lides vor, kann die Technik nach Wies durch eine horizontale Kürzung erweitert werden. Hierzu wird ein entsprechender Lidblock inkl. Lidkante exzidiert (Abb. 14.5). Die Lidkantennaht erfolgt nach den u. g. Möglichkeiten (Abschn. 14.4.3.).

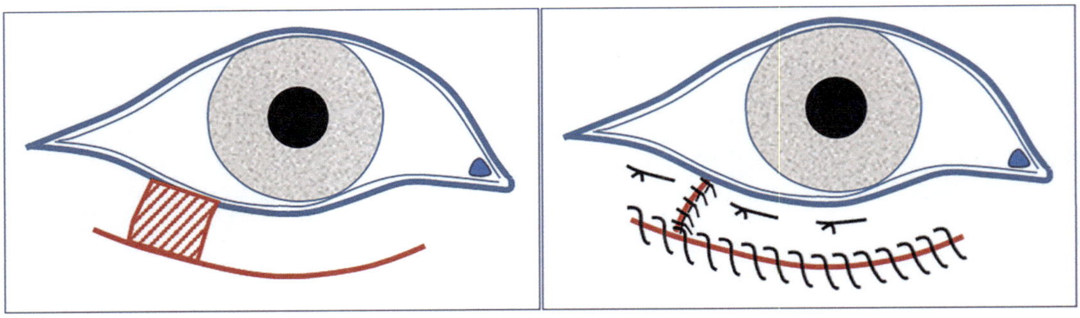

Abb. 14.5 Operation nach Wies-Quickert

Abb. 14.6 Operation nach Jones (Retraktorenfaltung). Der rot schraffierte Bereich zeigt die Entfernung eines Haut-Muskel-Streifens (enthält präseptale Orbikularisanteile). Rosa sind die Retraktoren dargestellt. Für die Retraktorenfaltung kann Vicryl 6-0 oder 7-0 verwendet werden

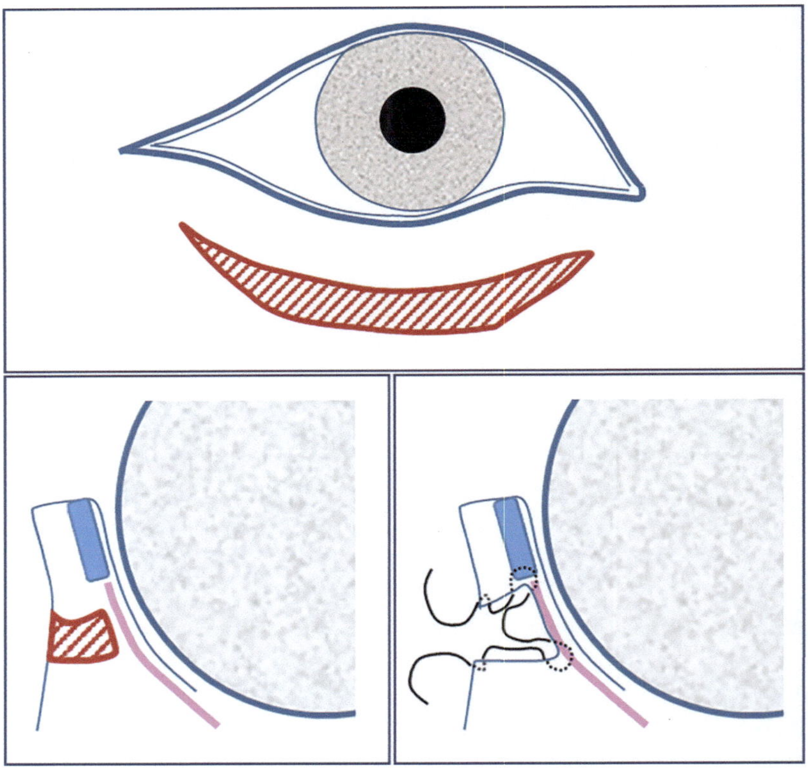

Operation nach Jones

Bei dieser Modifikation werden die Unterlidretraktoren gestrafft. Der lidkantenparallele Schnitt unterhalb des Tarsus des Unterlides erfolgt dabei nicht durchgreifend, sondern nur bis zu den Unterlidretraktoren. Durch eine spezielle Nahttechnik wird die Retraktorenschicht gefaltet und somit gestrafft. Diese Modifikation lässt sich gut mit einer lateralen Zügelplastik oder einer Resektion von Anteilen der präseptalen Orbikularismuskulatur kombinieren (Abb. 14.6).

14.2.2 Seniles Ektropium

Die Korrektur des involutiven Ektropiums stellt sich im Vergleich zum Entropium zumeist etwas komplexer dar. Die horizontale Spannung ist reduziert und muss durch geeignete Maßnahmen erhöht werden. Bisweilen ist die Umschlagsfalte deutlich verbreitert und es liegt ein ektatischer Bindehautsack vor. Sekundär kann es zu schweren Blepharitiden kommen.

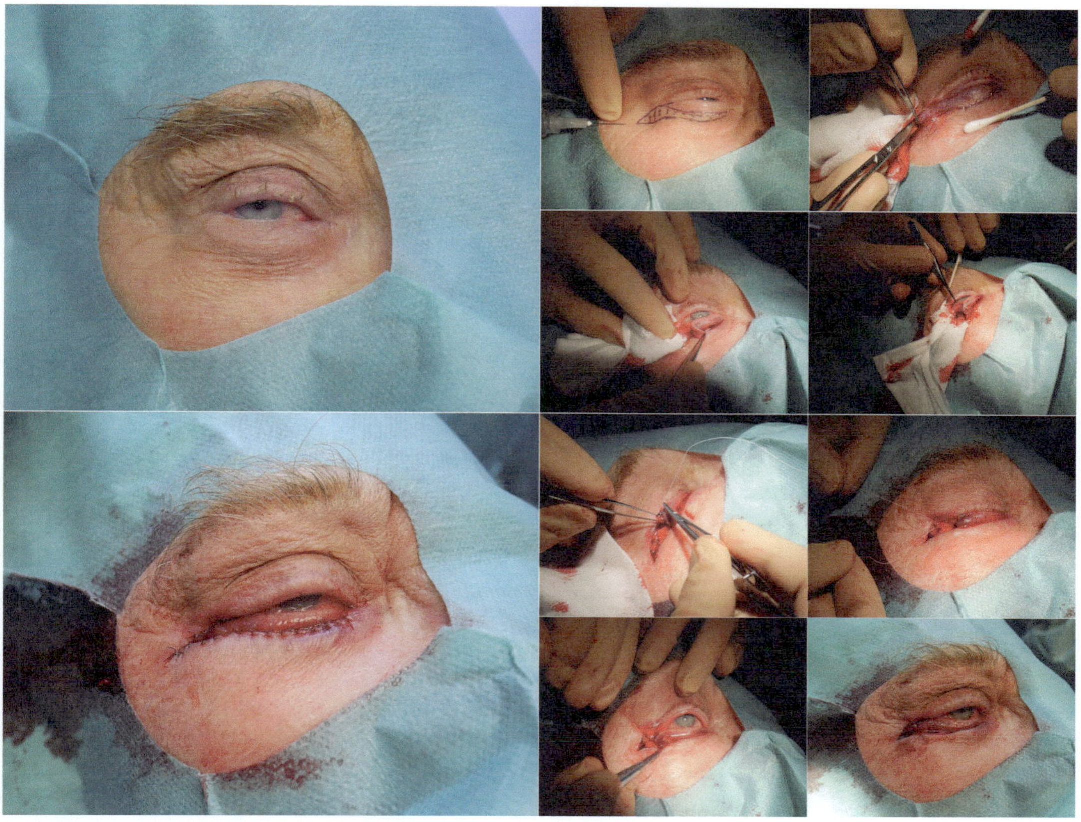

Abb. 14.7 Laterale Zügelplastik mit Teilresektion von präseptalen Orbikularisanteilen

Laterale Zügelplastik

Dieses Verfahren wird auch Tarsalzungenplastik genannt. Über einen horizontalen Hautschnitt ausgehend vom lateralen Lidwinkel, wird der Tarsus über die gewünschte Strecke (meistens 5 bis 8 mm) freipräpariert. Sämtliches, den Tarsus bedeckendes, Gewebe wird dabei entfernt. Die so entstandene Tarsalzunge wird entsprechend der Spannungsverhältnisse eingekürzt und ist dann durch eine U-Naht am Periost des temporalen Orbitapfeilers zu fixieren (Nahtmaterial: nicht-resorbierbar, polyphil, Stärke 4-0 bis 5-0). Der Eingriff kann gut mit einer Haut-Muskel-Straffung kombiniert werden und eignet sich sowohl für die Korrektur eines Ektropiums als auch Entropiums (Kap. 2) (Abb. 14.7).

▶ Die Tarsalzunge muss möglichst weit dorsal am Periost fixiert werden, um ein Abstehen der Lidkante vom Augapfel zu vermeiden. Eine temporal-superiore Zugwirkung ist anzustreben. Durch intraoperativ angewandten Zug mit der Pinzette kann der Effekt während der OP simuliert werden.

Invertierende Nähte

Der Verlauf der invertierenden Nähte ist denen der Entropiumkorrektur genau entgegengesetzt. Invertierende Nähte können im Rahmen einer jeden Ektropium-OP mit zur Anwendung kommen (Abb. 14.8).

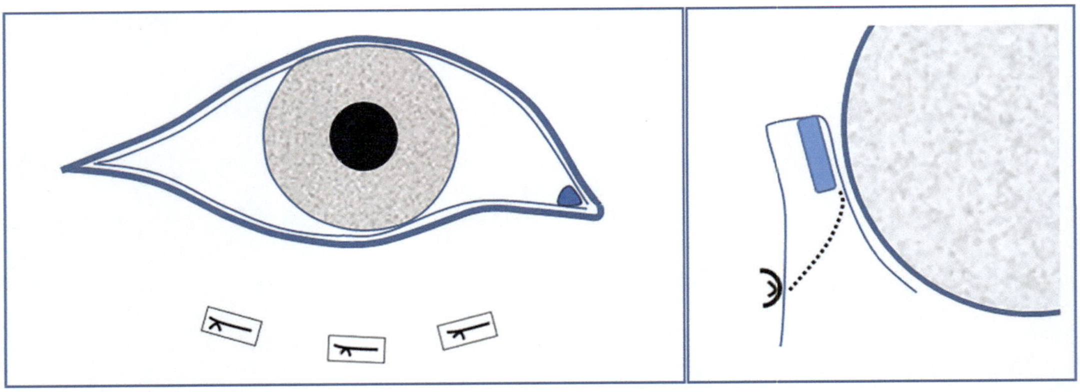

Abb. 14.8 Invertierende Nähte

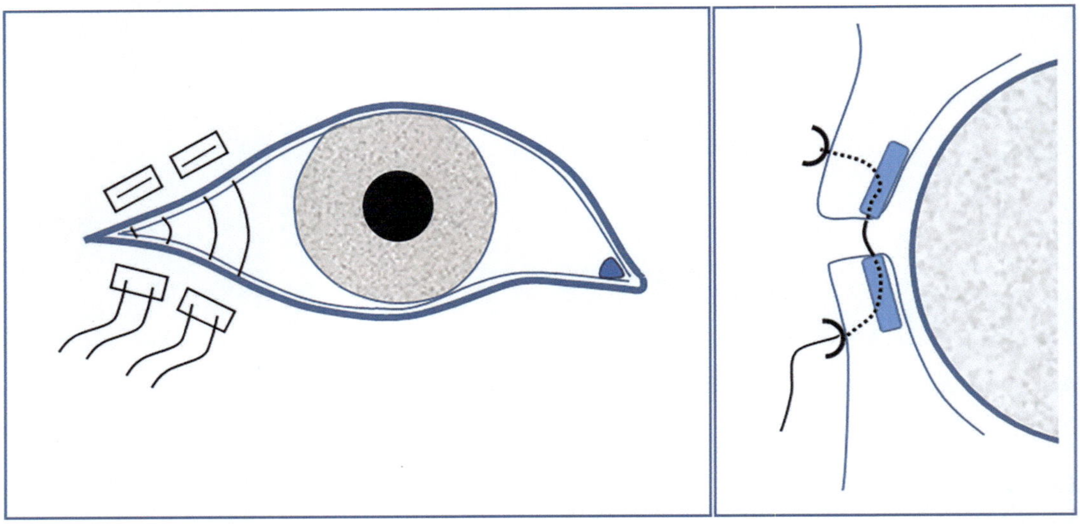

Abb. 14.9 Temporäre Tarsorrhaphie

14.2.3 Paralytisches Ektropium

Das paralytische Ektropium infolge einer Fazialisschädigung ist eine häufige Fragestellung. Aufgrund der Expositionskeratopathie ist mitunter ein schnelles Handeln erforderlich. Hierbei kann eine laterale Zügelplastik mit einer Tarsorrhaphie kombiniert werden.

Temporäre Tarsorrhaphie

Eine einfache Möglichkeit zur zeitlich begrenzten Verbesserung des Lidschlusses stellt die temporäre Tarsorrhaphie dar. Hierbei werden der Ober- und Unterlidtarsus durch U-Nähte, welche über Laschen geknüpft werden, adaptiert (Abb. 14.9). Dabei wird kein Lidkantengewebe entfernt.

Permanente Tarsorrhaphie

Sollen die Lidkanten dauerhaft verbunden bleiben, kann eine permanente Tarsorrhaphie angelegt werden. Hierfür sind verschiedene Techniken beschrieben. Eine einfache Modifikation ist von der temporären Tarsorrhaphie abgeleitet und beinhaltet das zusätzliche Anfrischen der Lidkanten durch Entfernung der Haut auf der Lidkante (sog. permanente marginale Tarsorrhaphie). Die Tarsusadaptation erfolgt dabei ebenso über die Verwendung von intratarsalen U-Nähten und Silikonlaschen. Das vordere Lidblatt wird aber zusätzlich mit Einzelknüpfnähten (z. B. 6-0, resorbierbar oder nicht-resorbierbar) adaptiert.

14.3 Ästhetische Lidchirurgie

Die Verbesserung der Ästhetik der Lider muss jeglichen funktionellen Aspekten untergeordnet werden. Insofern dürfen Lidkantenstellung, Beweglichkeit und vollständiger Lidschluss durch eine ästhetische Chirurgie niemals gefährdet werden (Kap. 2).

► Bei der ästhetischen Lidchirurgie darf die Funktion der Lider und somit des Auges nicht gefährdet werden.

14.3.1 Blepharoplastik des Oberlides

Eine Dermatochalasis am Oberlid führt potenziell zu funktionellen und ästhetischen Einschränkungen (Gesichtsfeld). Dabei kann der Überschuss durch eine Blepharoplastik des Oberlides beseitigt werden. Neben der Symmetrie zur Gegenseite ist auf die richtige Dosierung zu achten (Cave: Übereffekt). Dabei kann präoperativ eine Traktion der Haut durch Abheben mit den Fingern vorgenommen werden, um den möglichen Abtrag zu simulieren. Als intraoperatives Richtmaß sollten ca. 2 cm Haut zwischen Brauenunterkante und Oberlidkante erhalten bleiben. Allerdings bestehen bisweilen große interindividuelle Unterschiede. Eine Oberlid-Blepharoplastik ist beispielhaft in Abb. 14.10 dargestellt.

► Durch die Lokalanästhesie wird ein subkutanes Widerlager geschaffen, welches die Schnittführung deutlich erleichtert. Entlang jeden Wundrandes sollte der Schnittverlauf möglichst in einem Zuge durchgeführt werden, um einen homogenen und stufenfreien Wundrand zu erzeugen.

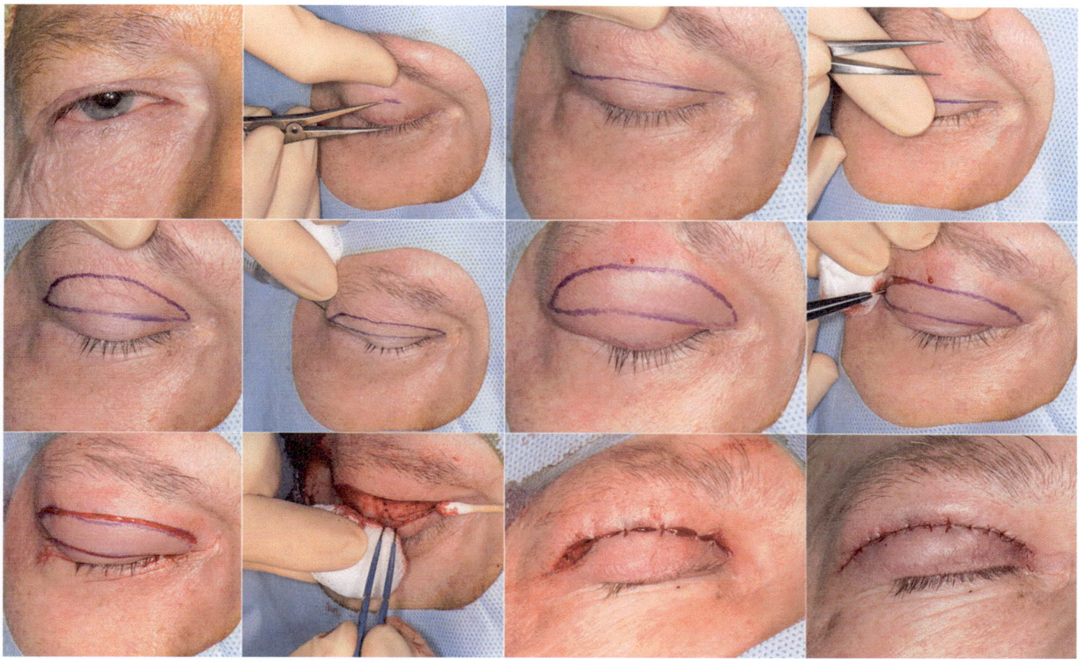

Abb. 14.10 Blepharoplastik des Oberlides (Nahtmaterial: 6-0 oder 7-0, mono- oder polyphil, resorbierbar oder nicht-resorbierbar). Unter Berücksichtigung eines Abstandes von jeweils 10 mm von der Oberlidkante und zur Braue konnten 12 mm Hautüberschuss exzidiert werden. (Cave: Bei dem Patienten besteht nebenbefundlich eine Brauenptosis)

▶ Sämtliche Anzeichnungen sind vor der Lokalanästhesie anzubringen.

14.3.2 Levatorfaltung

Zur Korrektur einer senilen Ptosis kann eine Faltung des Lidhebemuskels (M. levator palpebrae superioris) vorgenommen werden. Voraussetzung einer Levatorchirurgie ist eine weitgehend gut erhaltene Funktion des Muskels. Insofern muss die Levatorfunktion im Vorfeld einer solchen Chirurgie unter manueller Ausschaltung der Mitarbeit des M. frontalis beurteilt werden. Die physiologische Levatorfunktion liegt bei > 14 mm und sollte für eine Levatorfaltung bei wenigstens 9 mm liegen.

▶ Die Prüfung der Levatorfunktion erfolgt ausgehend vom Abblick unter Ausschaltung der Brauenhebung über den M. frontalis mittels manueller Fixation der Braue durch den Untersucher. Eine Millimeterskala wird an der Oberlidkante angesetzt und markiert den Nullpunkt. Danach wird der Patient aufgefordert, nach oben zu schauen. Die nun erreichte Position der Oberlidkante wird auf die Millimeterskala projiziert und markiert die Levatorfunktion in mm.

Die Schnittführung erfolgt entlang der Oberliddeckfalte und sollte angezeichnet werden. Typischerweise ist diese im Rahmen der involutiven Ptosis nach superior verlagert und muss ggf. etwas nach unten korrigierend neu markiert werden (8 bis 10 mm). Nach lokaler Anästhesie und Durchtrennung der Haut und des Orbikularismuskels wird das Septum orbitale dargestellt und unter vertikaler Streckung eröffnet. Nun kann das präaponeurotische Fettpolster visualisiert werden. Die dorsal davon liegende Levatoraponeurose wird bis zum Ligamentum transversum superius (Whitnall) dargestellt. Anschließend werden drei Faltungsnähte (nicht-resorbierbares Nahtmaterial der Stärke 6-0 bis 7-0) in die Aponeurose vorgelegt und nach inferior durch den Tarsus geführt. Dabei muss der Nahtverlauf intratarsal platziert werden, um eine Perforation in Richtung Conjunctiva tarsi zu vermeiden. Die Faltungsnähte zunächst über Schlaufen knüpfend, kann eine Simulation der Lidhebung vorgenommen werden. Erst wenn eine gute Lidhebung mit gutem Lidschluss sowie zufriedenstellender Lidkurvatur erreicht wurde, erfolgt das finale Knüpfen der Knoten. Der weitere Wundverschluss beinhaltet den Verschluss des Septum orbitale durch fortlaufende Naht (7-0, resorbierbar) und eine Haut-Muskel-Naht (6-0 oder 7-0, resorbierbar oder nicht-resorbierbar), welche in Einzelknüpftechnik oder fortlaufend durchgeführt werden kann (Kap. 2 und 6) (Abb. 14.11).

▶ Eine Ptosischirurgie ist bei schwerem Sicca-Syndrom oder Limbusstammzellinsuffizienz kontraindiziert. Weiterhin sind myogene und neurogene Ursachen einer Ptosis vor jeder operativen Ptosiskorrektur auszuschließen.

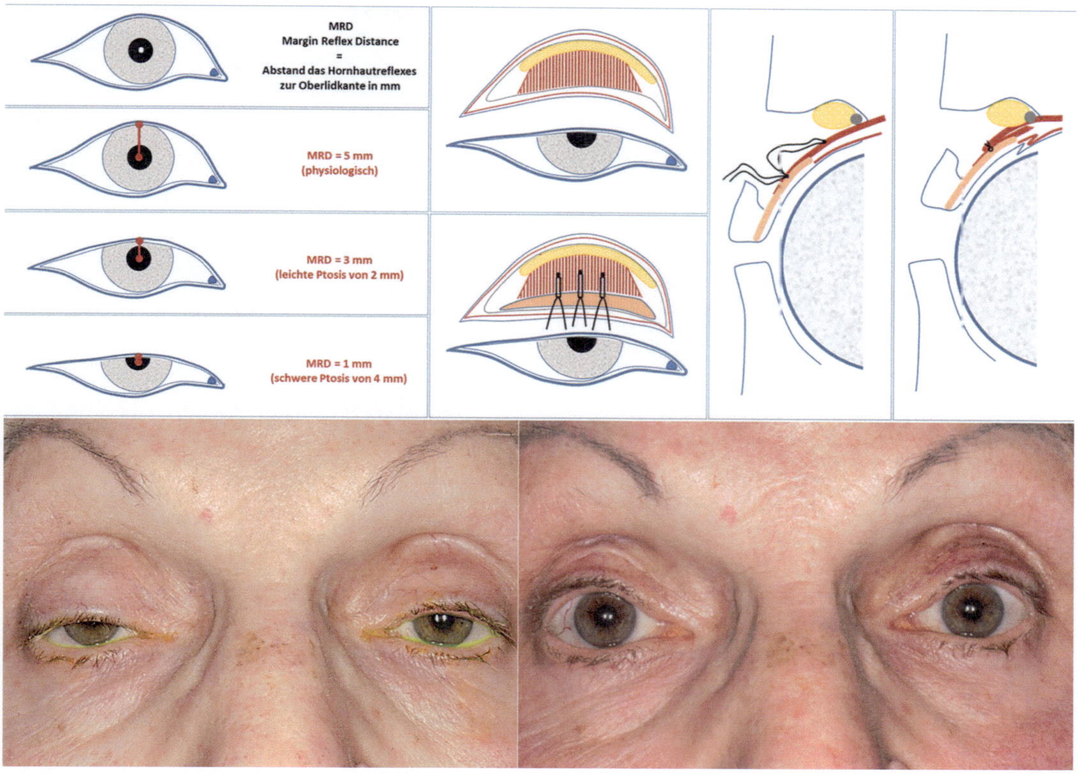

Abb. 14.11 Graduierung der Ptosis mithilfe der MRD 1 (Margin Reflex Distance) und Levatorfaltung. Drei Faltungsnähte werden von der Levatoraponeurose zum Tarsus geführt. Die Levatoraponeurose ist bis zum Ligamentum transversum superius (in der Grafik grau markiert) darzustellen. Das präaponeurotische Fettgewebe ist gelb dargestellt, der Tarsus orange. Unten dargestellt sind Aufnahmen einer Patientin mit involutiver Ptosis vor (links) und nach (rechts) einer beidseitigen Levatorfaltung

14.4 Kleine Tumorchirurgie

Tumoren des Lides kommen häufig vor. Die Unterscheidung zwischen benignen und malignen Formen ist essenziell. Nicht immer kann dies anhand klinischer Aspekte vorgenommen werden, wobei Ulzeration, Zilienverlust (Madarosis), Infiltration, Gefäßneubildung und Größenprogredienz klassische Zeichen für Malignität sind. Eine Fotodokumentation sollte immer angestrebt werden. Sicherheit bringt erst eine histopathologische Befundung.

- Die Betreuung von Patienten mit malignen Tumoren sollte in erfahrene Hände gelegt werden. Die Frage nach Sicherheitsabständen und nachfolgenden aufwendigen Rekonstruktionstechniken erfordert ein hohes Maß an Erfahrung. Mitunter müssen diese Patienten interdisziplinär betreut werden.

14.4.1 Exzision von Chalazien

Bei einem Chalazion handelt es sich um einen abgekapselten (fibröse Pseudokapsel) chronisch-inflammatorischen Prozess, welcher aus einer Talgdrüse des Lides hervorgegangen ist. Der Prozess kann sich in Richtung tarsaler Konjunktiva, aber auch in Richtung Epidermis vorwölben und ist hierüber einer chirurgischen Sanierung zugänglich. Wird ein äußerer (epidermaler) Zugang gewählt, so ist die Inzision lidkantenparallel vorzunehmen und es wird eine Naht zum Wundverschluss benötigt. Bei einem Zugang von innen (Conjunctiva tarsi) erfolgt die Inzision vertikal zur Lidkante. Auf einen Wundverschluss kann dabei zumeist verzichtet werden (Kap. 2) (Abb. 14.12).

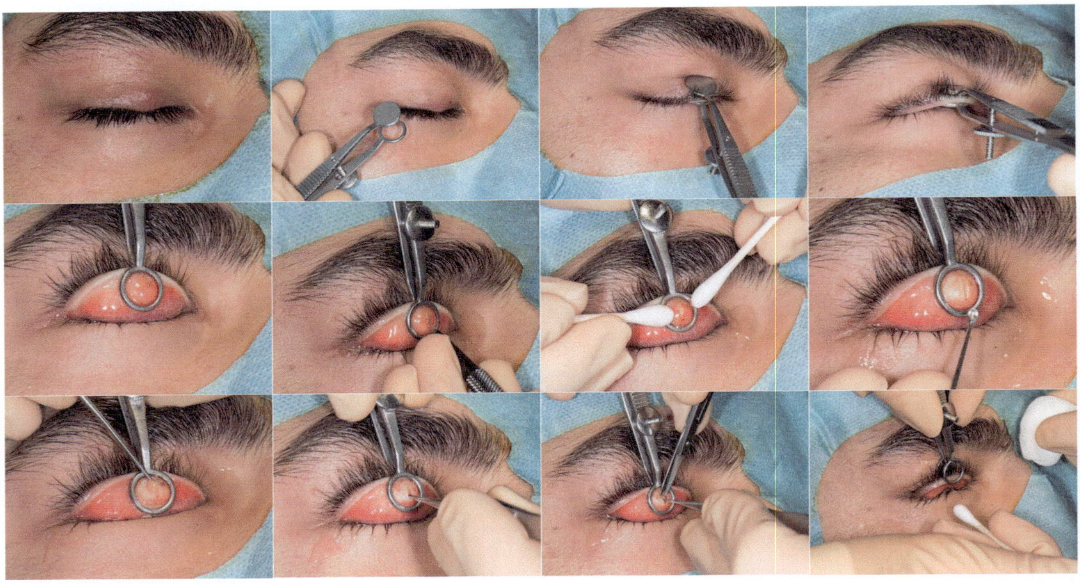

Abb. 14.12 Ablauf einer Chalazion-OP am Oberlid. (Zugang von konjunktival)

▶ In jedem Fall sollte eine Teilresektion der fibrösen Kapselstrukturen mit nachfolgender histologischer Begutachtung erfolgen, um seltene Differenzialdiagnosen (z. B. Talgdrüsenkarzinom, Metastase, etc.) ausschließen zu können.

14.4.2 Lokale Verschiebeplastiken

Wird die Stellung der Lidkante durch einen direkten Wundverschluss gefährdet (Cave: Ektropium), muss eine Verschiebeplastik zur Veränderung der Kraftvektoren angewendet werden. Ein direkter Wundverschluss ist häufig bei entsprechendem Hautüberschuss am Oberlid möglich (Abb. 14.13).

▶ Bei einer Verschiebeplastik sind vertikale Zugkräfte in Richtung Lidkante zu vermeiden. Eine Erhöhung der horizontalen Spannung ist jedoch möglich. Dies ist vor allem am Unterlid zu beachten (leichtere Ektropiumneigung durch schmaleren Tarsus).

Limberg-Plastik

Bei der Limberg-Plastik handelt es sich um eine lokale Verschiebeplastik. Durch eine Schnitterweiterung, ausgehend von einem der vertikalen Wundpole, kann ein entsprechendes Hautläppchen in den Defekt eingeschwenkt werden (Abb. 14.14).

Horizontale Verschiebeplastik

Nach Mobilisation eines größeren horizontalen Hautbereiches wird dieser so verlagert, dass das Defektareal hierüber spannungsfrei abgedeckt werden kann. An der Basis des zu verschiebenden Hautläppchens sind kleine Ausgleichsdreiecke (Burow) zu entfernen (Abb. 14.15).

Hautschwenkung aus dem Oberlid oder der Wange

Größere Defekte können mitunter nicht durch einfache Hautverschiebungen rekonstruiert werden. Hier kann es notwendig sein, Hautüberschüsse aus dem Oberlid oder der Wange zu nutzen. Wichtig ist, dass die verwendete Haut ausreichend mobilisiert wurde, um Traktionen und konsekutive Lidfehlstellungen zu vermeiden (Abb. 14.16).

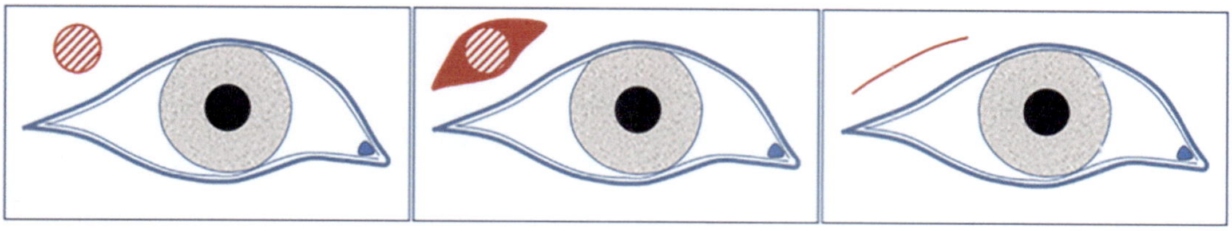

Abb. 14.13 Direkter Wundverschluss bei vorhandenem Hautüberschuss

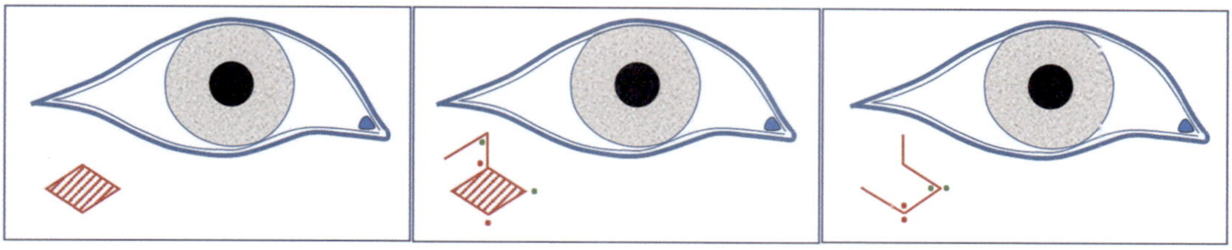

Abb. 14.14 Limberg-Plastik. (Rote und grüne Punkte aus didaktischen Gründen eingefügt)

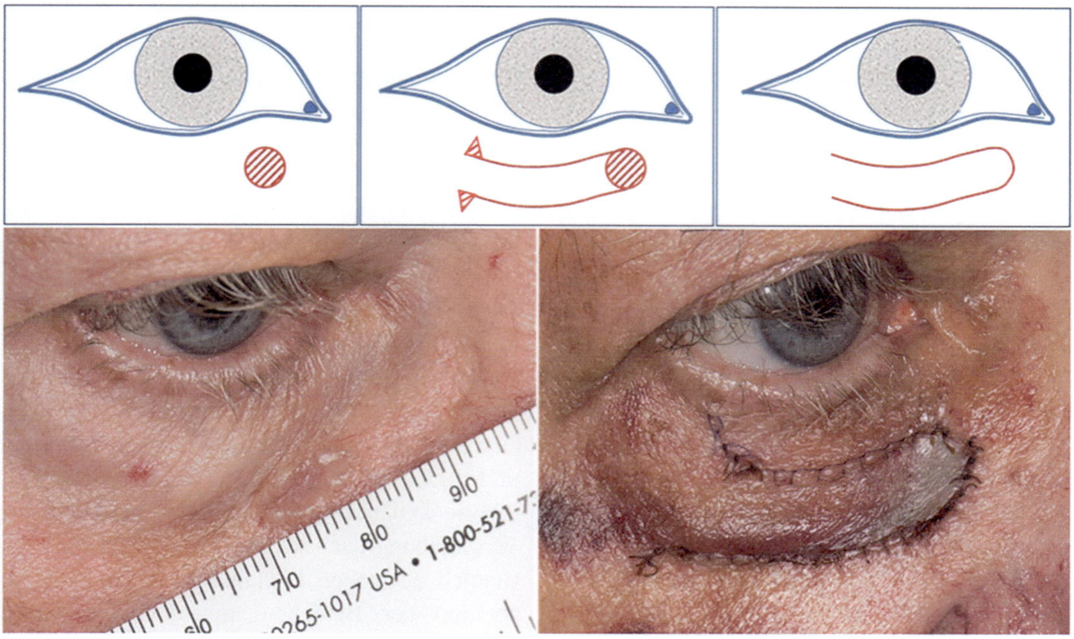

Abb. 14.15 Horizontale Verschiebeplastik unter Nutzung von Burow-Ausgleichsdreiecken in schematischer Darstellung und Patientenbeispiel mit Basalzellkarzinom am medialen Unterlid. (Beachte die erhaltene Anlage des Unterlides an der Bulbusoberfläche

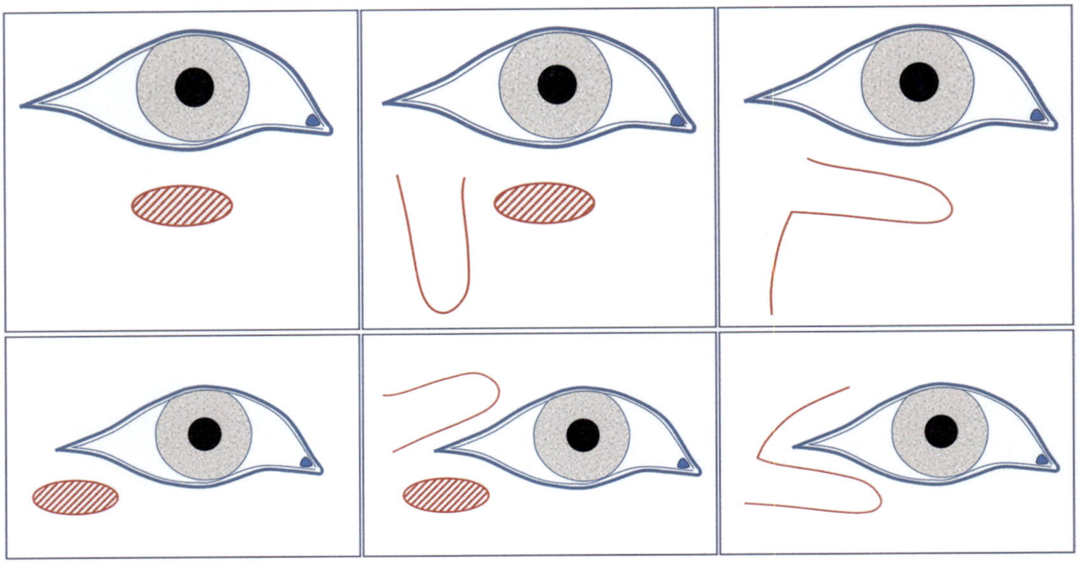

Abb. 14.16 Hautschwenkung aus der Wange (obere Reihe) und aus dem Oberlid (untere Reihe)

14.4.3 Exzision von Tumoren der Lidkante und primäre Lidkantennaht

Tumoren der Lidkanten erfordern teilweise eine Blockexzision des betreffenden Bereiches. Entsprechend ist eine Lidkantennaht vonnöten, welche beide Lidblätter (vorderes und hinteres Lidblatt) isoliert adaptieren muss. Eine reduzierte horizontale Lidspannung ist dabei von Vorteil. Die Technik einer Lidkantennaht ist in Abb. 14.17 dargestellt (Kap. 2).

14.4.4 Lidkantenverschiebung durch Kanthotomie und Kantholyse

Ist die horizontale Spannung zu groß, besteht das Risiko für eine postoperative Dehiszenz. Um dies zu vermeiden, kann eine Kanthotomie (**horizontale** Spaltung des lateralen Lidwinkels) und ggf. zusätzlich eine Kantholyse (**vertikale** Durchtrennung des lateralen Lidbändchens) erfolgen. Hierüber können in der Regel 5 mm des Defektes überbrückt werden (Kap. 2) (Abb. 14.18).

▶ Die Kanthotomie und Kantholyse eignen sich ferner zur akuten Druckentlastung der Orbita.

14.4.5 Bogenverschiebeplastik

Die Bogenverschiebung im Bereich des lateralen Lidwinkels geht u. a. auf Tenzel zurück. Über eine bogenförmige Schnittführung kann die Haut in den Defekt eingeschwenkt werden. Eine Kantholyse ist dabei ebenso vonnöten, da sonst keine Verschiebung der Lidkante ermöglicht wird. Im Bereich der neuen Lidkante wird eine Nahtadaptation der Bindehaut mit der Haut durch U-Nähte vorgenommen (z. B. 7-0, polyphil, resorbierbar). Der Verschluss der Lidkante erfolgt nach den Grundsätzen der Lidkantennaht (Abb. 14.17 und 14.19).

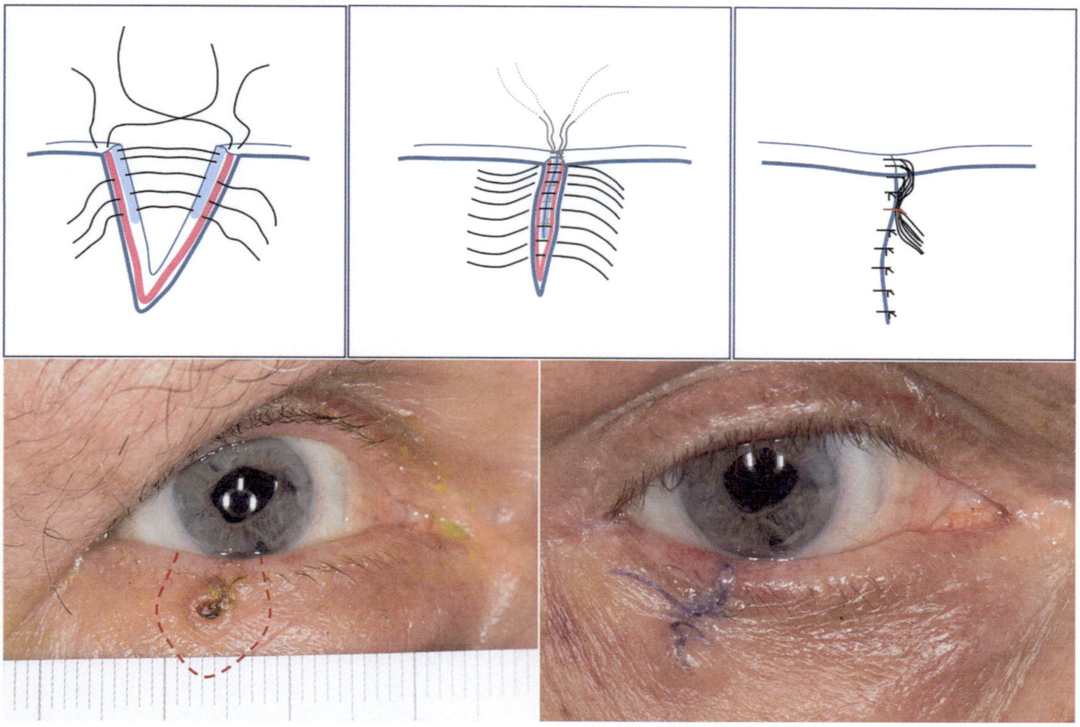

Abb. 14.17 Lidkantennaht in schematischer Darstellung und Patientenbeispiel. (Blau: hinteres Lidblatt; rosa: vorderes Lidblatt; rote Naht fixiert die Intermarginalnähte)

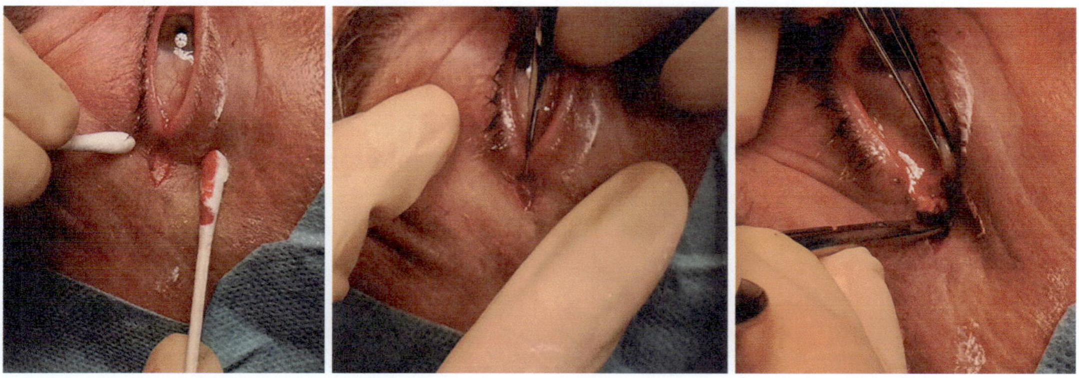

Abb. 14.18 Kanthotomie und Kantholyse

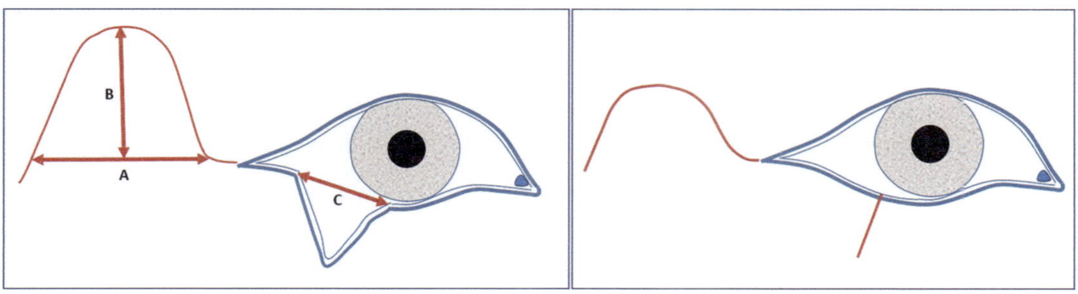

Abb. 14.19 Tenzel-Bogenplastik. (A = 2 x C; B ≥ A)

Tab. 14.1 Klassifikation der Tränenwegsstenosen

Kriterium	Einstufung
Grad der Stenose	Absolut
	Relativ
Art der Stenose	Mechanisch
	Funktionell
Lokalisation der Stenose	Präsakkal
	Intrasakkal
	Postsakkal
Zeitpunkt der Manifestation	Angeboren
	Erworben
	- primär (PANDO)
	- sekundär (SALDO)

PANDO - primary acquired nasolacrimal duct obstruction
SALDO - secondary acquired lacrimal drainage obstruction

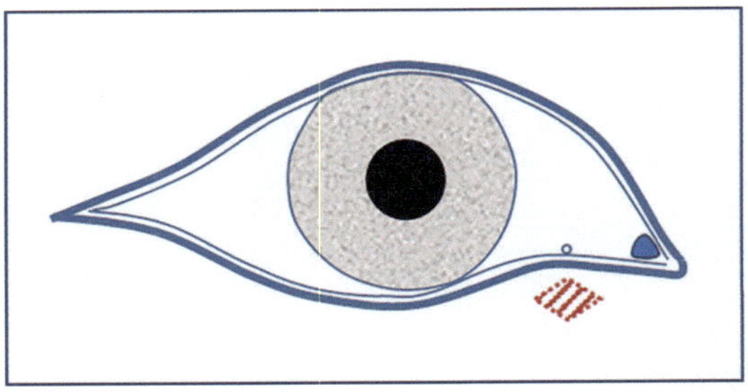

Abb. 14.20 Ovaläre oder rautenförmige Exzision unterhalb des Tränenpünktchens. Die Exzision erfolgt nur am inneren Lidblatt

14.5 Kleine Tränenwegschirurgie

Die Chirurgie der TNW verfolgt das Ziel der Verbesserung des Tränenabflusses und der Sanierung von chronischen Entzündungen. Sie ist prinzipiell sehr komplex und kann hier nur teilweise dargestellt werden.

Vor der Behandlung einer Erkrankung der TNW muss eine genaue Anamnese und klinische Untersuchung durchgeführt werden. Letztere umfasst spezielle Testverfahren und beinhaltet zudem eine diagnostische Spülung der TNW. Ziel ist es, die Tränenabflussstörung weitestgehend genau einzuordnen (Tab. 14.1).

Die Basisdiagnostik im Bereich der TNW umfasst die Inspektion sowie Palpation der Lider und der Tränensackregion, die Prüfung der Lidspannung, der konjunktivale Farbstofftest, das manuelle Komprimieren des Tränensackes und die diagnostische TNW-Spülung. Zum Ausschluss einer reflektorischen Hypersekretion sollten ein Schirmer-Test und die Bestimmung der Tränenfilmaufrisszeit durchgeführt werden. Lässt sich eine mechanische Tränenabflussstörung nachweisen, so muss eine HNO-ärztliche Vorstellung eingeleitet werden um eine mögliche auslösende Pathologie in dieser Region auszuschließen.

14.5.1 Stellungskorrektur des Tränenpünktchens

Eine Auswärtskippung des Tränenpünktchens verhindert ein adäquates Eintauchen in den Tränensee. Damit kommt es zu einer funktionellen Störung. Über eine rautenförmige Exzision im Bereich des inneren Lidblattes unterhalb des Tränenpünktchens, kann eine Eversio puncti lacrimalis zumeist sehr effektiv behoben werden (Abb. 14.20). Der höchste Punkt sollte mindestens 3 mm Abstand zur Lidkante aufweisen, um eine Verletzung der Tränenpunktampulle zu vermeiden.

14.5.2 Therapeutische Spülung der ableitenden Tränenwege

Klassische Indikation für eine therapeutische TNW-Spülung ist die konnatale Dakryostenose bei Persistenz der Hasner-Membran. Innerhalb des ersten Lebensjahres kann die Intervention in Lokalanästhesie (anästhesierende Augentropfen; Glukoselösung 40 % oral) auf dem Wickeltisch erfolgen. Dabei wird das Kind in ein Tuch eingewickelt („Pucken“) und von einer Hilfsperson fixiert. Hierdurch lassen sich ca. 90 % der Kinder erfolgreich behandeln.

Die therapeutische Tränenwegsspülung beinhaltet folgende Schritte (Abb. 14.21):

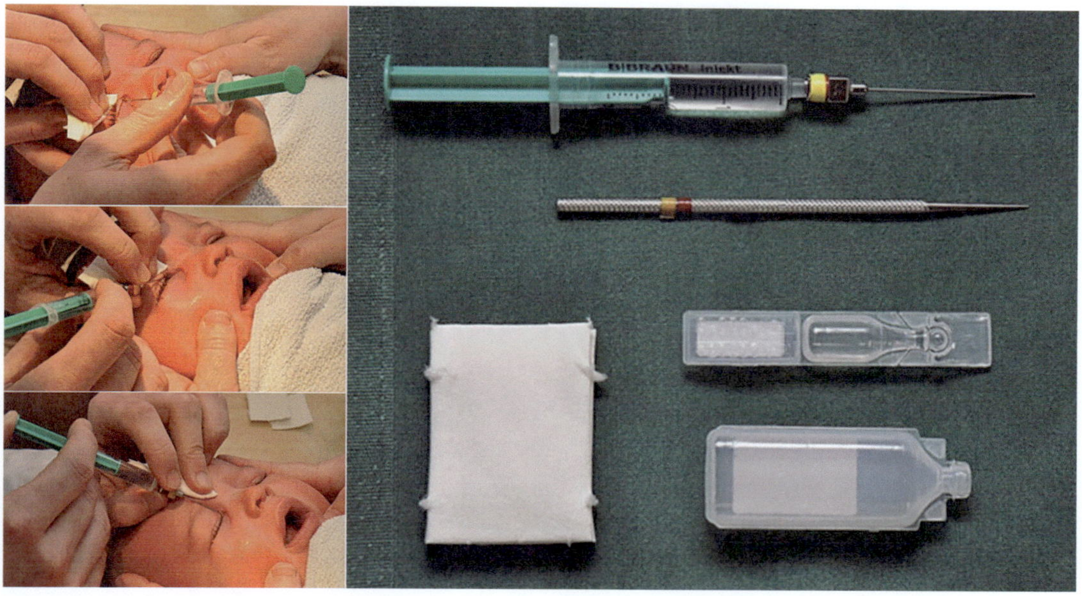

Abb. 14.21 Therapeutische TNW-Spülung im Kindesalter und benötigtes Instrumentarium. (Bangerter-Kanüle und konische Sonde, 2-ml-Spritze, physiologische Kochsalzlösung, anästhesierende Augentropfen, Tupfer)

- Bougierung des oberen Tränenpünktchens (alternativ kann auch das untere Verwendung finden, wobei der Eindringwinkel in den Tränensack ungünstiger ist);
- horizontale Sondierung bis zum Periostanschlag (Hard-Stop);
- Aufstellen der Tränenwegsspülkanüle und weiteres Sondieren in Richtung Nase unter leichtem Spüldruck).

▶ Die therapeutische TNW-Spülung im Kindesalter in Lokalanästhesie erfordert Erfahrung. Eine TNW-Spülung aus rein diagnostischem Interesse ist bei Kleinkindern obsolet, da sie zu Verletzungen und iatrogenen TNW-Stenosierungen führen kann.

14.5.3 Entlastung eines Tränensackempyems

Infolge einer postsakkalen TNW-Stenose kommt es zu einen Sekretverhalt im Tränensack. Hieraus entsteht zumeist eine chronische, oftmals blande, Dakryozystitis. Im Rahmen akuter Exazerbationen kann sich dann jedoch das Vollbild einer akuten Dakryozystitis, gekennzeichnet durch stärkste Schmerzen und Schwellung im Bereich der Tränensackregion, ausbilden. Neben einer systemisch-intravenösen Antibiotikatherapie ist die Inzision des Tränensackes ein probates Mittel, diese lebensbedrohliche Situation (Cave: Sinusvenenthrombose) zu beherrschen. Der Ablauf einer Stichinzision des Tränensackes ist in Abb. 14.22 dargestellt.

▶ Bei der aktuen Dakryozystitis mit Phlegmone handelt es sich um einen ophthalmologischen Notfall. Die Patienten müssen einer stationären Behandlung zugeführt werden. Im Verlauf ist nahezu immer einer Sanierung der ableitenden Tränenwege durch eine Dakryozystorhinostomie vonnöten.

14.5.4 Intubation der ableitenden Tränenwege

Die temporäre Schienung der TNW verfolgt das Ziel, den eröffneten Passageweg zu überbrücken und damit während der Wundheilung

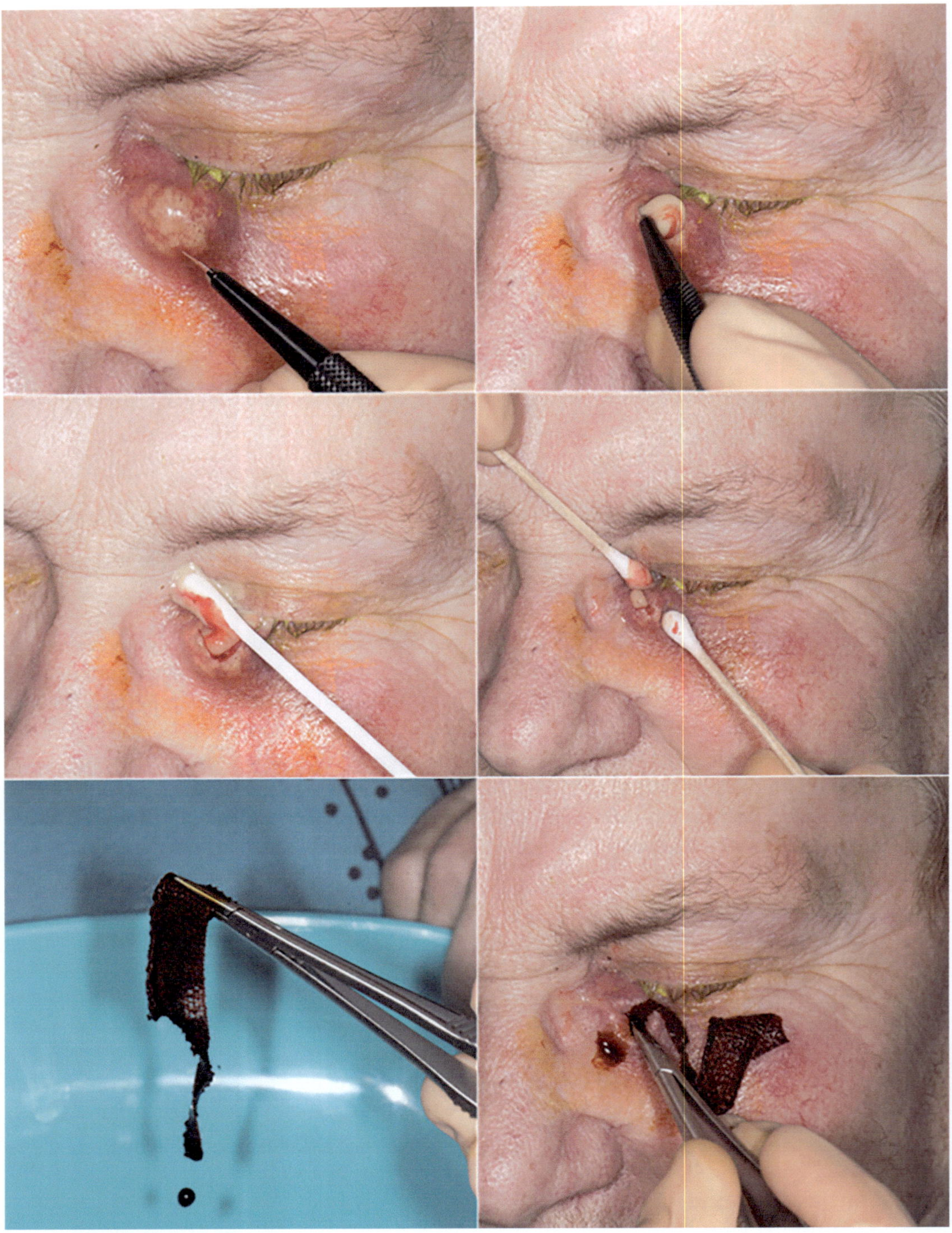

Abb. 14.22 Stichinzision des Tränensackes, Abstrichgewinnung und Laschendrainage (Povidon-Jod 7,5 %) bei akuter Dakryozystitis

Tab. 14.2 Intubationstechniken zur Schienung der ableitenden Tränenwege. (Auswahl)

Lokalisation der Stenose	monokanalikulär/monokanalikulonasal	bikanalikulär/bikanalikulonasal
Tränenröhrchen	Minimonoka® (Fayet & Bernard)	Ringintubation (Murube del Castillo)
	Lacrijet® für Tränenwegsverletzungen	Ringintubationsset („Modell Erlangen")
		bikanalikuläres autostabiles Set®
Tränensack und/oder	Monoka® (Ritleng)	bikanalikulonasale Intubation (Jünemann)
Tränennasengang	Masterka®	BIKA-Intubationsset®
	Lacrijet®	Intubationsset Ritleng+®
		Nunchaku®
Osteotomie im Rahmen	Minimonoka® (Fayet & Bernard)	bikanalikulonasale Intubation (Crawford, O'Donoghue)
einer DZR	Monoka® (Ritleng)	Nunchaku®
	Mono-Crawford®	
Konjunktiva/Nase im Rahmen	Lester-Jones-Tube (StopLoss™-Tube)	
einer Konjunktivorhinostomie	Tube de Metaireau®	

DZR Dakryozystorhinostomie
®FCI, Paris, Frankreich

offenzuhalten, um schließlich die Erfolgsrate der Operation zu steigern. Indikation für eine TNW-Intubation sind Traumata, die TNW affektierende Lid- und Tumorchirurgie sowie Stenoserezidive bzw. Situationen, welche mit einer hohen Rezidivrate für TNW-Stenosen einhergehen (z. B. enge anatomische Verhältnisse, Vor-Operationen, HNO-Pathologien, etc.). Die Vielfalt an möglichen Intubationstechniken der TNW ist sehr groß (Tab. 14.2). Auf die Ringintubation nach Murube del Castillo und die Technik nach Ritleng soll an dieser Stelle näher eingegangen werden.

Ringintubation nach Murube del Castillo

Die Schienung der Tränenröhrchen wird vor allem zur Stabilisierung nach Tränenröhrchenverletzungen eingesetzt. Nach retrograder Sondierung des verletzten Kanalikulusstumpfes unter Verwendung einer speziellen Sonde (z. B. Pigtailsonde nach Worst), wird ein Führungsfaden (Polypropylene 6-0) eingeführt. Über diesen kann nun ein Silikonschlauch aufgefädelt und in die TNW eingezogen werden. Nach Einkürzen des Schlauches wird der Faden geknüpft, sodass sich ein Ring ergibt (Abb. 14.23). Das Intubat wird regulär für drei Monate in den TNW belassen (Kap. 2).

▶ Die primäre Rekonstruktion einer Tränenwegsverletzung erfordert eine Intubation der ableitenden Tränenwege zur Überbrückung des verletzten Schleimhautanteils.

Monokanalikulonasale Intubation nach Ritleng

Als sehr vielseitig einsetzbare Intubationstechnik kann das monokanalikulonasale Verfahren nach Ritleng angewendet werden. Über eine spezielle Sonde, welche über eine seitliche Schlitzung verfügt, wird eine TNW-Sondierung, ausgehend vom Tränenröhrchen, über den Saccus lacrimalis bis zum Ductus nasolacrimalis bzw. den unteren Nasengang vorgenommen. Anschließend erfolgt das Einlegen eines Führungsfadens an dessen Ende der Silikonanteil bereits angeschuht vorliegt. Der Führungsfaden rollt sich im Cavum nasi auf und kann nun mit einem Haken aus dem Nasenloch ausgeleitet werden. Da sich der Führungsfaden nach ca. 30 cm verjüngt, lässt dieser dünne Anteil ein seitliches Trennen von der TNW-Sonde über die Schlitzung zu. Über den nun in den TNW verbliebenen Faden wird der Silikonteil eingezogen, bis dieser mit seinem Schuh im Tränenpünktchen einrastet. Der überschüssige Anteil des Intubates kann über das Nasenloch eingekürzt werden (Kap. 2) (Abb. 14.24).

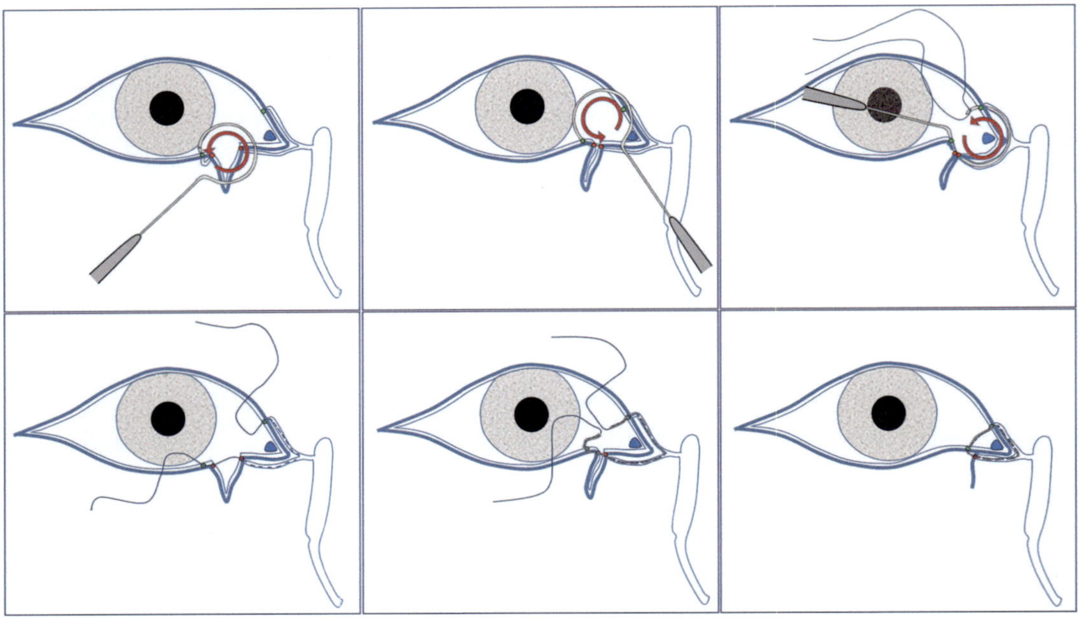

Abb. 14.23 Ringintubation der TNW nach Murube del Castillo

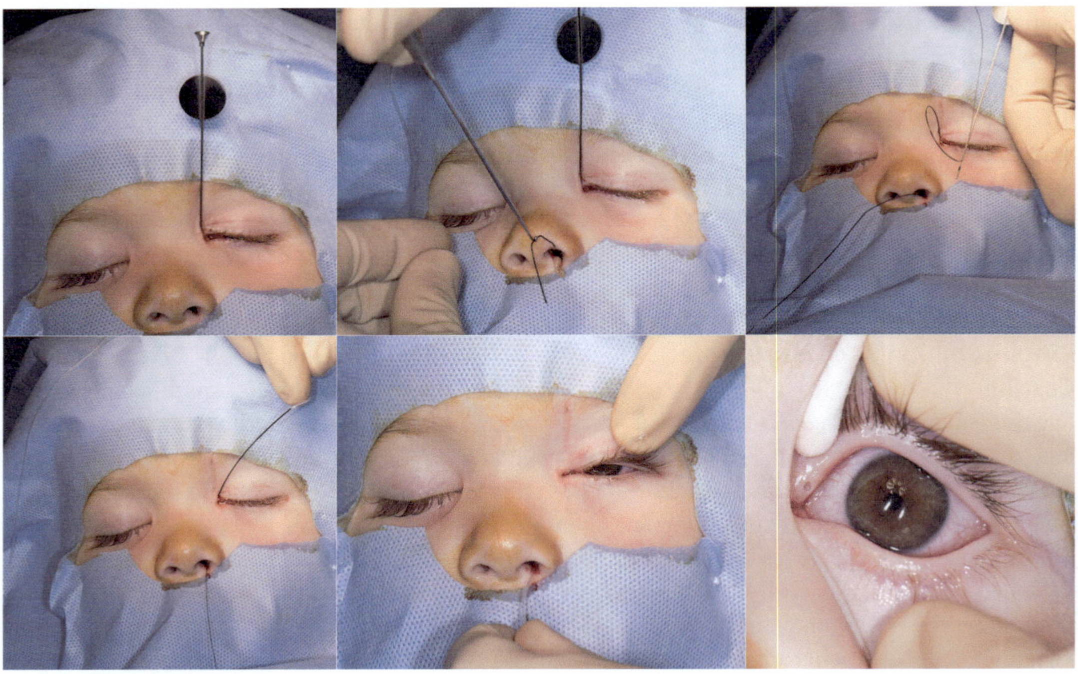

Abb. 14.24 TNW-Intubation in Ritleng-Technik bei einem 18 Monate alten Kind mit konnataler Dakryostenose. (Linkes Auge)

Literatur und weiterführende Literatur

1. Anderson R, Dixon R (1979) Aponeurotic ptosis surgery. Arch Ophthalmol 97:1123–1128
2. Anderson R, Gordy D (1979) The tarsal strip procedure. Arch Ophthalmol 97:2192–2196
3. Blaskovics L v, Kettesy A (1970) In: Vörösmarthy D (Hrsg) Eingriffe am Auge. 4. Aufl. Enke, Stuttgart, S 176
4. Collin JRO, Rathbun JE (1978) Involutional entropion: a review with evaluation of a procedure. Arch Ophthalmol 96:1058–1064
5. Frueh BR, Schoengarth LD (1982) Evaluation and treatment of the patient with ectropion. Ophthalmology 89:1049–1054
6. Heichel J (2017) Stufenkonzept zur Therapie der konnatalen Dakryostenose. Klin Monatsbl Augenheilkd 234:1250–1258
7. Heichel J, Reich W, Stadie V, Viestenz A, Eckert A (2020 Jan) Interdisziplinäres Management von Tumoren der Lid- und Periorbitalregion. Klin Monatsbl Augenheilkd 237(1):46–56
8. Heichel J, Struck HG, Viestenz A, Glien A, Plontke S (2020) Erkrankungen des Tränenapparats, Teil 1: Anatomie. Physiol Diagn Laryngorhinootol 99:112–125
9. Heichel J, Struck HG, Viestenz A, Glien A, Plontke S (2020) Erkrankungen des Tränenapparats, Teil 2: Grundlagen der Therapie. Laryngorhinootologie 99:247–261
10. Jindal K, Sarcia M, Codner MA (2014) Functional Considerations in Aesthetic Eyelid Surgery. Plast Reconstr Surg 134:1154–1170
11. Jones LT, Reeh MJ, Wobig JL (1972) Senile Entropion: A New Concept for Correction. Am J Ophthalmol 74:327–329
12. Klingenstein A, Hintschich C (2018) Update Oberlidblepharoplastik. Ophthalmologe 115:266–274
13. Lee OS (1951) Operation for correction of everted lacrimal puncta. Am J Ophthalmol 34:575
14. Lew HR (1995) Suture repair of involutional entropion. Aus New Zealand J Ophthalmol 23:247–248
15. Müllner K (1998) Ritleng-Intubationsset zur Schienung verletzter Tränenwege. Klin Monatsbl Augenheilkd 213:238–240
16. Olver JM (1998) Surgical tips on the lateral tarsal strip. Eye (Lond) 12:1007–1012
17. Pitz S (2010) Stellenwert der horizontalen Lidspaltung nach Wies in der Entropiumchirurgie. Klin Monatsbl Augenheilkd 227:26–28
18. Riedel KG, Beyer-Machule CK (1991) Die temporale Tarsalzungenplastik zur Korrektur von Unterlidfehlstellungen. Forstchr Ophthalmol 88:569–573
19. Rokohl AC, Guo Y, Mor JM, Loreck N, Koch KR, Heindl LM (2020) Intubationssysteme in der Tränenwegchirurgie – eine aktuelle Übersicht. Klin Monatsbl Augenheilkd 237:20–28
20. Rokohl AC, Kopecky A, Guo Y, Kakkassery V, Mor JM, Loreck N, Koch KR, Heindl LM (2020) Chirurgische Resektion mit ophthalmoplastischer Rekonstruktion. Goldstandard beim periokulären Basalzellkarzinom Ophthalmologe 117:95–105
21. Schaudig U, Heidari P, Schumacher S (2012) Ektropium und Entropium des Unterlids. Ophthalmologe 109:443–449
22. Schöpfer O (1949) Über einen einfachen Eingriff zur Behandlung des Entropiums. Klin Monatsbl Augenheilkd 115:40–42
23. Sommer F (2010) Operative Ektropium- und Entropiumkorrektur. Ophthalmologe 107:897–904
24. Struck HG (2009) Tränenwegsverletzungen und ihre chirurgische Versorgung. Ophthalmologe 106:223–228
25. Wabbels B (2019) Botulinumtoxin in der Augenheil kunde. Klin Monatsbl Augenheilkd 236:825–836

Eingriffe an Bindehaut und Hornhaut

15

Martin Miertsch, Frank Wilhelm, Christoph Schmidt, Anja Viestenz, und Erik Chankiewitz

Inhaltsverzeichnis

Das Üben von Operationen an Konjunktiva und Kornea ist für Einsteiger in der Ophthalmochirurgie von besonderem Wert. Diese erfolgen in der Regel ausschließlich extraokular und sind mit Nähen und Knoten verbunden.

M. Miertsch (✉) · F. Wilhelm
Greifswald, Deutschland

C. Schmidt
Augenärztliche Gemeinschaftspraxis „Augen im Zentrum", Greifswald, Deutschland
e-mail: schmidthbs@cooper-network.de

A. Viestenz
Klinik und Poliklinik für Augenheilkunde, Universitätsklinikum Halle/Saale, Halle/Saale, Deutschland
e-mail: Anja.Viestenz@uk-halle.de

E. Chankiewitz
Augenklinik, Städtisches Klinikum Braunschweig gGmbH, Braunschweig, Deutschland
e-mail: erik@chankiewitz.de

15.1 Hornhaut

Bei den häufigsten Prozeduren an der Hornhaut geht es um das Legen von Nähten und das Entfernen derselben, welche hier exemplarisch behandelt werden sollen.

Hornhautnähte sind notwendig nach Verletzungen des Augapfels und im Rahmen von Intraokularen Eingriffen. Einzelne Nähte, wie sie als Tunnelnaht oder bei der Versorgung kleiner perforierender Verletzungen der Hornhaut gelegt werden, sind besonders für Anfänger geeignet, da das Risiko einer Abflachung der Vorderkammer oder des Gewebeprolapses während des Manipulierens in diesen Fällen niedrig ist.

F. Wilhelm (Hrsg.), *Ophthalmochirurgie für Einsteiger*,
https://doi.org/10.1007/978-3-662-64336-5_15

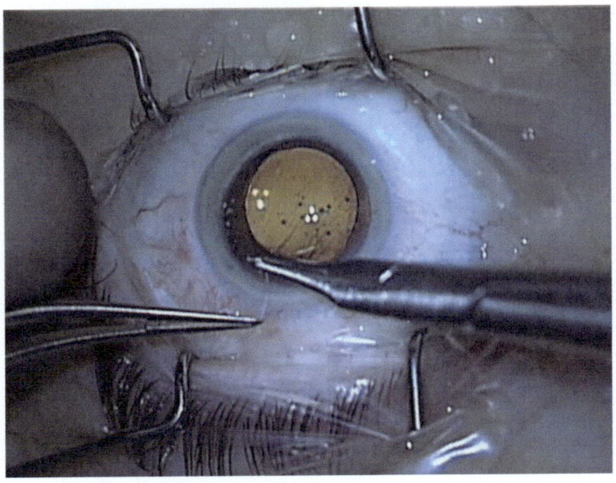

Abb. 15.1 Durchführung einer Einzelknüpfnaht an einem Hornhauttunnel nach Kataraktoperation (Ausführlich wird auf die technischen Details insbesondere im Kap. 12 eingegangen.)

- Es gibt Regeln, die dem Einsteiger in die Ophthalmochirurgie die Durchführung von Einzelknopfnähten erleichtern. Es sollte darauf geachtet werden, dass:

- prinzipiell mit dem OP-Mikroskop gearbeitet wird,

- nicht resorbierbares Nahtmaterial Nylon 10-0 zum Einsatz kommt (siehe Abb. 15.1),

- dass senkrecht zum Wundrand gestochen wird,

- gegenüberliegender Wundränder exakt adaptiert werden (tief lamellär),

- die Nähbewegung der Nadelkrümmung folgt,

- die monofile Naht dicht vor dem Knoten gekürzt wird,

- der Knoten festgezogen und in das Hornhautstroma rotiert wird,

- bei der Ausrichtung und Dosierung des Nahtzuges der induzierte Astigmatismus berücksichtigt wird.

- Die Entfernung von einzelnen Hornhautnähten ist für den geübten Operateur an der Spaltlampe möglich. Handelt es sich um mehrere Einzelknüpfnähte nach der Versorgung ausgedehnter Hornhautwunden oder um fortlaufende Nähte beispielsweise im Rahmen einer Hornhauttransplantation, dann ist die Entfernung im OP-Saal unter dem Mikroskop sinnvoll. Als Instrumentarium wird neben einem geeigneten Lidsperrer zum Ziehen der Fäden eine Fadenpinzette oder ein feiner Nadelhalter benötigt. Zur Durchtrennung kann ein Mikromesser (Kap. 13) eingesetzt werden. Möglich und kostengünstiger ist die Verwendung einer feinen Kanüle. Ebenso wie mit der Schneide des Mikromessers kann die Naht durch den seitlichen Schliff der Kanüle gekappt werden. Mit dem flachen Teil des Instrumentes wird dann das Fadenende über das Epithel angehoben und kann dann mit der Pinzette gefasst werden.

- Dabei gilt es darauf zu achten, dass:

- der Faden so durchtrennt wird, dass das Ende, in dessen Richtung gezogen werden soll möglichst lang gelassen wird, um dieses mit der Pinzette oder dem feinen Nadelhalter sicher fassen zu können,

- beim Zug in die Richtung der adaptierten Wunde gezogen wird, sodass nicht die Öffnung derselben provoziert wird und das Auseinanderklaffen der Wundränder resultiert.

Nach der Nahtentfernung ist eine Kontrolle des Befundes an der Spaltlampe zu empfehlen. In Abhängigkeit von der Ausdehnung der primären Wunde, der Anzahl der entfernten Fäden und der bei dem Eingriff entstandenen Epithelläsion sollte über den Einsatz topischer Antibiotika und epithelisierender Augensalben entschieden werden.

15.2 Bindehaut

Die Abtragung eines Pterygiums ist der häufigste Eingriff an der Konjunktiva und wird daher nicht selten Anfängern zugeteilt. Diese Operation soll hier exemplarisch vorgestellt werden, da das Vorgehen in vielen Einzelschritten bei anderen Eingriffen an der Bindehaut wie beispielsweise die Versorgung von Wunden oder die Entfernung kleiner Tumoren vergleichbar ist.

15.2.1 Operatives Vorgehen

Nach der Hautdesinfektion, dem Abkleben der Lidränder mit Inzisionsfolie und dem Einsetzen des Lidsperrers folgt die lokale, subkonjunktivale Infiltrationsanästhesie mit Xylocain. Der Körper des Pterygiums wird mittels Sonde unterfahren und der Kopf teils stumpf gelöst, teils scharf mit einem 30°-Messer von der Hornhaut abgetrennt. Der Untergrund der Entnahmestelle wird mit dem Hockeymesser und ggf. mit einem Scherchen gesäubert sowie geglättet. Danach erfolgt das trianguläre Ausschneiden des Pterygiums in Abhängigkeit von der Ausdehnung bis an die Plica semilunaris heran. Bei Bedarf erfolgt die Blutstillung mittels einer Diathermie. Die Nutzung von Antimetaboliten wie Mitomycin C zur Reduktion der Rezidivrate sollte restriktiv gehandhabt werden, da die Datenlage hierzu uneinheitlich ist [6].

Ein Bindehautläppchen entsprechender Größe mit Limbusstammzellen wird aus dem temporal oberen Bereich gewonnen.

- Da die Limbusstammzellen nicht oberflächlich am Limbus, sondern mehrere 100 µm tief zu finden sind, sollte das Bindehautläppchen am Limbus nicht zu dünn präpariert werden!

Wie in der Abb. 15.2 dargestellt, wird ein geeignetes Mikromesser (hier ein 30°-Messer) genutzt, um am Limbus genügend tief korneal die hier liegenden Stammzellen mit einzubeziehen.

Zudem muss für den Operateur die Orientierung des Bindehauttransplantats zu jedem Zeitpunkt des Eingriffes klar sein. Eine spontane Bewegung des Patienten oder starkes Kneifen der Lider kann zur Verlagerung des freien Präparates führen. Auch sollte in dieser Phase der Operation das Tupfen prinzipiell unterlassen werden (oder ausnahmsweise durch den Operateur erfolgten), da das Transplantat sonst daran haften bleiben kann. Würde infolgedessen das Bindehauttransplantat in falscher Orientierung, das heißt nicht mit den limbalen Stammzellen am Hornhautrand, implantiert werden, ist die Wahrscheinlichkeit eines Rezidivs sehr hoch.

Die Autoren empfehlen daher das Bindehauttransplantat bei der Präparation noch in einem Bereich von ca. ½ Uhrzeit am Limbus fixiert zu lassen. Ein entsprechend langer 10-0-Nylonfaden wird am Limbus an der unteren Ecke der Exzisionsstelle intraskleral verankert und zum zugehörigen limbalen Rand des Bindehauttransplantates geführt. Die Fadenenden werden hierbei lang gelassen (Abb. 15.3). Erst danach erfolgt das endgültige Durchtrennen der stehengelassenen Brücke am oberen Limbus (Abb.15.4, 15.5).

An der Entnahmestelle des Bindehauttransplantates erfolgt die Naht ebenfalls mit 10-0-Nylon-Einzelknopfnähten. Hierbei ist darauf zu achten, dass die zu adaptierende Bindehaut direkt und ohne Spalt am „Entnahmelimbus“ zu liegen kommt, um nicht ein Pterygiumrezidiv an der Entnahmestelle zu pro-

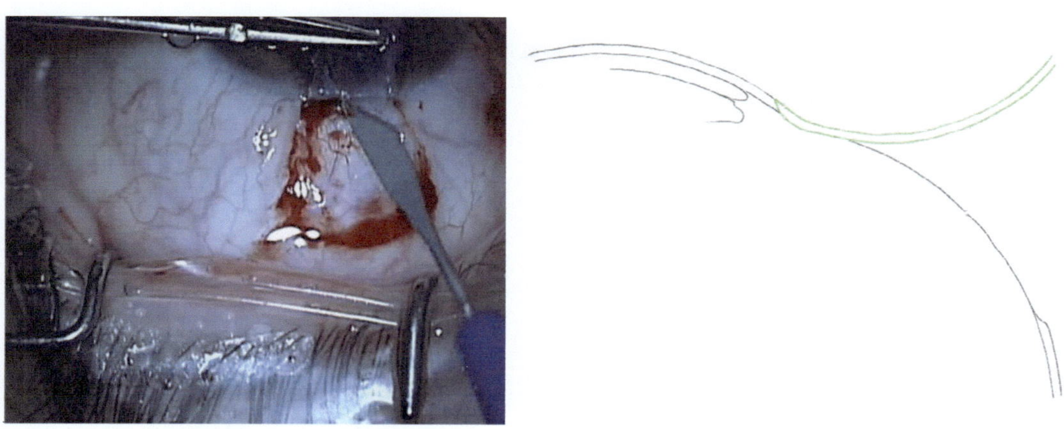

Abb. 15.2 Mitnahme von tiefliegenden Limbusstammzellen an der Entnahmestelle

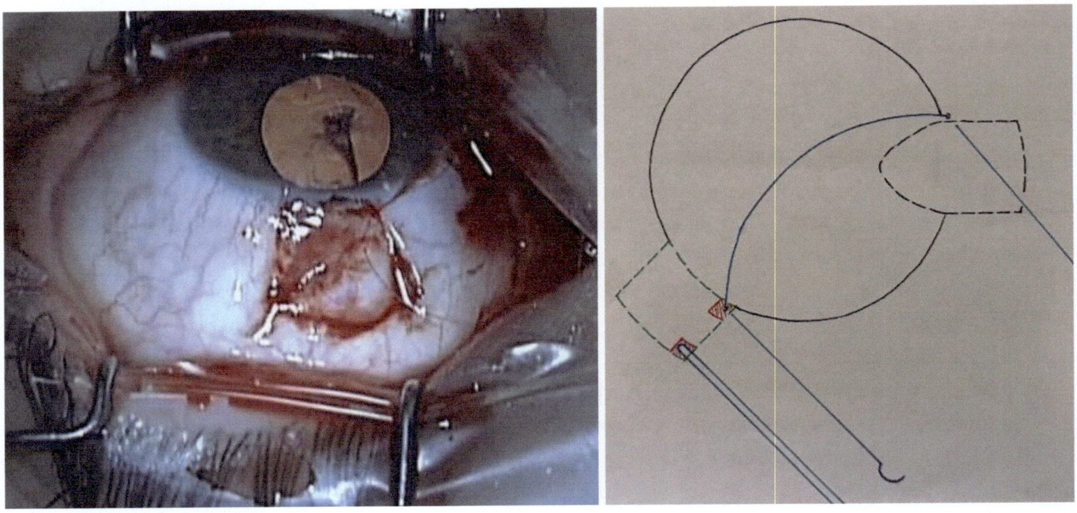

Abb. 15.3 Legen eines langen Fadens von der Exzisionsstelle zur Transplantatecke

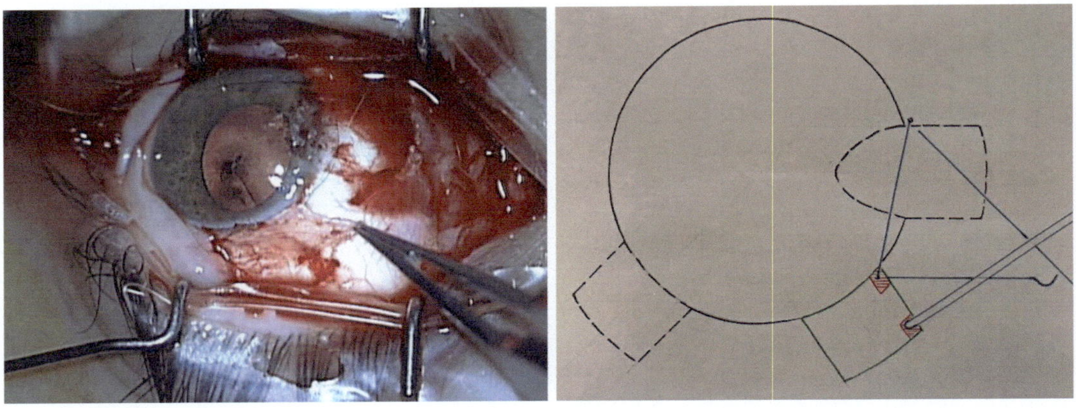

Abb. 15.4 Unter Zuhilfenahme des vorgelegten langen 10-0-Nylonfadens wird mit einer Pinzette das Transplantat simultan durch Zug an zwei Transplantatecken kontrolliert und sicher in Limbus-zu-Limbus-Positionierung in die Exzisionsstelle geschwenkt und mit 10-0-Nylon-Einzelknopfnähten fixiert

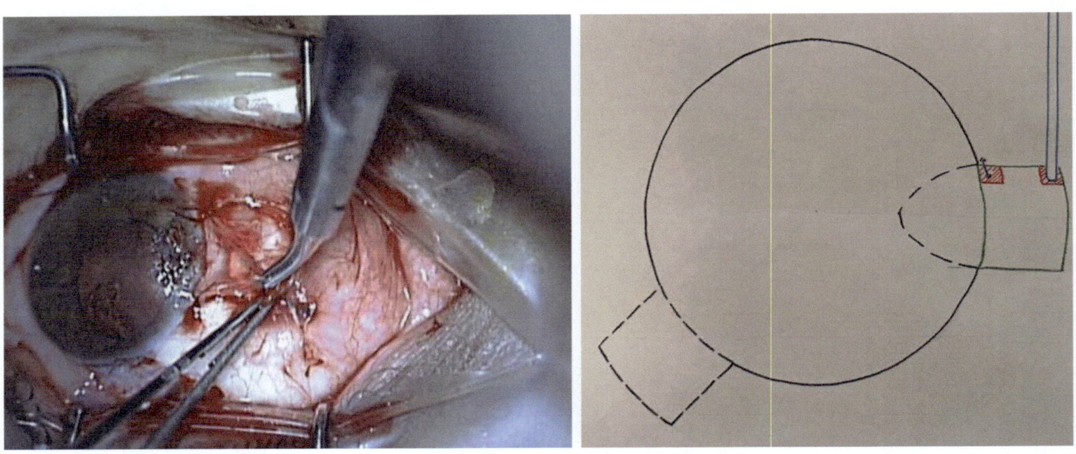

Abb. 15.5 Das Transplantat wird spannungsfrei durch 10-0-Nylon-Einzelknopfnähte adaptiert

vozieren. Die Fadenenden sollten lang gelassen werden, da sie sich später so besser entfernen lassen.

Bei Einsatz einer Limbus-überlappenden therapeutischen Kontaktlinse (z. B. 20 oder 22 mm Durchmesser) zum Abschluss des Eingriffes, kommt es postoperativ zu keinem nennenswerten Fremdkörpergefühl beim Patienten durch die langen Fäden.

▶ Die routinemäßige histologische Untersuchung jedes exzidierten Pterygiums ist obligat [4, 5, 8].

15.2.2 Postoperative Therapie

Um das Rezidivrisiko nach Pterygiumchirurgie zu vermindern, können postoperativ sowohl Kortikosteroide (tropisch oder subkonjunktival) als auch Cyclosporin A eingesetzt werden [7]. Abhängig vom Befund sollten diese über mehrere Wochen bis Monate kontrolliert (z. B. konservierungsmittelfreie Cortison-Augentropfen) appliziert werden.

▶ Postoperative Kontrollen des Augeninnendrucks sind notwendig, um Steroid-Responder zu erfassen!

Unter Berücksichtigung der Grunderkrankung sollte die benetzende Therapie regelmäßig (möglichst mit konservierungsmittelfreien Präparaten) lebenslang fortgeführt werden.

15.3 Transplantation von Amnionmembran

Die Transplantation einer Amnionmembran (AM) ist für viele Indikationen geeignet [9]. Am Auge findet sie in erster Linie bei chronischen oder akuten Oberflächenproblematiken von Horn- und Bindehaut Anwendung. Hier soll die einfach durchzuführende grundsätzliche Technik dargestellt werden. Bei tiefen Hornhautulcera werden dabei AM-Schichten zur Auffüllung von tiefen Stromadefekten genutzt, sog. Inlay-Technik [10]. Erosionen werden mittels Onlay-Technik versorgt.

Die Amnionmembran selbst ist ein Bioprodukt, welches halbtransparent, antientzündlich, nicht immunogen, antifibrotisch, Epithelwachstumsfördernd und selbst epithelisierbar ist. Es handelt sich um die fetale Seite des Mutterkuchens (Plazenta), dem Amnionepithel mit einer darunterliegenden hauchdünnen, stromalen Schicht. Gewonnen wird diese von Plazenten einer Kaiserschnittentbindung. Die Auswahl der Spender erfolgt nach den Kriterien für die Hornhautspende, einschließlich serologischer und mikrobiologischer Kontrollen. Die Prozessierung erfolgt unter Reinraumbedingungen. Dabei wird die Plazenta gründlich gespült, die AM abgezogen und auf einen geeigneten Träger aufgebracht. Danach wird sie in Quadrate geschnitten (für die Augenheilkunde in der Regel 2 × 2 cm). Durch Kryokonservierung (mindestens −80 °C) sind die Präparate für ein Jahr verwendbar [11]. Bei anderen Formen der Konservierung, beispielsweise mit Peressigsäure und Ethanol, Lyophilisierung, steht dem der Vorteil der längeren Haltbarkeit unter Raumtemperatur, der Nachteil des Verlustes von biologischer Eigenschaften gegenüber [12].

15.3.1 Operatives Vorgehen

Der Eingriff kann in lokaler Tropfenanästhesie und mit zusätzlicher subkonjunktivaler Injektion eines Lokalanästhetikums durchgeführt werden.

Die kryokonservierte Amnionmembran wird tiefgekühlt aus einer Hornhautbank angeliefert und soll vor Gebrauch (minimal 30 min) nach Prüfung der Verpackung aufgetaut werden. Die Dicke der AM selbst kann in Abhängigkeit von der Entnahmestelle an der Plazenta sehr stark variieren. Am Ansatz der Nabelschnur ist die Amnionmembran besonders dick.

▶ Das Aufnähen eines Amniontransplantates sollte nur erfolgen, wenn die Augenoberfläche und Wunde (nach ausreichender topischer antibiotischer Vorbehandlung) keimfrei sind.

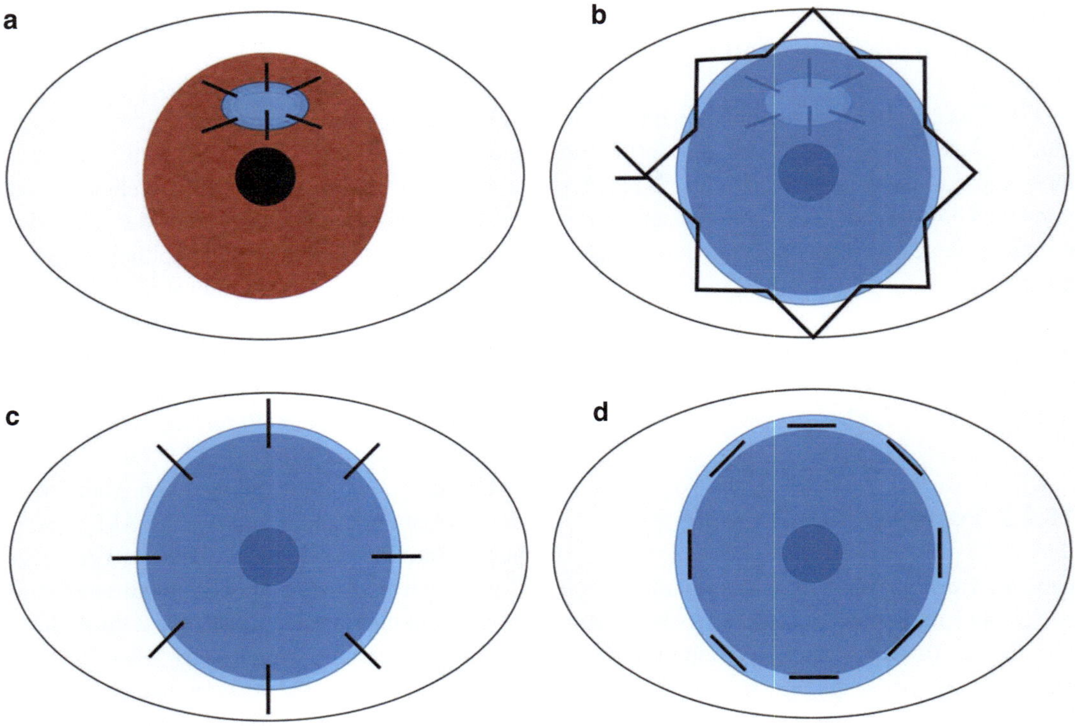

Abb. 15.6 **a–d** Übliche Möglichkeiten zur Fixierung einer Amnionmembran mittels Naht auf der Hornhaut. **a** In der Inlaytechnik. **b** Inlaytechnik in Kombination mit Onlaytechnik und fortlaufender Sternnaht. **c** Onlaytechnik mit radiären Einzelknopfnähten und **d** Onlaytechnik mit zirkulären Nähten, als Einzelkopfnähte oder fortlaufend möglich

Der Ulkusgrund wird mittels Hockeymesser gereinigt und durch Zuhilfenahme eines Zirkels die Größe bestimmt. Dann werden eine oder je nach Tiefe mehrere AM-Transplante entweder mittels Trepan oder einfach mit der Weskott-Schere in der passenden Größe vorbereitet. Die Verwendung von Fibrinkleber zur Fixierung kann hilfreich sein, ist aber nur in Ausnahmefällen notwendig.

▶ Bei abgetrocknetem Ulkusgrund (ggf. zusätzlich abtupfen), verschieben sich die aufgelegten Transplantate kaum.

Ein anderer Trick besteht darin, eine größere abdeckende Membran mit 10-0- oder 11-0-Nähte zu fixieren und die kleineren AM-Teile zum Auffüllen des Ulkus vorsichtig darunter in die resultierende Tasche zu ziehen.

Die letzte, oberste Schicht der Amnionmembran wird mit der epithelialen Seite nach oben, wie bereits erwähnt, mit 10 oder 11-0 Nylonnähten radiär fixiert (Abb. 15.6a).

▶ Die Länge der Fadenenden an den Knoten sollte dabei so gewählt werden, dass sie gut zu fassen sind und beim Entfernen das junge, vulnerable Epithel nicht wieder verletzt wird (Abschn. 15.2)!

Überlappungen mit dem Wirtsepithel sind zu vermeiden. Je passender und glatter diese liegt, umso besser kann das Hornhautepithel darüber wachsen. Die Membrane können vollständig in die Hornhaut integriert werden, Keratozyten wandern ein und die Hornhaut wird nach ein paar Monaten zunehmend transparenter [13].

Zum Abschluss kann, wie bei nur flachen Defekten (Erosiones), eine Amnionmembran in Onlaytechnik darübergelegt werden, welche nicht integriert und vor allem als Schutz und Wachstumsstimulus genutzt wird. Hier gibt es sehr viele Varianten und fast jeder Chirurg wandelt die Technik etwas ab. Grundsätzlich ist es aber sinnvoll die Größe des AM-Transplantates so zu wählen, dass es den Limbusrand überlappt, es also mit einem Durchmesser größer als 13 mm zu trepanieren oder mittels Weskott-Schere zu schneiden. Beim Abdecken frisch verätzter Augen nach einer Peridotomie wird die Amnionmembran noch größer und flach bis unter die eröffnete bulbäre Bindehaut- Tenon-Schicht ausgebreitet und so fixiert. Dabei sollte die epitheliale Seite der Amnionmembran nach unten zeigen! Ratsam ist, in dieser Phase mit dem Spülen der Oberfläche zu pausieren, um ein Verrutschen der Amnionmembran zu vermeiden. Die Fixierung der Membran ist am leichtesten mit einem monofilen Faden und halbrunder Nadel, also ideal mit dem Faden für Hornhautnähte (s. o.). Die Fadenführung ist entweder mit acht bis zehn Einzelknopfnähten radiär mit Fixation direkt am Limbus bzw. limbusnahem Sklerabereich (Abb. 15.6c). Alternativ kann auch eine fortlaufende Sternnaht mit zirka sechs bis acht Einstichen in der Amnionmembran und Ausstichen im freien Bindehautanteil erfolgen (Abb. 15.6b). Auch durch eine zirkuläre Naht mit Ein- und Ausstich in der Amnionmembran als fortlaufende oder Einzelknopfnaht kann das Transplantat sicher und stabil fixiert werden (Abb. 15.6d).

Gelegentlich blutet die hyperämische Bindehaut stark beim Einstich mit der Nadel. Das ist jedoch nicht unbedingt von Nachteil, da die Limbusstammzellen durch Blut bzw. Serum zusätzlich stimuliert werden und der natürliche Fibrinkleber eine ergänzende Fixierung bewirkt.

15.3.2 Postoperative Therapie

Zum Abschluss sollte eine Kontaktlinse zum Schutz eingesetzt werden, bei Verätzungen auch eine Illig-Schale. Die lokale antibiotische Therapie muss fortgesetzt werden. Nach einer Woche etwa ist die Freigabe von Wachstumsfaktoren aus der Amnionmembran aufgebraucht und sie erfüllt nur noch die Funktion einer Wundabdeckung, ähnlich eines Pflasters. Es hat sich bewährt die Amnionmembran jedoch so lange zu belassen, wie die Struktur der Membran deutlich zu erkennen ist, das gibt der Oberfläche genügend Zeit um zu heilen. Eine Wiederholung der Prozedur ist bei Bedarf problemlos zu jedem Zeitpunkt möglich.

15.4 EDT-Abrasio bei bandförmiger Keratopathie

Die EDTA-Abrasio ist eine relativ einfach durchzuführende Therapie zur Entfernung von oberflächlichen epithelialen Hornhautveränderungen mit Kalzifizierung, wie der bandförmigen Keratopathie. Bandförmige Hornhautdegenerationen können im Rahmen von rheumatischen Grunderkrankungen, nach intraokularen Entzündungen, nach Verletzungen, nach wiederholten intraokularen Eingriffen oder auch seltener hereditär auftreten. Regulär beginnen die Veränderung im Bereich der Lidspalte nasal oder temporal und nimmt im Verlauf zu, bis die optische Achse erreicht wird. Die Kalzifikationen können unter Umständen im Verlauf so stark zunehmen, dass sich die Einlagerungen auch in Form von Plaques ablösen können. Eine Behandlungsindikation besteht bei einer Visusminderung oder einer relevanten Photophobie.

Die aufgelisteten Instrumente und Materialien werden für die EDTA-Abrasio benötigt:

- sterile Stieltupfer,
- steriles saugfähiges Tupfermaterial.
- trichterförmiger Kunststoffaugenbecher mit einem Durchmesser am Aufsatz von 12–22 mm (entspricht dem Kunststoffaugenbecher für die Ultraschallbiomikroskopie),
- bei Bedarf Hockeysmesser,
- Lidsperrer,
- Lochtuch oder Lochtuch mit integrierter Inzisionsfolie,
- verdünnte EDTA-Lösung (1,5–3 % Ethylendiamintetraessigsäure bzw. Ethylendiamintetraacetat),

- 0,9 % NaCl-Spüllösung,
- je eine 5 ml oder 10 ml Einwegspritze für die EDTA- und Na Cl- Spüllösung,
- einfache Verbandslinse oder skleragestützte Verbandslinse,
- Lupenbrille oder OP-Mikroskop.

15.4.1 Zum operativen Vorgehen

Nach dem Durchführen der Oberflächendesinfektion erfolgt eine topische Anästhesie (Kap. 9). Das OP-Gebiet wird steril abgedeckt und ein Lidsperrer eingesetzt. Danach kann der Kunststofftrichter eingesetzt werden. Dieser muss dicht mit der Augenoberfläche abschließen, um das Abfließen der EDTA-Lösung zu vermeiden. Eventuelle oberflächliche größere Kalkplaques können vorsichtig mit einem Hockeyskalpell abgetragen werden. Mit einem in der EDTA-Lösung getränkten Wattestieltupfer erfolgt in kreisender Bewegung die Massage der Hornhautoberfläche, um die Kalkeinlagerungen aufzulösen. EDTA ist ein Komplexbildner und geht während dieser Manipulationen eine Chelatverbindung mit dem Kalzium ein. Parallel dazu wird mechanisch durch die Manipulationen mit dem Tupfer das pathologisch veränderte Epithel abgetragen. Diese Fragmente können zusammen mit überständiger EDTA durch Spülung mit 0,9 %-NaCl-Lösung und saugfähige Tupfer aus dem Augenbecher entfernt werden. Die Behandlung mit einem neuen in EDTA-Lösung getränkten Stieltupfer im Wechsel mit NaCl-Spülung wird bei Bedarf mehrfach wiederholt, bis die Plaque-artigen Hornhautveränderungen abgetragen sind. Sollten trotz mehrfacher Durchläufe zarte Restveränderungen im peripheren Hornhautbereich verbleiben, können diese auch belassen werden. Es ist zu berücksichtigen, dass bei Patienten mit einer Limbusstammzellinsuffizienz der Hornhaut diese Manipulation die Anzahl an funktionstüchtigen Stammzellen weiter reduziert!

▶ Um die postoperativen Schmerzen zu reduzieren ist aufgrund der großen Erosio corneae die Verwendung einer Verbandslinse notwendig!

15.4.2 Nachsorge

Als Lokaltherapie werden konservierungsmittelfreie antibiotische und benetzende Augentropfen appliziert. In der Regel ist nach ein bis zwei Wochen die Hornhaut soweit epithelisiert, dass auf die Verbandslinse verzichtet werden kann. Bei einer Limbusstammzellinsuffizienz kann sich dies deutlich verzögern. Bei ausbleibendem Epithelschluss können zusätzliche Maßnahmen, wie z. B. das Aufnähen einer Amnionmembran, indiziert sein.

Der Patient sollte im Vorfeld darüber aufgeklärt werden, dass es auch noch nach Jahren notwendig sein kann, die Behandlung wegen eines Rezidivs zu wiederholen.

Literatur und weiterführende Literatur

1. Jack J Kanski, Brad Bowling (2012) Klinische Ophthalmologie. 7. Aufl. Urban & Fischer in Elsevier (Verlag). 978-3-437-23473-6 (ISBN)
2. Bradley JC, Yang W, Bradley RH, Reid TW, Schwab IR (2010) The science of pterygia. Br J Ophthalmol 94(7):815–820. https://doi.org/10.1136/bjo.2008.151852. Epub 2009 Jun 9. PMID: 19515643
3. Chui J, Di Girolamo N, Wakefield D, Coroneo MT (2008) The pathogenesis of pterygium: current concepts and their therapeutic implications. Ocul Surf 6(1):24–43. https://doi.org/10.1016/s1542-0124(12)70103-9. PMID: 18264653
4. Cursiefen C, Kruse FE, Naumann GOH (2008) Conjunctiva and limbus corneae. In: Naumann GOH, Holbach L, Kruse FE (Hrsg) Applied pathology for ophthalmic microsurgeons. Springer, Berlin, Heidelberg, S 67–75
5. Kruse FE, Völcker HE, Naumann GOH (1997) Konjunktiva. In: Naumann GOH (Hrsg) Pathologie des Auges. Springer, Berlin, Heidelberg, S 379–506
6. Eisenmann K, Zeman F, Helbig H, Gamulescu MA, Barth T (2020) Ergebnisse der Pterygiumchirurgie nach verschiedenen Operationstechniken – Ist die Exzision mit einfachem Bindehautverschluss noch lege artis? [Outcome of pterygium excision after various surgical techniques-is excision with simple conjunctival closure still lege artis?]. Ophthalmologe 117(4):359–365. https://doi.org/10.1007/s00347-019-00968-8. PMID: 31520116
7. Heindl LM, Cursiefen C (2010) Pterygium. Ätiologie, Klinik und neue adjuvante Therapien [Pterygium. Etiology, clinical aspects and novel adjuvant therapies]. Ophthalmologe 107(6):517–520., 522–524.

PMID: 20393732. https://doi.org/10.1007/s00347-009-2100-4
8. Hirst LW, Axelsen RA, Schwab I (2009) Pterygium and associated ocular surface squamous neoplasia. Arch Ophthalmol 127(1):31–32. https://doi.org/10.1001/archophthalmol.2008.531. PMID: 19139334
9. Schmiedova I et al (2021) Using of amniotic membrane derivatives for the treatment of chronic wounds. Membranes (Basel) 11(12):941
10. Lee SH, Tseng SC (1997) Amniotic membrane transplantation for persistent epithelial defects with ulceration. Am J Ophthalmol 123(3):303–312
11. Thomasen H et al (2018) [Good practice procedures for acquisition and preparation of cryopreserved human amniotic membranes from donor placentas]. Ophthalmologe 115(10): p. 855–867
12. Thomasen H et al (2009) Comparison of cryopreserved and air-dried human amniotic membrane for ophthalmologic applications. Graefes Arch Clin Exp Ophthalmol 247(12):1691–1700
13. Seitz B et al (2006) Histopathology and ultrastructure of human corneas after amniotic membrane transplantation. Arch Ophthalmol 124(10):1487–1490

Enukleation 16

Jens Heichel und Arne Viestenz

Inhaltsverzeichnis

Die Entfernung des Augapfels (Enucleatio bulbi, Enukleation) beinhaltet das operative Herauslösen des Bulbus oculi aus dem orbitalen Gewebeverbund. Entsprechend der anatomischen Ausführungen fixieren die wesentlichen Verbindungen zu den äußeren Augenmuskeln, zur Tenon-Kapsel (Vagina bulbi), zur Bindehaut und zum Nervus opticus unser Sehorgan in der Orbita (Kap. 2).

Die Enukleation wird häufig an weniger erfahrene Chirurgen delegiert. Hier sei kritisch angemerkt, dass in Abhängigkeit von der Indikation, der Augapfelkonstitution und des Allgemeinzustandes des Patienten einige Schwierigkeiten auftreten können. Weiterhin handelt es sich um einen finalen ophthalmochirurgischen Eingriff, dem mitunter zahlreiche Operationen vorausgingen und somit ein langer Leidensweg vorangestellt ist. Dies muss in der Patientenführung und der Umsetzung der chirurgischen Maßnahmen unbedingt Berücksichtigung finden. Stark degenerativ veränderte Augen lassen sich in der Regel im Rahmen der Enukleation nur schwer freipräparieren, sodass diese Fälle nicht für Anfänger

J. Heichel (✉) · A. Viestenz
Klinik und Poliklinik für Augenheilkunde, Universitätsklinikum Halle/Saale, Halle/Saale, Deutschland
e-mail: jens.heichel@uk-halle.de; Anja.Viestenz@uk-halle.de

F. Wilhelm (Hrsg.), *Ophthalmochirurgie für Einsteiger*,
https://doi.org/10.1007/978-3-662-64336-5_16

geeignet sind, da die Möglichkeit der Skleraperforation sehr hoch ist – eine Situation, die unbedingt vermieden werden muss (Cave: intraokuläre Malignome; sympathische Ophthalmie)!

Ein weiterer Aspekt ist die Entnahme von Spenderaugen, welcher an dieser Stelle jedoch nur erwähnt werden soll. Diese Maßnahme ist nicht weniger sorgfältig durchzuführen. Die Gewinnung von Spendergewebe spielt in der Ophthalmologie eine sehr große Rolle und sollte demnach von jungen Kollegen erlernt und durchgeführt werden. Die Enukleation zur Gewinnung von Spenderaugen stellt für jeden angehenden Ophthalmochirurgen eine hervorragende Gelegenheit dar, die Enukleationsoperation unter Anleitung zu üben und dabei ein Gefühl für die Abläufe, das Gewebe und die anatomischen Verhältnisse zu bekommen. Die sorgfältige Präparation der Augenmuskeln kann auch dazu beitragen, die geforderten Zahlen im Rahmen der Facharztausbildung zu erreichen.

16.1 Abgrenzung zur Eviszeration des Augapfels und zur Exenteration der Augenhöhle

Die kaum noch zur Anwendung kommende Evisceratio bulbi (syn. Exenteratio bulbi) beinhaltet das Ausweiden des Augeninneren unter Belassung der Sklerahülle in situ. Somit wird das vordere Augensegment abgetragen und die Netzhaut und Aderhaut mittels Kürettage entfernt. In die Sklerahülle kann anschließend ein Platzhalter eingeführt werden. Der Eingriff ist in Lokalanästhesie durchführbar und mit einer geringeren Blutungsneigung verbunden. Allerdings sind im Vergleich zur Enukleation leicht höhere Raten an Prothesenextrusionen zu erwarten. Eine Evisceratio bulbi ist bei intraokulärem Malignom und im Falle einer fortgeschrittenen Endophthalmitis (Cave: Sklera- und Sehnervaffektion) kontraindiziert.

Die Exenteratio orbitae umfasst das Ausräumen der Augenhöhle bis zur Periorbita, wobei hier die vorderen Blätter der Lider je nach Indikation belassen werden können, um diese in die Orbita zu schlagen und sie in die plastische Rekonstruktion einzubinden. Der Eingriff wird zumeist von Kollegen anderer Kopf-Hals-chirurgischer Fächer durchgeführt.

▶ Für eine Enukleation müssen Lider, Bindehaut und Tränenapparat von wesentlichen pathologischen Prozessen ausgespart vorliegen (Cave: Tumorinfiltration!).

16.2 Planung des Eingriffes

Zunächst ist eine klare Indikationsstellung zu treffen, um das Ziel und die Notwendigkeit der Enukleation zu definieren. Dies muss in einer adäquaten Form mit dem Patienten besprochen werden und erfordert Zeit, Empathie sowie fachliche Kompetenz. Der Eingriff erfolgt standardmäßig in Allgemeinanästhesie. Klassische Risikofaktoren wie Blutungsneigung und arterieller Hypertonus sind bei der elektiv zu planenden Operation möglichst im Vorfeld günstig zu beeinflussen. Aber auch die Frage hinsichtlich einer bradykarden Herzrhythmusstörung (okulokardialer Reflex) sowie einer ausreichenden postoperativen Compliance sind zu stellen. Blutungsneigungen, Non-Compliance aber auch komplexe anatomische Verhältnisse (z. B. Enukleation bei einem Kind) sind absolut nicht für ophthalmochirurgische Einsteiger geeignet!

16.3 Klassische Indikationen

Als typische Indikation ist das schmerzende amaurotische Auge zu nennen. Häufig ist diese Situation Folge chronischer Uveitiden, schwerer Traumata oder sekundärer Winkelblockglaukome. Als weiterer Grund ist die schwere therapieresistente Endophthalmitis zu nennen. Aber auch bei Tumoren ist ab einem bestimmten Stadium noch immer eine Enukleation angezeigt. Diese letztgenannte Indikation ist deshalb so wichtig, da im Vorfeld eine mögliche transsklerale Expansion sowie Sehnerveninfiltration auszuschließen ist. Dies ist bei der Präparation dringend zu beachten, da der am Augapfel verbliebene Optikusstumpf deutlich länger ausfallen muss (mind. 5 mm oder länger, je nach Befund).

16.4 Möglichkeiten des Volumenersatzes

Die Augenhöhle hat ein Volumen von ca. 30 ml. Der Augapfel nimmt anteilig ca. ¼ dieses Raumes ein. Das Entfernen des Bulbus oculi ohne Volumenersatz würde demnach zu einem deutlichen Platzüberschuss in der Orbita führen. Eine Ptosis mit tiefer Lidfurche und der Aspekt eines Pseudoenophthalmus wären die Folge (Kap. 2).

Grundsätzlich können beim orbitalen Volumenersatz autologe von alloplastischen Techniken unterschieden werden. Sie lassen sich beispielhaft wie folgt einteilen:

Übersicht autologe und alloplastische Techniken

- Autologe Transplantate
  - Gestielt: Temporalismuskel über laterale Orbitotomie
  - Frei: (z.B. gluteales) Dermis-Fett-Transplantat
- Alloplastische Implantate
  - Porös: Hydroxylapatit (biologisch/synthetisch)
    Biokeramik
    Polypropylen
    Acryl
  - Nicht-porös: Silikonplombe
    Glas
    Polymethylmethacrylat
    Acryl
  - Kombiniert: Hydroxylapatit-Silikon-Implantat (z.B. nach Guthoff; Abb. 16.1)
- Gemischter Volumenersatz (allogen-alloplastisch)
  - Durch Sklera ummantelte alloplastische Implantate

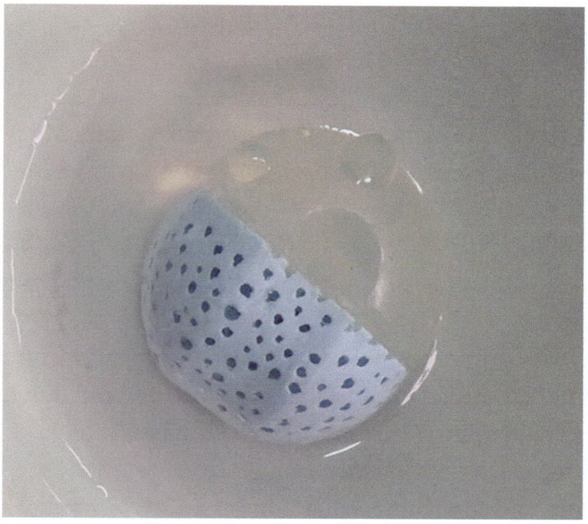

Abb. 16.1 Guthoff-Plombe

16.5 Ziele bei einer Enukleation

Die folgenden Ziele werden neben einer Beseitigung der pathologischen Veränderungen aus funktioneller und ästhetischer Sicht verfolgt:

- Bewegliches orbitales Implantat mit guter Biokompatibilität;
- weitgehende Symmetrie zur Gegenseite;
- komfortabler und suffizienter Sitz der späteren Prothese (intakte Umschlagsfalten, ausreichende Lidspannung).

Insofern ist bereits vor der Enukleation eine reduzierte horizontale Lidspannung oder ein Volumendefizit (Phthisis bulbi) zu eruieren. Ziel ist es zudem, das Orbita- Implantat in den Intrakonalraum (Tenon-Kapsel) zu platzieren. Durch eine zu erwartende Atrophie des orbitalen Weichgewebes ist der primäre Volumenersatz möglichst groß zu wählen (Kap. 2).

▶ Um eine gute Prothesenbeweglichkeit zu erzielen, ist eine Verbindung zwischen den äußeren Augenmuskeln und dem orbitalen Volumenersatz herzustellen. Weiterhin sind hierfür ein großes orbitales Implantat und intakte Bindehautumschlagsfalten von Vorteil (Cave: Symblephara).

16.6 Durchführung einer Enukleation

Im Nachfolgenden soll beispielhaft eine Möglichkeit einer Enukleation dargestellt werden. Es wird darauf hingewiesen, dass es für die Durchführung dieses Eingriffes zahlreiche Modifikationen gibt, auf die hier nicht näher eingegangen wird.

Vor einer Enukleation ist die Indikation und die OP-Seite unmittelbar vor OP-Beginn durch den Operateur nochmals zu prüfen bzw. zu bestätigen. Hierzu sollte intraoperativ eine Fundoskopie und ggf. Sonografie durchgeführt werden.

Ablauf einer Enukleation

Folgendermaßen kann der Ablauf einer Enukleation zusammengefasst werden (Abb. 16.2):

1. Desinfektion von Haut und Bindehaut; steriles Abdecken des OP-Feldes. Optional kann eine parabulbäre Injektion von Adrenalin 1:200.000 erfolgen (Abb. 16.2a).
2. Einsetzen des Lidsperrers und zirkuläre paralimbale Eröffnung der Bindehaut (ggf. Anzeichnen, um die Bindehaut von der Tenon-Kapsel besser unterscheiden zu können, Abb. 16.2b, c).
3. Freilegen der Sklera unter Schonung der Tenon-Kapsel, Darstellen der vier geraden Augenmuskeln (Abb. 16.2d).
4. Schrittweises Aufladen der vier geraden Augenmuskeln auf einen Schielhaken, Anschlingen mit einer resorbierbaren polyphilen 6-0-Naht (2-maliges Durchweben in etwa 2 bis 3 mm Abstand zum Muskelansatz) und Absetzen des Muskels; den Absetzungsstumpf des M. rectus medialis etwas länger belassen, um hierüber ein sicheres Greifen des Augapfels zu ermöglichen (Abb. 16.2e, f, g).
5. Unterfahren der schrägen Augenmuskeln mit dem Schielhaken und Absetzen; ggf. Anschlingen (manche Chirurgen bevorzugen die Anheftung der schrägen Augenmuskeln an die Prothese, um die Motilität zu verbessern).
6. Maximale Abduktion des Augapfels durch Zug am medialen Muskelansatz (alternativ kann eine Haltenaht verwendet werden) und Eingehen mit der Enukleationsschere von medial in Richtung Sehnerv; durch leichtes Öffnen der Schere kann der Sehnerv ertastet werden (Abb. 16.2h).
7. Absetzen des Sehnervs in der gewünschten Entfernung zum Bulbus (anzustreben sind 5 mm) und sofortige Kompression des Orbitatrichters mit einem in einer Klemme eingespannten Pflaumentupfer (Dauer der Kompression 3 bis 5 min, Abb. 16.2i).
8. Ggf. sequenzielle Blutstillung durch Kauterisation.
9. Einführen des Orbitaimplantates in die Tenon-Kapsel und schrittweises Überschlagen der geraden Augenmuskeln (jeweils isoliertes Verknüpfen der Horizontal- und Vertikalmotoren sowie abschließendes tabaksbeutelartiges Durchweben des gesamten Muskelkreuzes mit den vorgelegten resorbierbaren polyphilen 6-0-Nähten der Muskelanschlingungen, Abb. 16.2j, k, l, m).
10. Dichter Verschluss der Tenon-Kapsel mit mehreren resorbierbaren polyphilen 6-0-Nähten (Einzelknüpftechnik, Abb. 16.2n).
11. Fortlaufende Naht der Bindehaut z. B. mit resorbierbarer polyphiler 7-0-Naht (Abb. 16.2o).
12. Einlage einer Illig-Schale, Salben-Druckverband (Abb. 16.2p).

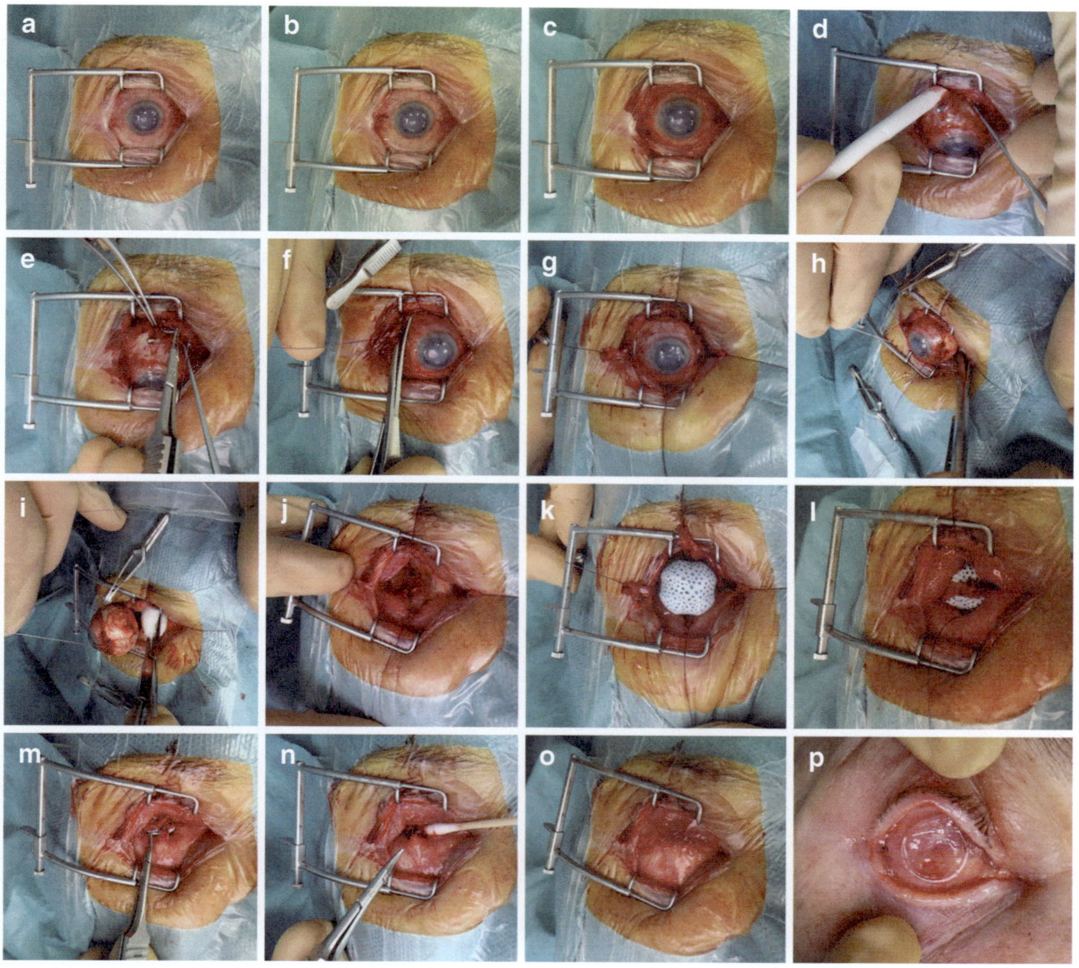

Abb. 16.2 Ablauf einer Enukleation mit Implantation einer 18-mm-Guthoff-Plombe. (Von oben links nach unten rechts, Erläuterungen im Text). **a** Situs nach abgeschlossener Desinfektion und Abdeckung sowie Einsatz des Lidsperrers. **b** Eröffnung der Bindehaut bei den Positionen 3 und 9 Uhr. **c** Abschluss der 360°-Peritomie. **d** Anschlingen der geraden äußeren Augenmuskeln (hier. M. rectus superior). **e** Durchweben des Muskels. **f** Absetzen des Muskels. **g** Situs nach Anschlingen aller vier geraden äußeren Augenmuskeln. **h** Eingehen mit der leicht geöffneten Enukleationsschere in die Tenon-Kapsel von nasal. **i** Kompression der Orbitaspitze nach Durchtrennung des N. opticus. **j** Situs nach Entfernung des Bulbus oculi. **k** Einsatz eines alloplastischen Volumenersatzes in die Tenon-Kapsel. **l** Überkreuzen und Zusammenführen der Horizontalmotoren über die Orbitaplombe mittels resorbierbarer Naht. **m** Überkreuzen der Vertikalmotoren und Bildung eines Muskelkreuzes mit den Horizontalmotoren, Fixierung durch resorbierbares Nahtmaterial. **n** Dichte Naht der Tenon-Kapsel. **o** Naht der Bindehaut. **p** Einsatz eines Platzhalters (hier: Illig-Schale)

16.7 Nachsorge

Je nach Verlauf der Operation und zu erwartender Blutungsneigung kann der Verband zunächst 48 h belassen werden. Anschließend werden weitere tägliche Druckverbände angelegt. In der Regel sind diese nicht länger als fünf Tage erforderlich. Unter den Verbänden sind antibiotisch-antiphlogistische Salben zu verwenden. Die Illig-Schale ist ebenso weiter einzusetzen, um ein frühzeitiges Schrumpfen der Umschlagsfalten zu verhindern. Sind keine Verbände mehr nötig, kann auf Augentropfen umgestellt werden. Die zentrale Öffnung in der Illig-Schale ermöglicht ein Abfließen von Wundsekret. Nach etwa vier Wochen ist die Anpassung einer Auflageepithese aus Glas oder Acryl möglich. Dies erfolgt durch einen Okularisten.

Literatur und weiterführende Literatur

1. Baino F, Perero S, Ferraris S, Miola M, Balagna C, Verné E, Vitale-Brovarone C, Coggiola A, Dolcino D, Ferraris M (2014) Biomaterials for orbital implants and ocular prostheses: overview and future prospects. Acta Biomater 10:1064–1087
2. Cleres B, Meyer-Rüsenberg HW (2014) Poröse Orbitaimplantate. Ophthalmologe 111:572–576
3. Hintschich C (2017) Dermis-Fett-Transplantation. Ophthalmologe 114(8):755–758
4. Klett A, Guthoff R (2003) Wie lässt sich die Prothesenmotilität verbessern? Ophthalmologe 100:445–448
5. Langer C (2002) Enukleation des Bulbus. In: Wilhelm FW, Duncker GIW, Bredehorn T (Hrsg) Augenbanken. Walter de Gruyter, Berlin, New York, S 43–46
6. Mourits DL, Hartong DT, Lissenberg-Witte BI, Bosscha MI, Tan HS, Moll AC (2018) Cosmetic results of enucleation and/or external beam radiation therapy in 195 retinoblastoma survivors. Acta Ophthalmol 96:631–640
7. Rokohl AC, Koch KR, Trester M, Heindl LM (2018) Augenprothesen aus Kryolithglas bei korallinen Hydroxylapatitimplantaten als Bulbusersatz nach Enukleation. Ophthalmologe 115:793–794

Iridektomie

17

Erik Chankiewitz und Frank Wilhelm

Inhaltsverzeichnis

17.1 Einleitung

Mit Iridektomie wird die Ausschneidung eines Irisstückes bezeichnet. In Abhängigkeit vom technischen Vorgehen resultiert ein entsprechendes Kolobom (Abb. 17.1).

Die Durchführung einer Iridektomie zählt zu den grundlegenden Fertigkeiten eines jeden operativ tätigen Augenarztes und ist daher als „kleinster intraokularer Eingriff" in der Regel Bestandteil der Weiterbildung zum Facharzt für Augenheilkunde. Das älteste chirurgische Verfahren in der Glaukombehandlung wurde schon im 19. Jahrhundert durch Albrecht von Graefe eingeführt und erfolgt heute überwiegend mit dem Neodymium: YAG-Laser als Laseriridotomie [1]. Sie ist die Methode der Wahl beim Engwinkelglaukom als Prophylaxe des Pupillarblocks. Allerdings muss hierfür die Hornhaut so transparent sein, dass die Transmission der Laserenergie bis hin zur Iris möglich ist. Außerdem können im Rahmen einer chirurgischen Iridektomie eventuell schon vorhandene anteriore Synechien gelöst werden [3]! Es konnte gezeigt werden, dass zumindest nach drei Jahren, kein signifikanter Unterschied zwischen den beiden Verfahren besteht [2].

Heute ist dieser Eingriff bei vielen komplexen Operationen ein wichtiger Teilschritt zum Erreichen der gewünschten Funktionsweise, wie bei der Trabekulektomie, oder unerlässlich zur Verhinderung postoperativer Komplikationen, unter anderen bei der Descemet-Endothelial Membrane-Keratoplastik (DMEK) und der perforierenden Keratoplastik, als Ando-Iridektomie bei Silikonölfüllungen nach PpV sowie im Rahmen der Implantation von Iris-clip-Linsen oder Add-on-Linsen und anderen mehr.

In diesem Beitrag für Anfänger im Augen-OP wird ausschließlich auf die chirurgische Iridektomie zur Verhinderung eines Pupillarblockes eingegangen. Dabei ist das Ziel, eine ausreichend große Öffnung in der peripheren Iris zwischen Hinter- und Vorderkammer zu erzeugen, sodass

E. Chankiewitz (✉)
Augenklinik, Städtisches Klinikum Braunschweig gGmbH, Braunschweig, Deutschland
e-mail: erik@chankiewitz.de

F. Wilhelm
Greifswald, Deutschland

F. Wilhelm (Hrsg.), *Ophthalmochirurgie für Einsteiger*,
https://doi.org/10.1007/978-3-662-64336-5_17

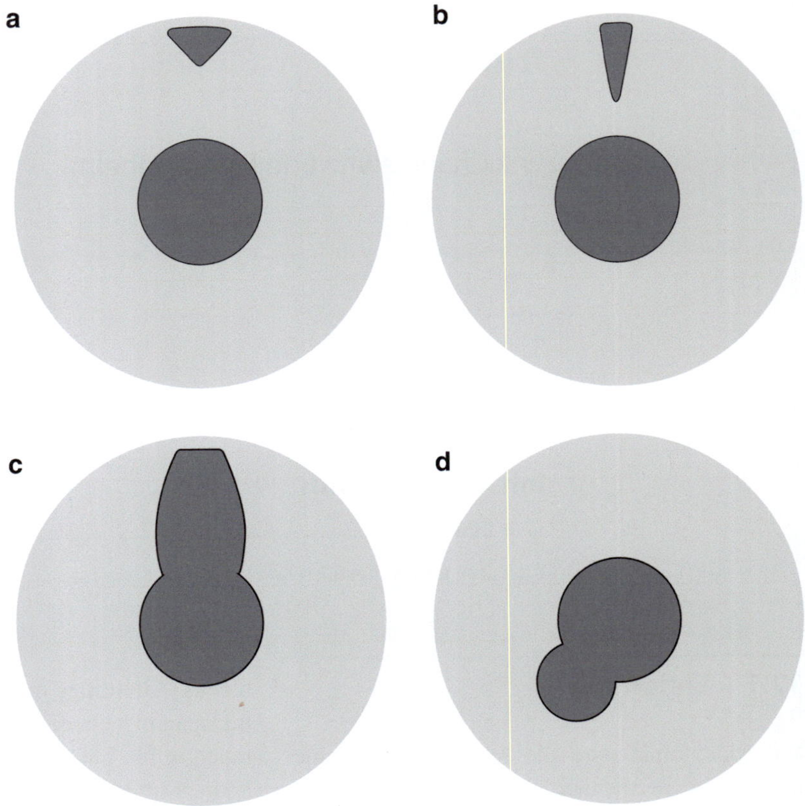

Abb. 17.1 **a–d** Darstellung der Grundtypen operativ erzielter Kolobome nach basaler (**a**), peripherer (**b**), sektorförmiger (**c**), zentraler (**d**) Iridektomie. [Nach 4]

das Kammerwasser unter Umgehung der Pupille von der Hinterkammer in die Vorderkammer strömen kann. Dieses erfolgt üblicherweise in der oberen Irishälfte. So kann einer späteren Blendung vorgebeugt werden, da das Oberlid den Irisdefekt verdeckt.

Bevor man mit der Iridektomie beginnt, muss man das Auge sorgfältig untersuchen, um die ideale Position festzulegen.

▶ Besonders ungeeignet sind Areale mit starker peripherer Hornhautvaskularisation, prominenten Irisgefäßen, Irisstroma mit wenig Struktur (im Unterschied zur Laseriridektomie) oder im Bereich von Irisnävi.

▶ Vor dem Eingriff ist die Pupille mit einer Serie Pilocarpin-Augentropfen engzustellen.

Man legt einen zirka 1,5 bis 2 mm langen zirkulären Hornhautschnitt möglichst senkrecht durch die Hornhaut und limbusnah (Abb. 17.2). Dieser Schnitt sollte nicht konisch (äußere und innere Öffnung sind gleich groß) und nicht getunnelt erfolgen (Kap. 13). Nach der Perforation der Kornea fließt spontan etwas Kammerwasser aus und die Vorderkammer flacht leicht ab. Nun geht man mit einer Irisfasspinzette oder einer schmalen Knüpfpinzette in den Schnitt und greift sicher das Irisgewebe nahe der Iriswurzel. Man zieht es leicht nach außen bis über das Hornhautniveau und trennt das prolabierte Irisgewebe mit einem einzigen Scherenschlag flach ab. Dabei ist in der Regel eine leichte Verziehung der Pupille in Richtung der Parazentese zu beobachten.

▶ Wichtig ist, dabei so viel Gewebe zu erfassen, dass einerseits das vordere und hintere Blatt der Iris sicher durchtrennt wird, andererseits keine zu große Öffnung resultiert, die später eine Blendung verursacht. Moderate Blutungen und Pigmentausschwemmungen in die

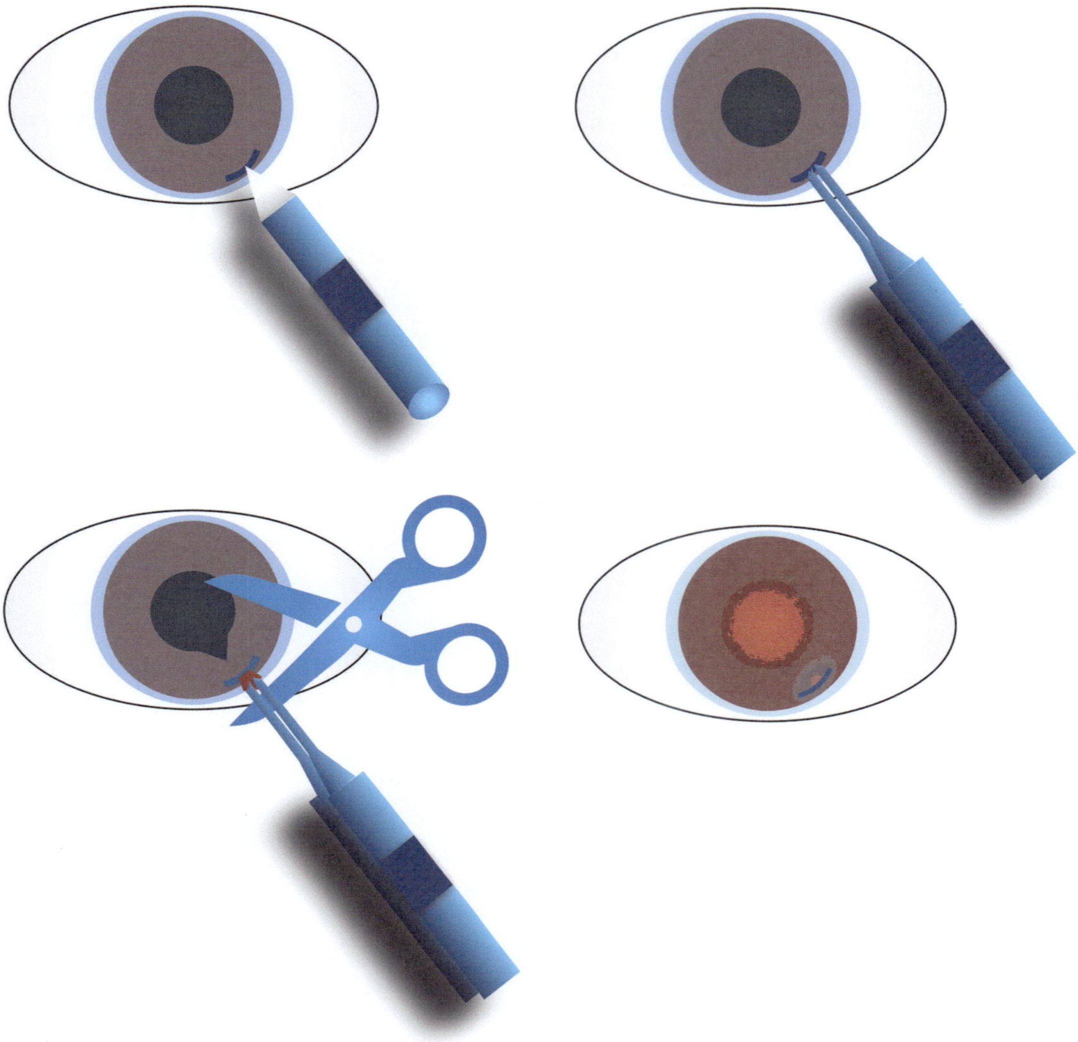

Abb. 17.2 Schematische Darstellung der Durchführung einer basalen Iridektomie

Vorderkammer können auftreten und werden sofort mit BSS ausgespült. Dabei fallen meist auch in den Schnitt eingeklemmte Anteile des Irisgewebes in die Vorderkammer zurück. Abschließend dichtet man den Schnitt durch leichte Aufquellung des Stromas mittels intrastromaler Injektion von BSS ab und bringt so mit einer leichten Erhöhung des intraokularen Druckes eventuelle Blutungen zum Stehen.

▶ Im regredienten Licht erscheint die Iridektomie rot, was eine sichere Eröffnung der Regenbogenhaut anzeigt.

Wenn die Iridektomie zu groß ist, kann es postoperativ zur erhöhten Blendempfindlichkeit kommen. Bei Erreichen des M. dilatator pupillae durch die Ausschneidung resultieren Pupillenmotilitätsstörungen. Infolge der Reizung des Irisgewebes im Rahmen des Eingriffs kann es besonders bei jüngeren Menschen mitunter zu einer heftigen Entzündungsreaktion kommen, weshalb postoperative Steroidaugentropfen unerlässlich sind. Diese verhindern auch die teilweise ausgeprägten Synechierungen mit der Linsenvorderfläche nach Laser- oder chirurgischen Iridektomien. Um einen konsekutiven intraokularen Druckanstieg infolge vermehrter Pigmentausschwemmung und daraus resultierender Ansammlung im Kammerwinkel zuvorzukommen, sind postoperative Kontrollen zur Biomikroskopie der vorderen Augenabschnitte mit Tensionskontrollen notwendig.

Literatur und weiterführende Literatur

1. Congdon NG, Friedman DS (2003) Angle-closure glaucoma: impact, etiology, diagnosis, and treatment. Curr Opin Ophthalmol 14:70–73
2. Fleck BW, Wright E, Fairley EA (1997) A randomised prospective comparison of operative peripheral iridectomy and Nd: YAG laser iridotomy treatment of acute angle closure glaucoma: 3 year visual acuity and intraocular pressure control outcome. Br J Ophthalmol 81:884–888
3. Funk J (2009) Antiglaukomatöse Laserchirurgie Was war? Was ist? Was wird? Ophthalmo Chir 21:25–32
4. Mackensen G (1989) Chirurgie der Iris und des Ziliarkörpers. In: Mackensen G, Neubauer H (Hrsg) Augenärztliche Operationen, Teil 1. Springer, Berlin, S 603–649

Medikamenteneingabe in den Glaskörper

18

Klaus Mayer, Christoph Schmidt,
und Uwe Wilhelm

Inhaltsverzeichnis

Die intravitreale operative Medikamenteneingabe (IVOM) ist der in Deutschland am häufigsten durchgeführte intraokulare Eingriff und übertrifft aktuell die Zahl der Kataraktoperationen [8]. Aufgrund der Gefahr einer Endophthalmitis nach IVOM gilt es beim Erlernen der Operationstechnik besonderes Augenmerk auf die Einhaltung der Sterilität zu legen. Nach der Novelle der Weiterbildungsordnung wird von einem Facharztkandidaten die Durchführung von 25 IVOMs gefordert [3]. Das vorliegende Kapitel soll dem angehenden Operateur einen Leitfaden für die Vorbereitung auf die erste Injektion geben.

Eine intravitreale Injektion an der Spaltlampe ist nicht zulässig. Dies entspricht nicht den Leitlinien der Deutschen Ophthalmologischen Gesellschaft (DOG). Die IVOM hat in

K. Mayer (✉)
Augenpraxisklinik im Alleecenter, Remscheid, Deutschland

C. Schmidt
Augenärztliche Gemeinschaftspraxis „Augen im Zentrum“, Greifswald, Deutschland

U. Wilhelm
MVZ Roswitha und Daniel Krause, Dortmund, Deutschland

F. Wilhelm (Hrsg.), *Ophthalmochirurgie für Einsteiger*,
https://doi.org/10.1007/978-3-662-64336-5_18

einem zertifizierten Operationsraum zu erfolgen.

18.1 Material und Instrumentenliste

Vor dem Eingriff sollten folgende Instrumente und Materialien bereitgelegt werden (Kap. 5):

- PVP-Iod-Lösung 5 % und 10 %
- Augentropfen zur topischen Anästhesie, z. B. Conjuncain® (Oxybuprocain 0,4 %, Mann, Berlin, Deutschland)
- Lidsperrer
- Chirurgische Augenpinzette oder Kolibripinzette
- Sterile Mikroskopknöpfe/Mikroskophandgriffe
- Augenverband steril, (ggf. Uhrglasverband)/Kapselverband
- Pflasterstreifen
- Tischabdeckung
- Operationshandschuhe Assistenz
- Operationshandschuhe Operateur
- Operationskittel Assistenz
- Operationskittel Operateur
- Zwei Zigarettentupfer
- Ein Augenmarker (Zirkel 3,5/4,0 mm) oder Äquivalent
- Ein Augentuch (mit Inzisionsfolie)
- Parazentesemesser (in Reserve)

Lidsperrer, Zirkel und Pinzette können als Mehrweginstrumente oder Einweginstrumente eingesetzt werden. Einweginstrumente können auch als Gesamtpaket zusammen mit den zusätzlich benötigten Einwegmaterialien bei diversen Anbietern für Operationsmaterial bezogen werden.

18.2 Patientenselektion für den Anfänger

Für den Anfänger empfiehlt es sich mit pseudophaken Augen zu beginnen. Steroidimplantate (Ozurdex®, Allergan, Dublin, Irland und Iluvien®, Alimera Sciences, Alpharetta, USA) sollten wegen des größeren Kanülendurchmessers und des gering höheren Komplikationsrisikos am Anfang gemieden werden.

Die ersten Injektionen sollten unter Aufsicht eines erfahrenen Operateurs erfolgen.

18.3 Überprüfung der Indikation und Identität

Vor jedem Eingriff muss der Operateur die Identität des Patienten prüfen und sich über die richtige Operationsseite vergewissern. Des Weiteren hat er sich über die korrekte Indikationsstellung zu überzeugen.

▶ Bei Erstindikationsstellung ist eine Fluoreszenzangiografie erforderlich. Indikationsstellungen im Verlauf sind auch über das OCT möglich.

Da in vielen Operationszentren zahlreiche Eingriffe hintereinander durchgeführt werden, muss über eine Routine auch sichergestellt werden, dass es keine Verwechslungen bei den Medikamenten gibt. Die persönlich direkte Ansprache des Patienten gibt die letzte Sicherheit.

Der Operateur hat sich zu vergewissern, dass die Kühlkette bei der Bereitstellung der Medikamente eingehalten wurde. Dies ist bei Anti-VEGF-Medikamenten relevant. Iluvien und Ozurdex müssen nicht gekühlt gelagert werden.

18.4 Vorbereitung des Auges

Vor dem Eingriff erfolgt eine medikamentöse Mydriasis mit z. B. Mydriaticum Stulln® UD AT (Tropicamid, Pharma Stulln, Stulln, Deutschland). Des Weiteren bekommt das Auge eine topische Anästhesie mit z. B. Conjuncain®. Um eine gute Anästhesie zu erreichen, sollten mindestens drei Serien im Abstand von fünf Minuten getropft werden.

Sobald eine gute topische Anästhesie erreicht ist, kann die lokale PVP-Iod-5 %-Spü-

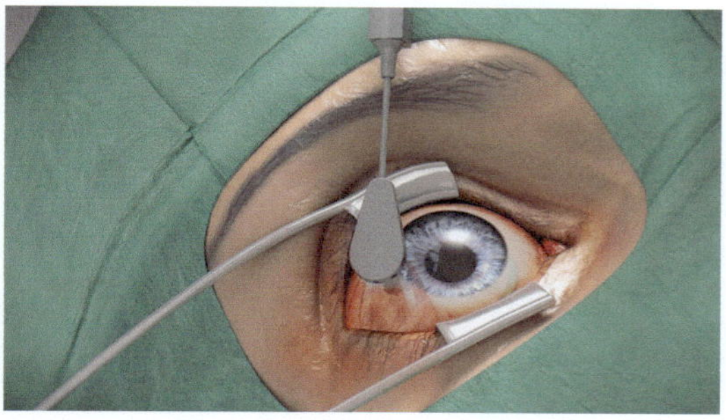

Abb. 18.1 Spülung der Bindehaut mit PVP-Iod. (© Bayer AG)

lung erfolgen (Abb. 18.1). Diese ist vor jeder IVOM obligat. Üblich ist eine Einwirkungszeit von mindestens drei Minuten. Die Spülung wird von dem Patienten häufig als unangenehm empfunden, weshalb die topische Anästhesie vorher erfolgen muss. Die Bindehautdesinfektion mit PVP-Iod ist als Goldstandard anzusehen. Sollte jedoch eine PVP-Iod-Unverträglichkeit vorliegen, kann nach Aufklärung des Patienten auch Polihexanid 0,04 % verwendet werden [6]. Dabei muss die verlängerte Einwirkzeit von 20 min und die mehrfache Gabe bei der Vorbereitung berücksichtigt werden! Die Desinfektion der periokulären Haut und der Wimpern erfolgt mit PVP-Iod 10 %. Das Abstreichen der Wimpern, der Lidränder und der periorbitalen Haut wird mit einer sterilen Pinzette und einem sterilen Tupfer zwei Mal durchgeführt. Dabei ist darauf zu achten, dass keine Massage der Meibom-Drüsen erfolgt! Bei Unverträglichkeit von PVP-Iod kann alternativ Octenisept für die Haut verwendet werden. Bei Verwendung des farblosen Octenisepts ist für den Operateur jedoch nicht ersichtlich wie gut die Oberflächendesinfektion durchgeführt wurde.

18.4.1 Vorbereitung der Spritze

Am besten verwendet man eine Fertigspritze. Fertigspritzen senken das Risiko einer Kontamination und erleichtern auch den Operationsablauf bei einer höheren Patientenzahl. Wenn das Medikament noch aufgezogen werden muss, wird dazu eine Filterkanüle verwendet. Als Injektionskanüle wird idealerweise eine 30G-x-½-Zoll-Kanüle verwendet. Diese ist ausreichend dünn, um einen dichten Wundschluss zu ermöglichen und nicht zu lang, um sicher vor einer Doppelperforation zu sein. Wichtig ist ein Luer-Lock-Anschluss für eine sichere Verbindung von Kanüle und Spritze. Üblich ist ein Injektionsvolumen von 0,05 ml. Um überschüssiges Arzneimittel und Bläschen zu entfernen, kann man etwas gegen die aufrechte Spritze klopfen und dann den Kolben bis zur 0,05 ml Markierung nach oben drücken.

18.4.2 Abdecken des Auges

Im Operationssaal hat vor der Injektion eine erneute Kontrolle des Patientennamens und der Seite zu erfolgen.

Der Eingriff erfolgt nach einer chirurgischen Händedesinfektion und mit sterilen Handschuhen.

Das Auge wird nun mit einem sterilen Abdecktuch abgedeckt. Sollten Lochtücher verwendet werden, ist zusätzlich eine Inzisionsfolie notwendig. Im Allgemeinen werden speziell vorbereitete Lochtücher mit Klebefolie und Perforationslinie verwendet, sodass die Lider und Wimpern gut abgedeckt werden können. Vor dem Aufkleben der Folie wird überschüssiges Desinfektionsmittel mit einem sterilen Tupfer entfernt, um eine bessere Haftung zu gewährleisten. Zur besseren Positionierung der Folie wird das Unterlid mittels Zigarrentupfer leicht nach unten verschoben, bis eine geringe Ektropiumstellung erreicht wird. Beim Aufkleben schaut der Patient nach oben. Die Folie wird leicht angedrückt und das Abdecktuch entfaltet. Das Abdecktuch sollte so zum Narkosebügel positioniert sein, dass ein ausreichender Abstand zwischen Mund und Tuch besteht.

Es wird ein Lidsperrer eingesetzt, der das Auge sicher offenhält. Eine gute Spreizung ist wichtig für einen freien Zugang zur Injektion, ohne dass die Gefahr besteht, mit der sterilen

Spitze der Kanüle bei dem Eingriff die Lidkante und Zilien zu berühren. Lidsperrer mit geschlossenen Metallflügeln können verwendet werden, um die Zilien abzuhalten.

18.5 Verwendung eines Operationsmikroskops

▶ Die IVOM ist ein mikrochirurgischer Eingriff und erfolgt dementsprechend unter einem Operationsmikroskop.

Sollte eine Rückenlagerung des Patienten nicht möglich sein, kann in Einzelfällen auch eine IVOM ohne Mikroskop durchgeführt werden.

Die Mikroskop-Beleuchtung sollte niedrig eingestellt sein, damit der Patient nicht zu sehr geblendet ist und damit das Auge besser stillgehalten werden kann. Idealerweise bittet man den Patienten, das Mikroskop-Licht zu fixieren, um damit das Auge gerade und stillzuhalten.

Je nachdem, wo man injizieren möchte, kann man dem Patienten auch eine andere Blickrichtung vorgeben.

18.6 Wahl der geeigneten Injektionsstelle

Die Injektion erfolgt im Bereich der Pars plana und liegt zwischen 3,5 bis 4 mm hinter dem Limbus [4]. Bei der Wahl der Uhrzeit muss man Verschiedenes abwägen. Ideal ist eine Stelle, die im Geradeausblick frei zugänglich ist und damit genug Abstand von der Lidkante und den Wimpern bietet. Eine temporale Injektionsstelle hat den Vorteil, dass dort die Pars Plana am breitesten ist und somit etwas mehr Sicherheit bietet. Man kann auch die Injektionsstelle bei wiederholten Injektionen wechseln, um strukturelle Veränderungen in der Sklera zu vermeiden. Dünne Stellen der Sklera lassen sich an einer bläulichen Verfärbung erkennen. Derartige Stellen sollen gemieden werden. Mögliche Besonderheiten wie eine Retinoschisis oder ein Sickerkissen müssen bei der Wahl ebenfalls bedacht werden. Eine inferior gelegene Injektionsstelle hat den Vorteil, dass sich bei einer Abwehrreaktion mit Bell-Phänomen das Auge nicht auf die Nadel zu bewegt und so die Gefahr einer Linsenverletzung kleiner ist.

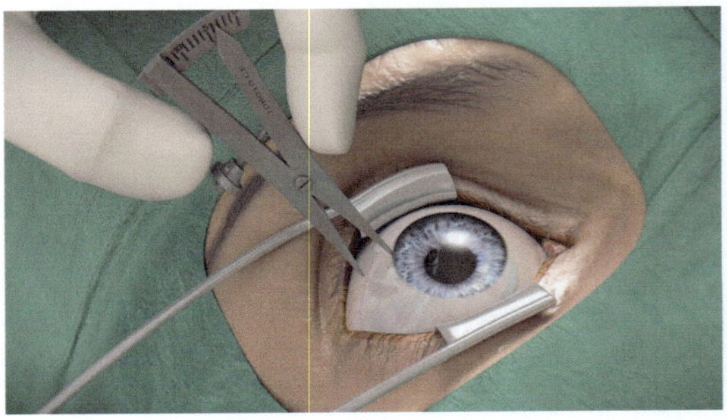

Abb. 18.2 Markierung der Injektionsstelle. (© Bayer AG)

Die Injektionsstelle wird mit einem auf 3,5 bzw. 4 mm eingestellten Zirkel markiert (Abb. 18.2). Die Markierung erfolgt mit leichtem Druck durch den Zirkel auf die Sklera. Die Markierung durch den Zirkel stellt sich dann durch eine kleine, dunkelgraue, punktförmige Verfärbung der Sklera dar. Bei Einwegmaterialien liegt ein ähnlich gearteter Kunststoffmarker bei. Wenn man zu weit vorne injiziert, besteht die Gefahr einer Linsenverletzung, zu weit hinten besteht die Gefahr, ein Netzhautloch zu verursachen [1].

18.7 Durchführung der Injektion

Mit einer Pinzette wird der Bulbus gehalten. Tenon-Kapsel, episklerales Gewebe und die Konjunktiva sind am Limbus fest mit der Sklera verankert. Dort kann der Bulbus sicher mit der Pinzette geführt werden (Abb. 18.3). Der Griff mit der Pinzette prüft auch gleichzeitig, ob die Anästhesie ausreichend ist. Es besteht dabei immer die Gefahr, dass der Patient erschrickt und den Kopf oder das Auge wegdreht. Als Alternative zur Fixierung des Auges durch eine Pinzette kann man auch den Zirkel nehmen. Hierbei wird der Zirkel zur Abstandsausmessung und gleichzeitigen Fixierung des Auges mit der einen Spitze am Lim-

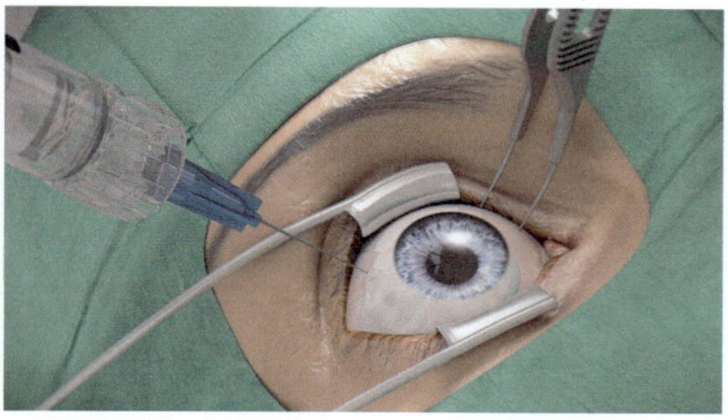

Abb. 18.3 Führen des Auges mit der Pinzette während der Injektion. (© Bayer AG)

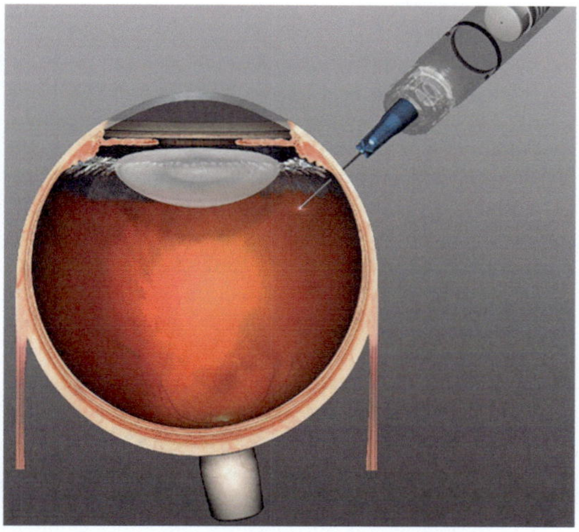

Abb. 18.4 Injektion über die Pars Plana. (© Bayer AG)

bus und mit der zweiten Spitze Limbus-parallel auf die Sklera gedrückt. Die Injektion erfolgt dann direkt am Ende der auf der Sklera fixierten Zirkelspitze. Um das Ruhighalten des Auges zu erleichtern, kann man dem Patienten gegebenenfalls auch ein Fixationsziel vorgeben.

Die Perforation erfolgt mit der abgeschrägten Seite und leicht schräg zur Sklera lamellär unter gleichmäßigem Druck. Eine stufenweise Injektion mit Verschiebung der Bindehaut wurde anfangs empfohlen. Dies hat sich allerdings nicht allgemein durchgesetzt. Nach Durchdringen der Sklera wird die Spritze schließlich auf das Zentrum des Augapfels ausgerichtet (Abb. 18.4). Dadurch vermeidet man eine Schädigung der Linse.

Bei Eingabe eines Steroidimplantates kann eine flachere Injektion einen dichteren Wundverschluss gewährleisten. Bei dem größeren Durchmesser der Ozurdex-Kanüle, kann man mit einer zusätzlichen subkonjunktivalen Anästhesie vor der Injektion eine zuverlässigere Schmerzreduktion erreichen.

Der Patient sollte darüber informiert sein, dass er Glaskörperschlieren in Form von „Wolken“ sieht. Bei einer etwaigen kleinen Luftblase im Glasköperraum kann der Patient über die Harmlosigkeit der „kleinen schwarzen Kugel“ aufgeklärt werden, sowie dass der Effekt nach ein bis zwei Tagen verschwindet.

18.7.1 Kontrollen nach der Injektion

Im Anschluss an die Injektion prüft man mit Handbewegungen das Sehvermögen, um einen druckbedingten Zentralarterienverschluss auszuschließen. Eine kritische Augendruckerhöhung ist bei einem Injektionsvolumen von 0,05 ml allerdings im Allgemeinen nicht zu befürchten. Dennoch sollte man eine Parazentese-Lanze im Standby haben, um gegebenenfalls den Druck chirurgisch mittels Parazentese senken zu können. Zu beachten ist, dass bei schlecht eingestelltem Glaukom die geringe Menge von 0,05 ml den postoperativen Augendruck dennoch erhöhen kann. Eine präoperative Gabe von 250 mg Acetazolamid intravenös oder oral kann dies verhindern. In einigen Operationszentren und Augenkliniken erfolgt nach der Injektion noch eine Kontrolle des Augeninnendrucks mittels Non-Kontakt-Tonometrie. Gegenfalls kann zusätzlich eine Kontrolle der Netzhautdurchblutung und der Lage des Medikamentenimplantates im Glaskörperraum mit Ophthalmoskop erfolgen. Häufig wird im Anschluss ein Augenverband mit oder ohne antibiotische Salbe angelegt. Viele Operationszentren verzichten mittlerweile allerdings darauf. Eine postoperative topische antibiotische Behandlung wird nach Empfehlung der DOG und Deutschen Retinologischen Gesellschaft generell nicht mehr empfohlen [2, 5].

18.7.2 Mögliche Komplikationen

Selten besteht noch ein Resteffekt der Lokalanästhesie und eine möglicherweise auf die Kornea drückende Kompresse kann zu einer Erosio führen. Bei einer kleinen Erosio reichen dickflüssige Tränenersatzmittel und Augensalbe. Handelt es sich um eine größere Erosio, führt eine Verbandslinse oder eine einfache weiche Tageskontaktlinse zu einer raschen Linderung. Der Patient wird in diesem Fall für den nächsten Tag einbestellt.

Ein postoperatives Hyposphagma ist häufig zu beobachten und im Allgemeinen harmlos.

Eine iatrogene Katarakt durch eine Verletzung der Linse ist selten. Wenn sie jedoch geschieht, ist die erforderliche Kataraktoperation nicht einfach, da die Linsenkapsel einen Vorschaden hat. Durch eine Gabe von Steroidmedikamenten wird die Kataraktprogression häufig beschleunigt.

Leichte Glaskörpertrübungen können von Patienten im Rahmen einer IVOM beobachtet werden. Ausgeprägte Glaskörperblutungen sind jedoch selten.

▶ Die Endophthalmitis ist die gefürchtetste Komplikation nach einer IVOM.

Je nach Studie beträgt die Endophthalmitisrate nach IVOM zwischen 0,019 und 1,4 % [5, 7].

18.8 Nachsorge

Die letzte Frage des Operateurs an den Patienten ist immer, ob die postoperative Nachkontrolle sichergestellt ist.

Die erste Nachkontrolle wird meist zwischen dem zweiten und vierten postoperativen Tag durchgeführt. Die Endophthalmitis ist in der Regel erst am zweiten oder dritten postoperativen Tag sichtbar. Bei Steroidimplantaten (Ozurdex® und Iluvien®) sind weitere Kontrollen zur Überprüfung des Augendrucks im postoperativen Verlauf erforderlich.

Literatur und weiterführende Literatur

1. Bartz-Schmidt KU, Ziemssen F (2008) Intravitreale Pharmakotherapie. Schattauer, Stuttgart
2. Bhatt SS, Stepien KE, Joshi K (2011) Prophylactic antibiotic use after intravitreal injection: effect on endophthalmitis rate. Retina 31:2032–2036
3. Bundesärztekammer (2018) Weiterbildungsordnung. Berlin
4. DOG (2007) Empfehlung der Deutschen Ophthalmologischen Gesellschaft, der Retinologischen Gesellschaft und des Berufsverbandes der Augenärzte Deutschlands für die Durchführung von intravitrealen Injektionen (IVI)
5. DOG (2013) Stellungnahme der DOG, Endophthalmitis Prophylaxe bei intravitrealer operativer Medikamenteneingabe (IVOM)
6. Hansmann F, Kramer A, Ohgke H, Strobel H, Müller M, Geerling G (2005) Lavasept als Alternative für PVP-Iod zur präoperativen Antiseptik in der Ophthalmochirurgie. Ophthalmologe 102:1043–1050
7. McCannel C (2011) Meta-analysis of endophthalmitis after intravitreal injection of anti-vascular endothelial growth factor agents: causative organisms and possible prevention strategies. Retina 31:654–661
8. Wenzel M, Dick HB, Scharrer A, Schayan K, Agostini H, Reinhard T (2020) Intraokulare Operationen: Ergebnisse der Jahresumfrage 2019/2020 von DGII, DOG, BVA und BDOC. In: 34. Kongress der Deutschprachigen Gesellschaft für Intraokularlinsen-Implantation, Interventionelle und Refraktive Chirurgie. DGII, Mainz, S 55–58

Notfallvitrektomie für Einsteiger bei Endophthalmitis – die Core-Vitrektomie

19

Arne Viestenz, Wolfgang Schrader, Anja Viestenz, und Frank Wilhelm

Inhaltsverzeichnis

Die Endophthalmitis ist einer der am stärksten den Visus bedrohenden Notfälle und gilt als klare Notfall-OP-Indikation in der Ophthalmologie. Junge Ophthalmochirurgen sind vor die Herausforderung gestellt, rasch und suffizient die Anamnese, die Diagnostik, Teamkoordination, und OP-Entscheidung durchzuführen. Möglichst schnell sollte die Operation erfolgen, um noch ein Restsehvermögen zu erhalten.

A. Viestenz (✉) · A. Viestenz
Klinik und Poliklinik für Augenheilkunde, Universitätsklinikum Halle/Saale, Halle/Saale, Deutschland
e-mail: Anja.Viestenz@uk-halle.de

W. Schrader
Augenzentrum Würzburg, Würzburg, Deutschland
e-mail: mail@profschrader.de

F. Wilhelm
Greifswald, Deutschland

19.1 Endophthalmitiszeichen

Typische Zeichen einer Endophthalmitis sind: Schmerzen, Blendungsempfindlichkeit, Epiphora, conjunktivale und ziliare Injektion – auch mit Bindehautchemosis, periokuläre Weichteilschwellung, Hypopyon, Irishyperämie, vitreale Infiltrate und retinale Infiltrate, Visusabfall. Diese Zeichen müssen nicht alle vorliegen, so haben zum Beispiel nur 75 % der Patienten mit Endophthalmitis Schmerzen – insbesondere bei Patienten mit einer Neuropathie (z. B. bei Diabetes mellitus oder Zustand nach cerebraler/orbitaler Bestrahlung, Einnahme von Analgetika) ist der Schmerz kein sicheres Leitsymptom für eine Endophthalmitis (Abb. 19.1).

▶ Das Fehlen von Schmerzen schließt keine Endophthalmitis aus!

Wichtig für junge Operateure ist vor allem, eine Endophthalmitis zu diagnostizieren. Mitunter sind keine Fundusdetails erkennbar. Hilfreich ist hier der standardisierte Ultraschall des Auges.

F. Wilhelm (Hrsg.), *Ophthalmochirurgie für Einsteiger*, https://doi.org/10.1007/978-3-662-64336-5_19

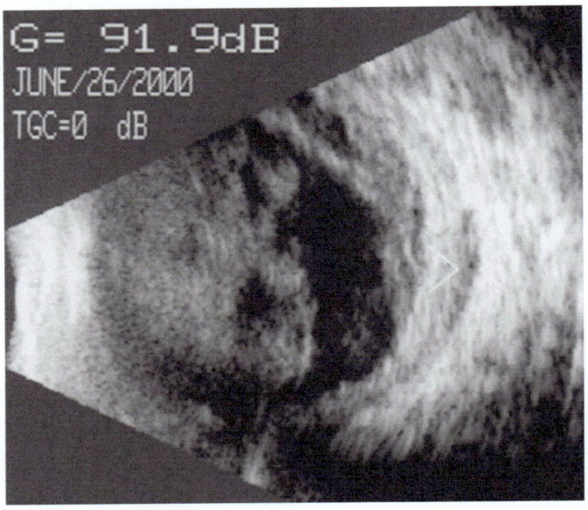

Abb. 19.1 Ultraschall-B-Bild bei massiver vitrealer Infiltration

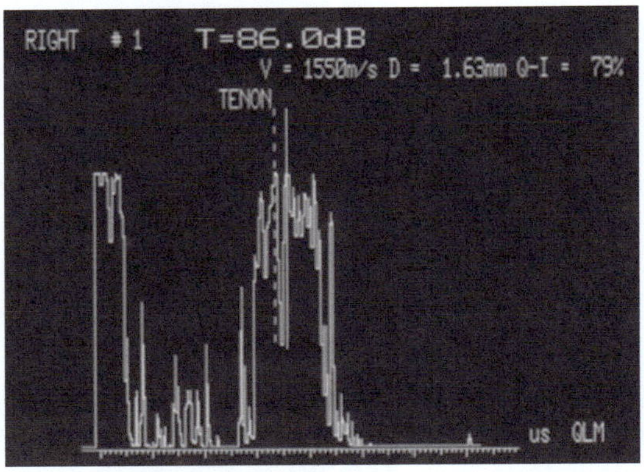

Abb. 19.2 A-Scan mit Glaskörperschwirren (78 dB = Gewebeempfindlichkeit T, T+9 dB wären 87 dB). Das Schwirren zeigt sich schon deutlich unter der Endophthalmitisschwelle

Es müssen alle vier Quadranten des Bulbus standardisiert mittels Sonografie untersucht werden. Im B-Bild wird die Position mit der größten Ansammlung an Infiltraten identifiziert. An dieser Position mit den meisten Verdichtungen (hochreflektive Strukturen im Glaskörper) wird danach mit dem standardisierten A-Schall-Kopf die Glaskörperinfiltration ausgemessen (Gewebeempfindlichkeit T+9 dB = Endophthalmitisschwelle). Finden sich unterhalb dieser Schwelle schwirrende Zacken im Glaskörperraum, so spricht dies verbunden mit den klinischen Befunden und der Anamnese für das Vorliegen einer Endophthalmitis (Abb. 19.2).

19.1.1 Anamnese

Die gründliche Anamnese hilft ebenfalls:

- Haben Sie Schmerzen? Seit wann?
- Hatten Sie in den letzten Wochen eine Augenoperation bzw. eine OP? Haben Sie evtl. Ihre Lochklappe nicht getragen oder war diese beim Schlafen verrutscht?
- Haben Sie eine künstliche Herzklappe?
- Haben Sie offene Stellen am Körper oder im Mund?
- Hatten Sie in den letzten Tagen eine Augenverletzung bzw. im Garten oder in der Werkstatt gearbeitet und dabei etwas auf das Auge bekommen?
- Leiden Sie an Diabetes mellitus?
- Nehmen Sie Immunsuppressiva ein?
- Sind Sie an HIV/AIDS erkrankt?
- Arbeiten Sie in der Landwirtschaft oder in einem Reitstall/haben Sie Haustiere?
- Leiden Sie an einem Tumor oder wurden mit Bestrahlung bzw. Chemotherapie behandelt?
- Bei Patienten auf der Intensivstation ist es wichtig, die venösen oder intraarteriellen Zugänge/Dauerverweilkatheter zu inspizieren – diese könnten Eintrittspforte für z. B. Candida sein. Bei einer bestätigten Endophthalmitis müssen die intravasalen Zugänge neu angelegt werden und die Katheterspitze muss mikrobiologisch analysiert werden.

19.1.2 Timing der OP

Die OP sollte zeitnah, d. h. möglichst innerhalb der folgenden zwei Stunden erfolgen. D. h. unter Bedingungen eines Zentral-OPs muss der Operateur auf die Dringlichkeit des Eingriffes hinweisen und der nächste freiwerdende OP-Slot zur Verfügung gestellt werden. Liegt eine Endophthalmitis vor, sollte bereits systemisch eine Infusion mit Antibiotika erfolgen (siehe Magdeburger-drei-Stufen-Schema von Prof. Wolfgang Behrens-Baumann). Sollte der Patient noch innerhalb der letzten sechs Stunden Nahrung aufgenommen haben, sind

Chancen und Risiken abzuwägen. Eine Ileuseinleitung durch das Anästhesieteam ermöglicht die Operation innerhalb von zwei Stunden.

19.1.3 Richtige Lagerung vor der OP

Eine Rückenlage ist vor dem operativen Eingriff für den Patienten obsolet. Durch diese sinken Zytokine, Leukozyten und die Keime auf den hinteren Pol und können so ein Hypopyon auf der Makula induzieren. Diese toxische Ansammlung führt zu einer massiven Entzündung in der Makula und nicht selten zur Gefäßokklusion mit drastisch reduzierter Visusprognose.

Temperaturmessungen sollten regelmäßig (mind. 3 x/Tag) erfolgen und bei einer erhöhten Temperatur oder Fieber entnommenes Blut auf Keime analysiert werden (Blutkultur), um eine Sepsis zu erkennen und rasch therapieren zu können. Ein Bindehaut- bzw. Hornhautabstrich erfolgt mit der Anforderung auf Keimnachweis und Resistenztestung. Hier lohnt es sich, auch die geplanten oder zum Einsatz gekommenen Antibiotika zu benennen. Auch eine Hertel-Exophthalmometrie ist sinnvoll. Bei einer orbitalen Zellulitis oder der Progression der Endophthalmitis hin zur Panophthalmitis mit Orbitaphlegmone kann der frühzeitige Vergleich der Exophthalmometerwerte diagnostisch wertvoll sein.

Eine lokale Therapie (viertelstündlich) mit antibiotischen Augentropfen (auch „fortified“) kombiniert mit Polyhexanid-AT sollte vor der OP erfolgen.

19.1.4 Lokalanästhesie oder Vollnarkose?

Die Entzündung verändert den pH-Wert hin zum sauren Bereich, sodass die Wirksamkeit von Lokalanästhetika nachlässt. Um dem Patienten mit Endophthalmitis zusätzliche und unnötige Schmerzen zu ersparen, ist eine Allgemeinanästhesie zu bevorzugen.

19.1.5 Vorgehen im OP

Um gezielt die Infektion behandeln zu können, muss der Keim identifiziert werden.

Nach der Desinfektion des OP-Gebietes und dem sterilen Abdecken gibt es zwei Möglichkeiten der Gewebeentnahme:

1. aus Vorder- und Hinterkammer bzw.
2. aus dem Glaskörperraum.

Während die Vorderkammerpunktion meist nur 200 µl Punktat ergibt, kann aus dem Glaskörper häufig ein Volumen von 4 bis 5 ml gewonnen werden, womit die Chancen für einen Nachweis der Keime steigen.

Entscheidend ist, dass der Infusion keine Antibiotika bzw. Antimykotika beigemengt wurden.

Die Autoren empfehlen das folgende Vorgehen:

1. Vor OP-Beginn: Team-Time-Out.
2. In Allgemeinanästhesie wird die periokuläre Region (10 %-PVP-Iod) und die Bindehaut (5 %-PVP-Iod) desinfiziert. Bei offener Wunde des Augapfels werden Bindehaut und Hornhaut nur mit 1 %-PVP-Iod desinfiziert.
3. Im Abstand zwischen 3 und 4 mm hinter dem Limbus werden drei Trokare eingebracht (Abb. 19.3 und 19.4).
4. Der Infusionsschlauch mit dem adaptierten Drei-Wege Hahn wird nur mit BSS gefüllt. Nun kann mit einer mit BSS gefüllten Spritze bei Bedarf der Bulbus tonisiert werden.
5. Über einen Trokar erfolgt die vordere Vitrektomie via Pars plana.
6. An den Absaugschlauch des Vitrektoms wird eine Spritze (z. B. 3 ml) adaptiert und vorsichtig unter schnellen Schnitten des Vitrektoms (mind. 4000 cuts/minute) vorsichtig abgesaugt. Möglichst werden zwei Spritzen gewonnen: 1-mal für die Suche nach Bakterien mit Resistogramm und 1-mal für die Analyse auf Pilze (Pilz-PCR und Anzüchtung).

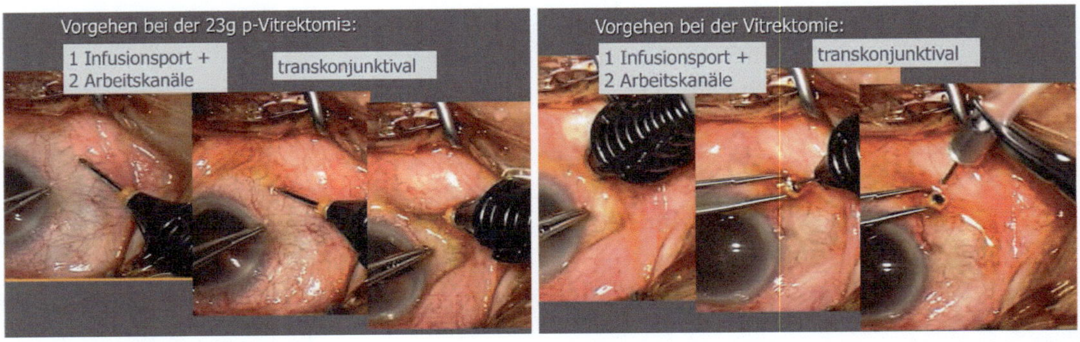

Abb. 19.3 Setzen der drei Trokare transkonjunktival. Die Bindehaut wird mit der Trokarspitze verschoben und in 3–4 mm Limbusabstand in ca. 45 Grad bis 80 Grad als abgestufter Winkel durch die Sklera in den GK-Raum vorgeschoben

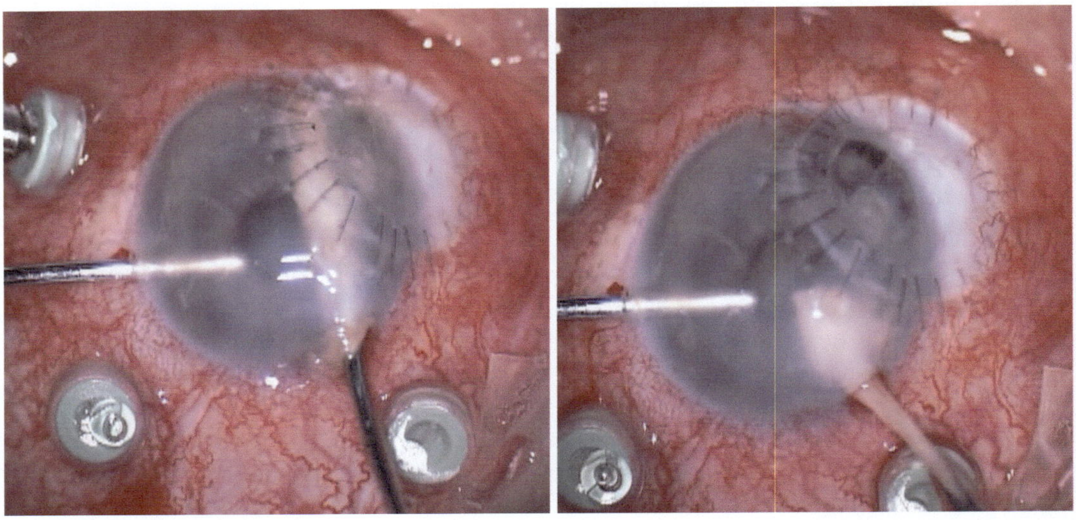

Abb. 19.4 Entfernung des Hypopyons aus der Vorderkammer mit rohrgeführter Pinzette, das Hypopyon wird zur mikrobiologischen Analyse eingesendet

7. Die Spritze wird verschlossen und gelangt zur mikrobiologischen Analyse.
8. Pus in der Vorderkammer: Über eine Parazentese wird mit der Sautterkanüle Kammerwasser gewonnen. Sollte ein zähes Hypopyon in der Vorderkammer sein, wird dieses mit einer Pinzette oder einer rohrgeführten Pinzette entfernt (Abb. 19.5).
9. An den Drei-Wege-Hahn wird an Stelle der BSS-gefüllten Kanüle die BSS-plus-Infusion mit Antibiotikalösung (in den meisten Kliniken Gentamycin) adaptiert (Abb. 19.6).
10. Unter Dauerinfusion kann nun von beiden oberen Trokaren die vordere Vitrektomie fortgesetzt werden.
11. Glaskörperinfiltration. Die Bewegungen sollten nur langsam erfolgen, um einen Riss der Netzhaut durch Traktion über den Glaskörper zu vermeiden. Das Vitrektom sollte nicht zu weit vorgeschoben werden, da die Sicht oft sehr schlecht ist (Abb. 19.7).

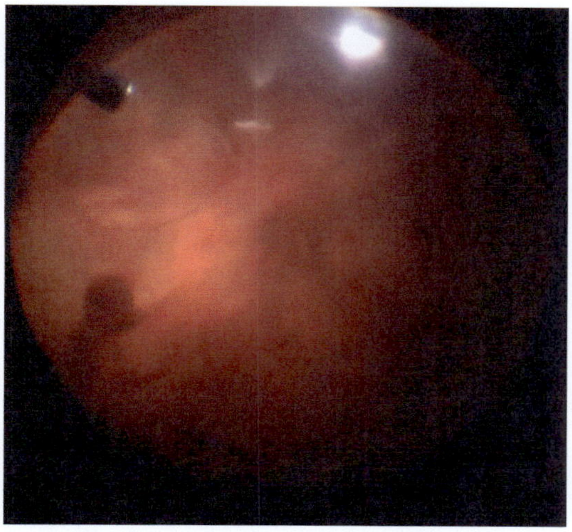

Abb. 19.5 Endophthalmitis nach Verletzung durch Holzscheit. Die Netzhautgefäße sind nur verwaschen erkennbar. Der Glaskörperraum ist blutig tingiert und mit Strängen von Bakterienkolonien durchzogen

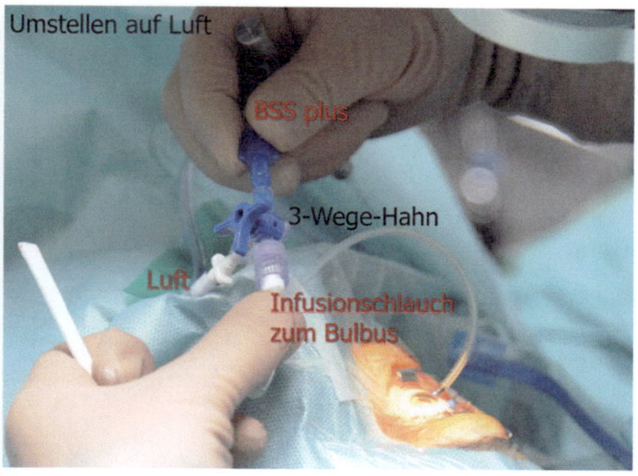

Abb. 19.6 Arbeit mit dem Drei-Wege-Hahn: Ein Schlauch führt zum Bulbus, der Chirurg kann an den anderen beiden Zubringern wählen zwischen BSS oder Luft

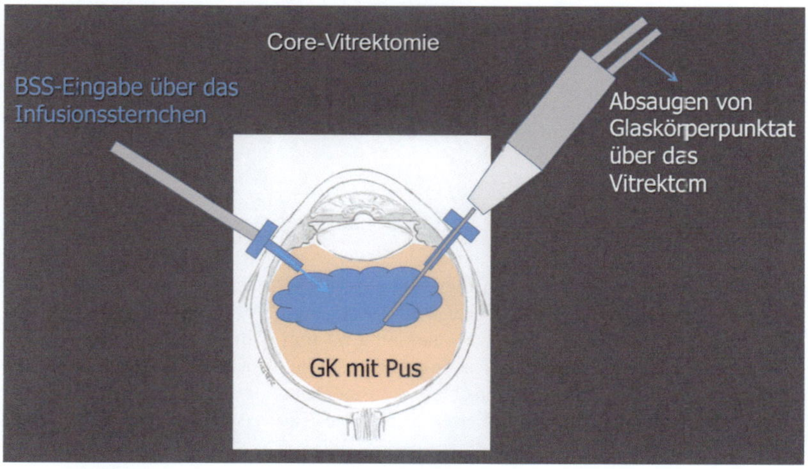

Abb. 19.7 Gewinnung der GK-Probe bei der Core-Vitrektomie. Das Vitrektom muss dabei mit hoher Rate schneiden (mind. 4000 Schnitte/min), um die Ausbildung von sekundären Netzhautlöchern zu vermeiden. Das Vitrektom wird dabei langsam bewegt

12. Vorsichtiger Wasser-Luft-Austausch (ca. nur 20 % des GK-Volumens). Damit wird der GK-Raum von der Linse bis unter die Trokare mit Luft gefüllt.
13. Nun werden in den Glaskörperraum 0,1 ml Vancomycin und 0,1 ml Ceftazidim eingegeben. Bei dringendem Verdacht auf Pilzendophthalmitis werden Voriconazol und Amphotericin B intravitreal appliziert. Durch die oberflächliche Lufteingabe wird verhindert, dass die Antibiotika oder Antimykotika nach außen gelangen (Abb. 19.5).
14. Entfernen der Trokare und ggf. bei Luftaustritt Übernähen mit Vicryl 7-0 EKN.
15. Subkonjunktivale Gabe von Steroiden und Antibiotika/Antimykotika.
16. Verband mit antibiotischer und steroidaler Augensalbe, postoperativ sollte auf Station unbedingt die Lokaltherapie fortgesetzt werden!

Mit etwas mehr chirurgischer Erfahrung kann unter Nutzung des Bioms oder einer aufgesetzten Kilplinse der hintere Glaskörperraum vitrektomiert werden. Der Ungeübte ist gut beraten, die

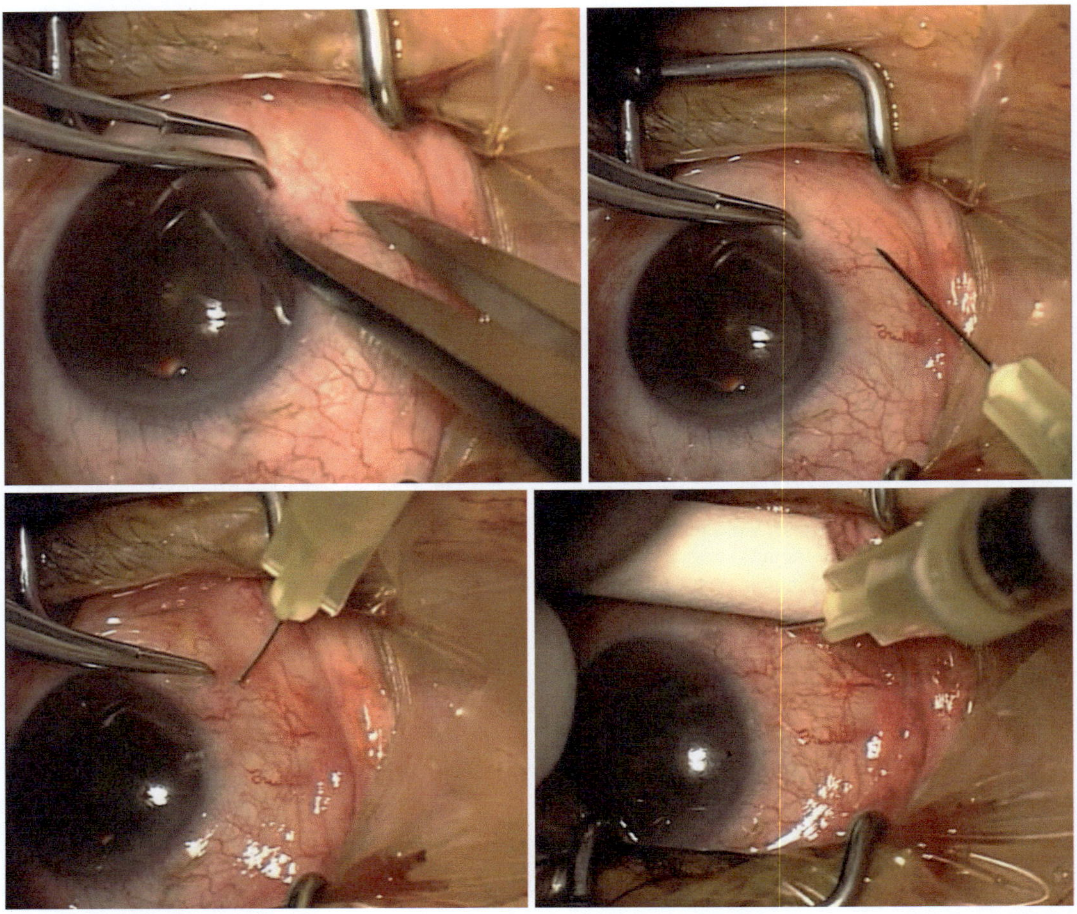

Abb. 19.8 Applikation der IVOM mit Vancomycin und Ceftazidim (je 0,1 ml). Mit dem Zirkel wird der Abstand zwischen 3 und 4 mm vom Limbus markiert (3,0 mm aphakes Auge/3,5 mm pseudophakes Auge/4,0 mm phakes Auge). Die Injektionskanüle verschiebt die Bindehaut hin zur mit dem Zirkel impressionierten Stelle. Die Kanüle wird schräg in die Sklera in einem ca. 45°-Winkel eingeführt, anschließend „aufgesteilt" und in den Glaskörperraum vorgeschoben. Dann werden die Antibiotika in den Glaskörperraum instilliert. Anschließend wird die Kanüle aus dem Bulbus entfernt und die Bindehaut mit einem Tupfer verrieben. Bei der Vitrektomie können die Antibiotika auch über den Trokar eingegeben werden

Beläge auf der Netzhaut nicht anzusaugen oder abzuziehen.

Nach der OP sollte das Magdeburger Stufenschema 3 (Endophthalmitis) fortgesetzt werden. Nach Zugang des Antibiogramms/Resistogramms muss gezielt antibiotisch therapiert werden.

In den folgenden Tagen sollte täglich (am besten 2- bis 3-mal) der Infiltrationsgrad im Glaskörperraum mit Ultraschall gemessen werden. Sinkt die Dezibelgrenze, ist dies ein Hinweis für eine Verschlechterung des Zustandes. In der Folge kann erneut nach ein bis drei Tagen Vancomycin und Ceftazidim in den Glasköperraum als IVOM eingegeben werden (Abb. 19.8).

19.1.6 Sonderfall: Endophthalmitis nach IVOM oder Pars-plana-Vitrektomie

Im Gegensatz zur Endophthalmitis bei Kataraktchirurgie findet sich initial bei postoperativer Endophthalmitis im Hinterabschnitt zumeist die Ansammlung von Pus, der Vorderabschnitt kann in der Initialphase der Endophthalmitis nach IVOM oder ppV reizarm erscheinen. Die Untersuchung des Auges in Mydriasis ist bei Verdacht auf Post-IVOM-Endophthalmitis unbedingt angezeigt! Die Patienten werden oftmals erst nach einem längeren Intervall schmerzempfindlich.

Ein Risikofaktor für die post-IVOM-Endophthalmitis ist die sogenannte „Iodallergie“, bei der es sich zumeist nur um eine Kontaktunverträglichkeit der Haut handelt. Mitunter war die Einwirkzeit von Serasept oder Polyhexanid (Lavasept 0,04 %, 3x alle 10 min appliziert) nicht lange genug, sodass die Keime noch nicht ausreichend reduziert waren.

19.1.7 Was tun, wenn ich noch nie vitrektomiert habe?

In diesem Fall muss abgewogen werden, ob nicht die rasche Verlegung des Patienten in eine Klinik mit Vitrektomiedienst besser wäre, oder ob man zumindest die Eingabe von Vancomycin und Ceftazidim als IVOM im Eingriffsraum unter Gelanästhesie durchführt, um die Vermehrung der Keime zu reduzieren und erst danach den Patienten an ein Vitrektomiezentrum verlegt. In jedem Fall sollte das Vitrektomiezentrum vorinformiert werden, um ein sogenanntes Übernahmeverschulden zu vermeiden.

Schlussendlich sollte der angehende Ophthalmochirurg im Wetlab die Handhabung der OP-Instrumente und Steuerung der Maschinen bei der Vitrektomie trainieren.

19.1.8 Besonderheiten: COVID und Endophthalmitis

In der Initialphase der COVID-Pandemie haben die Autoren eine Häufung der Endophthalmitiden beobachtet (um Faktor 8 nach IVOM), dies hatte oft einen verschmutzten Mund-Nasen-Schutz (MNS) als Ursache, aber auch einen nicht sanierten Zahnstatus, sodass über die Maske ein Luftstrom über das operierte Auge gelangen konnte. Der Verband ist u. E. nach IVOM essenziell für einen Tag bei Tragen eines MNS.

Hat der Patient eine Endophthalmitis und wurde COVID-positiv getestet, muss mit dem Anästhesieteam das Risiko der Allgemeinanästhesie abgewogen werden. Das OP-Team kann unter maximalem Schutz (Schutzkleidung, FFP3-Maske) tätig werden (Abb. 19.9, Tab. 19.1 und 19.2).

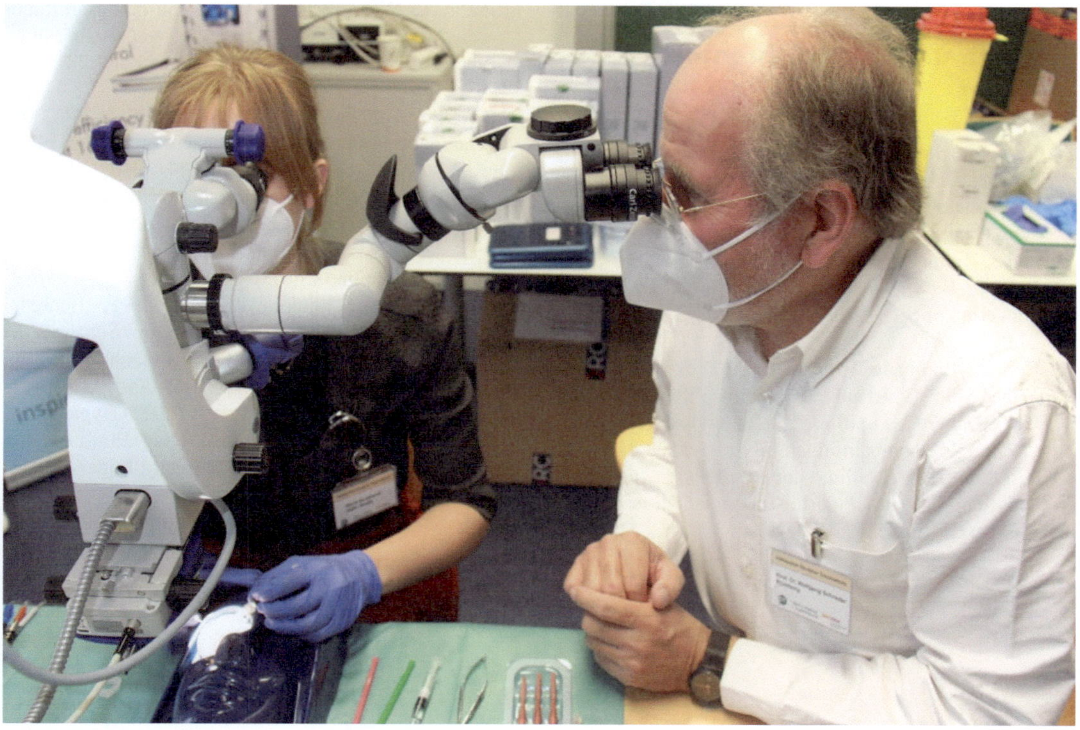

Abb. 19.9 Die beste Vorbereitung auf eine herausfordernde OP-Situation sind die Wetlabs mit Nutzung der OP-Maschinen und des OP-Mikroskops (siehe auch Abschn. 7.2). Exemplarisch: Der Hallesche Ophthalmo-Trauma-Kurs der ISOT/DOG, Prof. Schrader trainiert eine angehende Fachärztin

Tab. 19.1 Eingabe von Antibiotika in die Vorderkammer bzw. den Glaskörperraum bei Endophthalmitis. Bei vollständiger Gasfüllung bzw. Silikonölfüllung muss die Dosierung auf 1/4 bis 1/5 der Angaben in der Tabelle als IVOM reduziert werden

Wirkstoff	Eingabe in VK oder GK bei ca. 4/5-BSS-Füllung
Vancomycin	1 mg auf 0,1 ml
Ceftazidim	2,25 mg auf 0,1 ml
Dexamethason	400 µg auf 0,1 ml
Voriconazol	100 µg auf 0,1 ml
Amphotericin B	5–7,5 µg auf 0,1 ml

Tab. 19.2 Systemische Antibiotikagabe (Maximaltherapie nach Magdeburger Dreistufenplan nach Behrens-Baumann)

	Gegen grampositive Keime	Gegen gramnegative Keime
Präparat	Vancomycin (z. B. Vancomycin Lederle)	Ceftazidim (z. B. Fortum)
Tagesdosis	2 × 1 g iv	3 × 2 g
Bei Resistenzen	Daptomycin (Cubicin) 1 × 1500 mg iv	Imipenem

www.kaug.ovgu.de/Zuweiser/Leitlinien

Literatur und weiterführende Literatur

1. Barry P, Behrens-Baumann W, Pleyer U, Seal D (2007) ESCRS Guidelines on prevention, investigation and management of post-operative endophthalmitis. Version 2. Published by The European Society for Cataract & Refractive Surgeons. ISBN 0-9550988-0-7
2. Behrens-Baumann W (2004) Antiinfektiva bei Augenverletzungen. Klin Monatsbl Augenheilkd 221:674–676
3. Behrens-Baumann W, Augustin A, Dick B, Fabian E, Huber-Spitzy V, Klauß V, Kramer A, Pitten FA, Pleyer U, Zeitz J (2003) Leitlinie zur Prophylaxe und Therapie von Endophthalmitiden. Hyg Med 28:447–460. (Erratum 511), (Leitlinie der Deutschsprachigen Gesellschaft für Intraokularlinsen-Implantation und refraktive Chirurgie, DGII 2005)
4. Behrens-Baumann W (2011) Zur Prophylaxe und Therapie der postoperativen Endophthalmitis. ESCRS-Studie und „Early Vitrectomy Study“ in der Kritik. Ophthalmologe 108:1062–1066
5. Behrens-Baumann W, Finis D, MacKenzie C, Roth M, Geerling G (2015) Keratomykose – Therapiestandards und aktuelle Entwicklungen. Klin Monatsbl Augenheilkd 232:754–764
6. Endophthalmitis Vitrectomy Study Group (1995) Results of the Endophthalmitis Vitrectomy Study. A randomized trial of immediate vitrectomy and of intravenous antibiotics for the treatment of postoperative bacterial endophthalmitis. Arch Ophthalmol 113:1479–1496
7. Kuhn F, Mester V, Morris R (2004) A proactive treatment for eyes with perforating injury. Klin Monatsbl Augenheilkd 221:622–628
8. Narang S, Gupta V, Dogra MR, Pandav SS, Das S (2003) Role of prophylactic intravitreal antibiotics in open globe injuries. Indian J Ophthalmol 51:39–44
9. Pleyer U, Mondino BJ, Adamu SA et al (1992) Immune response to staphylococcus epidermidis-induced endophthalmitis in a rabbit model. Invest Ophthalmol Vis Sci 33:2650–2663
10. Roth M et al (2019) Das Deutsche Pilz-Keratitis-Register. Erste Ergebnisse einer multizentrischen Erhebung. Ophthalmologe. https://doi.org/10.1007/s00347-019-0871-9
11. Schrader W (1990) Endogene Candidaendophthalmitis. Frühzeitige Diagnose und frühzeitige Vitrektomie. Fortschr Ophthalmol 87:331–335
12. Schrader WF (2004) Epidemiologie bulbuseröffnender Augenverletzungen: Analyse von 1026 Fällen über 18 Jahre. Klin Monatsbl Augenheilkd 221:629–635
13. Viestenz A, Schrader W, Behrens-Baumann W (2008) Traumatic Endophthalmitis Prevention Trial (TEPT). Klin Monatsbl Augenheilkd 225:941–946
14. Viestenz A, Wilhelm F, Schrader W (2018) Einführung in die OphthalmoChirurgie – Teil 9: Verletzungen des Auges – was ist zu tun bei der Erstversorgung? Ophthalmo Chir:317–324
15. Viestenz A, Schrader W, Wilhelm F, Behrens-Baumann W (2022) Vitrektomie. In: Schargus M (Hrsg) Einführung in die Ophthalmochirurgie. Dr. Reinhard Kaden, Mannheim, S 189–200
16. Viestenz A, Heichel J, Viestenz A (2022) Hygiene und Sterilität im OP. In: Schargus M (Hrsg) Einführung in die Ophthalmochirurgie. Dr. Reinhard Kaden, Mannheim, S 217–224
17. www.kaug.ovgu.de/Zuweiser/Leitlinien

20 Meine erste Phako – Wie bereite ich mich vor?

Christian Schäferhoff und Thomas Neuhann

Inhaltsverzeichnis

C. Schäferhoff (✉)
Augenpraxisklinik Vogelsang, Augenzentren Neckar-Rems-Murr, Esslingen, Deutschland
e-mail: christian@schaeferhoff.biz

T. Neuhann
München, Deutschland
e-mail: prof@neuhann.de

F. Wilhelm (Hrsg.), *Ophthalmochirurgie für Einsteiger*, https://doi.org/10.1007/978-3-662-64336-5_20

20.1 Vorbereitung vor der OP

Die genaue Kenntnis der Anatomie sowie der einzelnen Operationsschritte ist für ein Gelingen der Operation unerlässlich (Kap. 2). Auch Komplikationen, die immer auftreten (egal, wie viel man operiert hat), können so beherrscht werden. Im Idealfall hat man vor der ersten Phakoemulsifikation Wetlabs besucht und möglichst viel bei seinem Mentor hospitiert und assistiert. Auf die Vorbereitung als Operateur wird in Kap. 7 eingegangen.

Geräte wie die Phakomaschine, das Instrumentarium und das Mikroskop muss man ebenfalls genau kennen.

Es ist sinnvoll, sich vorsichtig heranzutasten. Dabei lohnt es die Zeit zu investieren und als „OP-Schwester" zu assistieren. Damit gewinnt man Sicherheit, was den OP-Ablauf sowie das Instrumentarium betrifft. Hilfreich ist es, sich möglichst viele Operationen von erfahrenen Operateuren über den Mitbeobachter anzusehen. Erfahrungsgemäß ist es leichter, wenn man die Kataraktoperation schrittweise erlernt. Nach dem Erlernen des sterilen Abdeckens eines Patienten und Einsetzen des Lidsperrers kann man damit beginnen, die Parazentesen durchzuführen. Wenn der Anfänger das sicher beherrscht, können die ersten Injektionen von Suprarenin und Viskoelastikum trainiert werden. Daran schließt sich die Durchführung der Kapsulorhexis an, bis man alle OP-Schritte erlernt hat. Ausführliche Beschreibung findet man zum Beispiel in „Katarakt- und Linsenchirurgie in der Augenheilkunde" von M. Shajari, B. Zuberbühler's „Kataraktchirurgie" oder „Phakoemulsifikation und Intraokularlinsen-Implantation" von M. C. Knorz.

20.2 Mikroskop

Bevor man mit der Operation beginnt, sollte man sich in Ruhe und bequem hinsetzen und das Mikroskop auf seine Bedürfnisse einstellen. Da am Anfang die Operationen länger dauern, vermeidet man so Verspannungen. Die meisten Mikroskope lassen sich mit einem Fußschalter bedienen, damit nachfokussiert werden kann, auch während im Auge gearbeitet wird.

▶ Trockenübungen (unsteril) mit dem OP-Mikroskop vor der ersten Operation sind dringend angeraten.

Aufbau und Funktion des OP-Mikroskops werden ausführlich in Abschn. 4.1 beschrieben.

20.3 Phakomaschine

Jeder Operateur sollte die Technik der Phakomaschine, die Einstellungsparameter und deren Bedeutung perfekt kennen. Die Phakomaschine sollte für einen Anfänger zunächst konservativ eingestellt sein. Mit zunehmender Erfahrung können die Einstellungen sportlicher und aggressiver werden. Nach unserer Erfahrung sind die Vertreter der Maschinenhersteller sehr kooperativ und helfen gerne bei den ersten Operationen. Das Phakogerät steuert die Irrigation (d. h. den Flüssigkeitszustrom in die Vorderkammer), die Stärke der Aspiration (d. h. das Ansaugen von Linsenfragmenten und Flüssigkeit) sowie die Stärke und Frequenz des Ultraschalls, der zur Emulfisikation von Linsenpartikeln notwendig ist. Gesteuert wird die Phakomaschine über einen

Fußschalter, der entweder von oben nach unten zunächst die Irrigation, dann die Aspiration und die Phakoemulfisikation mit zunehmender Stärke aktiviert oder von oben nach unten zweistufig zunächst Irrigation, dann zunehmend Aspiration zuschaltet und durch Schwenken des Fußschalters zur Seite die Phakoemulfisikation aktiviert. Das Zusammenspiel zwischen Irrigation und Aspiration nennt man Fluidics. Dieses gewährleistet eine stabile Vorderkammer. Die Fluidics beeinflusst die „followability", d. h. die Heranbringung von Linsenteilen an die Phakospitze, sowie die „holdability", d. h. die Fähigkeit, ein an der Phakospitze angesaugtes Linsenfragment zu fixieren, um es im Anschluss zu emulsifizieren. Um dies zu unterstützen, ist der Flüssigkeitsstrom so ausgerichtet, dass die Flüssigkeit aus den seitlichen Öffnungen des Sleeves ausströmt und Linsenfragmente durch eine kreisförmige Flüssigkeitsbewegung in Richtung Phakospitze spült. Weitere Details finden Sie in Abschn. 4.2 zur Phakomaschine.

20.4 Auswahl der Patienten

Bei der Auswahl der ersten Patienten sollten ein paar Punkte beachtet werden:

- Die Katarakt sollte mäßig fortgeschritten sein. Ist die Katarakt zu dicht, sind Komplikationen wahrscheinlicher: Bei der Kapsulorhexis kann der Rotreflex gestört sein, so dass man die Rhexisränder nicht mehr erkennt. Die benötigte höhere Phakoenergie zur Emulsifikation der Linse kann an der Hornhaut zu Endothelschäden führen. Außerdem kann der Druck auf die Zonulafasern bei der Phakoemulsifikation zu hoch sein, so dass eine normale Hinterkammerlinsenimplantation nicht mehr möglich ist, da der Kapselsack die Kunstlinse nicht mehr halten kann.
- Ist die Katarakt zu „weich", kann die Teilung des Kerns schwierig sein, weil kein gutes Widerlager für die Instrumente besteht.
- Vor allem als Anfänger sollte man Indikationen mit einer überdurchschnittlich hohen Erfolgserwartung vermeiden, wie z. B. einen Clear-lens-exchange sowie die Implantation von Premiumlinsen, da bei solchen Eingriffen die Erwartungshaltung der Patienten sehr hoch ist.
- Die Pupille sollte ausreichend weit werden, da eine Kataraktoperation bei enger Pupille durch den schlechteren Einblick komplizierter wird.
- Auch Begleiterkrankungen, wie eine Cornea guttata oder das Pseudoexfoliationssyndrom, das mit einer lockeren Zonula einhergehen kann, Druckanstiege wahrscheinlicher macht und bei dem die Rhexis leichter nach außen ausreißt, sind fortgeschritteneren Kollegen vorbehalten. Auch bei vorangegangen Operationen, wie z. B. vitrektomierten Augen, bei welchen der Glaskörper als Widerlager fehlt, sind Verletzungen der Zonulafasern wahrscheinlicher. Bei vorangegangen Traumata können ebenfalls die Zonulafasern gelockert sein, auch bei sorgfältiger Operation kann es zu einem Glaskörperprolaps kommen.

▶ Für die ersten Kataraktoperation sollte die Auswahl der Patienten sorgfältig und in Abstimmung mit dem Mentor erfolgen!

20.5 Überprüfen der Indikationsstellung

Vor Beginn der Operation sollte sichergestellt werden, dass der richtige Patient mit der richtigen Linse am richtigen Auge operiert wird. Am besten ist das zu überprüfen, wenn man den Patienten seinen Namen, das Geburtsdatum und das zu operierende Auge benennen lässt und dies mit den Unterlagen abgleicht.

20.6 Abdecken des Patienten

Es gibt unterschiedliche Abdecktücher. Die meisten haben eine Klebefolie, die auf den desinfizierten Bereich geklebt werden. Dann muss die Folie entweder aufgeschnitten oder, falls bereits vorperforiert, aufgerissen werden. Wie bei allen weiteren Schritten ist hier auf genaue Einhaltung der Hygiene zu achten. Kap. 3 beschreibt die Asepsis und Antisepsis im OP.

20.7 Einsetzen des Lidsperrers

Beim Einsetzen des Lidsperrers lässt man den Patienten nach unten schauen und schiebt den oberen Bügel des Lidsperrers unter das Oberlid. Im nächsten Schritt schaut der Patient nach oben und man schiebt den unteren Bügel unter das Unterlid. Durch diese Augenbewegung vermeidet man Verletzungen der Hornhaut.

▶ Es sollte möglichst wenig an den Lidern manipuliert werden, da dadurch Bakterien in den Konjunktivalsack und damit in das Operationsgebiet exprimiert werden können.

Eine Übersicht über verschiedene Lidsperrer finden Sie in Abschn. 5.5.2.

20.8 Parazentese

Parazentesen werden benötigt, um Viskoelastikum, Kochsalzlösung oder VisionBlue ins Auge zu injizieren, sowie kleinere Instrumente ins Auge einzuführen, z. B. bei der Phakoemulfisikation den Push-Pull und ggf. eine bimanuelle Irrigation und Aspiration. Die Größe der Parazentesen richtet sich nach den zu verwendenden Instrumenten bzw. nach dem Durchmesser der bimanuellen Saug-Spülung (Kap. 13).

Die Anzahl und die Lage der Parazentesen richten sich nach den folgend geplanten Operationsschritten.

Üblicherweise führt man die Parazentese im 60°–90° versetzt zu dem geplanten Hauptschnitt durch. Mit der zweiten Hand wird das Auge mit einer Pinzette (z. B. Kolibri-Pinzette) fixiert. Der Schnitt sollte horizontal, parallel zur Iris und peripher durch die Hornhaut durchgeführt werden. Liegt der Schnitt zu weit peripher, kann man die Iris durch das Parazentesemesser verletzen oder die Iris drängt im Verlauf zu dem oder durch den Schnitt. Diese Gefahr besteht vor allem bei einer Floppy Iris. Überdies kann durch ein Inzisionsleck die Bindehaut unterspült und aufgeblasen werden.

Liegt der Schnitt zu zentral, kann der Patient durch die Hornhautnarben gestört werden. Ein vertikaler Schnitt ist schwieriger abzudichten.

20.9 Hauptschnitt

Üblicherweise wird heutzutage ein Clear-Cornea- oder limbokornealer Schnitt durchgeführt. Der Phakotunnel sollte selbstschließend sein und ist meist gestuft. Meist wird ein abgewinkeltes Keratom verwendet (Kap. 13). Die Klinge hat eine Breite von ca. 2,5 mm. Die Schnittbreite muss auf die Größe des Phakotips abgestimmt sein. Zunächst sticht man 70° zur Hornhautoberfläche am peripheren Rand in die Kornea oder in die korneanahe Sklera, führt die Klinge dann 2 mm parallel zur Hornhautoberfläche und sticht dann senkrecht in die Vorderkammer ein. Durch diese Stufung kann der Schnitt durch den intraokularen Druck auf die innere Lefze der Wunde sich selbst verschließen. Bei der Schnittführung sollte das Auge z. B. durch eine Kolibri-Pinzette fixiert werden. Die Lokalisation muss so gewählt sein, dass die Phakoemulfisikation bequem durchgeführt werden kann. Sklerokorneale oder sklerale Schnitte werden heutzutage meist nur noch bei ausgewählten Indikationen durchgeführt, z. B. bei Implantation einer nicht-faltbaren Linse. Wird der Clear-Cornea-Schnitt zu kurz durchgeführt, ist er schwierig abzudichten. Je peripherer der Tunnelschnitt, desto niedriger die astigmatische Wirkung. Eine Übersicht über die Inzisionsinstrumente findet sich in Kap. 5.

20.10 Viskoelastika

Viskoelastika sind Substanzen, die einerseits viskös, d. h. zähflüssig, sind, andererseits elastisch (Kap. 11). Sie dienen dazu, die Stabilität des Auges beizubehalten. Durch ihre Viskosität kollabiert das Auge nicht, wenn man Parazentesen oder Hauptschnitte durch Instrumente öffnet. Sie werden in kohäsive und dispersive Viskoelastika eingeteilt. Es werden Natrium-Hyaloronsäure, Chondroitinsulfat und Hydroxypropylmethylcellulose verwendet. Kohäsive Viskoelastika sind stabiler in ihrer Form, dispersive eher etwas flüssiger.

20.11 Vorbereitung der Kapsulorhexis

Um die Kapsulorhexis optimal durchzuführen, muss die Pupille ausreichend erweitert sein. Präoperativ kann dies lokal mit Tropicamid (Mydrum) und Phenylephrin (Neosynephrin) Augentropfen erfolgen. Intraoperativ injiziert man Epinehprin (Suprarenin, 1:10 verdünnt) oder Mydrane (Kombination aus Tropicamid, Phenylephrin und Lidocain). Dies wird über eine Parazentese in der Vorderkammer gespritzt. Wird die Pupille nicht ausreichend weit, stehen einem der Malyugin-Ring und Irisretraktoren zur Verfügung. Um ein Kollabieren der Vorderkammer zu verhindern, wird im Anschluss ein Viskoelastikum injiziert. Üblich sind Hyaluronsäurederivate oder Methylcellulose. In Kap. 11 werden intraokular verwendete Medikamente detailliert besprochen.

20.12 Kapsulorhexis

Die von Neuhann kreierte Kapsulorhexis ist immer noch Standard bei der Eröffnung der Vorderkapsel. Diese kann entweder mithilfe einer gebogenen Kanüle oder einer Pinzette durchgeführt werden. Die ideale Größe der Kapsulorhexis liegt bei ca. 5 mm Durchmesser. Damit ist die Hinterkammerlinse, die üblicherweise einen Optikdurchmesser von 6 mm hat, zirkulär von der Vorderkapsel bedeckt. Ist die Öffnung kleiner, kann es durch Vernarbung des Kapselsacks zu einer Kapsulophimose mit Abriss der Zonulafasern kommen. Ist die Öffnung zu groß, luxiert die Hinterkammerlinse leichter in die Vorderkammer oder verkippt und ruft dadurch Aberrationsfehler höherer Ordnung hervor. Sticht man zu tief in die Linse, kann die Linse quellen und man sieht den Rhexisrand nicht mehr. Läuft die Rhexis zu weit nach außen, zieht man den umgeklappten Rhexisrand nach zentral. Kommt es zu einem Einriss der Vorderkapsel, kann der Riss auf die Hinterkapsel übergehen, mit der Folge eines Glaskörperprolaps und des Absinkens von Linsenresten in den Glaskörperraum.

▶ Prinzipiell kann man die Rhexis am besten steuern, wenn man mit Nadel oder Pinzette die Kapsel nah am Rhexisrand in Richtung Zentrum zieht.

20.13 Hydrodissektion und Hydrodelineation

Die Hydrodissektion ist die Trennung der Linsenrinde von der Linsenkapsel. Dies ist notwendig, damit der Kern gut aufgearbeitet werden kann. Eine stumpfe Spülkanüle wird unter den Rhexisrand geführt. Die Dissektion erfolgt durch vorsichtiges Spülen mittels einer Kochsalzlösung. Idealerweise sieht man, wie die Flüssigkeitsblase über die Vorderkapsel und den Linsenäquator zwischen Hinterkapsel und Linse Richtung Spülkanüle fließt. Sollte dies nicht der Fall sein, setzt man an einer anderen Stelle nochmals an und spült erneut. Die Linse sollte sich im Kapselsack rotieren lassen. Spült man zu kräftig, kann durch den Druck, der sich im Auge aufbaut, die Hinterkapsel rupturieren. Wird zu viel Volumen injiziert, kann der Linsenkern nach vorne luxieren, was ein Einreißen der Vorderkapsel zur Folge haben kann. In diesem Fall sollte man die Linse entweder mit der Spülkanüle oder mit Viskoelastikum zurückdrängen. Nach der Dissektion erfolgt die Hydrodelineation. Man perforiert die Linsenrinde unter Spülen und trennt den Linsenkern von der Linsenkapsel. Auch hier sollte man die Flüßigkeitsblase im Interface fließen sehen. Auch dadurch kann der Kern leichter aufgearbeitet werden. Abb. 20.1 zeigt die Hydrodissektion.

▶ Ausgiebige Hydrodissektion und Hydrodelineation sind entscheidende Voraussetzungen für ein schonendes Arbeiten im Kapselsack!

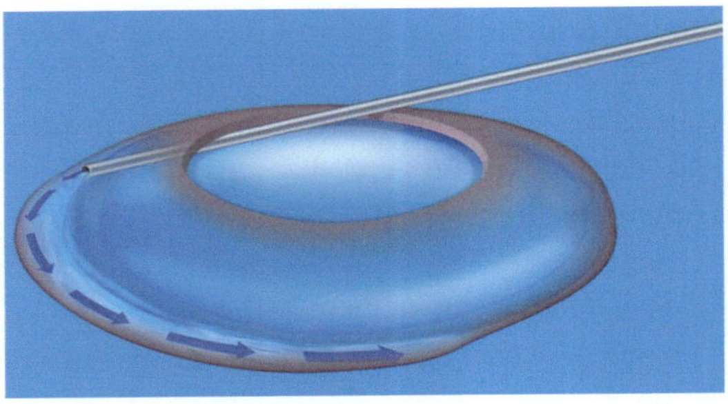

Abb. 20.1 Trennung der Linsenkapsel von der Linse bei der Hydrodissektion

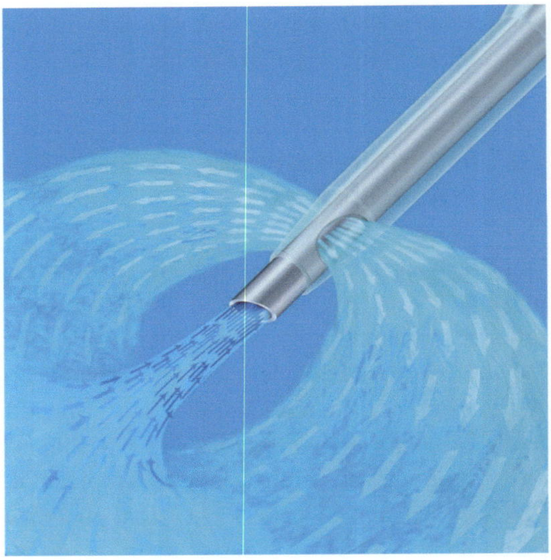

Abb. 20.2 Kreisförmiger Flüssigkeitsstrom aus den seitlichen Öffnungen des Sleeves zur Phakospitze

20.14 Phakoemulsifikation, Divide und Conquer

Bei der Phakoemulsifikation gibt es verschiedene Techniken, mit deren Hilfe die Linse zerkleinert und abgesaugt wird. Der Phakotip funktioniert durch den seitlichen Ausstrom der Kochsalzlösung, die kreisförmig zur Spitze des Phakotips zurückströmt und dabei Linsenfragmente mitreißen soll. Dies ist in Abb. 20.2 dargestellt. Festere Fragmente sollen an der Phakospitze andocken und werden dann mit Ultraschall emulsifiziert. Es hat sich für Anfänger bewährt, Bevel-up zu arbeiten (die Öffnung des Phako-Tips zeigt nach oben), da die Hinterkapsel weniger wahrscheinlich angesaugt wird.

Für Anfänger ist die „Divide-and-Conquer"-Technik am geeignetsten. Zunächst wird die Linse mittels Phakotip mittig durch einen Graben geteilt. Dieser sollte dafür wenigstens ¾ der Linsendicke tief sein. Abb. 20.3 zeigt die korrekte Teilung. Da die Linse zentral ca. bis 6 mm tief ist und zum Rand in ihrer Dicke abnimmt, die Breite des Phakotips ca. 1 mm beträgt, kann man intraoperativ gut abschätzen, wie tief man im Zentrum der Linse „gegraben" hat. Allerdings kann die Linsendicke je nach Alter und Katarakt variieren. Ist der Graben tief genug, versucht man durch Manipulation mit einem zweiten Instrument, z. B. einem Push-Pull, die Linse zu teilen. Eine Übersicht über die Instrumente findet sich in Kap. 5. Abb. 20.4, 20.5 und 20.6 zeigen das „Brechen" der Linse. Setzt man mit den Instrumenten zu hoch an, wird die Linse nicht gebrochen, sondern nur nach unten geklappt, dadurch kann die hintere Kapsel einreißen. Dies ist in Abb. 20.7 gezeigt.

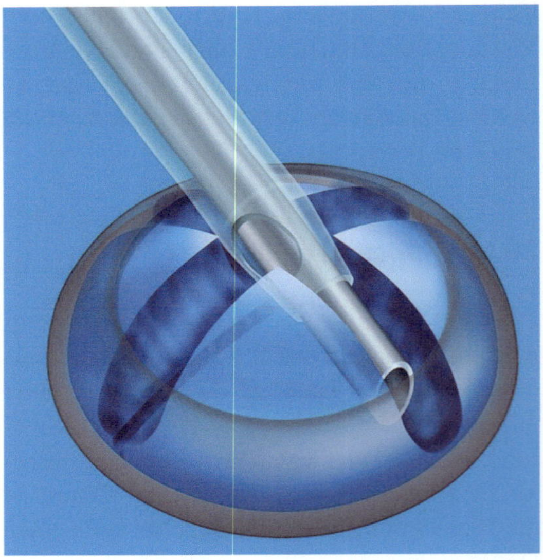

Abb. 20.3 Das korrekte Teilen der Linse in vier Fragmente. Anhand der Dicke des Phako-Tips kann auch die Tiefe des Grabens im Verhältnis der zur Linse eingeschätzt werden

Ist dies gelungen, wird die Linse gedreht und eine Hälfte wird wieder geteilt. Die Technik der Rotation der Linse wird in Abb. 20.8 dargestellt. Dieses Viertel kann dann angesaugt und phakoemulsifiziert werden. Am besten wird das Fragment mittig oder im unteren Drittel angedockt. Dies zeigen Abb. 20.9 und 20.10. Nur bei

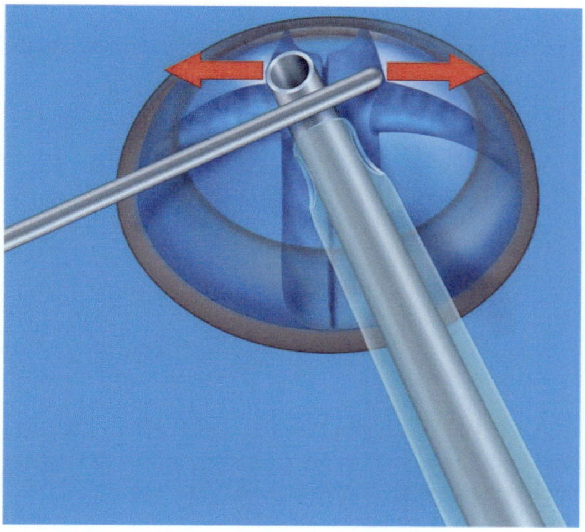

Abb. 20.4 Das Fragmentieren der Linse mit überkreuzten Instrumenten

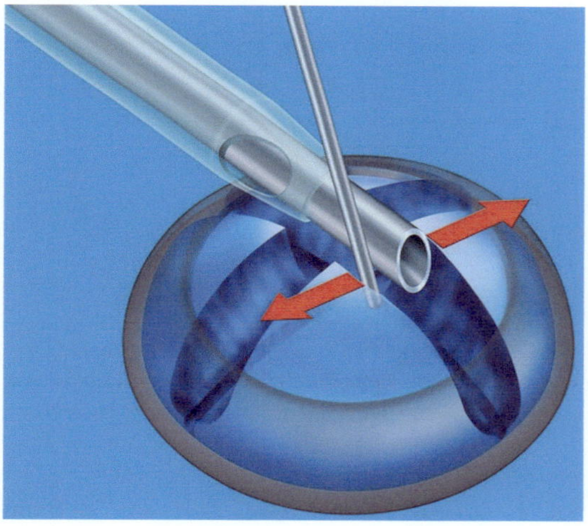

Abb. 20.5 Das Fragmentieren der Linse mit parallel geführten Instrumenten

vollständiger Okklusion kann die Linse emulsifiziert werden. Es hat sich bewährt, wenn ein Linsenfragment durch den Phakotip angesaugt ist, mit einem zweiten Instrument die Kapsel und Iris zu schützen, indem man das Instrument unter und hinter dem Linsenfragment positioniert. Dadurch wird, auch wenn es zu einem plötzlichen Anstieg des Vakuums kommt, weil entweder die Okklusion plötzlich unterbrochen wird oder das Fragment vollständig entfernt ist, die Hinterkapsel nicht in den Phako-Tip eingesogen. Bei der Phakoemulsifikation muss das zu emulsifizierende

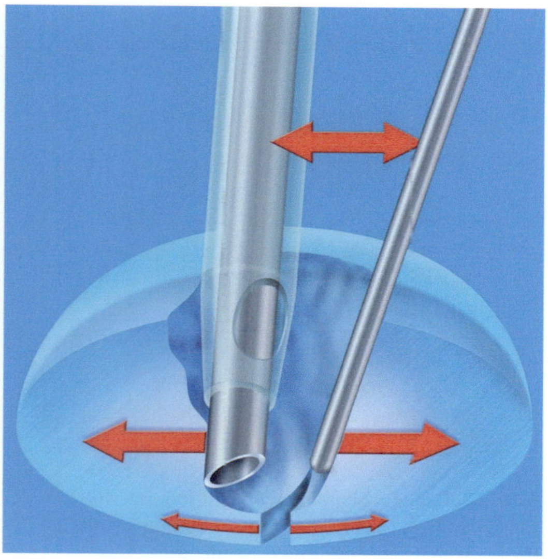

Abb. 20.6 Das „Cracken" der Linse mithilfe des Phako-Tips und eines zweiten Instrumentes

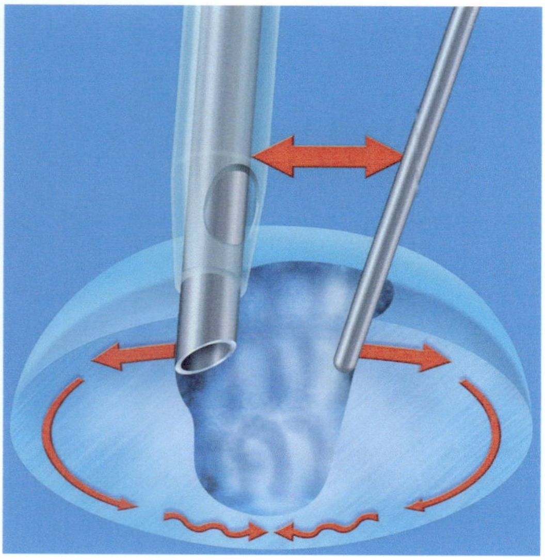

Abb. 20.7 Der nicht korrekte Versuch, durch zu hoch angesetzte Instrumente, die Linse zu teilen. Dadurch wird, wie bei einem Scharnier, nur Druck auf den unteren Bereich der Linse ausgeübt und die Linse in diesem Bereich zusammengepresst, statt sie zu zerteilen

Fragment zunächst fest an der Phakospitze angesaugt werden, sonst wird es durch den Wasserstrom weggestoßen. Erst dann kann es emulsifiziert werden. Mit einem zweiten Instrument muss man unter Umständen die Linsenfragmente in die richtige Stellung rotieren. Setzt man dem Phakotip am Kernfragment zu weit oben an, kann die

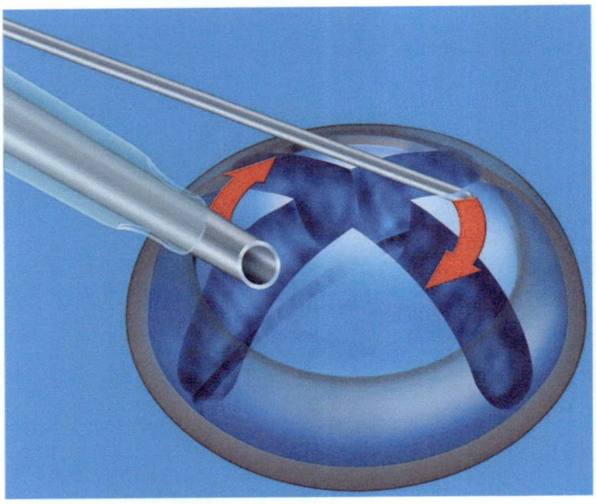

Abb. 20.8 Die Abbildung demonstriert das Rotieren des Linsenkerns in eine korrekte Position mithilfe des Phako-Tips und eines Zusatzinstrumentes

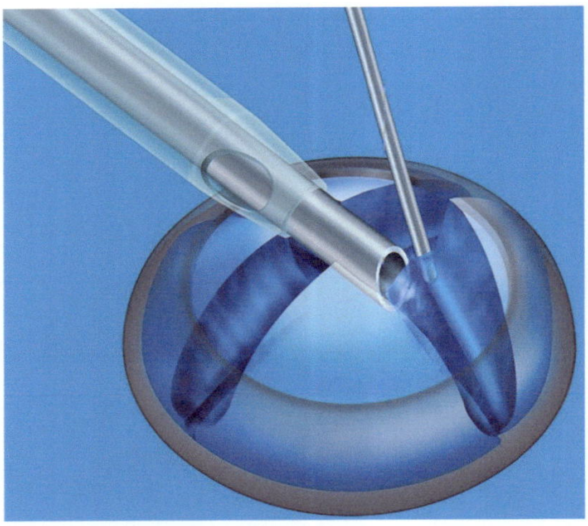

Abb. 20.9 Das korrekte Ansaugen eines Linsenfragmentes im unteren Drittel unter Schutz der Hinterkapsel durch ein zweites Instrument

Hinterkapsel durch eine scharfe Kante des Linsenkerns aufgerissen werden. Dies zeigt Abb. 20.11.

Ziel ist es, eine Okklusion der Aspirationsöffnung durch ein Linsenfragment herzustellen, damit das Vakuum aufgebaut werden kann. Die Irrigation sollte in diesem Moment nur die Flüssigkeit ersetzen, die durch die Inzision entweicht. Ist das Linsenfragment durch das Vakuum fixiert, beginnt man, es durch die Emulsifikation zu zerkleinern und abzusaugen. Geht der Kontakt zu dem Linsenfragment verloren oder ist

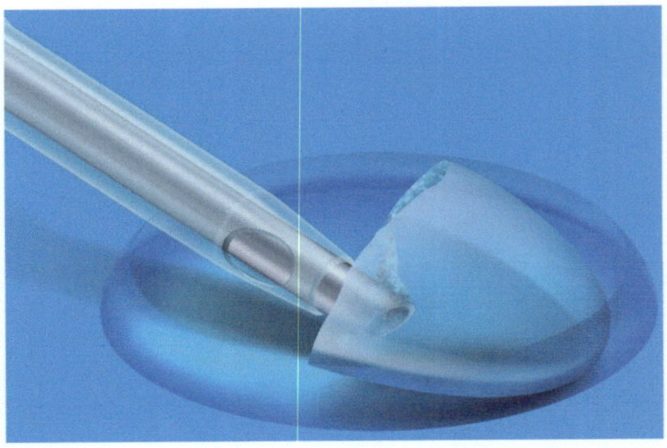

Abb. 20.10 Das korrekte Andocken des Phako-Tips an die Linse im unteren Drittel. Dadurch wird der Linsenkern ohne Belastung des Kapselsacks fixiert

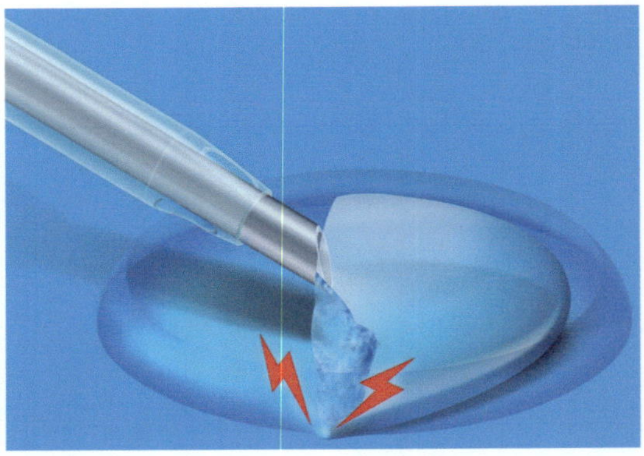

Abb. 20.11 Saugt man eine Linsenhälfte im oberen Drittel fehlerhaft an, kann durch Verkippen der Linse eine eventuell scharfe Unterkante die Hinterkapsel aufreißen

das Fragment emulsifiziert, fällt das Vakuum schlagartig ab und die Aspiration steigt rasch an. Letzteres wird als „surge" bezeichnet und kann zu einem Kollaps der Vorderkammer führen.

Eine alternative Technik ist das „stop & chop". Wie bei „divide and conquer" teilt ein Graben die Linse in zwei Hälften, die „gecrackt" wird. Die Hälften werden um ca. 50° gedreht und jede der beiden Hälften wird in mehrere kleine Fragmente aufgeteilt und emulsifiziert. Bei der Technik des „direct chops" gräbt man die Phakospitze tief in das Zentrum ein, führt das Hilfsinstrument auf die gegenüberliegende Seite unter die Linse und arbeitet mit beiden Instrumenten gegeneinander.

▶ Beim Erlernen der Phakoemulsifikation ist für den Anfänger die „Divide-and-Conquer"-

Technik zu bevorzugen. Dabei sollte der erste Graben (abhängig von der Kernbeschaffenheit) ausreichend tief und möglichst genau mittig angelegt werden, sodass er den Kern halbiert.

20.15 Irrigation/Aspiration

Ist der Linsenkern entfernt, erfolgt die Irrigation und Aspiration für den Anfänger am leichtesten mit einem bimanuellen Spül-Saug-System. Die Instrumente werden über die Parazentesen eingeführt. Die Aspiration wird unter dem Rand der Vorderkapsel platziert und die Linsenrinde angesaugt. Dann wird die Rinde Richtung Zentrum „abgeschält". Dadurch lösen sich auch die Rindenreste an der Hinterkapsel. Zellreste und Auflagerungen an der Kapsel können mithilfe der aufgerauten Unterseite der Instrumente vorsichtig mobilisiert und dann abgesaugt werden. Verbliebene Linsenreste können zu Entzündungsreaktionen führen und durch Quellung zu einem Druckanstieg führen.

▶ Wird versehentlich die Hinterkapsel angesaugt, wird die Aspiration sofort gestoppt (bei Bedarf auf „Reflux" umschalten). Zieht man in dieser Situation das Aspirationshandstück zurück, entsteht ein Kapseldefekt.

20.16 Kapselpolitur

Mittels einer stumpfen Spülkanüle wird die Hinterkapsel durch einen harten Wasserstrahl mit NaCl-Lösung poliert. Dies dient der Nachstarprophylaxe. Man muss darauf achten, dass der Druck, den man durch die Spülung ausübt, nicht zu hoch ist, damit die Hinterkapsel nicht verletzt wird. Auch sollte man sich versichern, dass die Spülkanüle nicht verkantet und ausreichend an der Spritze befestigt ist. Durch den aufgebauten Druck können sonst sämtliche Strukturen im Auge verletzt werden, wenn die Kanüle abgesprengt wird. Auch das Polieren der Hinterkapsel mit einem aufgerauten Aspirationshandstück hat sich bewährt.

20.17 Hinterkammerlinsenimplantation

Viele Linsen werden mittlerweile „preloaded" geliefert, sodass man den Shooter, mit dem die Linse implantiert wird, mit wenigen Handgriffen vorbereiten kann. Je nach Linsentyp gibt es unterschiedliche Techniken. Auch hier sei auf die Vertreter der Linsenhersteller verwiesen. Shooter gibt es zum Drehen oder zum Drücken. Die Shooter zum Drehen sind einfacher zu kontrollieren. Sind sämtliche Rindenreste entfernt und die Hinterkapsel poliert, gibt man Viskoelastikum in die Vorderkammer und in den Kapselsack, führt die Spitze der Kartusche des Shooters in den Phakotunnel bis zur Kapselsackmitte ein und beginnt zu Drehen. Durch das langsame Austreten der Linse aus der Kartusche kann man sehr gut steuern, dass der vordere Bügel direkt unter der Vorderkapsel zum Liegen kommt und die Linse sich nicht „upside down" entfaltet. Beim Eindrehen der Linse kann man den Shooter auch langsam ein wenig zurückziehen. Durch die Manipulation der sich öffnenden Linse mit der Kartusche kann man den hinteren Bügel der Intraokularlinse unter die Vorderkapsel in den Kapselsack schieben. Gelingt dies nicht, kann dies auch vor dem Absaugen des Viskoelastikums mit dem bimanuellen Spül-Saug-System oder der Nadel des Viskoelastikums erfolgen. Dies gelingt, wenn man die Linse etwas dreht und hinteren Bügel gleichzeitig etwas nach unten drückt. Verwendet man einen Injektor zum Drücken, muss man darauf achten, die Linse langsam und gleichmäßig zu implantieren. Wenn bei der Implantation der Widerstand plötzlich nachlässt, kann man durch den plötzlichen Druck Iris oder Kapsel verletzen. Die Implantation der Intraokularlinse kann auch mittels einer Faltpinzette erfolgen. Dabei wird die Linse auf ungefähr die Hälfte des ihres Durchmessers zusammengefaltet und muss über einen dementsprechend größeren Schnitt von ca. 3 mm implantiert werden. Bei der Implantation von nicht-faltbaren Linsen muss der Schnitt auf die Größe der Optik erweitert werden, im Regelfall ca. 5–6 mm. Die beiden letztgenannten Verfahren sind durch die deutlich einfachere Implantation mit dem Injektor sehr unüblich geworden. Einen Überblick über Intraokularlinsen bietet Kap. 10.

20.18 Absaugen des Viskoelastikums

Das Absaugen des Viskoelastikums ist besonders wichtig, da es durch im Auge verbleibende Reste zu einem massiven Druckanstieg meist innerhalb der ersten beiden Tagen kommen kann. Durch die Parazentesen kann man das Viskoelastikum mit dem bimanuellen Spül-Saug-System bequem ausspülen. Hinter der Linse spült man am besten von beiden Seiten mit der Irrigation aus, da man mit dem Aspirationshandstück die Hinterkapsel ansaugen und dadurch einreißen kann.

20.19 Abdichten des Schnittes und der Parazentesen

Die Parazentesen werden abgedichtet, indem man mit einer mit NaCl-Lösung gefüllten Spritze in den Schnitt hineingeht und das Stroma aufquellen lässt, bis es sich leicht weißlich verfärbt. Den Hauptschnitt muss man im Regelfall nicht abdichten. Bei Bedarf kann die Abdichtung des Phakotunnels durch Druck auf die Wunde überprüft werden. Sollte dabei eine Fistulation durch Hauptschnitt resultieren, kann eine kleine Luftblase in die Vorderkammer gegeben werden. In aufrechter Position des Patienten wird bei einem Schnitt im oberen Bereich die untere Lefze an die obere gedrückt und der Schnitt dadurch abgedichtet.

20.20 Postoperative Antibiose

Nach den Leitlinien der DOG wird empfohlen, zum Abschluss der Operation Cefuroxim in die Vorderkammer zu verabreichen und lokal mit einer Kombination aus antibiotischen und steroidalen Augentropfen zu behandeln. Beispiele sind z. B. Dexa-Genamicin AT, Isoptomax AT oder Inflanefran forte AT mit z. B. Ofloxacin AT oder Oftaquix AT. Mydriatika wie Cyclopentolat AT, BoroScopol AT oder Atrophin AT sind im Regelfall nicht erforderlich, können aber bei Patienten mit bekannter Iritis prophylaktisch gegeben werden. Bei Steroidrespondern kann man auch nichtsteroidale Antiphlogistika wie Nevanac AT, Yellox AT oder Voltaren AT geben.

20.21 Femtosekundenlaser-Kataraktoperation (vgl. auch Abschn. 21.2)

2008 wurde von Nagy ein Femtosekundenlaser im Rahmen einer Kataraktoperation klinisch angewendet. Der Einsatz des Femtosekundenlasers kann durch eine präzisere Durchführung das operative Risiko senken. Mittels Femtosekundenlaser können selbstschließende korneale Schnittprofile erstellt werden, eine präzisere kreisrunde Eröffnung der Linsenkapsel für eine zentrale Linsenpositionierung, eine gezielte Fragmentation der Linse, die die Ultraschallenergie bei der Phakoemulsifikation verringert und eine arcuate Keratotomie zur Beeinflussung des kornealen Astigmatismus durchgeführt werden Nicht alle Schritte müssen mit dem Laser erfolgen. Die Durchführung der Hornhautinzisionen wird von manchen Operateuren kontrovers beurteilt, da die Schnitte nicht limbal, sondern nur korneal durchführbar sind. Prinzipiell erleichtert der Einsatz des Femtosekundenlasers die Kataraktoperation. Bei der Kapsulotomie mit dem Femtolaser muss man kontrollieren, ob die „Rhexis“ vollständig ist. Die Hydrodissektion muss sehr sorgfältig durchgeführt werden. Das „Cracken“ des Nukleus ist meist nicht mehr möglich bzw. notwendig, da die Fragmente einzeln abgesaugt werden können. Bei der Phakoemulsifikation sollte man durch die Vorfragmentierung des Linsenkerns besonders vorsichtig sein und wenig Energie verwenden, um die Hinterkapsel zu schonen.

Weiterführende Literatur

1. „Katarakt- und Linsenchirurgie in der Augenheilkunde“ von M Shajari, 2023, ISBN - 13: 978-3662624579
2. „Kataraktchirurgie“ von B Zuberbühler, 2008, ISBN - 13: 978-3540799436
3. „Phakoemulsifikation und Intraokularlinsen-Implantation“ von M C Knorz, 2004, ISBN-13 : 978-3922777670

21 Die ersten Operationen sind absolviert, wie geht es weiter?

Thomas Hammer, Frank Wilhelm, Armin Scharrer, Alexander Petzold, Erik Chankiewitz, Arne Viestenz, Heiko Philippin, Karin Knoll, und Martin Nentwich

Inhaltsverzeichnis

T. Hammer
Klinik und Poliklinik für Augenheilkunde, Universitätsklinikum Halle/Saale, Martin-Luther-Universität Halle-Wittenberg, Halle/Saale, Deutschland

Augenarztpraxis, Augenzentrum „Frohe Zukunft“, Halle/Saale, Deutschland
e-mail: thomas.hammer@uk-halle.de

F. Wilhelm (✉)
Greifswald, Deutschland

A. Scharrer
DOC - Deutsche Gesellschaft für Ophthalmochirurgie e.V. Neuwieder Straße 9, Nürnberg, Deutschland
e-mail: armin.scharrer@augen-scharrer.de

A. Petzold
Augenzentrum am Johannisplatz, Leipzig, Deutschland

E. Chankiewitz
Augenklinik, Städtisches Klinikum Braunschweig gGmbH, Braunschweig, Deutschland
e-mail: erik@chankiewitz.de

A. Viestenz
Klinik und Poliklinik für Augenheilkunde, Universitätsklinikum Halle/Saale, Halle/Saale, Deutschland

H. Philippin
Klinik für Augenheilkunde, Universitätsklinikum Freiburg, Freiburg, Deutschland

International Centre for Eye Health, London School of Hygiene & Tropical Medicine, London, Großbritannien

CBM e. V., Bensheim, Deutschland
e-mail: heiko.philippin@uniklinik-freiburg.de

K. Knoll
Christoffel-Blindenmission Deutschland e. V., Bensheim, Deutschland
e-mail: karin.knoll@cbm.org

M. Nentwich
Augenklinik, Universitätsklinikum Würzburg, Würzburg, Deutschland
e-mail: nentwich_m@ukw.de

F. Wilhelm (Hrsg.), *Ophthalmochirurgie für Einsteiger*,
https://doi.org/10.1007/978-3-662-64336-5_21

Die ersten Operationen unter der Obhut eines Mentors sind erfolgreich absolviert. Jetzt heißt es Erfahrungen zu sammeln, Routine in die Abläufe zu bekommen und sich weiterzuentwickeln. In den folgenden Kapiteln soll erläutert werden, dass die sorgfältige Planung von Eingriffen – besonders in komplizierten Ausgangssituationen – ebenso hilfreich sein kann wie beim Management von Komplikationen.

Zur Erweiterung seines operativen Spektrums sollte jeder Operateur sich kontinuierlich über die Innovationen informieren und versuchen, bei erfahrenen Kollegen im OP zu hospitieren. Dabei stellt gerade die ophthalomochirurgische Tätigkeit in Entwicklungsländern eine besondere Herausforderung und einen großen Erfahrungsschatz dar.

21.1 Komplikationsmanagement

Thomas Hammer, Frank Wilhelm und Armin Scharrer

Das Beherrschen einer Komplikation beginnt bei der OP-Planung. Es kommt bereits beim ersten Kontakt darauf an, die Compliance des Patienten einzuschätzen und danach zu entscheiden, welche Anästhesieform die Beste für ihn bei dem geplanten Eingriff ist und sich im Zweifel für eine Allgemeinanästhesie zu entscheiden. So ist es auch im Vorfeld wichtig, in Abstimmung mit dem Hausarzt den Allgemeinzustand des Patienten und seine Belastbarkeit im Rahmen der Operation zu beurteilen (Kap. 8). Damit kann dem Eintreten von unvorhergesehenen Reaktionen des Patienten und Zwischenfällen im OP-Saal vorgebeugt werden. Es gehört ebenfalls, die Medikamente, welche der Patient im Vorfeld einnimmt und möglicherweise auch einmal eingenommen hat, zu erfassen. Daraus kann beispielsweise geschlussfolgert werden, ob die Iris beeinflusst ist und intraoperativ eine enge Pupille oder eine „Floppy Iris“ zu erwarten ist. Ebenso kann es notwendig sein, im Rahmen der Planung eines Eingriffes, bei dem Blutgefäße durchtrennt werden, im Vorfeld und in Abstimmung mit dem Hausarzt die Antikoagulanzientherapie auszusetzen. Mit dem Abschluss des operativen Eingriffes im OP ist das Komplikationsmanagement nicht abgeschlossen. Es beinhaltet auch die konsequente frühe postoperative Nachsorge, um Probleme bis hin zu einer Endophthalmitis zeitnah zu erkennen und die Therapie entsprechend anpassen zu können [1]. Der kollegiale Kontakt mit dem Nachbehandler ist vonnöten, um auch Spätkomplikationen beispielsweise nach Intraokularlinsenimplantationen möglichst frühzeitig zu erkennen und beherrschen zu können [7].

Grundlage für das erfolgreiche Operieren im Augen-OP ist die präzise Abstimmung zwischen dem Operateur und der Assistenz. Die Abstimmung untereinander und beidseitige Kenntnis der Abläufe ist die Basis dafür, Überraschungen zu vermeiden. So sollte jede Kanüle, die dem Operateur angereicht wird, vorher auf Durchgängigkeit überprüft werden. Erfolgt das unmittelbar vor dem Einsatz, dann wird dabei auch evtl. in der Kanüle verbliebene Luft entfernt. Gibt es diese Abstimmung nicht, kann der Operateur nicht schonend injizieren oder eine Luftblase kann in die Vorderkammer gelangen und behindert die Sicht beim intraokularen Operieren.

Sollte es notwendig sein, vom geplanten Verlauf abzuweichen, muss jeder Augenchirurg auf ein breiteres Repertoire zurückgreifen können. Hier macht es Sinn, sich im Vorfeld auch mit den „alten Techniken“ vertraut zu machen, um bei Bedarf das Vorgehen entsprechend anzupassen. Für den Anfänger ist es besonders wertvoll, wenn er in dieser Situation einen erfahrenen Lehrer an der Seite hat, der Hinweise geben kann und gegebenenfalls die Fortführung des Eingriffes übernimmt.

Prinzipiell ist jeder Operateur gut beraten, bei einem Verlauf, der von der Regel abweicht, wieder eine „bekannte“ Situation herzustellen, sodass weiter in gewohnter Weise vorgegangen werden kann.

Hierfür ist es unbedingt notwendig, dass der Arzt genau weiß, welche materiellen Voraussetzungen in der OP-Abteilung verfügbar sind. Dazu zählen Geräte und Instrumente ebenso wie die verschiedensten Verbrauchsmaterialien (Kap. 4, 5, 6, 10, und 11).

21.1.1 Wie ist bei einer Blutung vorzugehen?

Am Anfang wurde bereits darauf hingewiesen, dass bekannt sein muss, ob der Patient „blutverdünnende Medikamente" einnimmt. Ist dies der Fall, hängt das weitere Vorgehen von der Durchführung des geplanten Eingriffes ab.

Bei einer regelrechten Phakoemulsifikation mit Clear-Cornea-Zugang, Zugang unter topischer Anästhesie muss die Behandlung mit Antikoagulanzien prinzipiell nicht unterbrochen werden, da keine Blutgefäße durchtrennt werden.

In Fällen, in denen zusätzliche intraokulare Manipulationen – beispielsweise an der Iris – geplant sind oder bei der Bulbuseröffnung die Bindehaut und die Sklera beteiligt sind, eine peribulbäre Anästhesie erfolgt, ebenso wie bei allen anderen Eingriffen an durchbluteten Geweben – insbesondere an den Lidern – ist in kollegialer Abstimmung mit dem Hausarzt eine Unterbrechung der Antikoagulanzientherapie zu empfehlen (Kap. 9).

Kommt es trotzdem intraoperativ zu einer Blutung, sollten folgende Prinzipien beachtet werden und nebeneinander zur Anwendung kommen:

1. Ruhe bewahren,
2. Kontrolle des Blutdruckes beim Patienten – ggf. medikamentös senken,
3. Blutungsquelle suchen,
4. Blutung stillen.

Wenn diese Blutung intraokular auftritt, kann als erste Maßnahme der Irrigationsdruck erhöht, d. h. die Flaschenhöhe gesteigert werden. Dabei ist darauf zu achten, dass kein Prolaps – beispielsweise der Iris – über die Zugänge provoziert wird. Alternativ kann initial versucht werden, durch Instillation eines (hochmolekularem) Viskoelastikums im Bereich der Blutungsquelle diese zu tamponieren. Danach kann in der Regel die „Problemstelle" besser eingesehen und die Ursache gefunden werden.

Extraokular erfolgt diese Tamponade mit einem geeigneten Instrument, wobei sich hier Tupfer gewährt haben. In Abhängigkeit von der Quelle kann die Blutung nach ausreichender Kompression sistieren oder – durch Spülung mit BSS (Kap. 11) so gut dargestellt werden, dass sie durch gezielte und dosierte Thermokoagulation zum Stehen gebracht wird. Hier gilt es den Grundsatz der Ophthalmochirurgie „So viel wie nötig und so wenig wie möglich!" besonders zu beachten!

In vergleichbarer Weise wird auch bei der Lidchirurgie vorgegangen. Hier kann es sich als notwendig erweisen das durchtrennte Gefäß durch Abklemmen mit einem geeigneten Instrument zu lokalisieren und die Blutungsquelle schließlich mit einer Naht zu unterbinden.

21.1.2 Komplikationsmanagement in der Kataraktchirurgie

Während einer Katarakt-OP lauern verschiedene Momente sowohl auf einen unerfahrenen, aber auch auf den erfahrenen Operateur. Wichtig ist es, die zur Behebung der Problematik notwendigen Schritte zu kennen und diese dann zügig umzusetzen, ohne dabei hektische Bewegungen oder schreckhafte Reaktionen zuzulassen. Da es nicht möglich ist, alle eventuell auftretenden Probleme zu erfassen, soll an dieser Stelle exemplarisch auf häufige Komplikationsmöglichkeiten bei der Kataraktoperation eingegangen und Hinweise für deren Beherrschung gegeben werden.

Um sich Operationen nicht zusätzlich kompliziert zu gestalten, ist es wichtig, vor Beginn der OP noch einmal die Lagerung des Patienten, also die horizontale Kopflage und das saubere Sitzen des Lidspanners mit Zurückhalten der Wimpern, zu überprüfen. Sollte es eine Situation geben, wo die Augenbrauen sehr prominent sind oder der Bulbus sehr tief liegt, so kann der Kopf etwas überstreckt oder auch leicht zur Gegenseite rotiert werden (Kap. 8).

21.1.3 Welches Vorgehen ist bei enger Pupille sinnvoll?

Die Kataraktoperation bei Patienten mit enger Pupille sollte nicht durch einen Einsteiger erfolgen und kann auch für den erfahrenen Operateur eine besondere Herausforderung sein. Deshalb muss im Vorfeld sondiert werden, ob bereits bei der Voruntersuchung die diagnostische Pupillenerweiterung eingeschränkt ist. Auch ist zu klären, ob in der Vergangenheit eine Glaukom- Therapie mit Miotika (in der Regel Pilocarpin°) erfolgte, Synechien der Iris oder ein Pseudoexfoliationssyndrom vorliegen. Auch Angaben zur systemischen Therapie, die die Iris beeinflussen, vorzugsweise mit Tamsulosin° und vergleichbaren Medikamenten (Kap. 8), sind unbedingt zu erheben. Ist die Pupille bei Beginn des Eingriffes so eng, dass das weitere Vorgehen zu riskant ist, gibt es verschiedene Möglichkeiten, um hier unter Berücksichtigen der primären Pupillenweite und der Erfahrung des Operateurs das Risiko zu verringern. Sinnvoll ist es in diesen Fällen, pupillenerweiternde Arzneimittel wie Adrenalin oder Mydrane° (Kap. 11) intrakameral einzusetzen. Bei Vorliegen hinterer Synechien sollte versucht werden, diese stumpf zu lösen. Das kann durch die Eingabe eines Viskoelastikums in die Vorderkammer besonders schonend erfolgen.

Dieser Vorgang kann anschließend wiederholt werden, indem die Öffnung der Kanüle zur Injektion im Zentrum der Pupille platziert wird und so die Iris zusätzlich nach peripher gedrängt wird.

Sollte danach keine ausreichende Mydriasis resultieren, kann eine temporäre mechanische Erweiterung mit Hilfe von Irisretraktoren [2] oder Pupillenexpandern [4] notwendig sein. Die meisten Vorkehrungen und Manipulationen zur Pupillenerweiterung sollten nach Möglichkeit topisch medikamentös oder über die Parazentesen und dem Anlegen des Phakotunnels erfolgen. Ist das Einführen eines Irisexpanders über die Inzision geplant, gilt dieser das besondere Augenmerk!

21.1.4 Wie gehe ich bei Problemen mit den Inzisionen vor?

Erfolgt das Einführen von Instrumenten über die Parazentesen oder den Tunnel nicht exakt in der Schnittrichtung, können sich diese leicht in den Stromalamellen verfangen, ebenso an limbalen und postlimbalen Zugängen, bei denen die Bindehaut beteiligt ist. In diesen Fällen kann das Aufweiten der Inzision mithilfe eines Viskoelastikums hilfreich sein, wobei gleichzeitig der Zugang mit der Injektionskanüle sondiert wird. Eine Erweiterung des Tunnels hätte möglicherweis eine Tunnelinsuffizienz zur Folge, da das Ausmaß der Inzision durch die Breite der Phakolanze auf die Abmessungen des Phakotips angestimmt ist. Dabei ist auch die Möglichkeit in Betracht zu ziehen, dass der Sleeve abgenutzt ist und deshalb locker auf dem Tip sitzt, weshalb er zu erneuern ist.

Eine Tunnelinsuffizienz kann gerade in der Anfängerzeit auftreten [3], wenn noch nicht viel Erfahrungen mit der Durchführung kornealer Schnitte vorliegen (Kap. 13), oder auch später nach einer intraoperativ notwendig gewordenen Erweiterung der Vorderkammeröffnung. In diesen Fällen hat sich das Legen einer temporären Naht (ggf. auch mehrerer) bewährt. Dabei kommt monofiles Nahtmaterial (Nylon 10/0, Kap. 12) zum Einsatz. Diese „Situationsnähte" dienen dazu, im weiteren Operationsverlauf die Vorderkammer stabil zu halten und ein sicheres intraokulares Manipulieren zu gewährleisten. In der Regel werden diese zum Abschluss des Eingriffes entfernt, können aber bei Bedarf auch belassen werden, um sie im Rahmen der postoperativen Kontrollen (unter Berücksichtigung des Astigmatismus) gegebenenfalls später zu entfernen. Sollte die Dichtheit des Tunnels nicht sicher sein, kann die Instillation einer Luftblase in die Vorderkammer hilfreich sein. Da diese in Rückenlage und bei aufrechter Position des Patienten den in der Regel im oberen Limbusbereich befindlichen Schnitt an der Endothelseite bedeckt, wird bis zu ihrer Resorption dem Abfluss von Kammerwasser vorgebeugt und Zeit für die erste Phase der Wundheilung gewonnen.

In der Kataraktchirurgie hat es sich bewährt, abschließend das Gewebe im Bereich der kornealen Zugänge durch die intrastromale Injektion von BSS (Hydrotamponade) zu verschließen. Gelingt dies in Ausnahmefällen, wie bei zu kurzer Schnittlänge oder jugendlichen Patienten nicht, ist ebenfalls die Adaptation durch eine Naht (Nylon 10-0) notwendig.

21.1.5 Was tun bei Abflachen der Vorderkammer?

Sollte im Verlauf der Operation die Vorderkammer abflachen, ist zu prüfen, ob ein zu hoher Reflux aus den Zugängen besteht. Dem kann durch Änderung der Instrumentenhaltung, welche einem Klaffen der Inzisionen vorbeugt, abgeholfen werden. Bei Bedarf werden zu große, insuffiziente Inzisionen durch eine Naht adaptiert. Auch eine Erhöhung des Glaskörperdruckes (Vis a tergo) kommt als Ursache infrage. Liegt gleichzeitig eine Verdunklung des Rotreflexes vor, ist eine spontane Aderhautblutung ursächlich in Betracht zu ziehen. In diesem Fall ist der Irrigationsdruck der Maschine (Flaschenhöhe) zu erhöhen. Die Instrumente sind unverzüglich über die Inzisionen aus dem Auge zu entfernen. Nach Abklärung der Situation (Oft liegt die Ursache in einem Pressen des Patienten oder einer unbewussten Fehlhaltung der Instrumente!) sollte versucht werden, die Tiefe der Vorderkammer durch Installation eines Viskoelastikums zu stabilisieren. Wenn dies gelingt, kann der Eingriff fortgeführt werden. Ist das nicht möglich, sollte der Eingriff unterbrochen werden und nach nochmaliger Abklärung der Allgemeinsituation zeitnah in Allgemeinanästhesie durch einen erfahrenen Operateur fortgeführt werden.

21.1.6 Wie gehe ich bei vor, wenn die Kapsulorhexis in die Peripherie entglitten ist?

Vor diesem Problem kann Jeder stehen, auch nach tausenden unkomplizierten Eröffnungen der vorderen Linsenkapsel! Es gibt Befunde, wie stark fibrosierte Vorderkapseln, auf die Linsenvorderfläche inserierende, aberrierende Zonulafasern oder partielle Zonulolysen, bei denen nicht vorhersehbar ist, ob es gelingt, die Rhexis geschlossen zu vollenden. Deshalb sollte der Operateur darauf vorbereitet sein und eine Strategie für das weitere Vorgehen haben. Es hat sich in diesen Situationen bewährt, nochmals Viskoelastikum zu injizieren. Dadurch wird die Vorderkammer stabilisiert und der Eingriff kann schonend über die Parazentesen fortgeführt werden. Mittels rohrgeführter Pinzette und Schere (z. B. nach Koch, Kap. 5) wird die Kante der in die Peripherie verlaufenden Kapselöffnung eingeschnitten und mit der Pinzette so gefasst, dass die Rhexis vollendet werden kann.

Abhängig von der Gesamtsituation des Kapselsackes, der Härte des Linsenkerns und der Erfahrung des Operateurs wird entschieden, wie die Kataraktoperation zu Ende geführt werden kann.

21.1.7 Wie verhalte ich mich bei einem Hinterkapseldefekt?

Das Vorgehen bei einem Defekt der Hinterkapsel wird entscheidend davon bestimmt, in welcher Phase des Eingriffes dieser auftritt bzw. festgestellt wird. Wenn schon nach der Kapseleröffnung klar ist, dass die Rhexis nicht intakt ist, muss davon ausgegangen werden, dass sich der in die Peripherie verlaufende Riss auf die Hinterkapsel fortsetzen kann. Auch im weiteren Verlauf – während der Phakoemulsifikation, Rindenabsaugung und IOL-Implantation kann es zur Verletzung der Kapsel kommen.

Prinzipiell muss beim Auftreten eines Kapseldefektes besonders schonend vorgegangen werden. Der Spüldruck der Irrigation sollte umgehend reduziert werden, sobald die Läsion der Kapsel erkannt wird. Das wird erreicht, indem beispielsweise die Höhe der Infusionsflasche reduziert wird (zu empfehlen sind 20 cm). Auch hier kann die nochmalige Eingabe von Viskoelastikum das weitere intraokulare Operieren erleichtern und sicherer machen. Sollte die Situation sehr unübersichtlich sein, kann man der Luxation des Kerns in den Glaskörperraum vorbeugen, indem man beispielsweise die viskoelastische Substanz hinter dem Nukleus platziert und damit diesen gegebenenfalls in die Vorderkammer verlagert, um ihn dann im Rahmen einer extrakapsulären Kataraktextraktion über den erweiterten Tunnel schonend zu entbinden [3].

21.1.8 Welche Intraokularlinse soll implantiert werden?

Prinzipiell sollten Einsteiger in die Ophthalmochirurgie ausschließlich Implantate einsetzen, die in der ausbildenden Einrichtung routinemäßig zum Einsatz kommen. Damit ist gesichert, dass der Mentor den jungen Kollegen in die Handhabung der Implantate einweisen kann und dabei die Besonderheiten für den Operateur berücksichtigt. Das gilt für den regelrechten Ablauf einer Kataraktoperation, d. h. einer Phakoemulsifikation über eine Clear-Cornea-Zugang mit Linsenimplantation in den Kapselsack. Ebenso beherrscht der Ausbilder dabei eventuell auftretende Komplikationen. Empfehlenswert sind für den Einsteiger mehrteilige Implantate im C-Loop-Design (Kap. 10) aus hydrophobem Material. Diese entfalten sich langsamer und damit besser kontrolliert. Auch lassen sie sich bei Bedarf mit der Optik in der Rhexis fixieren oder ermöglichen gegebenenfalls (abhängig vom Haptik-Durchmesser) auch die Platzierung im Sulcus ciliaris. Die Erfahrungen haben gezeigt, dass die Auswahl des Implantates und des Implantationsortes immer in Abhängigkeit von der aktuellen Situation – gegebenenfalls auch unmittelbar intraoperativ – erfolgen muss [6]!

21.1.9 Was ist zu tun, wenn der Glaskörper prolabiert?

Mit einem Prolaps des Glaskörpers ist sowohl bei einem Defekt der Hinterkapsel als auch bei ausgedehnten Defekten der Zonulafasern zu rechnen. Die erste Maßnahme in diesem Fall muss stets lauten: „Flasche runter!" Das bedeutet, dass der Zufluss aus der Irrigation zu reduzieren ist (s. o.). Danach erfolgt die Einschätzung des Ausmaßes des Glaskörpervorfalls. Ist dieser auf einen überschaubaren Bereich beschränkt, kann der Eingriff fortgeführt werden. Hierbei kann die Platzierung eines Viskoelastikums helfen, den Prolaps zu stabilisieren oder, wenn möglich, zurückzudrängen. Gelingt dies nicht, ist eine anteriore Vitrektomie notwendig, welche bimanuell über die Parazentesen erfolgen sollte.

21.1.10 Was ist beim Vorliegen einer Zonulolyse zu beachten?

Defekte des Halteapparates der Linse können beispielsweise beim Pseudoexfoliationssyndrom, bei Marfan-Syndrom und nach Verletzungen vorliegen. In dieser Situation sollte ein Anfänger in der Kataraktchirurgie diesen Eingriff an einen erfahrenen Operateur übergeben oder sich – zumindest in Einzelschritten – von diesem assistieren lassen! Die Ausdehnung der Zonulolyse ist für das weitere Vorgehen entscheidend [5]. Bei Defekten, die weniger als 3 Urzeiten ausmachen, kann ein erfahrener Operateur den Eingriff oft komplikationslos zu Ende führen. Bei größerem Ausmaß der Zonulainsuffizienz und bei bereits prolabiertem Glaskörper kann durch die Einführung eines Spannringes der Kapselsack stabilisiert werden und die Operation fortgesetzt werden. Dabei sind die oben aufgeführten Hinweise zu berücksichtigen. In Fällen, bei denen ein Zonuladefekt ausgedehnter ist und der Kapselsack intraoperativ besonders mobil erscheint, sollte die Umwandlung in eine ECCE ggf. mit Entfernung des kompletten Kapselsackes erwogen werden.

21.1.11 Wie gehe ich bei der Operation einer maturen Katarakt vor?

Diese besondere Situation erfordert eine sorgfältige Planung und ein besonderes Vorgehen! Deshalb sollte der Eingriff durch einen erfahrenen Operateur oder zumindest unter Assistenz eines solchen erfolgen. Sollte sich bei Operationsbeginn zeigen, dass der Rotreflex (Retrolumineszenz) sehr schwach ist, dann ist es empfiehlt es sich, den Kopf des Patienten zu wenden, um zu prüfen, ob sich das Auge so positionieren lässt, dass ein ausreichender Rotlichtreflex in der Pupille resultiert. Da für den Erfolg jeder Kataraktoperation die Erhaltung einer intakten Kapsulorhexis ausschlaggebend ist, sollte bei fehlender Retrolumineszenz das Risiko durch Visualisierung der Vorderkapsel unter Anwendung eines

Farbstoffes (Kap. 11) minimiert werden. Daran anschließend kann in der Regel der Eingriff in Form einer geplanten Phakoemulsifikation zum Abschluss gebracht werden. Aufgrund der Ausgangssituation ist die Wahrscheinlichkeit der vorher besprochenen Komplikationen deutlich erhöht und kann das Vorgehen nach den dazu bisher gegebenen Hinweisen notwendig machen.

21.2 Übernahme von neuen Erkenntnissen in den operativen Ablauf

Thomas Hammer und Alexander Petzold

Auch operative Anfänger müssen sich an den neuen technischen Möglichkeiten orientieren. Es gilt auch hier: „Stillstand ist Rückschritt". Dabei hat es sich bewährt neue Techniken im Rahmen von Kongressen, Kursen, Wetlabs und Hospitationen (Abschn. 21.3) kennenzulernen und erst nach gründlichem Einarbeiten am Patienten anzuwenden.

21.2.1 Intraoperatives OCT

In den letzten Jahren hat sich die optische Kohärenztomografie sowohl in zwei- als auch in dreidimensionaler Art in der Augenheilkunde zur Diagnostik durchgesetzt und viele Einsatzgebiete gefunden. Die Stärken der OCT-Technik liegen in Abhängigkeit von den verwendeten Wellenlängen in einer relativ hohen Eindringtiefe (1 bis 3 Millimeter) bei gleichzeitig hoher axialer Auflösung (0,5 bis 15 µm).

Da es intraoperativ Situationen gibt, in denen der Einblick in die vordere Augenkammer durch Hornhautpathologien erschwert ist oder sich z. B. bei einer DMEK-OP die Lage und Position der Descemetlamelle nicht exakt im konventionellen OP-Mikroskop erkennen lässt, ermöglicht der Einsatz der OCT-Technik völlig neue Möglichkeiten. So ist es möglich, mittels zweidimensionaler OCT-Technik, also ein Schnitt im Bereich der x- und y-Achse, Informationen z. B. über die Lage der Descemetlamelle zu erhalten. Diese OCT-Technik ist in den letzten Jahren auch in OP-Mikroskope integriert worden. Dabei werden die OCT-Bilder entweder auf einem separaten Monitor oder als Overlay im Okular des Operateurs dargestellt. Die Fokussierung und Steuerung der OCT-Bildgebung erfolgt über den Fussschalter des OP-Mikroskops (Abb. 21.1). Darin eingebettet sind häufig auch Funktionen zur Aufnahme von Standbildern oder Videosequenzen. Neben dem Einsatz in der Vorderabschnittschirurgie ist aber auch die Visualisierung von Netzhautstrukturen mit solchen OCT-OP-Mikroskopen möglich (Tab. 21.1).

21.2.2 Neue Techniken der Phakoemulsifikation

Die klassische Ultraschalltechnik funktioniert über einen schwingenden Piezokristall, welches eine Schwingung auf den Tip des Phakohandstückes überträgt. Da dieser Kristall eine Schwingung vor und zurück erlaubt, erfolgt somit eine Zerkleinerung des Kernfragmentes durch ständiges Abstoßen und Ansaugen am Phakotip. Da durch die Oszillationen Wärme entsteht, sind in den früheren Jahren wiederholt Schäden im Bereich der Hornhaut aufgetreten, sog. „Corneal burns", welche eine thermische Überlastung der Hornhaut insbesondere im Bereich des Phakotunnels darstellt.

Um das zu verringern, wurde die gepulste Technik eingeführt. Je nach Hersteller wird dieses Verfahren unterschiedlich benannt. Es funktioniert so, dass der Phakotip kurzzeitig oszilliert und danach eine kurze Pause eingelegt wird. Damit wird zum einen erreicht, dass das abgestoßene Kernfragment wieder am Phakohandstück angesaugt und weiter zerkleinert werden kann und zum anderen, durch die den Tip umspülende Flüssigkeit eine Kühlung erzeugt wird. Eine Weiterentwicklung dieser pulsatilen Energieabgabe ist die torsionale Bewegung des Phakotips. Dabei handelt es sich nicht um eine geradlinige Vor- und Rückbewegung, sondern um eine kurze Rotationsbewegung des Phakotips. Dabei wird eine Auslenkung um 5

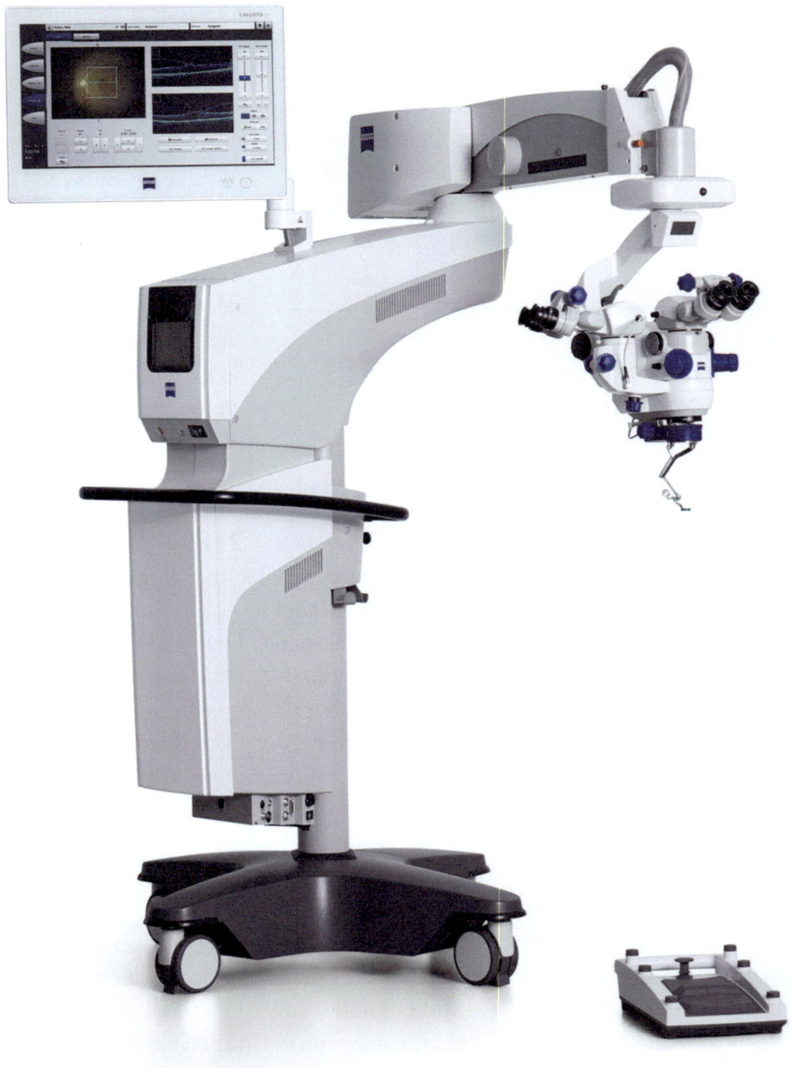

Abb. 21.1 Mikroskop von Zeiss mit intraoperativem OCT. (© Carl Zeiss Meditec AG)

Tab. 21.1 Aktuell verfügbare intraoperative OCT-Modelle

	Haag-Streit	Carl Zeiss	Leica
	iOCT	Rescan 700	EnFocus Ultra-HD
Scans/s	10.000	27.000	32.000
Tiefe (mm)	4,2	2	2,5
Auflösung (µm)	10	5,5	4

bis 10 Grad durch die Oszillation der Spitze erreicht. Dieser Effekt ist insbesondere dann klinisch relevant, wenn der verwendete Phakotip abgewinkelt ist und somit eine Art Kreisbahn beschreibt. Durch diese Technik ist es in Kombination mit gepulster Energieabgabe möglich, dass die zu zerkleinernden Kernfragmente am Phakotip durch die Saugung haften bleiben und somit zerkleinert werden können. Es entstehen damit weniger Turbulenzen in der Vorderkammer und die zu zerkleinernden Linsenteile flottieren geringer. Diese Technik führt insgesamt zu einer Reduktion der thermischen Belastung bei gleichzeitiger Verbesserung der Linsenzerkleinerung.

21.2.3 Femto-Phako (Femtolaser-assoziierte Kataraktoperation [FLACS])

Die Operation der getrübten Augenlinse ist mit fast 1 Mio. Operationen in Deutschland und etwa 20 Mio. Operationen weltweit der häufigste Eingriff am Menschen. Durch die steigende Lebenserwartung mit ansteigenden Bevölkerungszahlen und besserer medizinischer Versorgung in den Entwicklungsländern ist mit weiter steigenden Zahlen an Staroperationen zu rechnen.

Die bereits in der frühen Antike durchgeführte Linsenoperation hat vor allem in den letzten Jahrzehnten eine rasante Innovation erfahren. Dies begann mit der Implantation der ersten künstlichen Intraokularlinse in ein menschliches Auge durch Sir Harold Ridley im Jahr 1949. Weitere Meilensteine waren die Entwicklung einer kontinuierlichen Öffnung der Linsenkapsel durch Neuhann und Gimbel sowie die Einführung der Ultraschalltechnologie durch Charles Kelman. Mit der heutigen Kleinschnitttechnik ist es möglich faltbare Intraokularlinsen durch knapp zwei Millimeter große Inzisionen am Hornhautrand einzusetzen, die seit Mitte der neunziger Jahre auch als multifokale Optiken zur Verfügung stehen.

Mit der Anwendung der Femtosekundenlasertechnologie im Rahmen einer Kataraktoperation wird nun ein weiterer Schritt hin zu einer noch sicheren und präziseren Operation gegangen. So wie bei Ridley und Kelman, gab es auch bei der Einführung dieser neuen Technik durch Nagy im Jahr 2008 neben Euphorie zunächst auch heftige Diskussionen über die Sinnhaftigkeit und Nutzen.

Mittlerweile gibt es jedoch viele wissenschaftliche Publikationen, die belegen, dass der Femtosekundenlaser neue Wege in der Kataraktchirurgie möglich macht.

Aktuell gibt es fünf Laserplattformen von verschiedenen Herstellern auf dem Markt. Bei allen Lasern erfolgt die Ankopplung des Gerätes an den Patienten mit Hilfe eines sog. Patienten-Interfaces. Die Fixierung des trichterförmigen Ansaugringes am Auge des Patienten mit Hilfe eines Vakuums ähnelt der einer Femto-Lasik (Laser-in-situ-Keratomileusis).

Nach erfolgreichem Andocken erfolgt entweder eine OCT-basierte Messung zur Erstellung eines Behandlungsprofils oder die dazu erforderlichen Daten werden mittels Scheimpflugmessungen erhoben. Die Planungssoftware erlaubt dann, je nach individuellen Gegebenheiten des Patienten, diverse Parameter wie beispielsweise die Lage der kornealen Inzisionen, die Zentrierung der Laserkapsulotomie, das Fragmentierungsmuster der Linse sowie Länge und Tiefe der Keratotomien zu variieren (Abb. 21.2).

Mit dieser Technik werden eine Präzision und Reproduzierbarkeit möglich, die bisher mit der manuellen Standardoperation nicht erreichbar war.

Sinnvoll scheint der Einsatz einer Femtolaser-assoziierten Katarakt Operation (FLACS) vor allem bei Augen mit einem insuffizienten Halteapparat der Linse, da der Stress durch Manipulation auf die lockeren Zonulafasern geringer ausfällt. Ebenso profitieren harte Kerne vom Einsatz des Lasers durch Reduktion der Phakoenergie. Die Vorhersagbarkeit der effektiven Linsenposition kann durch die FLACS verbessert werden. Möglich macht dies die perfekt kreisrunde Öffnung der Linsenkapsel mit dadurch gleichmäßig überlapptem Optikrand und die Zentrierung der Laserkapsulotomie auf eine gewünschte Zielachse. Vor allem bei Premi-

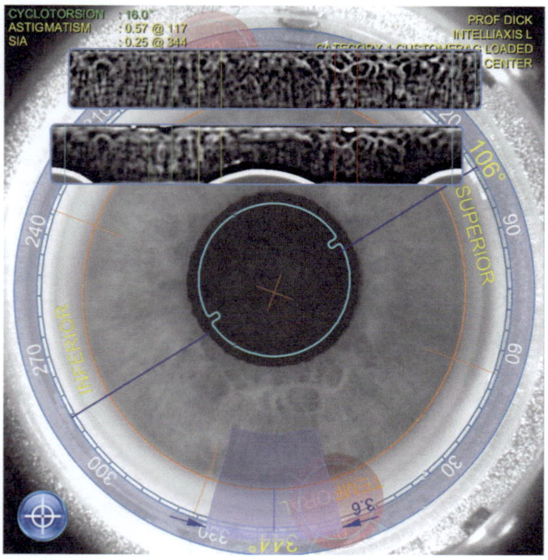

Abb. 21.2 Planungssoftware LensAR. (Mit freundlicher Genehmigung der Ruhr-Universität Bochum, Prof. Dr. med. Burghard Dick)

umlinsen (Multifokallinsen, torischen Intraokularlinsen) ist dies von großer Bedeutung.

Auch neuartige Linsendesigns werden durch die Perfektion des Lasers möglich und sind auch bereits im Einsatz. Durch zusätzlichen Haptiken am Optikrand werden diese Linsen in die Kapsulotomie eingehangen mit dem Ziel, die postoperativen Verkippung, Dezentrierung und Rotation zu verringern (Abb. 21.3).

Mit der Femtosekundenlaser-assistierten astigmatischen Keratotomie (FSAK) ist es außerdem möglich, im Rahmen einer Katarakt Opera-

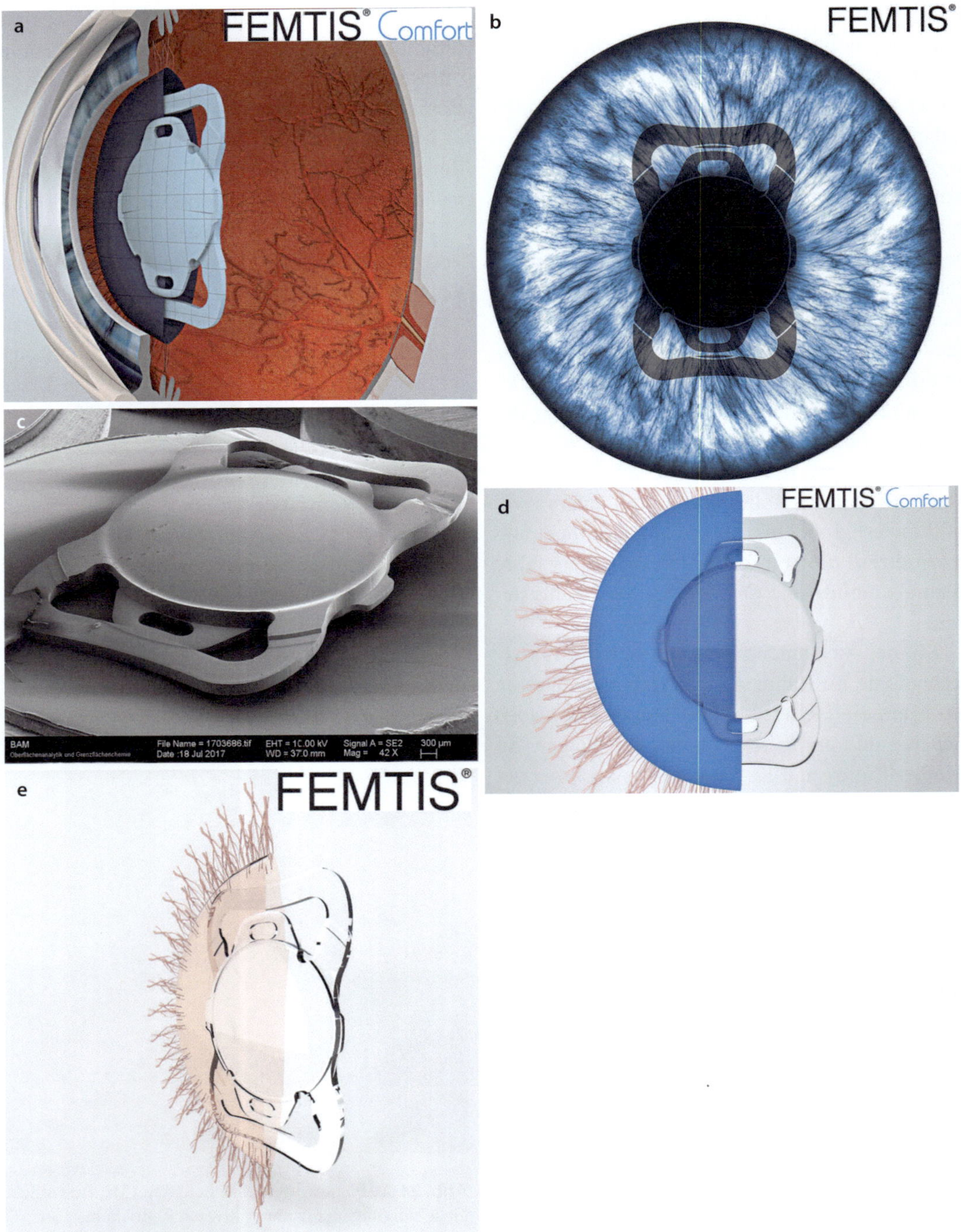

Abb. 21.3 (**a–g**) Femtis-Linse von Teleon

f

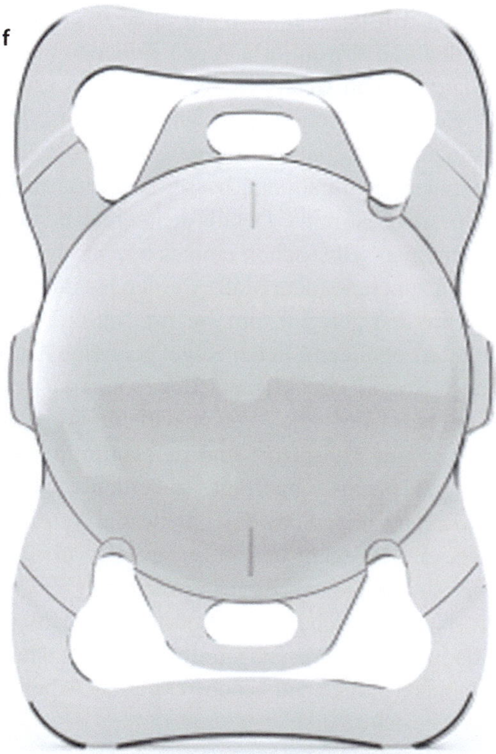

g

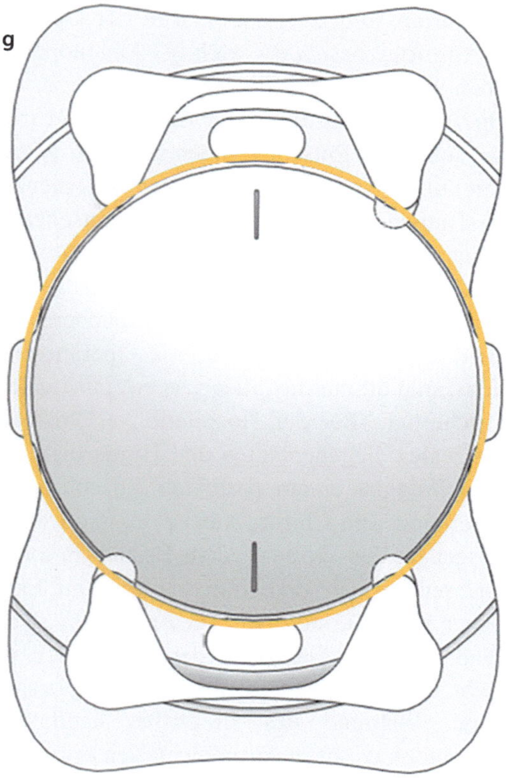

Abb. 21.3 (Fortsetzung)

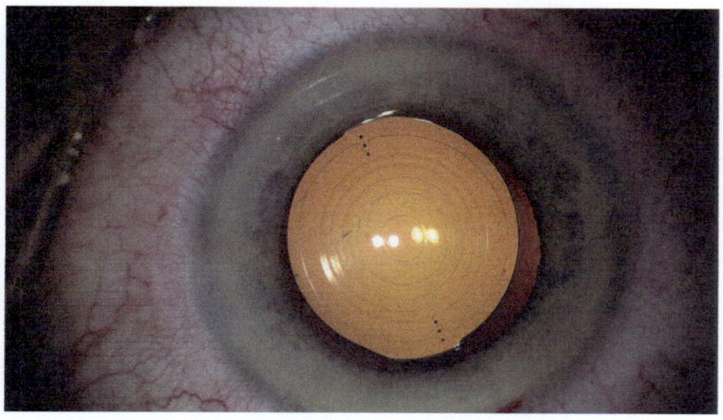

Abb. 21.4 Ausrichtung einer torischen Intraokularlinse an der Markierung der Linsenkapsel nach Vermessung des vorderen Augenabschnittes

tion Astigmatismen bis 1,5 Dioptrien sicher im Bereich der Hornhaut zu behandeln.

Die intraoperative Ausrichtung torischer Intraokularlinsen sowie die Kontrolle des postoperativen Sitzes der Linsenmarkierung ermöglicht eine durch den Laser angelegte Markierung der Vorderkapsel (Abb. 21.4).

Der Femtosekundenlaser kann mit seiner Genauigkeit und Reproduzierbarkeit als Teil der modernen Kataraktchirurgie dazu beitragen, die gestiegenen Qualitätsansprüche der Patienten, nicht nur hinsichtlich einer visuellen Rehabilitation, sondern auch in Bezug auf Sicherheit, Präzision und Individualität zu erfüllen.

21.3 Hospitationen

Erik Chankiewitz, Frank Wilhelm und Arne Viestenz

Das sich vom lateinischen Wort „hospitari" (zu Gast sein) abgeleitete Wort hat für die Ausbildung von Ophthalmochirurgen eine ganz besondere Bedeutung. Anders als bei der Assistenz (lat. „assistere", unterstützen, beistehen) hat der Hospitant eine rein passive Haltung. Der Hospitant kommt „als Gast" und empfängt „das Geschenk der Erkenntnis".

Warum sind Hospitationen in der Ophthalmochirurgie besonders wichtig? Augenoperationen sind meistens Ein-Mann-OPs, d. h. der Operateur ist oft der einzig Agierende, er trifft die situativen Entscheidungen und setzt sie sofort um. Einen erfahreneren oder/und lernenden Assistenten gibt es oft nicht. Entscheiden braucht viel Erfahrung, die man durch Hospitationen erlernen kann. Viele Handgriffe und Tricks stehen nicht in den Lehrbüchern und auch in neueren Formaten, wie Operationsvideos, sind oft nur die „Idealszenen" zusammengeschnitten. Bei der Hospitation erfährt man die realen Gegebenheiten und Hindernisse auf dem Weg zu einem perfekten Abschluss der Operation. Ein Chirurg kann prinzipiell davon ausgehen, dass er aus jedem Besuch in einem anderen OP neue Erkenntnisse mitnimmt. Es ist daher sinnvoll, sich Notizen zu machen, während man dem Gastgeber beim Operieren zusieht und diese erst im Anschluss zu besprechen. Während des Eingriffes kann eine Besprechung nur in Ausnahmefällen erfolgen – auch unter Berücksichtigung des Umstandes, dass die meisten Eingriffe in der Augenheilkunde in Lokalanästhesie erfolgen und eine Diskussion mit dem Operateur den Patienten verunsichern kann.

Es hat sich bewährt, zum Erlernen einer neuen OP-Technik bei einem darin erfahrenen Kollegen über die Schulter – durch den Mitbeobachter – zu zusehen. Das trifft auch für die Einführung von Innovationen (Abschn. 21.2) beispielsweise Intraokularlinsen oder von Geräten zu. Hier geben die Vertreter der entsprechenden Firmen meist Empfehlungen und können Hospitationen bei Kollegen, die das neue Produkt bereits etabliert haben, vermitteln.

Oft ist der weniger Erfahrene von einem Besuch in einem anderen OP so beeindruckt, dass er sein gesamtes Konzept umstellen möchte. Hier gilt der Grundsatz „Weniger ist Mehr" und wenn dann möglichst stufenweise! Das heißt bewährte Abläufe sollten beibehalten und dann in einzelnen Schritten sukzessive verändert werden, sodass man bei Bedarf ohne große Probleme wieder zu den etablierten Abläufen zurückkehren kann.

Die Hospitation kann auf allen Ebenen stattfinden und sowohl erfahrenen Kollegen als auch Unerfahrenen wechselseitig Erkenntnis bringen. Viele Hospitationen zu Anfang einer Ausbildung bringen den jungen Operateur in die Lage, schwierige Situationen besser meistern zu können. Auf bestimmte Details achtet man erst dann, wenn man selbst schon einiges operiert hat.

In zunehmendem Maße werden Hospitationen vertraglich geregelt, um wechselseitige Ansprüche zu regulieren. In der Regel geht eine Anfrage oder sogar ein kleines Bewerbungsschreiben voraus. Über die Personalabteilung werden Dauer und Einsatzort und der Haftpflichtversicherungsstatus abgefragt, außerdem wird der Hospitant über Schweigepflicht und Verhaltensweisen aufgeklärt und muss sein Einverständnis mit einer Unterschrift gegenzeichnen.

Nach deutschem Recht dürfen dem Hospitanten keine Aufgaben zugeteilt werden, da dann ein Rechtsanspruch auf einen regulären Arbeitsvertrag besteht.

Internationale Hospitationen fördern einen bidirektionalen Wissenstransfer. Bei Aufenthalten in weniger entwickelten Ländern werden einfache Techniken, Lösungsansätze und Komplikationsmanagement erlernt (Abschn. 21.4). Während Hospitationen aus Entwicklungsgesellschaften eine Chance geben, moderne Techniken in den entsprechenden Heimatländern zu etablieren.

21.4 Operieren im Ausland

Heiko Philippin, Karin Knoll, Martin Nentwich und Frank Wilhelm

Das Erlernen der Ophthalmochirurgie erfolgt im Wechsel zwischen theoretischer Einarbeitung und praktischen Schritten. Beides wird in Form und Inhalt auch von kulturellen Einflüssen und nationalen „Gewohnheiten" geprägt. Das beschränkt sich nicht nur auf die operative Tätigkeit an sich, sondern zeigt sich beispielsweise auch in der Zusammensetzung des Operationsteams, im Umgang mit Auszubildenden, Patienten und Vorgesetzten oder Kollegen. Weiter unterscheiden sich Ausbildungs- und Gesundheitssysteme in

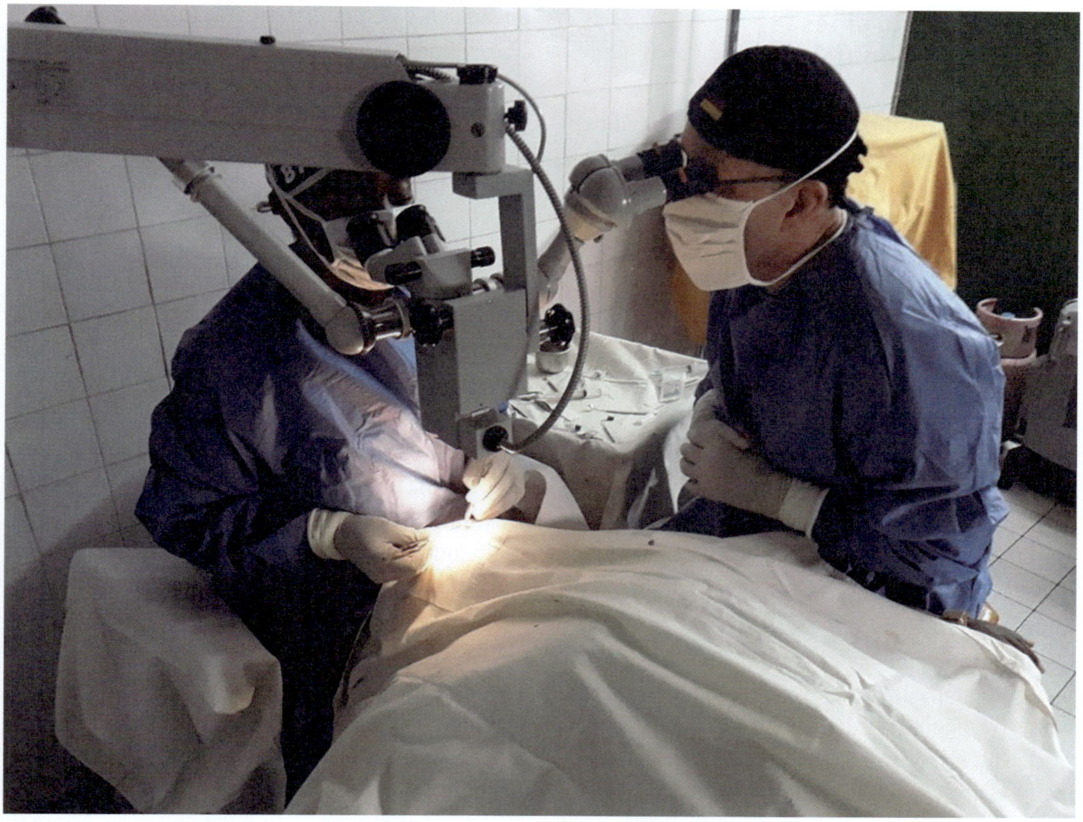

Abb. 21.5 Kamerun: Demonstration regionaler Operationstechniken während eines Besuchs des Mentors. (Mit freundlicher Genehmigung von Frank Wilhelm)

verschiedenen Ländern. Ein Aufenthalt im Ausland kann deshalb sehr bereichernd sein. Einerseits werden die Charakteristika der eigenen Ausbildung in einer fremden Umgebung deutlicher wahrgenommen und andererseits kann der Auszubildende auch von Stärken und Schwächen anderer Umgebungen lernen, nicht zuletzt auch andere Operationstechniken (Abb. 21.5).

21.4.1 Stand und Fortschritt der eigenen operativen Ausbildung abschätzen

Die Aneignung von bestimmten Fähigkeiten kann in fünf Phasen oder Kompetenzstufen aufgeteilt werden (Dreyfus 1980): Novize, Anfänger, kompetenter, erfahrener Chirurg und Experte. In der Praxis finden sich zahlreiche Varianten dieser Einteilung, die hilfreich für die Planung der Ausbildung und für die Bewertung sind. So werden nicht nur im Ausland beispielsweise die ICO-OSCARS häufig verwendet, welche für die wichtigsten ophthalmologischen Eingriffe verfügbar sind (OSCAR, „Ophthalmology Surgical Competence Assessment Rubric“) [2]. Die Beurteilungsbögen sind hilfreich zur Verinnerlichung der einzelnen Operationsschritte und können den Stand der operativen Ausbildung gut einschätzen und auch der eigenen Lernkontrolle dienen.

Im Hinblick auf Aufenthalte im Ausland ist zu beachten, dass sich Zeitpunkt und Inhalt der operativen Ausbildung stark von jenen in Deutschland unterscheiden können, weshalb oft die Angabe des Ausbildungsjahres nicht hilfreich ist. Mithilfe von standardisierten Beurteilungshilfen wie den ICO-OSCARS sind Ausbilder und Mentoren auch in der Lage über Ländergrenzen hinweg den Stand und Entwicklung der operativen Fähigkeiten einzuschätzen und zu dokumentieren.

21.4.2 Planung eines Auslandaufenthaltes

Wichtig sind für die Planung, feste Ziele zu definieren und ausreichend Zeit für die Vorbereitung einzuplanen.

Ziele des Auslandsaufenthaltes feststecken Die Planung beginnt damit, die eigenen Erwartungen an einen Auslandsaufenthalt im Rahmen der operativen Ausbildung festzustecken. Will man observieren oder praktisch tätig sein? Eine bestimmte Technik erlernen oder den allgemeinen Horizont erweitern? Je nach eigenem Ausbildungsstand eignen sich verschiedene Ziele (siehe auch Tab. 21.2). Da das Erlernen der Ophthalmochirurgie wesentlich auch durch Feedback von Kollegen sowie Observieren von erfahrenen Operateuren erfolgt, können sowohl Observationen als auch praktische Ausbildung wertvoll sein. Insbesondere nachdem eine gewisse Basis an operativen Fertigkeiten gelegt ist, sind Aufenthalte in fremder Umgebung zunehmend hilfreich, da die Details der Operation differenzierter wahrgenommen und Tipps auch schneller und leichter durch den Lernenden umgesetzt werden können. Praktisches Operieren erfordert meist eine längere Einarbeitungszeit und gegenseitiges Kennenlernen vor Ort. Eine Ausnahme bilden kurze Operationskurse, die für spezifische Operationen angeboten werden. Diese können sich in Preis, Qualität und auch Einhaltung ethischer Standards stark unterscheiden. Es lohnt sich meist, sich zunächst mit Kollegen auszutauschen, die vor nicht allzu langer Zeit einen solchen Kurs absolviert haben.

Zeit für die Vorbereitung planen Operieren im Ausland erfordert in den meisten Fällen eine medizinische Zulassung, ggf. auch eine zusätzliche Berufshaftpflichtversicherung und ein Arbeitsvisum. Die dabei entstehenden Kosten müssen meist durch den Hospitanten übernommen werden. Es ist unbedingt erforderlich, die genauen Bestimmungen vor Ort zu erfragen und auch ausreichend Zeit für die Beschaffung aller Dokumente einzuplanen. Häufig ist ca. ein Jahr Vorlaufzeit erforderlich.

Nach Möglichkeit bietet sich auch die Vorbereitung mit Operationsvideos in der jeweiligen Landessprache an, um die entsprechenden Fachbegriffe schon im Vorfeld zu erlernen.

21.4.3 Operieren im Ausland

Sind alle Hürden in der Vorbereitung überwunden und man steht zum ersten Mal in der neuen

Tab. 21.2 Verschiedene Stadien der Operationsausbildung. Es existieren Mischformen

Kompetenz	Definition	Aspekte
Novize	Erste Schritte erlernt, benötigt aber noch permanente Supervision	Kurze Hospitationen weniger Wochen zum allgemeinen Kennenlernen sinnvoll. Eine praktische Ausbildung ist am ehesten in strukturierten Ausbildungsprogrammen möglich und sollte klar abgesprochen sein.
Anfänger	Kann selbstständig die komplette Operation durchführen, benötigt aber noch häufig Unterstützung	Observieren von verschiedenen Operateuren in verschiedenen Kliniken und Ländern sinnvoll, da die Operationsschritte und ihre feinen Varianten bereits wahrgenommen werden. Eine praktische Ausbildung ist eher schwierig, meist langer Aufenthalt von 3–12 Monaten erforderlich.
Kompetent	Führt die Operation selbstständig durch und benötigt nur selten Unterstützung	Bei längerem Aufenthalt praktische Ausbildung möglich zur Vertiefung vorhandener Kenntnisse. Eine kurze Observationen ist oft ausreichend, um neue Techniken kennenzulernen und anschließend anzuwenden.
Experte	Operiert selbstständig mit viel Erfahrung, unterrichtet andere Operateure	Profitiert vom Observieren anderer erfahrener Kollegen. Eine Tätigkeit als Ausbilder ist möglich, insbesondere bei regelmäßigen Einsätzen, die über Jahre durchgeführt werden.

operativen Umgebung, beginnt meist eine sehr lehrreiche und bereichernde Zeit.

Jede Augenklinik hat ihre eigene Betriebskultur und im Ausland bestimmen zusätzlich auch nationale Bestimmungen und Gepflogenheiten die Atmosphäre und Abläufe im Operationssaal. Das beginnt bei der Größe und Aufgabenverteilung des Operationsteams, dem Umgang mit Patienten, geht über die Art und Weise Feedback zu geben und beinhaltet auch spezifische Operationstechniken. Nationale Fachgesellschaften haben auch einen prägenden Einfluss auf die Häufigkeit und Präferenz verschiedener Operationstechniken. Ein Blick über den nationalen Tellerrand lohnt sich immer, auch um von Fehlern und Erfolgen anderer zu lernen.

Ein besonders günstiger Umstand ist, wenn der Mentor und der weniger erfahrene Kollege sich bereits von gegenseitigen Besuchen kennen. Dann kann der erfahrene Mentor bei der operativen Ausbildung auch besser auf die regionalen Besonderheiten eingehen [8].

Beispiele für verschiedene Varianten gängiger Operationstechniken sind die nahtlose extrakapsuläre Kataraktextraktion („sutureless ECCE“) oder lösbare Nähte („releasable sutures“) bei der Trabekulektomie. Auch dabei können ggf. angepasste ICO-OSCARS für Unterricht und Lernkontrolle verwendet werden.

21.4.4 Beispiele für International häufig verwendete Operationsvarianten

Der grobe Ablauf einer spezifischen Operation ist im Allgemeinen festgelegt. Bezüglich der kleinen Details bestehen jedoch meist viele Wege, die eingeschlagen werden können. Da nur relativ wenige dieser Einzelschritte in randomisierten Studien verglichen werden, beruht viel operative Praxis auf Erfahrung und tradiertem Wissen. Dieses Wissen lässt sich durch Videos erweitern, am besten jedoch durch Beobachten erfahrener Operateure bzw. selbständiges Operieren unter direkter Aufsicht erlernen.

Nahtlose Extrakapsuläre Kataraktextraktion

Einführung

Die nahtlose Extrakapsuläre Kataraktextraktion („sutureless extracapsular cataract extraction“, ECCE) ist eine Weiterentwicklung der klassischen ECCE. Sie ist in vielen Ländern mit einer hohen Anzahl an Patienten mit weit fortgeschrittenen Katarakten weit verbreitet. Außerdem lassen sich die Kosten des Eingriffs niedrig halten, da Einkauf und Instandhaltung sowie Verbrauchsgüter einer Phakoemulsifikationseinheit entfallen und PMMA-Intraokularlinsen verwendet werden können. Die Operationstechnik ist für jeden Kataraktchirurgen in schwierigen Situationen, z. B. bei sehr hartem Linsenkern, eine sinnvolle Option.

Schritte der nahtlosen Extrakapsulären Kataraktoperation

1. Operationsvorbereitung inklusive Peribulbäranästhesie und sterilem Abdecken
2. Nach Einsetzen des Lidsperrers erfolgt ggf. eine M.-superior-rectus-Fixiernaht, v. a. bei tiefliegenden Augen
3. Peritomie der Konjunktiva entlang des Limbus über vier Uhrzeiten und Blutstillung
4. Sklerainzision und Präparation eines Sklerokornealen Tunnels bis 1–1,5 mm in die klare Kornea hinein, ohne bereits die Vorderkammer zu eröffnen
5. Parazentese, Stellen der Vorderkammer mit Viskoelastikum
6. Komplettieren des sklerokornealen Tunnels in die Vorderkammer

7. Kapsulotomie mit der gebogenen Spitze einer 26G-Kanüle, Can-Opener oder Envelope
8. Hydrodissektion und Luxieren des Linsenkerns in die Vorderkammer
9. Extraktion der Linse, z. B. mit einer Lens-Loop oder in Fishhook-Technik
10. Entfernung von Kortex und Epikortexresten mit der Simcoe-Irrigations-/Aspirationskanüle
11. Implantation der Intraokularlinse in die Hinterkammer
12. Irrigation und Aspiration
13. Bei korrekter Tunnelkonstruktion verschließt sich dieser bei Kleinschnitttechnik selbst, sodass keine Naht erforderlich ist. Falls der Tunnel nicht dicht ist, muss eine Naht gelegt werden.

Trabekulektomie mit lösbaren Skleradeckelknoten

Die Trabekulektomie ist deutlich weniger standardisiert als die Kataraktoperation (Abb. 21.6). Die Applikation von Mitomycin C, Skleradeckelnähte oder Bindehautnaht des Sickerkissens werden in verschiedenen Kliniken und von verschiedenen Operateuren in vielen Variationen ausgeführt. Eine weltweit häufig verwendete Variante im Ablauf der Trabekulektomie (Abb. 21.7). sind lösbare Knoten („releasable sutures") statt Einzelknüpfnähte zur Fixierung des Skleradeckels. Dabei wird statt des Einzelfadens eine Schlinge verknotet. Ein Ende dieser Schlinge verläuft durch die periphere Hornhaut.

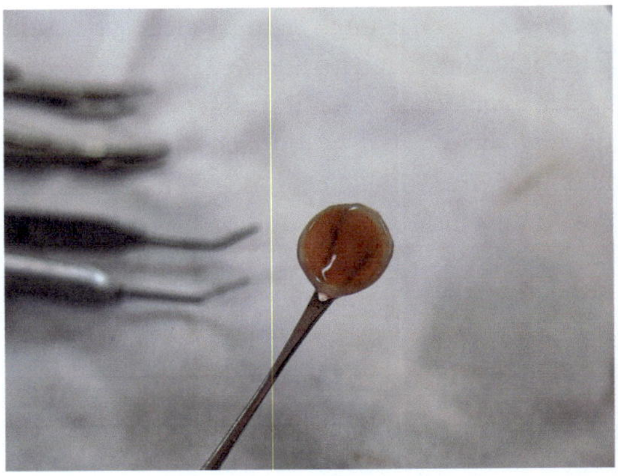

Abb. 21.6 Tansania: Ein maturer Linsenkern lässt sich mittels nahtloser extrakapsulärer Kataraktoperation schonend entfernen, hier mit einer „Lens-loop". (Mit freundlicher Genehmigung von Heiko Philippin)

Ist der Augendruck in der frühen postoperativen Phase innerhalb des ersten Monats zu hoch, können ein oder beide Fäden an der Spaltlampe mit einer Kanüle und Pinzette leicht gezogen werden, ohne dass dafür ein Laser benötigt wird und ohne dass Fadenreste im Gewebe zurückbleiben [10].

Ressource Internet Für viele Operationen, die weltweit durchgeführt werden, finden sich hilfreiche Ressourcen im Internet. Viele Operateure bieten Videos an, die einen guten Überblick über OP-Techniken und ihre Unterschiede ermöglichen. Eine kostenfreie Möglichkeit für ophthalmologisches Online-Training allgemein und speziell auch zu weltweiten Operationstechniken ist „Cybersight" von Orbis (www.cybersight.org). Auf der Plattform werden Kurse z. B. zu Phakoemulsifikation und nahtloser ECCE („sutureless ECCE") angeboten.

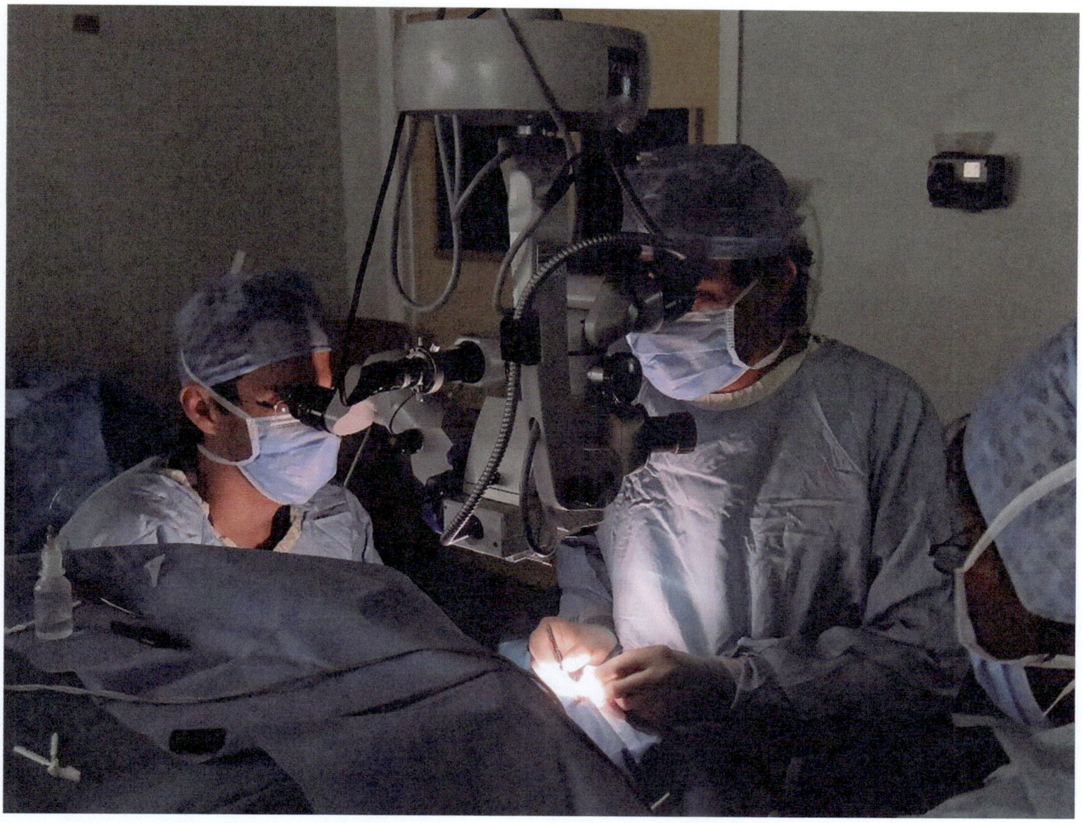

Abb. 21.7 Vereinigtes Königreich: Observieren einer Trabekulektomie mit lösbaren Skleradeckelknoten während eines internationalen Fellowships. (Mit freundlicher Genehmigung von Heiko Philippin)

Literatur und weiterführende Literatur

1. Ahr WM (2021) Frühe Nachsorge nach unkomplizierter Kataraktoperation. Z prakt Augenheilkd 42:83–95; Dreyfus SE (2004) The five-stage model of adult skill acquisition. Bull Sci Technol Soc 24:177–181
2. Golnik KC, Beaver H, Gauba V, Lee AG, Mayorga E, Palis G et al (2011) Cataract surgical skill assessment. Ophthalmology 118:427.e1–427.e5
3. Holzwig DH (1997) Irisretraktor, ein Teilschritt in der Kataraktchirurgie bei engen Pupillen. In: 11. Kongress der Deutschsprachigen Gesellschaft für Intraokularlinsen-Implantation und refraktive Chirurgie. Springer, Berlin/Heidelberg, S 232–237
4. Kohnen S (2012) Kataraktchirurgie: Komplikationsmanagement bei Inzision und Kapseleröffnung. Ophthalmo Chir 24:147–154
5. Kohnen S (2016) Komplikationsmanagement in der Kataraktchirurgie: Linsensubluxation und Zonulolyse. Ophthalmo Chir 28:117–120
6. Pham DT (2016) Komplikationen bei der Intraokularlinsen-Implantation. Ophthalmo Chir 28:123–128
7. Pham DT (2017) Spätkomplikationen bei der Intraokularlinsen-Implantation. Z prakt Augenheilkd 38:64–68
8. Sachsenweger M (1990) Augenheilkunde in den Tropen. Gustav-Fischer, Stuttgart/New York, S 206s
9. Wirbelauer C, Schmidt S, Puk C (2018) Mechanische Pupillenerweiterung mit Ringen zur Kataraktoperation bei enger Pupille. Ophthalmologe 115:329–335
10. Zhou M, Wang W, Huang W, Zhang X (2014) Trabeculectomy with versus without releasable sutures for glaucoma: a meta-analysis of randomized controlled trials. BMC Ophthalmol 14:1–8

Stichwortverzeichnis

F. Wilhelm (Hrsg.), *Ophthalmochirurgie für Einsteiger*, https://doi.org/10.1007/978-3-662-64336-5

MIX
Papier aus verantwortungsvollen Quellen
Paper from responsible sources
FSC® C105338

If you have any concerns about our products,
you can contact us on
ProductSafety@springernature.com

In case Publisher is established outside the EU,
the EU authorized representative is:
Springer Nature Customer Service Center GmbH
Europaplatz 3, 69115 Heidelberg, Germany

Printed by Libri Plureos GmbH
in Hamburg, Germany